伴发心血管疾病患者围麻醉期处理

Cardiovascular Disease Burden
and Perianesthesia Management
Case Based Learning

精选案例解析

主　编　赵丽云

副主编　车　昊　朱　斌

人民卫生出版社
·北京·

图书在版编目（CIP）数据

伴发心血管疾病患者围麻醉期处理：精选案例解析 / 赵丽云主编 . —北京：人民卫生出版社，2021.12
ISBN 978-7-117-32494-6

Ⅰ.①伴… Ⅱ.①赵… Ⅲ.①心脏血管疾病 – 外科手术 – 麻醉 Ⅳ.①R654②R614

中国版本图书馆 CIP 数据核字（2021）第 244517 号

| 人卫智网 | www.ipmph.com | 医学教育、学术、考试、健康，购书智慧智能综合服务平台 |
| 人卫官网 | www.pmph.com | 人卫官方资讯发布平台 |

伴发心血管疾病患者围麻醉期处理
——精选案例解析
Banfa Xinxueguan Jibing Huanzhe Weimazuiqi Chuli
——Jingxuan Anli Jiexi

主　　编：赵丽云
出版发行：人民卫生出版社（中继线 010-59780011）
地　　址：北京市朝阳区潘家园南里 19 号
邮　　编：100021
E - mail：pmph @ pmph.com
购书热线：010-59787592　010-59787584　010-65264830
印　　刷：廊坊一二〇六印刷厂
经　　销：新华书店
开　　本：787×1092　1/16　印张：29
字　　数：724 千字
版　　次：2021 年 12 月第 1 版
印　　次：2022 年 2 月第 1 次印刷
标准书号：ISBN 978-7-117-32494-6
定　　价：198.00 元

打击盗版举报电话：010-59787491　E-mail：WQ @ pmph.com
质量问题联系电话：010-59787234　E-mail：zhiliang @ pmph.com

编委会名单

主　　编　赵丽云

副主编　车　昊　朱　斌

编　者　（以姓氏汉语拼音为序）

车　昊　首都医科大学附属北京安贞医院	谭红宇　北京大学肿瘤医院
程　怡　首都医科大学附属北京友谊医院	汪晓南　首都医科大学附属北京安贞医院
迟　慧　首都医科大学附属北京安贞医院	王成彬　首都医科大学附属北京安贞医院
蔡成惠　首都医科大学附属北京安贞医院	王慧敏　首都医科大学附属北京安贞医院
崔博群　首都医科大学附属北京安贞医院	王晓宇　清华大学附属北京清华长庚医院
董秀华　首都医科大学附属北京安贞医院	吴宪宏　首都医科大学附属北京安贞医院
段向军　首都医科大学附属北京安贞医院	夏　星　首都医科大学附属北京安贞医院
方英伦　北京大学第三医院	邢　琪　首都医科大学附属北京安贞医院
高志峰　清华大学附属北京清华长庚医院	徐　菲　首都医科大学附属北京安贞医院
郭向阳　北京大学第三医院	许　莉　北京积水潭医院
何　琛　首都医科大学附属北京安贞医院	许路遥　首都医科大学附属北京安贞医院
侯晓彤　首都医科大学附属北京安贞医院	杨　峰　首都医科大学附属北京安贞医院
侯宇希　首都医科大学附属北京安贞医院	杨娇楠　北京大学肿瘤医院
李术榕　首都医科大学附属北京安贞医院	杨彦伟　首都医科大学附属北京友谊医院
李松南　首都医科大学附属北京安贞医院	杨艳丽　首都医科大学附属北京安贞医院
林多茂　首都医科大学附属北京安贞医院	叶铁虎　北京协和医院
林培容　首都医科大学附属北京安贞医院	张　晶　首都医科大学附属北京安贞医院
刘金金　首都医科大学附属北京安贞医院	张　亮　首都医科大学附属北京安贞医院
刘亚光　首都医科大学附属北京安贞医院	张　砥　北京协和医院
骆菲菲　首都医科大学附属北京安贞医院	赵　红　北京大学人民医院
吕誉芳　首都医科大学附属北京安贞医院	赵丽云　首都医科大学附属北京安贞医院
马　骏　首都医科大学附属北京安贞医院	赵文度　首都医科大学附属北京安贞医院
裴　馨　首都医科大学附属北京安贞医院	郑　清　北京大学第三医院
齐择优　首都医科大学附属北京安贞医院	朱　斌　北京大学国际医院
卿恩明　首都医科大学附属北京安贞医院	朱　波　北京协和医院
邱　莉　首都医科大学附属北京安贞医院	

主编助理　梁　翠　赵　芳

3

前　言

　　心血管手术麻醉始终是麻醉学的前沿领域,而合并心血管疾病接受非心脏手术患者的麻醉更具挑战性,伴发心脏病是接受非心脏手术患者围手术期死亡的首要原因。随着我国人口老龄化及心血管病发病的年轻化,合并心血管疾病接受非心脏手术的例数呈逐年增多趋势,围手术期心血管事件的发生与麻醉处理是否合理密切相关。由于每一类心脏病围手术期的处理原则不尽相同,麻醉方式及药物对不同种类心脏病影响各异,因此,麻醉科医师需要具备丰富的心血管疾病知识,熟知各种心脏疾患的血流动力学特点,熟知各种麻醉方法及不同的外科术式对不同心脏病的影响及可能带来的风险,熟知各种血流动力学监测手段及数据解读,熟知各种血管活性药物及抗心律失常药物的作用特点及与各类心脏病的对应关系,明确围手术期尤其术中出现意外时的急救流程及心内科、心外科的干预方式。

　　患者是否从手术治疗中获益,即以手术治疗目的是否为“延长生命、改善生活质量”来确定手术的必要性极其重要,常有心脏风险远大于本身疾病的患者要求手术治疗,需要麻醉科与外科医师综合评价患者的受益程度。由于非心脏手术对合并的心血管疾病未进行纠正,麻醉及手术导致的心脏应激、氧合、凝血、免疫、神经内分泌活动等的变化,均可导致原有心脏病加重甚至恶化。麻醉科医师术前需要对患者进行详细的麻醉风险评估,借助多学科团队、尤其心血管医师团队的优势,明确手术时机的选择,制订合理的围手术期处理计划,使得麻醉方案、术中血流动力学监测手段、急救物品及药品准备等方面更具合理性,真正为外科手术起到保驾护航的作用。

　　本书籍选择首都医科大学附属北京安贞医院具有典型代表意义的病例,结合兄弟医院的经典病例,着重于临床实践。各章节按照病例介绍、患者围手术期主要风险、麻醉实施及术中管理、术后监护室管理、患者转归的次序书写,并与病例特点相结合,对围麻醉期处理要点进行总结,对所合并的心脏病及病例中涉及的问题进行进一步知识延伸,使读者以具体病例为基点,全面了解与该病例相关的系列问题。

　　限于编者的编写及知识水平,尽管力求内容新颖,在参考大量国内外最新文献、指南及借鉴国内专家共识的基础上,仍难免存在内容重复、观念陈旧和条理不清晰等缺点,甚至与各位同道所持观点不同也在所难免。因此,我们殷切希望前辈们及同道们不吝赐教,以利改进,共同完善。

赵丽云

2020 年 6 月于北京

目　录

第一篇

冠心病患者接受非心脏手术麻醉病例分析

第 一 章　冠心病患者接受非心脏手术麻醉管理

引言:合并冠心病施行非心脏手术的患者逐年增多,而且呈现年轻化趋势,并且冠心病是术后心血管事件发生的主要原因,严重者发生猝死。临床工作中发现,年轻的冠心病患者,由于冠脉侧支循环形成不足,围手术期更易发生心血管急性事件。因此术前详细的评估、手术时机的准确把握、术中正确的管理以及术后恰当的治疗是保证此类患者安全度过围手术期的关键。

一、病例概要

(一)病史

患者,男,45 岁,身高 170cm,体重 118kg。主因"体检发现甲状腺肿物 3 年,加重伴气短 2 个月"需要接受手术治疗入院。既往高血压病史 10 余年,规律联合服用 β 受体拮抗剂、钙通道阻滞剂、科素亚(氯沙坦钾片)降压。两年前无明显诱因活动后出现胸闷、心悸症状,伴全身乏力,诊断为"冠心病,心功能不全",首次冠状动脉造影示:前降支弥漫病变,狭窄最重 85%,累及第一对角支开口;右冠状动脉开口狭窄达 85%。因患者拒绝接受经皮冠状动脉支架置入术,故行药物保守治疗。半年前上述症状加重,伴发作性胸痛,再次入院。冠状动脉造影示:左主干未见明显狭窄;前降支近段瘤样扩张,中段局限性狭窄 90%,远段管壁不规则,对角支开口狭窄 70%;右冠状动脉开口狭窄 50%,近中段瘤样扩张,中段狭窄 90%,远段管壁不规则,后降支开口狭窄 80%。遂于前降支中远段病变处置入药物洗脱支架一枚,规律双联抗血小板治疗(dual antiplatelet therapy,DAPT)。本次入院自述无心绞痛症状,生活自理。

(二)专科情况

甲状腺右叶可触及质中肿物,向胸骨下方延续,下界无法触及,可随吞咽上下活动。纤维喉镜:双声带活动好,声门下方约 3.5cm 处可见气管受压变窄。颈部 CT:甲状腺右叶体积增大,其内可见一类圆形低密度灶,大小约 56.2mm×53.2mm,病灶内部密度欠均匀,边界清,最低处位于胸骨上缘 2mm,气管受压向左移位。自述右侧卧位憋气症状稍缓解。

(三)辅助检查

心电图:窦性心律,完全性右束支传导阻滞,QT 间期延长(QTc:480ms),T 波改变。心脏超声心电图(图 1-1)示左心室射血分数(LVEF):45%,节段性室壁运动异常,左心、右心房增大,主动脉瓣反流(轻度),二尖瓣反流(轻度),左心室收缩功能减低。双股动脉超声显示:动脉粥样硬化改变。

本次入院冠状动脉造影检查示:前降支支架形态完整,管腔通畅,支架近心端及支架远心端可见管腔中度狭窄(狭窄程度 80%~90%),右冠状动脉弥漫性管壁不规则增厚并钙化,

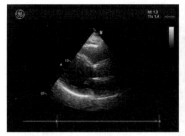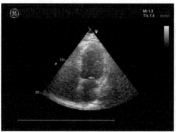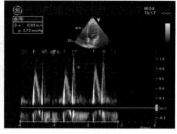

主动脉根部	35	mm	室间隔	厚度	9	mm	左心收缩功能			左心舒张功能		
升主动脉内径	40	mm		运动幅度	6	mm	射血分数	45	%	E波最大流速	83	cm/s
二尖瓣	瓣口面积		cm²		与左心室后壁向运动			缩短分数	32	%	A波最大流速	105	cm/s
	瓣环径				舒末内径	64	mm				E/A		
	压力减半时间		ms	左心室	收末内径	49	mm	主动脉最大流速	124	cm/s			
肺动脉	主干径	26	mm		后壁厚度	12	mm	左心室流出道流速		cm/s	肺动脉最大流速	64	cm/s
	右肺动脉径		mm		后壁运动幅度	9	mm	压力阶差					
	左肺动脉径		mm	右心室	前后径		mm	收缩期			舒张期		
左心房	44				流出道	33	mm	取样部位	流速	cm/s	取样部位	流速	cm/s
右心房	45×53				前壁厚度		mm	压差		mmHg	压差		mmHg

超声描述：

图像显示欠清，仅供临床参考：

1. 左心室、右心房增大，余心腔内径正常范围

2. 心室室间隔基底至心尖段及左心室前壁、侧壁的心尖段心肌厚度尚可，回声增强，运动及增厚率减低，余各心室壁厚度及运动正常

3. 各瓣膜形态及运动未见异常，CDFI：舒张期主动脉瓣下见少量反流信号。收缩期二尖瓣心房侧见少量反流信号。收缩期三尖瓣心房侧见微量反流信号。PW 测：舒张期二尖瓣口血流速度 A 峰＞E 峰。TDI：舒张期二尖瓣环运动速度 a 峰＞e 峰

4. 升主动脉增宽，主动脉弓显示不清，肺动脉未见异常

超声提示：

PCI 术后

节段性心室室壁运动异常

左心室、右心房增大

升主动脉增宽

主动脉瓣反流（轻度）

二尖瓣反流（轻度）

左心室收缩功能减低

图 1-1　患者术前超声心动图

中段管腔重度狭窄（>75%）。静息心肌及代谢心肌灌注显像显示：部分前壁心尖段、前部中段心肌血流灌注受损，后间隔中段及基底段心肌代谢较灌注有一定改善，提示部分为冬眠心肌，约占左心室 12%，基底段存在梗死心肌，左心室下、后壁心肌缺血改变，左心室心腔扩大，舒张功能降低，LVEF：36%。

术前血气分析、肝肾、凝血功能检查正常，脑钠肽（BNP）：23 pg/ml。心肌酶及肌钙蛋白均在正常范围。

入院诊断：甲状腺乳头状癌（$T_1N_0M_0$），胸骨后甲状腺肿，气管狭窄，冠心病。

二、患者围手术期主要风险

本例患者甲状腺乳头状癌诊断明确，且已压迫气管，影响通气，具有明确手术指征，并属于限期手术。同时患者合并冠心病，根据患者既往病史、辅助检查和相关专科会诊进行术前评估，考虑到患者 BNP、心肌酶及肌钙蛋白正常，结合心肌灌注显像及冠脉造影结果，目前患者无劳力性胸痛症状，日常活动无胸痛发作，心功能Ⅱ级，病情平稳，可行甲状腺手术。围手

术期主要风险如下：

1. 由于甲状腺手术属于高危出血类手术，术前需要停止抗血小板药物治疗，再加麻醉及手术应激、术中低血压、术后疼痛等，均可能诱发围手术期心肌缺血，进而出现心肌梗死、充血性心力衰竭、恶性心律失常甚至猝死。

2. 患者术前心肌核素检查提示存在冬眠心肌，若术中术后出现心肌缺血、心肌梗死，需要心外科开胸进行冠脉再通，存在抢救失败或冠脉再通不理想可能，预后不良。

3. 围手术期可能需要主动脉内球囊反搏（IABP）辅助，会带来下肢动脉缺血及血栓风险。

4. 患者肥胖，存在困难气道可能。如果通气困难，会导致缺氧及二氧化碳蓄积，加重心肌缺血，促发心血管事件。

5. 患者术前存在 QT 间期（QTc）延长，围手术期疼痛、应激等导致交感神经兴奋可触发频发室性期前收缩（PVCs），进而引起折返性心室节律，并恶化为心室颤动。

6. 患者目前口服双联抗血小板治疗半年，尽管术前停用抗血小板药物，但仍有术后创口出血风险，尤其拔除气管导管后，出血导致血肿会出现呼吸道梗阻。

因此，该患者围手术期可能出现风险包括：心肌梗死、恶性心律失常、猝死；冠脉再通失败；伤口出血导致血肿压迫呼吸道；血栓及栓塞风险。

三、麻醉及术中管理

（一）麻醉前

患者右侧卧位入室，神清合作，连接五导联心电图及血氧饱和度探头。不吸氧时脉搏血氧饱和度（SpO$_2$）92%，心率 95 次 /min。建立外周静脉通路后，局部麻醉下行有创动脉压穿刺置管，基础血压 136/85mmHg，连接 FloTrac/Vigileo 心排量监测仪，体表粘贴体外除颤电极，心外科做好可能抢救的准备。

麻醉诱导前准备急救药物：去甲肾上腺素、去氧肾上腺素、山莨菪碱、氯化钙、多巴胺、艾司洛尔、尼卡地平、硝酸甘油等，并配制泵注去甲肾上腺素（3mg/50ml）。

吸氧后动脉血气分析显示：pH：7.380，PCO$_2$：40.8mmHg，PO$_2$：106.8mmHg，K$^+$：3.7mmol/L，Ca^{2+}：1.02mmol/L，Mg^{2+}：0.51mmol/L，Glu：8.6mmol/L，Hb：148g/L，BE：−2.1mmol/L，Lac：1.6mmol/L。适当补钾、补镁后开始麻醉。

（二）麻醉实施

采用缓慢诱导的方式，咪达唑仑 2mg、依托咪酯 10mg 患者入睡，患者仍取右侧卧位保证最佳通气。之后给予罗库溴铵及舒芬太尼，辅助小剂量去甲肾上腺素维持血压。气管插管前进行利多卡因（1mg/kg）咽喉部喷雾表面麻醉，一次插管成功，无血流动力学波动。气管插管后患者平卧，右侧颈内静脉置入四腔中心静脉管，并将配制好的去甲肾上腺素连接于中心静脉维持血压。麻醉维持采用右美托咪定 0.1~0.2μg/（kg·h）、丙泊酚 2~5mg/（kg·h）、瑞芬太尼 0.1~0.2μg/（kg·min）全凭静脉麻醉，静脉注射罗库溴铵 10mg。

（三）术中管理

患者选择应用 FloTrac/Vigileo 心排量监测仪进行心排量和 SVV 监测，采用目标导向技术指导术中液体治疗、心功能维护和血流动力学管理。采用去甲肾上腺素 0.03~0.05μg/（kg·min）维持血压在基础值 ±20% 范围内或平均动脉压 75~95mmHg，维持每搏量变异度（SVV）<13%。术中患者心排指数（CI）>2.5L/（min·m^2），未使用正性肌力药物。术中间断使用 β 受体拮抗剂（艾司洛尔），使患者心率维持在 60~70 次 /min。手术顺利，出血 200ml，未输血。

术毕半小时前停用右美托咪定,加舒芬太尼 5μg,深麻醉下吸痰,辅助小剂量 β 受体拮抗剂,潮气量满意,顺利拔除气管导管。之后采用鼻咽通气道辅助下继续面罩吸氧,氧合及血气值满意,直至患者完全清醒,无血流动力学明显波动。

四、术后管理及转归

患者带监护仪安返监护室,去甲肾上腺素 0.02μg/(kg·min)维持灌注压,继续进行心电、血氧、血压监护,并完善镇痛,避免疼痛等不良刺激。术后 2 小时停用去甲肾上腺素,生命体征平稳。术后第 1 天查心肌酶及肌钙蛋白均在正常范围,无外科出血,术后 24h 恢复双抗治疗,无出血及心血管系统相关并发症。术后第 3 天转回病房,恢复良好,术后第 7 天出院。门诊随诊。

五、冠心病患者接受非心脏手术围麻醉期管理要点

(一)术前准备

1. 术前明确冠脉病变程度　冠状动脉造影是评估冠脉病变程度的金标准。术前合并高血压、糖尿病及心电图提示 ST 段改变尤其曾经有胸痛、胸闷心前区不适者,建议术前行冠脉 CTA 检查,若提示左主干病变及主要分支严重狭窄,术前进行冠脉造影以明确冠脉病变严重程度,尤其对于可能术中出现非计划进行冠脉搭桥手术抢救的年轻患者。若存在心功能不全,术前需要行静息心肌及代谢心肌灌注显像,明确冬眠心肌、梗死心肌范围,判断出现非计划冠脉再通的意义及患者对麻醉和手术应激的耐受能力,以做好术中出现意外的应对。

2. 权衡抗血小板治疗和手术出血风险　双联抗血小板治疗期间需要进行非心脏手术时,需要麻醉科医师、外科医师、心血管医师根据支架内血栓风险级别、手术类型及距药物支架术后时间等共同讨论抗血栓治疗方案。一般建议,置入药物洗脱支架 3 个月后接受限期高风险出血手术,术前停用氯吡格雷,酌情保留阿司匹林,术后无外科活动性出血,尽快恢复双抗。

3. 控制血压、血糖及血脂水平　三级高血压可增加术后心肌梗死、心力衰竭的发生率,因此术前尽可能控制血压在 180/110mmHg 以下。合并糖尿病者术前需要严格控制血糖及糖化血红蛋白在正常范围,控制不满意者,考虑停用二甲双胍类等降糖药物,采用胰岛素滴定进行血糖精准控制,围手术期血糖控制在 7.8~10.0mmol/L 之间。

4. 术前注意肌钙蛋白水平及心功能　肌钙蛋白及高敏感肌钙蛋白的升高代表心肌有缺血损伤性改变,术前肌钙蛋白升高与术后 30 天死亡率相关。术前需要根据患者接受手术种类、是否急诊或限期手术做出个体化判断。若相邻时间点(2~4 小时)高敏肌钙蛋白(hs-cTn)变化≥20% 认为是急性、进行性心肌损伤,则需要暂缓手术。若 hs-cTn 变化 <20%,则认为是慢性、稳定性心脏疾病,可根据临床是否伴有缺血症状、ECG 改变、影像学证据等酌情考虑是否可以手术。若经过复查肌钙蛋白非但没有改善反而有升高趋势,需暂缓择期手术。注意超声心动图结果,若术前 LVEF<50%,需要进一步评估是否需要冠脉再通。

5. IABP 通路　术前行双股动脉超声检查,为术中术后可能的 IABP 辅助治疗做好准备。

6. 预案　术前制订出现意外时的干预预案,如是否需要接受 PCI 或冠脉搭桥手术,做好相应的心内科、心外科应对准备。

(二)麻醉及其管理

1. 麻醉方式　冠心病患者非心脏手术接受何种麻醉目前尚无循证医学依据,一般在没有禁忌证并且可以满足手术需要的前提下,优先采用神经阻滞或椎管内麻醉,但需要镇痛完

全,并适当镇静,避免过度应激增加心肌氧耗,麻醉平面不宜过高,以免影响心血管系统的代偿能力。本例患者气管受压移位,已影响通气功能,且手术部位在头颈部,故选择气管内插管全身麻醉更为安全。

2. 全身麻醉诱导及维持　麻醉前完善监测,行有创动脉血压监测,视手术大小酌情开放深静脉。心功能不全者可考虑先行开放深静脉,并采用泵用注射器将相关血管活性药物连接于深静脉管后进行麻醉诱导。麻醉诱导前准备好急救药品。采用缓慢诱导的方式,选择对循环抑制较轻的药物如小剂量咪达唑仑、依托咪酯使患者入睡,之后给予中短效药物(阿曲库铵或罗库溴铵)及阿片类药物(芬太尼或舒芬太尼),辅助小剂量去甲肾上腺素或去氧肾上腺素维持血压下降不超过基础值20%。插管前气管内或静脉给予利多卡因(约 1mg/kg)或适当应用 β 受体拮抗剂以降低喉镜和气管内插管造成的刺激,避免长时间喉镜操作引起交感神经系统兴奋而导致血压增高及心率增快。麻醉维持可采用静吸复合麻醉或全静脉麻醉,可选择丙泊酚、右旋美托咪定、舒芬太尼或瑞芬太尼,避免使用非甾体抗炎药(特别是 COX-2 抑制剂)。

3. 麻醉管理原则

(1) 增加心肌氧供

1) 增加冠脉灌注压:冠心病患者心肌血流灌注的自动调节机制受到破坏,心肌的血流量呈压力依赖性,围手术期的血压应维持在较高水平,维持 MAP 在 75~95mmHg 及以上,避免低血压时间持续超过 30 分钟,特别是术前合并高血压患者。但要避免高血压增加心肌氧耗量,因此维持血压变化不超过术前值的 20%,平均动脉压(MAP)和肺毛细血管楔压(PCWP)差值(相当于冠脉灌注压)≥55mmHg,MAP 和心率的比值 >1,尤其应避免心率增快的同时血压下降。

2) 增加冠脉血流量:硝酸甘油和钙通道阻滞剂可扩张冠状动脉,防止冠脉痉挛,增加冠脉血流量,但不主张预防性静脉使用硝酸甘油。

3) 增加氧含量:在维持足够血容量的同时,保证血红蛋白含量≥80g/L,若合并心功能不全者,血红蛋白含量应≥100g/L,以维持心肌氧供。

(2) 减少心肌氧耗

1) 降低心率:维持较慢的心率(50~80 次 /min)。心率过快可导致心肌氧耗增加,还可因舒张期缩短而减少冠脉供血。可用 β 受体拮抗剂降低心率,或通过麻醉性镇痛药降低交感神经兴奋性来间接降低心率。

2) 防止液体过负荷导致的左心室过度扩张而增加心肌氧耗,可采用头低位或头高位,观察体位变化后中心静脉压的变化趋势或采用微创血流动力学监测指标进行个体化液体管理。

3) 尽可能避免应用正性肌力药,除非患者存在低心输出量证据。

(3) 维持轻微过度通气状态,即呼气末二氧化碳分压($PetCO_2$)为 32~34mmHg。

(4) 维持血钾、血镁、血钙在正常范围,防止心律失常。

本例患者除具有冠心病的所用特点外,还合并 QT 间期延长综合征,因此术前需要积极纠正诱因,口服 β 受体拮抗剂持续至手术当天并维持整个围手术期,积极补钾、补镁,保持血钾、血钙、血镁在正常范围高限,预防尖端扭转型室性心动过速(TdP)的发生。

(5) 避免低体温:维持正常体温有助于减少围手术期心脏不良事件的发生。

4. 术中监测　包括五导联心电图(ECG)、脉搏氧饱和度、有创动脉血压、中心静脉压等,可考虑微创血流动力学监测如 FloTrac/Vigileo、MostCare 心排量监测仪等,若非严重心功能不全,一般不考虑 Swan-Ganz 导管置入,必要时考虑经食管超声心动图(TEE)监测。

(1) 多导联 ECG 是术中及时发现心肌缺血最直观的方法。非心脏手术中如新出现 ST 段抬高,常提示严重的心肌缺血、血管痉挛或心肌梗死。心肌缺血也可能表现为新出现不能解释的房性或室性心律失常以及传导阻滞。术中建议至少同时监测两个以上导联,心电图 II 及 V_5 导联能够探测到 80% 心肌缺血事件的发生。

(2) 有创动脉压力监测可有效监测实时血压,实时指导血管活性药物使用,避免低血压处理滞后,同时可抽取动脉血行动脉血气分析,及时纠正内环境紊乱。重症及长时间的手术常需要中心静脉置管,动态观察中心静脉压的变化可预知容量负荷,并通过中心静脉泵注血管活性药。

(3) 采用 FloTrac/Vigileo 心排量监测仪进行心排量和 SVV 监测,如本例患者。采用目标导向技术指导术中液体治疗、心功能维护和血流动力学管理,维持 MAP>65mmHg,CI>2.5L/(min·m^2) 和 SVV<13%。在保证麻醉深度的基础上,利用 FloTrac 监测数据进行血管活性药物及容量管理(图 1-2)。

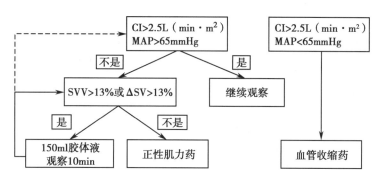

图 1-2 术中 FloTrac/Vigileo 心排量监测仪指导的血流动力学优化流程

(4) 对于手术期间出现血流动力学不稳定的患者,考虑紧急使用 TEE,以监测发现新的局部室壁运动异常,并且 TEE 比 ECG 监测更快、更敏感。但对于无风险因素或无明显血流动力学的患者,不推荐术中常规使用 TEE。

围手术期行 TEE 检查指征为:围手术期出现 ST 抬高;心肌缺血风险高;围手术期出现严重血流动力学紊乱或有明显的血流动力学紊乱趋势;同时存在严重瓣膜病变伴明显血流动力学异常者,可考虑在高风险非心脏手术期间行 TEE 监测。

5. 血管活性药物的选择 冠心病患者围手术期管理核心是维持灌注压,避免低血压,同时防止高血压。

1) 防止低血压主要采用缩血管药物,包括去甲肾上腺素、去氧肾上腺素、甲氧明、血管升压素。当患者出现低血压时,根据患者当时的血流动力学特点,即当患者出现血压降低心率偏快时,静脉给予纯 α_1 受体激动剂去氧肾上腺素或甲氧明,若果患者出现血压低并且心率无增快甚至偏低的情况,则选择去甲肾上腺素,当去甲肾上腺素效果不佳时,为避免大剂量应用的副作用,可协同加用血管升压素。本例患者术中及术后仅采用少量去甲肾上腺素维持血压。

2) 若患者存在低心输出量,可能选择的正性肌力药物包括多巴胺、多巴酚丁胺、肾上腺素,并且常常与去甲肾上腺素联合使用。

3) 防止冠心病患者高血压需要采用血管扩张药,主要为硝酸酯类及钙通道阻滞剂。术中、术后严重高血压的治疗应首选尼卡地平,同时可预防冠脉痉挛,若血压增高的同时伴心率增快,可选用地尔硫䓬。此外,术中 ECG 出现特征性的 ST 段上移或下降,并且无低血压状态时,也可考虑使用硝酸甘油或钙通道阻滞剂,但必须注意血管扩张药导致的低血压,需要联合使用血管收缩药,从而达到增加氧供、降低氧耗的作用。

6. 术中意外情况应对　重在预防,遵循上述所有冠心病患者围手术期管理原则,术前做好可能出现意外情况的应对。若出现不可控制的意外情况,如顽固性低血压、心肌梗死、恶性心律失常甚至心室颤动,首先积极采用药物治疗,对心脏停搏者积极进行心肺复苏,同时采用 IABP 进行辅助,必要时根据术前靶血管状况进行冠脉紧急再通,往往会挽救患者生命。

7. 术毕拔除气管导管　接受全身麻醉的冠心病患者,只要符合拔管条件,尽可能早期脱管,防止气管导管及吸痰刺激引起的血压增高及心率增快而导致心肌缺血。苏醒前应优化镇痛(如给予小剂量阿片类药物或经已有的硬膜外导管使用局麻药),适时适量应用 β 受体拮抗剂(例如艾司洛尔、拉贝洛尔或美托洛尔)、血管舒张剂(例如尼卡地平)维持血流动力学平稳,无呛咳状态下清理呼吸道分泌物,潮气量满意即拔除气管插管。中华医学会麻醉学分会 2009 年《肌肉松弛药临床应用专家共识》指出,若为明确诊断的缺血性心脏病(冠心病)患者,手术结束时不应给予新斯的明和阿托品拮抗肌松残留作用,应维持通气直至肌松药的阻滞作用完全消退后再拔除气管导管。

8. 术后管理　冠心病患者接受非心脏手术的心血管事件多发生在术后 24~72 小时。术后心肌梗死症状因术后镇痛常不明显,常表现为严重低血压,病死率较高。

(1) 术后持续监测心电图及血压,必要时进行 12 导联心电图监测,及时发现并处理心肌缺血、心律失常和低血压,尤其防止低血压。

(2) 做好术后镇痛,防止因疼痛刺激诱发心血管事件。

(3) 早期检测肌钙蛋白及 BNP 动态变化,做到早期发现和预防。

(4) 监测离子水平,防止低钾、低镁,维持内环境稳定。尽可能早期恢复双抗治疗及相关心血管用药如 β 受体拮抗剂、他汀类药物、抗高血压药物及降糖药等治疗。

六、相关知识延伸

(一) 冠状动脉解剖

80%~90% 的人群呈现右冠状动脉系统优势型,供应窦房结(60%)、房室结(85%)及右心室。84% 人群的右冠状动脉终止于后降支(PDA)。右冠状动脉闭塞会导致心动过缓、传导阻滞、下壁或右心室心肌梗死。因此术前应重视右冠状动脉堵塞情况,尤其是右主干狭窄。

左冠状动脉主干发出回旋支和左前降支动脉,供应室间隔(间隔支)和左心室壁(对角支)大部分。若后降支由回旋支发出,则冠脉循环为左优势型,此时左冠状动脉供应整个室间隔和房室结。在 40% 的患者中,回旋支供应窦房结。左冠状动脉主干(左主干病变)或回旋支及左前降支动脉近端(等同于左主干病变)的明显狭窄,会导致缺血期间心肌功能的严重抑制(图 1-3)。

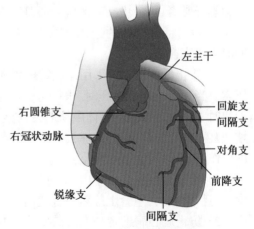

图 1-3　冠状动脉解剖图

(二) 心肌氧供与氧需的决定因素

正常成年人静息时冠状动脉平均血流量大约为225ml/min,占心输出量的4%~5%。冠状动脉血流量(CBF)由主动脉与心室之间的压力梯度决定。左心室的CBF随着心室的收缩和舒张发生时相性变化,CBF在收缩期下降至较低水平,主动脉与左心室间的压力梯度较小(主动脉收缩压-左心室收缩压),尤其是心内膜下心肌,容易出现缺血。舒张期心肌松弛,压力梯度增高(主动脉舒张压-左心室舒张末压),因此左心室冠脉供血的70%~80%在舒张期。右心室的心肌收缩力较左心室弱,CBF的时相性变化很小,在整个心动周期中,主动脉与右心室间的压力梯度都较高,收缩期及舒张期均供血。

1. 心肌氧供的决定因素　心肌氧供由氧含量和CBF决定。氧含量(ml/L)=[1.39ml/g×血红蛋白含量(g/L)×氧饱和度(%)]+[0.003×PaO_2]。贫血和低氧血症时,氧含量降低。CBF由冠状动脉灌注压、灌注时间和冠状动脉的通畅性决定。冠状动脉灌注压在舒张期低血压、左心室肥厚以及左心室舒张末压增高时会降低,心动过速时舒张期灌注时间缩短。血管痉挛和动脉粥样硬化所致的冠状动脉闭塞或狭窄会显著影响冠状动脉的血供。冠脉血流$Q=\pi r^4\Delta P/8L\eta$(r-半径,ΔP-驱动压,L-管长,η-黏度),冠脉口径的舒缩,以r的4次方幅度影响冠脉的血流量,因此围手术期避免冠脉痉挛至关重要。

2. 心肌氧需的决定因素　心肌氧需由心室壁张力和心肌收缩力决定。心室壁张力(T)是心室内压(P)、半径(r)和室壁厚度(h)共同作用的结果(T = Pr/2h)。增加心室容积(前负荷)和提高血压(后负荷),将会增加心室壁张力和心肌需氧量。交感神经兴奋、应用正性肌力药可增加心肌收缩力,从而增加心肌的需氧量。

(三) 心绞痛分级

1. 稳定型劳力性心绞痛分级　由加拿大心血管学会(CCS)提出:

(1) I级:强度大、快速或长时间的劳作时出现心绞痛;

(2) II级:步行或快速上楼、爬山时出现心绞痛,可以平地行走超过两个街区以及正常速度上超过一层楼;

(3) III级:平地行走一到两个街区以及正常速度上一层楼时出现心绞痛;

(4) IV级:非常轻度的体力活动或是休息时即可出现心绞痛。

级别越高,病情越严重,I级和II级患者进行一般全身麻醉的安全性较高,III级患者需术前完善准备,术中严密监测,积极处理,而IV级患者属高危,麻醉风险极大。

2. 不稳定型心绞痛的分级(Braunwald分级):

(1) 1级:2个月内初发严重的心绞痛或原有心绞痛在2个月内明显加重,每天发作3次以上,但无静息发作的心绞痛;

(2) 2级:自发性心绞痛的亚急性型,即在近一个月内出现一次或多次的自发性心绞痛,但是在48小时之内没有自发性心绞痛的发作;

(3) 3级:自发性心绞痛的急性型,即在最近48小时内有一次或以上自发性心绞痛发作。级别越高,麻醉风险越大。

(四) 冠心病患者接受非心脏手术术前冠脉造影及再通指征

1. 冠脉检查　冠状动脉造影是评估冠脉病变程度的金标准,只有当患者在非心脏手术前能从冠脉再通中获益时才考虑进行冠状动脉造影。指征包括:

(1) 急性ST段抬高型心肌梗死患者。

(2) 非ST段抬高型急性冠脉综合征患者。

（3）确诊的心肌缺血和不稳定型心绞痛患者。

（4）拟行颈动脉内膜剥脱术等血管类手术患者。

不推荐用于拟行低风险手术的心脏状态稳定患者。

2. 冠脉血运重建　择期手术术前冠脉血运重建指征为：

（1）左主干严重狭窄且表现为稳定型心绞痛的患者。

（2）三支病变稳定型心绞痛患者左心室射血分数 <50% 时。

（3）两支病变但冠状动脉左前降支（LAD）近端严重狭窄的稳定型心绞痛,其射血分数低于 50% 者或者无创检查提示明显心肌缺血的患者。

（4）不稳定型心绞痛高风险或非 ST 段抬高型心肌梗死的患者。

（5）急性 ST 段抬高型心肌梗死的患者。

低风险手术患者,术前冠脉再通并不能使患者获益,但文献支持力度低（classⅢ,B）。

临床中常常需要根据具体患者情况进行综合考虑,若为急诊患者,则需积极做好围手术期安全把控后进行手术,包括心内科、心外科干预方式及主动脉内球囊反搏的辅助。对于限期手术,要充分权衡手术时间与冠脉再通后抗血小板治疗时间的关系,并选择合适的冠脉再通方式,寻找最佳手术时机,最大程度使患者受益。

（五）PCI 术后的非心脏手术时机选择

双抗治疗期间需要进行非心脏手术时,需要多学科共同讨论,选择合适的治疗方案。具体措施如下:

1. 对置入药物洗脱支架（DES）的患者,择期非心脏手术最好延迟 1 年（classⅠa,B）;如果药物涂层支架置入后手术延迟的风险大于预期缺血风险,择期非心脏手术可考虑延迟半年（classⅡb,B）;裸金属支架置入 30 天内、药物洗脱支架置入 3 个月之内不推荐进行需要中断 DAPT 治疗的择期非心脏手术。球囊扩张在 PTCA 后 4~6 周内行非心脏手术较为适宜,对于围手术期需要停止阿司匹林的患者,不推荐球囊扩张后 14 天内行择期非心脏手术（图 1-4）。

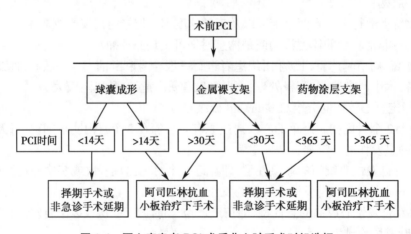

图 1-4　冠心病患者 PCI 术后非心脏手术时机选择

2. 若患者近期心肌梗死（术前 8~30 天内发生的心肌梗死）需要进行限期非心脏手术,如肿瘤患者,建议尽可能 6 周后进行。对于接受 PCI 者,无论支架类型,尽可能双联抗血小板治疗 1 个月后考虑手术。若接受中高危出血风险手术,考虑术前桥接治疗,若接受低出血风险的手术,可继续 DAPT。存在冠脉分叉病变、多枚及重叠支架、左心衰竭、肾功能不全、糖尿病等高危心肌缺血风险的心肌梗死患者,至少半年后考虑非心脏手术。

3. 正在进行抗血小板治疗并且需要接受高风险急诊手术的患者,如果单独应用阿司匹林者,多不停用,若接受双联抗血小板治疗者,保留阿司匹林,但需注意平衡血栓和出血风险。停用 P_2Y_{12} 受体抑制剂后,术前酌情输注氨甲环酸,必要时输注血小板,但输注血小板的时间为氯吡格雷和普拉格雷停药后 6~8 小时,替格瑞洛停药 24 小时后。

4. 如果采用神经阻滞或椎管内麻醉,氯吡格雷和替格瑞洛术前 5 天停药,普拉格雷术前 7 天停药,拔除留置管后即刻恢复抗血小板药物治疗。

5. 接受中高出血风险手术者,若为高血栓风险患者(即冠脉球囊扩张 2 周内、金属裸支架 1 个月内、药物洗脱支架半年内、复杂多枚支架后 1 年内、心肌梗死后支架半年内、曾有支架内血栓者),特别是支架置入后 1 个月内,需要术前进行桥接(class Ⅱb,C),方法如下:

(1) 短效抗血小板药物桥接:目前常用短效抗血小板药物为替罗非班,作用于 GPⅡb/Ⅲa 受体,快速、直接、完全抑制血小板的聚集。用法用量参考:起始剂量为 0.4μg/(kg·min),静脉滴注 30 分钟,之后维持滴注速率 0.05~0.1μg/(kg·min),术前 2.5~4 小时停用,术后尽快恢复双抗。特别注意,采用短效抗血小板桥接治疗,需要有经验的心内科医师共同参与(图 1-5)。

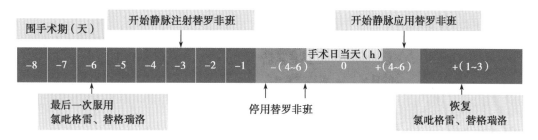

图 1-5　短效抗血小板药物桥接双抗时间图

(2) 低分子量肝素桥接:术前 5~7 天停用 DAPT 后,采用低分子量肝素(常用依诺肝素,即克赛)皮下注射,术前 12 小时停用。

中高风险出血手术包括:①泌尿科手术/操作:经尿道前列腺切除术(TURP)、膀胱切除或肿瘤消融术、肾切除或肾脏活检术;②腹主动脉手术;③起搏器或置入型心律转复除颤器(ICD)置入术;④结肠息肉切除,特别是 >1~2cm 的无蒂息肉;⑤血供丰富的器官手术:肝脏、脾脏、甲状腺;⑥肿瘤手术;⑦关节置换、整形重建外科手术;⑧颅脑、脊柱手术。

6. 对于使用阿司匹林作为一级预防的患者(10 年心血管风险≥10% 的糖尿病人群),行中高出血风险手术时,建议停药。使用阿司匹林二级预防的患者(即有心肌梗死病史、冠心病、冠脉支架术后、外周血管病、脑卒中、瓣膜置换术后的患者)接受非心脏手术,不建议停用阿司匹林,仅对接受特定的闭腔手术(例如脊髓、神经外科和眼科手术),酌情停用阿司匹林 5 天。

7. 对于接受冠脉搭桥手术的患者,2016 年美国心脏病学会(ACC)及美国心脏协会(AHA)指南中指出,稳定型心绞痛接受开胸冠状动脉旁路移植术(CABG)术后需要规律双联抗血小板治疗 1 年。若是急性冠脉综合征患者接受 CABG,抗血小板治疗需要延续到急性冠脉综合征事件后 1 年。因此该类患者若是在 1 年内接受非心脏手术,需要多学科充分评估血栓及出血风险。

（六）冠心病患者围手术期药物调整

冠心病患者围手术期药物调整的主要目标就是降低心率、室壁张力和心肌收缩力，从而减少心肌氧耗，提高斑块的稳定性。

1. 对于抗栓药物，应权衡出血与血栓风险后决定，调整时间如上述。

2. 已在服用 β 受体拮抗剂的患者，术前应继续使用。冠心病患者行中高风险手术可以考虑术前加用 β 受体拮抗剂，行低风险手术的患者，不推荐术前不加滴定地使用 β 受体拮抗剂。

3. 服用他汀类降脂药物者术前继续使用，接受血管手术的患者，可考虑术前至少 2 周服用他汀类药物。

4. 血管紧张素转化酶抑制剂（ACEI）和血管紧张素受体拮抗剂（ARB）类药物，在围手术期可以继续使用。但因为有导致麻醉后严重低血压的风险，建议术前 24 小时停药。

5. 服用钙通道阻滞剂者围手术期应继续应用。

（七）冠心病患者术前评估七步法流程

2014 年的欧洲心脏病学会 / 欧洲麻醉学会（ESC/EAS）和美国心脏病学会 / 美国心脏协会（ACC/AHA）指南均建议通过阶梯式七步评估法对拟行非心脏手术的冠心病患者进行术前评估（图 1-6）。

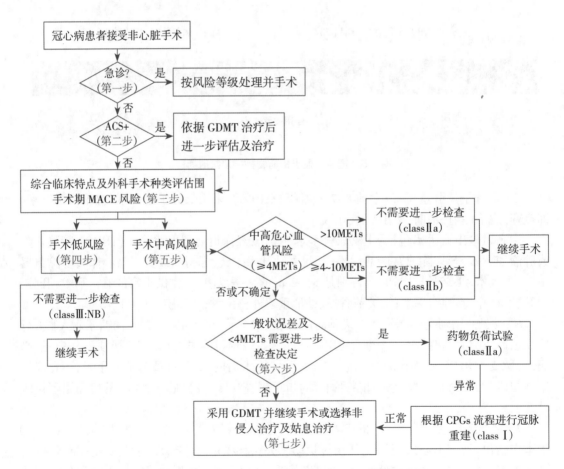

图 1-6　冠心病患者非心脏手术阶梯式七步评估法流程图

注：ACS. 急性冠脉综合征；MET. 代谢当量；GDMT. 指导下规范药物治疗；MACE. 重大心脏不良事件；NB. 不获益；CPG. 临床操作规范。

在进行上述七步法评估之前,需要明确以下要点:

1. 患者体能评估　不同活动能量需求的评估采用代谢当量(MET)量化,如表 1-1。

表 1-1　不同活动能量需求的评估

代谢当量(MET)	日常活动情况
1~4	生活自理;能在室内活动、轻度家务劳动;能以 3.2~4.8km/h 速度内走 1~2 条街
5~7	能在家中干活(清洁工作或洗衣服);能上一楼或走上小山坡
7~10	干重活(拖地板或搬家具等);能参加中等度体育活动(高尔夫球、保龄球、跳舞、双打网球、投垒球或足球等)
>10	参加较强运动(如游泳、单打网球、打篮球、踢足球或滑雪等)

注:1MET=3.5ml/(kg·min)耗氧量。

MET 值与心肺功能密切相关。MET>10 为心功能储备优;MET=7~10 为心功能储备良好;MET=5~7 时心功能储备中等;MET<4 则为心功能储备差,非心脏手术时心脏意外发生的风险明显增大。如果患者活动耐量良好,即使存在缺血性心脏病,也预示患者能够很好地耐受手术所致的应激。能够上 2~3 层楼梯而不出现明显症状(心绞痛、呼吸困难、晕厥),常预示患者的活动当量 >4MET,有良好的心脏储备能力。在没有合并肺或其他系统疾病的患者,若其活动耐量较差,则预示其心脏储备能力差。

2. 非心脏手术本身风险评估　非心脏手术根据手术大小,风险分层为低风险、中风险和高风险(以术后 30 天内心源性死亡和非致死性心肌缺血发生概率分层),见表 1-2。

表 1-2　非心脏外科风险分层

风险分层 (围手术期心血管疾病风险)	手术类型
高风险手术 (风险大于 5%)	主动脉及主要血管手术;开放式下肢血运重建术或截肢术或血栓栓塞清除术;十二指肠 - 胰腺手术肝切除术;胆管手术;食管切除术;肠穿孔修复术;肾上腺切除术;肺切除术;肺或肝移植术
中风险手术 (风险 1%~5%)	腹膜内手术:脾切除术、食管裂孔疝修补术、胆囊切除术;颈动脉手术;外周动脉成形术;介入血管瘤修复术;头颈部手术;大型神经或整形外科手术(髋部和脊柱手术);大型泌尿外科或妇科手术;肾移植术;非大型胸腔内手术
低风险手术 (风险低于 1%)	表浅手术;乳腺手术;牙科手术;甲状腺手术;无症状颈动脉疾病手术;小型妇科手术;小型整形手术(半月板切除术);小型泌尿外科手术(TURB 等)

3. 患者临床风险因素

(1) 高风险因素为心脏疾病活动期(表 1-3)。

表 1-3　心脏疾病活动期

心脏疾病	心脏疾病的解释
不稳定型冠心病	急性(7 天)或近期(1 个月)心肌梗死,不稳定型或严重心绞痛
失代偿型心力衰竭	心功能Ⅳ级,心功能恶化,心力衰竭初发
严重心律失常	重度房室传导阻滞[二度Ⅱ型(莫氏型)、三度]及心脏病伴症状明显的室性心律失常,心室率不能控制的室上性心律失常(心房颤动、心室率超过 100 次/min)
严重瓣膜疾病	严重主动脉瓣狭窄(平均跨瓣压差大于 40mmHg,主动脉瓣口面积小于 $1.0cm^2$,有明显症状),有症状的二尖瓣狭窄及合并中 - 重度肺动脉高压者

心脏疾病活动期显示了较为严重的四种心脏状况,如上表,择期非心脏手术应推迟,除非发生如动脉瘤破裂、急腹症等威胁生命的情况。心脏疾病活动期应先处理心脏问题,然后再择期行非心脏手术。

(2) 中等风险包括:有缺血性心脏病史、代偿性心力衰竭或既往心力衰竭病史、脑血管疾病史、肾功能不全史(肌酐 >170μmol/L 或 2mg/dl 或肌酐清除率 <60ml/(min·1.73m²)、糖尿病且需胰岛素治疗、心肌梗死史或 ECG 示病理性 Q 波者。

(3) 次要风险因素(目前未被证实增加围手术期风险)包括:高龄(≥70 岁)、ECG 异常(左心室肥厚,左束支传导阻滞,S-T 异常等)、非窦性心律失常、未控制的高血压。

4. 冠心病患者术前心肌负荷试验　对于冠心病且体能差的患者(<4MET)接受非心脏手术,指南推荐术前进行心肌负荷试验可能使患者获益,一方面可评价冠状动脉病变范围和程度,以预计围手术期患者心脏储备功能及心肌损伤、心肌梗死发生的概率,同时结合静息心肌显像可评价冠脉再血管化的意义。

凡是能进行运动试验的患者,首先考虑运动试验,对于不能达到适当的运动量或不适合运动的患者,应进行药物负荷试验。运动负荷试验采用活动平板或踏车,药物负荷试验通常采用双嘧达莫 - 铊成像或腺苷,再静脉注射心肌灌注显像剂。当冠状动脉狭窄达到一定程度时,局部心肌血流灌注降低。运动或药物负荷后,正常冠状动脉供血区的血流灌注明显增加,而冠脉狭窄区的血流灌注相对较少,心肌显像图上表现为放射性稀疏或缺损区,根据缺血区域,判断心肌受累程度。

多巴酚丁胺负荷超声心动图试验可评估新发或恶化的局部室壁运动异常,对指导高危手术前准备具有一定的意义。用药后左心室室壁运动异常的节段明显增多时,提示手术危险性高。注意肥厚性梗阻型心肌病及主动脉瓣重度狭窄患者禁忌进行多巴酚丁胺负荷试验。相对禁忌证为束支阻滞、ST 段下降 ≥1mm、心律失常史、未控制的高血压、心房颤动。

(高志峰　赵丽云)

参考文献

[1] VALGIMIGLI M, BUENO H, BYRNE RA, et al. 2017 ESC focused update on dual antiplatelet therapy in coronary artery disease developed in collaboration with EACTS: The Task Force for dual antiplatelet therapy in coronary artery disease of the European Society of Cardiology (ESC) and of the European Association for Cardio-Thoracic Surgery (EACTS) [J]. Eur Heart J, 2018, 39 (3): 213-260.

[2] DEVEREAUX PJ, MRKOBRADA M, SESSLER DI, et al. Aspirin in patients undergoing noncardiac surgery [J]. N Engl J Med, 2014, 370 (16): 1494-1503.

[3] BANGASH MN, KONG ML, PEARSE RM. Use of inotropes and vasopressor agents in critically ill patients [J]. Br J Pharmacol, 2012, 165 (7): 2015-2033.

[4] DUCEPPE E, PARLOW J, MACDONALD P, et al. Canadian cardiovascular society guidelines on perioperative cardiac risk assessment and management for patients who undergo noncardiac surgery [J]. Can J Cardiol, 2017, 33 (1): 17-32.

[5] AUTHORS/TASK FORCE MEMBERS, S.D. KRISTENSEN, J. KNUUTI, et al. 2014 ESC/ESA guidelines on non-cardiac surgery: cardiovascular assessment and management [J]. Eur Heart J, 2014, 35 (35): 2383-2431.

[6] FLEISHER LA, FLEISCHMANN KE, AUERBACH AD, et al. 2014ACC/AHA guidelines on perioperative cardiovascular evaluation and management of patients undergoing noncardiac surgery [J]. J Am Coll Cardiol, 2014, 64 (22): e77-137.

第二章 冠心病患者接受非心脏手术并同期行冠状动脉旁路移植术的麻醉管理

引言：限期或急诊手术伴发严重的冠脉病变时，需要兼顾手术本身及冠心病带来的风险。近年来肺癌和冠心病的发病率呈上升趋势，肺癌合并冠心病的发病率也逐年上升，术前确定是否需要同期手术至关重要。非体外循环下冠脉搭桥（OPCABG）同期完成肺部肿瘤根治性切除术相对较少，麻醉的关键在于术前严格心肺功能检查和术前评估，术中双腔支气管定位准确、单肺通气良好，兼顾两种术式的特点，维护血流动力学稳定，最大程度地降低围手术期并发症的发生率，提高生存率。

一、病例概要

（一）病史

患者，男，60岁，70kg。主因咳嗽（刺激性干咳）、咳痰、胸闷、左前胸痛伴左肩放射痛频繁发作、肺部反复发生炎症6个月入院。于当地医院行胸部CT检查发现"右下肺占位，有液化坏死和环形钙化，并有少量积液"。患者自述吸烟史25年，既往冠心病史6年，未经系统服药治疗，高血压病史20余年，口服合心爽降压，维持在140/90mmHg左右，糖尿病8年，口服降糖药治疗，血糖控制平稳，自述活动后有心前区憋闷不适感，劳累后加重。于当地医院行抗炎治疗数日，效果不佳，为求进一步诊治遂来我院。

（二）术前检查结果和体征

查体：神清，正常面容，血压165/93mmHg，双肺呼吸音粗，未闻及干湿啰音，窦性心律，心率80次/min，SpO_2 93%。

辅助检查：

心电图（ECG）示：ST段改变，T波倒置，Ⅲ导、aVF导联不典型Q波。

超声心动图检查结果（图2-1）：节段性室壁运动异常，左心室后壁心肌减薄，左心室舒张功能减低，LVEF值52%。

冠状动脉造影：右冠状动脉主干狭窄85%；左冠状动脉前降支近端狭窄90%以上，回旋支中段85%狭窄，造影诊断：冠心病，三支病变（图2-2）。

肺功能测试：阻塞性通气功能障碍，第1秒用力呼气量（FEV_1）1.9L，第一秒用力呼气率（$FEV_1\%$）68%。

CT及气管镜活检（图2-3）显示右下肺鳞癌。临床分期为$T_2N_0M_0$（有阻塞性肺炎影响肺门，

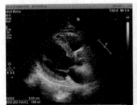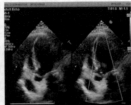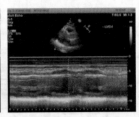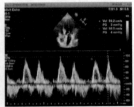

主动脉根部	33	mm	室间隔	厚度	10	mm	左心收缩功能			左心舒张功能		
升主动脉内径	33	mm		运动幅度	4	mm	射血分数	52	%	E波最大流速	89	cm/s
二尖瓣 瓣口面积		cm²		与左心室后壁向运动			缩短分数		%	A波最大流速	96	cm/s
瓣环径		mm	左心室	舒末内径	56	mm				E/A		
压力减半时间		ms		收末内径	38	mm	主动脉最大流速	140	cm/s			
肺动脉 主干径	23	mm		后壁厚度	10	mm	左心室流出道流速		cm/s	肺动脉最大流速		cm/s
右肺动脉径		mm		后壁运动幅度	9	mm	压 力 阶 差					
左肺动脉径		mm	右心室	前后径		mm	收缩期			舒张期		
左心房	35	mm		流出道	30	mm	取样部位 流速		cm/s	取样部位 流速		cm/s
右心房		mm		前壁左右径		mm	压差		mmHg	压差		mmHg

超声描述：

1. 左心室增大，余心腔内径正常范围
2. 室间隔下 1/2、左心室前壁心尖段心肌变薄、回声增强、运动及增厚率消失，左心尖圆钝，其内肌小梁稍增粗、增多。余室壁厚度及运动未见明显异常
3. 各瓣膜形态、结构及运动未见明显异常。CDFI：舒张期主动脉瓣下见少量反流信号。收缩期二尖瓣心房侧见微量反流信号。收缩期三尖瓣心房侧见微量反流信号，PW 测：舒张期二尖瓣口血流速度 A 峰>E 峰
4. 主动脉、肺动脉未见异常
5. 心包腔内未见液性暗区

超声提示：

节段性左心室室壁运动异常

左心室增大

主动脉瓣反流（轻度）

左心室舒张功能减低

图 2-1　术前超声心动图

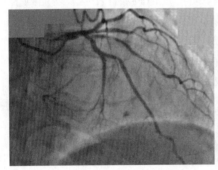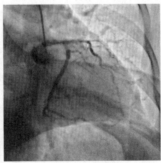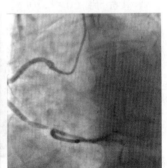

图 2-2　患者术前冠脉造影

但未累及全肺，无淋巴结及远处转移）。

　　入院诊断：冠心病，右下肺癌，高血压 3 级（极高危），2 型糖尿病。

　　实验室检查：肌钙蛋白 0.06ng/ml，BNP 102pg/ml，NT-proBNP 758pg/ml，CK-MB 22IU/L。

二、患者围手术期主要风险

　　患者肺癌合并冠心病诊断明确，肺切除加系统纵隔淋巴结清扫是肺癌首选的治疗手段。本例患者肺癌无远处转移，手术治疗效果好，但合并严重冠心病三支病变，未经过系统治疗，

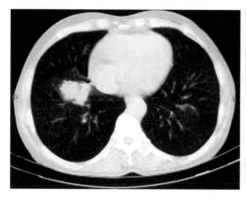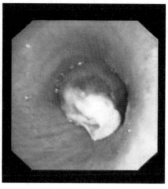

图 2-3　患者 CT 和气管镜检查

并且常有活动后心前区不适。启动多学科会诊，一致认为，患者相对年轻，心肌缺血状况如果不被很好地纠正，肺癌外科治疗过程中麻醉、手术操作压迫及损伤、围手术期的应激等因素，都会导致术中、术后严重的心肌损伤及梗死的发生，危及患者生命。如果先行处理冠脉狭窄问题，无论介入治疗还是冠脉搭桥手术，都可能导致肿瘤治疗的延误。综合考虑患者整体情况，决定采用同期手术，存在风险如下：

1. 患者合并冠心病并劳力性稳定型心绞痛，根据 Lee's 改良心脏风险指数，该患者有多个围手术期高危因素，并且术前肌钙蛋白轻微增高，存在心肌损伤，围手术期心脏并发症发生风险高，存在急性心肌损伤、心肌梗死、心室颤动及心力衰竭（肺水肿）等重大风险。

2. 该患者同期接受冠脉搭桥手术和肺癌根治手术，两类均为创伤大、时间长的手术，而且术前具有多个术后肺部并发症的明确危险因素（大于 50 岁、慢性阻塞性肺疾病、ASA 分级 >Ⅱ级、功能性依赖、手术持续时间超过 3 小时、胸部手术），术后肺部并发症发生率较高。并且该患者需要进行右肺下叶切除，切除的肺段数相对多（见后），肺功能受损范围相对大，术后肺功能不全发生率高。

3. 同期手术中肝素的使用增加了肺部手术出血的风险，同时经正中切口显露肺门及纵隔结构困难，增加了肺癌根治手术的难度，更增加出血风险。

4. 搭桥过程中由于阻断冠状动脉及外科搬动心脏等操作刺激，有导致冠脉供血下降、血压下降甚至心室颤动等需要抢救的风险，甚至需要紧急体外循环下进行抢救性手术。

5. 搭桥手术后心肌存在缺血再灌注损伤，在单肺通气胸腔镜辅助下进行肺叶切除手术时，极可能会出现循环难以维持的状况，可能需要主动脉气囊反搏（IABP）辅助，或出现难以逆转的心血管事件。若单肺通气出现低氧血症，会进一步加重心肌损伤的程度。

因此，该患者围手术期风险包括：围手术期心肌梗死、死亡、出血、术后肺功能不全。

三、麻醉及术中管理

（一）麻醉前

患者术前抗高血压药、硝酸酯类药物、β 受体拮抗剂用至术晨，入手术室前 30 分钟肌内注射吗啡 10mg，东莨菪碱 0.3mg，入室后安静，SpO_2 92%，面罩持续吸氧后达 100%。持续监测五导联心电图，局部麻醉下行有创动脉压穿刺置管，基础血压（ABP）：168/85mmHg。

患者入室前，检查并使麻醉机处于良好工作状态，准备好全麻插管物品和药品及急救药品（多巴胺，去甲肾上腺素、去氧肾上腺素，阿托品或山莨菪碱，利多卡因，氯化钙，苯海拉明，艾司洛尔,硝酸甘油等)。配制泵注血管活性药多巴胺(210mg/50ml)、去甲肾上腺素(2mg/50ml)待用。备温毯。

(二)麻醉实施

麻醉诱导采用小剂量分次给药,逐渐加深麻醉的方式,维持血流动力学稳定。面罩吸氧下缓慢静脉注射咪达唑仑 2mg、依托咪酯 10mg、顺阿曲库铵 30mg、舒芬太尼 100μg,4~5分钟后明视下经口插入左双腔气管导管,纤维支气管镜确定导管位置正确,连接麻醉机,采用容量控制模式通气,呼吸参数:潮气量 500ml,呼吸频率 12 次 /min,维持呼气末二氧化碳分压 30~35mmHg。行右颈内静脉穿刺放置四腔中心静脉导管及六腔漂浮导管监测心排量(CO)、心指数(cardiac index,CI)等血流动力学参数。并经右股动脉置入 IABP 鞘管备用。

麻醉维持采用丙泊酚 2~5mg/(kg·h),术中吸入七氟烷 1%~2%,每小时间断静脉注射舒芬太尼 20~40μg 和顺阿曲库铵 20mg 维持麻醉。

(三)术中管理

术中维持血压 120~140/60~70mmHg、心率 60~80 次 /min,采用正性肌力药多巴胺 3μg/(kg·min)、去甲肾上腺素 0.05μg/(kg·min)维持心指数在 2.5~4.0L/(min·m^2)之间,应用盐酸地尔硫䓬 1μg/(kg·min)防止冠脉痉挛,应用 β 受体拮抗剂艾司洛尔(每次 0.5mg/kg)及时控制心率。术中行左前降支、回旋支及后降支冠脉再通,桥血管流量好。搭桥完毕,采用 50mg 鱼精蛋白中和肝素,活化凝血时间(ACT)值为 145s。液体入量 1 500ml,并补充门冬氨酸钾镁注射液 50ml,术中尿量 600ml,出血 400ml。

搭桥手术结束后,进行胸腔镜辅助正中切口右肺下叶切除,改为单肺通气,纤维支气管镜再次定位,双腔管对位好,并采用压力控制模式(压力为 20cmH$_2$O),术中氧合良好。手术顺利,单肺通气时间 67 分钟,单肺通气时血气值满意。

肺叶切除期间出血 300ml,尿量 400ml,输液 1 000ml,红细胞悬液 2U。

术毕血气监测结果:pH:7.340,PCO$_2$:45.8mmHg,PO$_2$:126.4mmHg,K$^+$:4.7mmol/L,Ca^{2+}:1.22mmol/L,Mg^{2+}:0.56mmol/L,Glu:11.2mmol/L,Hb:108g/L,BE:-4.1mmol/L,Lac:2.6mmol/L。采用胰岛素 6U/h 控制血糖。

四、术后管理及转归

患者手术结束后换成单腔气管插管,安返心脏外科监护室。继续泵注血管活性药多巴胺 5μg/(kg·min),去甲肾上腺素 0.05μg/(kg·min)、地尔硫䓬 2μg/(kg·min)。6 小时后完全清醒拔出气管插管。术毕仍持续监测生命体征,及时补充血容量,维持内环境稳定,并逐渐减少血管活性药剂量。次日患者主诉无不适,启动静脉镇痛泵,心电监护示:心率 83 次 /min,血压 124/62mmHg,SpO$_2$ 92%,呼吸频率 16 次 /min。胸腔引流通畅,予抗炎、补液、化痰等对症支持治疗。术后第 3 天有心肌酶增高趋势,开始应用抗凝药,生命体征平稳,逐渐停用血管活性药并转回病房。术后 8 天出院。随访恢复良好。

五、肺癌手术并同期行冠状动脉旁路血管移植术围麻醉期管理要点

肺癌手术与冠脉再通同期手术风险大,对术前评估、麻醉管理、外科操作及术后心肺功能支持等方面要求高。围麻醉期管理需要遵循以下要求:

(一)术前评估

1. 多学科共同把关,决定是否需要同期手术(见后)。

2. 遵循肺叶切除术前肺功能检测参数的要求，结合患者活动耐量及血气分析进行判断。对于术后肺部并发症高风险者，术前要进行戒烟及呼吸功能锻炼。

3. 遵循不停跳冠脉搭桥手术的术前要求，对于不稳定型心绞痛、心肌梗死急性期不建议进行手术。术前优化心血管系统状态，确保稳定的血压和相对较慢的心室率，应考虑应用β受体拮抗剂和/或钙通道阻滞剂，有效控制血压和心率。同时控制血糖及血脂，术前检测肌钙蛋白及心肌酶，并测定BNP及NT-proBNP，若有升高趋势，建议暂缓手术。

4. 需要使用双腔气管插管，术前做好气道评估，备好纤维支气管镜。

5. 术前检查双股动脉超声，以备紧急主动脉内球囊反搏（IABP）治疗。

（二）麻醉及术中管理

该类手术一般是先行冠状动脉搭桥手术，若术中血流动力学稳定，再进行同期肺癌根治手术。

1. 麻醉诱导　采用小剂量咪达唑仑、顺阿曲库铵/或罗库溴铵，舒芬太尼缓慢静脉诱导的给药顺序，用逐渐加深的方式使血流动力学平稳，避免应用舒芬太尼诱发的呛咳，待达到适当的麻醉深度后，利多卡因用于喉气管表面麻醉，最大限度降低气管内插管反应。若有血压下降，酌情采用缩血管药如去氧肾上腺素、甲氧明、去甲肾上腺素等提升血压。

2. 呼吸管理　行双腔气管插管后，利用纤维支气管镜准确定位双腔支气管，可达到单肺通气的目的，确保两肺完全分隔，利于肺癌手术时的单肺通气。单肺通气建议潮气量5~6ml/kg，呼吸频率12次/min，采用压力控制模式，适当加用PEEP，保持气道压在12~25cmH$_2$O。单肺通气者双腔管必须定位准确，左右分隔良好，使双侧分泌物均能有效吸引，任何引起导管移位、痰液阻塞的原因，均可造成通气不良，产生低氧血症。

3. 循环管理　术中关键原则是维持血流动力学稳定和氧供需平衡。

（1）搭桥手术开始后，对于皮肤切口、劈开胸骨等操作前要适时追加镇痛、镇静药物，减少刺激，整个术程要保证麻醉深度，镇痛完善。

（2）维持动脉压波动不超过基础血压的20%，心率维持在60~70次/min，PCWP不超过18mmHg。可采用血管活性药去甲肾上腺素、去氧肾上腺素及钙通道阻滞剂等，维持冠脉灌注压并减少冠脉桥血管痉挛的发生。如有心率增快，可采用静脉注射β受体拮抗剂艾司洛尔进行处理。若术前心功能差，可适当辅助正性肌力药多巴胺，尤其表现为低血压心率慢者。注意术前心功能差者尤其高度依赖交感张力维持心排量的患者，β受体拮抗剂和/或钙通道阻滞剂可促发心力衰竭，应慎用。

（3）外科医师吻合冠脉血管时，由于心脏体位的改变及固定器压迫心脏，可引起血压下降，心率减慢，可通过调整体位并借助血管活性药保持血流动力学稳定。吻合完毕常规测定桥血管流量，保证通畅。

（4）维持合适的血容量，冠脉再通前适当控制容量，再通后补充血容量。行肺叶切除时，根据出血量及监测数据进行精细化容量管理，避免容量过负荷。

（5）若术中出现血流动力学不稳定，并通过血管活性药及液体治疗仍无法维持时，果断采用IABP进行辅助，以免心功能恶化，失去救治的最佳时机。

4. 监测　除常规监测外，要建立有创动脉、中心静脉监测，必要时考虑Swan-Ganz导管监测，特别强调，经食管超声在此类患者的监测中具有重要意义，可即刻观察心脏功能及前负荷，尤其改为侧卧位后，中心静脉压难以反映血容量。同时TEE还可以发现早期心肌缺血，对及时发现血流动力学不稳定的原因具有重要作用。TEE在开胸手术中还有助于发现由于卵圆孔未闭导致的右向左分流造成的低氧血症,在给予 PEEP 的患者中,约 9% 的患者会发生心内右向左分流。

5. 抗凝　不停跳搭桥手术前需要给予 1mg/kg 肝素进行抗凝,搭桥期间 ACT 须保持在 300 秒,手术结束后常规鱼精蛋白中和肝素,凝血指标正常后进行肺叶切除操作。

(三) 术后处理

手术完成后更换双腔气管插管为单腔插管,术后转运到心脏外科监护室进行进一步观察治疗。呼吸循环功能稳定时,争取术后早期拔出气管插管。

患者完全清醒前可以适当给予短效镇静剂,在肌力恢复过程中减少医疗操作对患者的刺激,维持血流动力学平稳,呼吸机使用压力控制模式替代常用的容量控制模式,设定气道峰压不超过 $25cmH_2O$,注意及时吸痰保证呼吸道通畅,避免术侧血性分泌物影响对侧肺功能。

术后尽快恢复心血管用药如 β 受体拮抗剂、钙通道阻滞剂和硝酸盐类药物。术后胸腔引流量满意时,尽快进行抗血小板治疗,以保证桥血管通畅。

术后密切监测心肌酶、肌钙蛋白、超敏肌钙蛋白等,有升高趋势,积极寻找原因进行处理。重视 BNP 及 NT-proBNP 数值,BNP≥92pg/ml 或 NT-proBNP≥300pg/ml 与心力衰竭及预后不良密切相关。

六、相关知识延伸

(一) 肺部肿瘤与冠状动脉旁路血管移植术同期手术考虑

目前有关肺癌合并冠心病是否需要同期手术尚无国内外共识,只是病例回顾性分析,各自存在优劣,存在争议,需要个体化对待。可供选择的方式包括经皮冠状动脉成形术,酌情置入支架并同时进行肺癌手术,其次为冠脉搭桥 + 肺癌手术,再者为先行肺癌手术,待病情恢复后进行冠脉再通。一般遵循的原则如下:

1. 冠心病及肺功能　对于肺部肿瘤合并严重冠心病患者的治疗,同期手术在麻醉管理、外科操作及围手术期心肺功能支持等方面要求较高。现有临床经验提示:30 天内新发心肌梗死的患者、心脏结构及功能明显受损(EF<35%、室壁运动明显异常合并室壁瘤形成)、血流动力学不稳定以及肺功能较差(VC<60%,FEV_1/FVC<55%,FEV_1<1.2L,PO_2<60mmHg)等情况不适合同期外科治疗。

2. 肺癌病变程度　伴有累及全肺的肺不张或阻塞性肺炎、侵及胸壁、膈肌、纵隔胸膜或壁心包及同侧纵隔及隆凸下淋巴结等外科治疗远期效果不佳者,应排除于同期手术治疗适应证之外。早期肺癌,尤其 I～II 期肺小细胞肺癌,非体外循环下同期进行肺癌手术相对可行。

3. 冠脉再通方式考虑　对于肺部肿瘤合并冠心病适合内科介入支架治疗的患者,考虑支架置入对肺肿瘤治疗的限制,对这类患者应适当放宽冠脉搭桥外科治疗的指征,以利于患者得到综合治疗。必要时可考虑经皮冠状动脉成形术,一个月后进行肺癌手术,但有延误肺癌治疗的不良后果。

4. 体外循环与否　不建议体外循环下进行冠脉搭桥与肺癌同期手术,会大大增加肺癌手术出血风险。

5. 切口位置选择　选择胸正中切口者,不利于肺癌手术淋巴清扫,但利于冠脉搭桥手术。目前无指南推荐,需要根据肺癌病变部位、淋巴结转移情况及需要干预的冠脉综合考虑。

(二) 肺叶切除患者术前肺功能要求

由于肺癌患者中慢性阻塞性肺疾病(COPD)的患病率高,应在肺切除术前对所有患者进行肺功能和肺一氧化碳弥散量（DLCO）筛查，并根据拟切除肺叶情况计算手术后肺功能 FEV_1 和 DLCO 的预测值（predicted postoperative，PPO）。

术后预测肺功能的数值需使用术前 FEV1 或 DLCO 值来计算，可采用公式来计算：预计术后第一秒用力呼吸容积（PPO FEV_1）＝术前 FEV_1×〔1−切除的功能肺段数／总肺段数（正常情况下为 42）〕（图 2-4）。

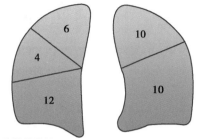

肺段总数目：10+10+12+4+6=42
如：右肺下叶切除，术后 FEV_1 下降=12/42（29%）

图 2-4　不同肺叶切除术后初步预计 PPO FEV_1 方法

1. 术前第一秒用力呼吸容积（FEV_1）>2L（或 PPO FEV_1>80% 预测值）和 PPO DLCO>80% 预测值，提示患者应该能耐受包括全肺切除术在内的手术。若患者术前 FEV_1 小于 2L（或 <80% 预测值）或 DLCO 小于 80% 预测值，应计算术后预测（PPO）FEV_1 和 PPO DLCO。

2. 若患者 PPO FEV_1 和 PPO DLCO 均 >60% 预测值，则认为其风险较低且可接受手术切除。若患者 PPO FEV_1 或 PPO DLCO 在 30%~60% 预测值间，则应进行 6 分钟步行试验（6MWT），如未达到 400 米，或者其 PPO FEV_1 或 PPO DLCO<30% 预测值，则应进行正式的心肺运动试验（CPET），测量最大耗氧量（VO_2max）。

3. 若患者的 VO_2max 大于 20ml/（kg·min），则其术后并发症发生率可接受，VO_2max 小于 10~20ml/（kg·min）的患者，则最好采用非手术方法治疗。

肺叶切除术肺功能评估流程见图 2-5。

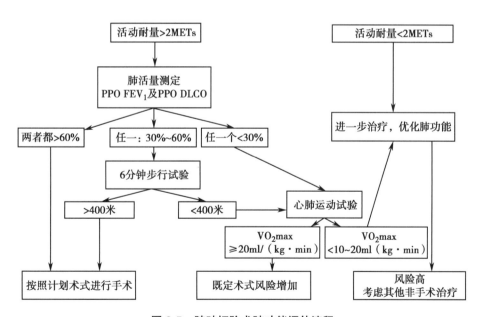

图 2-5　肺叶切除术肺功能评估流程

注：VO_2max. 最大耗氧量；PPO FEV_1. 预计术后第一秒呼吸容积；PPO DLCO. 预计术后肺一氧化碳弥散量；MET. 代谢当量。

（迟　慧　朱　斌　赵丽云）

参考文献

[1] TAN ME，VAN BOVEN WJ，VAN SWIETEN EA. Combined off-pump coronary surgery and left lung resection through midline sternotomy with a Medtronic Starfish 2 Heart Positioner [J].Minerva Chir，2006，61 (2)：159-161.

[2] CHANG FL，LIN SL，TSAI CS，et al. Closed-circuit isoflurane-based anesthesia provides better fast-tracking anesthesia than fentanyl/propofol-based anesthesia for off-pump coronary artery bypass graft surgery [J]. Acta Anaesthesiol Taiwan，2007，45 (3)：135-139 .

[3] WANG TL，JIANG Y，YANG BX. Effect of nicardipine combined with esmolol on systemic and tissue oxygenation during off-pump coronary artery bypass grafting surgery [J]. Chin Med J (Engl)，2005，118 (2)：130-135.

[4] TOURMOUSOGLOU CE，APOSTOLAKIS E，DOUGENIS D. Simultaneous occurrence of coronary artery disease and lung cancer：what is the best surgical treatment strategy [J]. Interact CardiovascThoracSurg，2014，19 (4)：673-681.

[5] LIU B，CHEN C，GU C，et al. Combined coronary artery bypass graft (CABG) surgery and lung resection for lung cancer in patients more than 50 years-of-age [J]. Med Sci Monit，2018，20 (24)：3307-3314.

[6] Powell B，Bolton WD. Management of lung cancer with concomitant cardiac disease [J].Thorac Surg Clin，2018，28 (1)：69-79.

第二篇

高血压患者接受
非心脏手术麻醉
病例分析

第三章 高血压患者接受非心脏手术麻醉管理

引言:高血压患者动脉弹性降低,常伴有合并疾病,特别是冠心病、心力衰竭和脑血管病等,围手术期容易出现血流动力学波动,甚至心脑血管并发症。术前评估、围手术期监测与管理的关注点不仅仅是限于血压本身,还包括高血压分类、分级、用药情况及有无靶器官损害症状体征和其他合并疾病。围手术期管理的宗旨是维持血压相对稳定,确保麻醉和手术刺激所致的血压波动最小,确保脏器功能稳定并减少术后并发症。

一、病例概要

(一)病史

患者,女,73岁,身高160cm,体重55kg。主诉"间断腰痛3年,加重伴右下肢放射性疼痛20余天",门诊以"腰椎间盘突出症"收入院,拟行手术治疗。患者有高血压病史10余年,血压最高180/120mmHg,无明显不适,未规律服药,血压控制情况不详。8年前脑梗死病史,无后遗症状。

(二)术前检查结果和体征

查体:患者发育正常,营养良好,神志清楚,自主体位,无病容。入院后病房测得血压140~170/85~110mmHg,心率60~80次/min。

辅助检查:

ECG示T波轻度改变。

心脏超声心电图示:LVEF 78%,主动脉瓣退行性变并狭窄(轻)关闭不全(轻),左心室轻度向心性肥厚伴舒张功能减退,二尖瓣后叶、瓣环及乳头肌钙化。

胸片示:老年性心肺改变。

头颅MRI示:脑内多发腔隙灶,老年性脑改变。

颈动脉超声:双侧颈动脉膨大处多发钙化及强回声斑块,双侧颈总动脉、颈内动脉起始处管腔未见明显局限性狭窄或扩张。

腰椎MRI示:L_4~S_1椎间盘突出。

实验室检查:术前血常规、血气分析、尿常规、生化、肌钙蛋白、心肌酶等检查大致正常。

入院诊断:腰椎间盘突出症,高血压。拟择期全麻下行腰椎后路L_{4-5}减压融合内固定术。入院后完善各项检查的同时,行眼底检查,请心内科会诊协助血压管理,口服拜新同(硝苯地平控释片),病房加强血压监测。

二、患者围手术期主要风险

患者目前血压未经过系统规律服药治疗,但患者目前下肢疼痛明显,已严重影响日常生活,推迟手术会给患者带来极大不便,且可能造成下肢压迫症状进一步恶化。存在风险包括:

1. 患者高龄,高血压病史10余年,血压控制情况不详。有脑梗死病史,伴有颈动脉斑块形成,应诊断为高血压2级(高危),ASA Ⅲ级。因患者术前血压控制不满意,可能引起围手术期血压剧烈波动,诱发高血压急症,增加脑出血风险,同时术中术后若出现持续低血压,会使脑灌注不足,围手术期有再发脑梗死以及术后谵妄和认知功能障碍的风险。

2. 患者存在轻度的心肌肥厚,全身多处血管有钙化及狭窄,不排除冠脉有狭窄、堵塞情况。围手术期交感神经兴奋引起心率增快以及术中低血压会导致心肌氧供需不平衡,增加心脏负担,可能诱发心肌缺血、心肌损伤甚至急性心肌梗死导致心源性猝死,需要向家属充分交代病情。

3. 腰椎手术需要俯卧位下完成手术,体外改变容易导致血压增高,需要提前预防。此外,还可能出现手术效果不佳或损伤神经等风险。

因此,该患者围手术期风险包括:脑出血、脑梗死;心肌缺血、心肌梗死;手术失败,神经损伤。

三、麻醉及术中管理

(一)麻醉前

术前访视安抚患者情绪,避免术前紧张焦虑,嘱术前晚给予镇静类药物。抗高血压药物应服用至术日晨。

患者入室后持续面罩吸氧,常规血压、心率(律)、脉搏氧饱和度监测。测得无创血压211/96mmHg,心率74次/min。给予咪达唑仑1mg,观察10分钟,患者血压降至166/87mmHg。局麻下行桡动脉穿刺置管,有创动脉血压182/93mmHg。

(二)麻醉及术中管理过程

顺序静脉给予2%利多卡因2ml,丙泊酚70mg,舒芬太尼20μg,顺阿曲库铵10mg进行麻醉诱导,2分钟后ABP为142/77mmHg,心率78次/min,艾司洛尔10mg静脉注射后气管插管,操作顺利,插管后血压心率无明显波动。连接呼吸机,调节FiO_2 50%,氧流量2L/min,潮气量400ml,呼吸频率10次/min,维持PCO_2于40mmHg上下。固定气管插管后放置鼻咽温度监测,翻身俯卧位,外科消毒铺巾,静脉输注抗生素。

术中采用全凭静脉维持麻醉,丙泊酚4~6mg/(kg·h),瑞芬太尼0.2μg/(kg·min),右美托咪定0.2~0.4μg/(kg·h),脑电双频指数(BIS)值维持在40~60之间。

俯卧位后患者血压有下降趋势,间断给予去氧肾上腺素,后改用静脉持续滴注去甲肾上腺素约0.03μg/(kg·min),术中血压维持在130~140/60~90mmHg,心率60~70次/min。及时补充血容量,避免低血压。

手术结束前半小时停用右美托咪定,给予舒芬太尼5μg加强镇痛,盐酸帕洛诺司琼75μg预防术后恶心呕吐。去甲肾上腺素逐渐减量至停用。缝皮时先后停用丙泊酚及瑞芬太尼。手术结束后翻身仰卧位,血压升高至178/110mmHg,静脉给予乌拉地尔10mg,血压降至150/90mmHg,并轻柔吸痰。2分钟后患者意识清醒,四肢肌力恢复,潮气量可达400ml,呼吸频率14次/min,吸痰后拔除气管导管。

手术时间共计 2 小时,输液 1 500ml(晶体液 1 000ml,胶体液 500ml),预计出血 240ml,尿量 500ml。

四、术后管理及转归

患者返麻醉后恢复室(PACU)监护半小时,常规使用患者自控静脉镇痛泵,观察患者呼吸循环稳定,无明显不适,视觉模拟评分(VAS)1 分,拔出动脉穿刺置管,安返病房。病房低流量吸氧,心电监护 6 小时,生命体征平稳,血压 150~165/85~100mmHg,心率 70~85 次/min,SpO$_2$100%。术后第 2 天随访,患者精神状态好,VAS 评分 3 分,无恶心呕吐,血压 142/90mmHg,并恢复口服抗高血压药拜新同。

患者术后病情平稳,下肢麻木感显著改善,肌力较术前改善,予以镇痛、激素抗炎、抗感染、补液支持治疗,并请心内科会诊协助高血压治疗,建立长期规范的药物治疗方案。术后第 8 天拔除引流管,复查 X 线显示内固定位置良好,于术后第 10 天出院。

五、高血压患者接受非心脏手术围麻醉期管理要点

(一)术前评估与准备

1. 病史

(1)了解高血压发生时间(年龄)、血压最高水平和一般水平、伴随症状、降压药使用情况及治疗反应。

(2)注意有无继发性高血压症状,如血管狭窄、甲状腺功能亢进、嗜铬细胞瘤或可卡因、苯丙胺或类固醇依赖。

(3)个人史:包括生活方式、烟酒嗜好、活动量。

(4)合并疾病:有无冠心病、心力衰竭、脑血管病、外周血管病、糖尿病、痛风、血脂异常、支气管痉挛、睡眠呼吸暂停低通气综合征、肾脏疾病等病史。同时了解进行降脂、抗血小板、调节血糖等治疗情况,合并心房颤动的患者应注意有无口服华法林等抗凝药物。

2. 实验室及辅助检查　根据手术需要,对于病程长且严重或者控制不佳的高血压患者,需要做心电图、超声心动图,检测肝肾功能等。服用利尿剂的患者应当检查电解质。有显著左心室肥厚,尤其是心电图显示心肌缺血的患者,需要详细评估症状和冠心病的其他危险因素。怀疑有甲状腺功能亢进的患者应当检查甲状腺功能。

3. 靶器官损害

(1)心脏:表现为左心室心肌增厚、心肌供血不足、心肌梗死、充血性心力衰竭、心律失常等,左心室肥厚会导致左心室收缩及舒张功能减退。

(2)脑:是否有脑出血、缺血性脑卒中、短暂性脑缺血发作。新发脑梗死患者术中再发脑梗的概率明显增加,手术至少需要延迟 4~6 周后进行。脑出血患者需要病情稳定 1 个月后方考虑非脑外科手术。脑供血不足患者易发生术后苏醒延迟、术后躁动及术后认知功能障碍。

(3)肾脏:术前通过血肌酐水平及是否出现尿蛋白可评估患者是否存在肾功能损伤。术前肌酐水平 >180μmol/L(2mg/dl)或肌酐清除率有明显意义地降低,是术后肾功能不全及心血管并发症发生的危险因素,因此择期手术需要术前进一步治疗。

(4)眼底:眼底镜检查眼底动脉,若眼底动脉普遍或局部狭窄,提示脑血管已经有损害,有发作急速型高血压的可能,有脑血管病既往史的患者,围手术期再发脑血管并发症的概率

明显增高,术前应进行积极预防性治疗。眼底病变共分为四级,视网膜出血、视乳头水肿为高血压眼底病变 4 级改变,提示病情严重,非急诊手术应适当延期。

4. 术前抗高血压药物的调整　术前突然停用抗高血压药可能会导致严重的术中、术后高血压。β 肾上腺素能受体拮抗剂、钙通道阻滞剂不必停药,用至术晨。ACEI 和 ARB 增加围手术期低血压和血管性休克的风险,建议手术当天停用。氢氯噻嗪等排钾性利尿剂长期服用可致低钾血症,麻醉中可诱发心律失常直至心脏停搏,对于这类患者术前要关注电解质的变化。注意非二氢吡啶类钙通道阻滞剂可导致房室传导阻滞、心功能抑制。

利血平停药与否存在争议,综合国内外最新文献,建议以利血平为主的复方降压药手术当天停用即可,术中出现低血压及心率减慢,考虑使用直接的血管收缩药物,如去氧肾上腺素或者提升心率药物如阿托品、山莨菪碱等。也有学者建议择期手术利血平术前停药,改用其他降压药物替代。

5. 术前高血压控制标准　虽然患者血压恢复正常时再行择期手术比较理想,但是有效的降压需要 6~8 周治疗,以减低血管压力,改善内皮细胞功能,过快或过低的降压会增加大脑和冠状动脉的缺血风险。特别注意,避免盲目追求术前“标准血压”而采取快速降压的方法,往往会导致术中及术后目标管理血压的偏低而出现并发症。

择期手术患者术前降压的目标:中青年患者血压控制 <130/85mmHg,老年患者血压控制 <140/90mmHg 为宜。对于合并糖尿病的高血压患者,血压应降至 130/80mmHg 以下。高血压合并慢性肾脏病患者,血压应控制 <130/80mmHg 甚至 125/75mmHg 以下。但降压宜个体化,应避免降压过低过快引起脑缺血或心肌缺血,尤其术前合并冠心病和 / 或颈动脉中重度狭窄的患者。美国心脏病学会 / 美国心脏协会(ACC/AHA)2017 年发表高血压指南指出,轻 - 中度高血压(<180/110mmHg)可以进行中低危手术,不增加患者围手术期心血管并发症发生的风险,但建议重度高血压(≥180/110mmHg)应延迟择期手术,争取时间控制血压。如需要接受急诊手术,则血压高低不应成为立即麻醉手术的障碍。

(二)术中管理

高血压患者麻醉管理的原则是维持血压相对稳定,使患者对麻醉和手术刺激所致的血压波动最小化。多数高血压患者可以在常规监测下完成手术,对于手术创伤较大、术前血压控制不理想并且有靶器官合并症、高龄的患者,建议行直接动脉内测压。手术超过 2 小时且肾功能受损的患者,应留置尿管密切监测尿量。

1. 椎管内阻滞　高血压患者外周血管阻力高,小动脉收缩,术前就有血容量不足,椎管内阻滞后较正常血压者更容易出现显著的血压下降。椎管内阻滞使交感神经受抑制,容量血管扩张,外周血管阻力下降,高平面阻滞还使得心肌收缩功能也有一定程度下降。部分下肢、肛门、会阴区的短小手术可采用蛛网膜下腔阻滞,控制阻滞平面在 T_8 以下。下腹部及下肢会阴区的较长手术则可采用硬膜外阻滞或腰 - 硬联合阻滞,阻滞平面不宜过高,麻醉后注意容量的补充,血压下降过快或明显时,应用血管活性药及时处理,以免低血压引起脏器灌注不足,导致缺血缺氧等严重后果。

2. 全身麻醉　全身麻醉主要注意气管插管、拔管前后、切皮探查前的血压控制。由于抗高血压药物和麻醉用药具有扩血管和 / 或心肌抑制作用,且许多患者诱导时往往容量不足,大部分高血压患者在诱导期表现出明显的血压下降,而气管插管刺激后出现剧烈的血压升高。因此麻醉诱导期应适当延长,强调小剂量分次给药,在气管插管前使用 β 受体拮抗剂,静脉、气管内或局部使用利多卡因都可有效地减轻高血压反应。根据患者基础血压及术前合并疾病,术中尽可能做到血压控制的个性化管理。

全麻拔管时麻醉减浅,一般在吸痰拔管前 2~3 分钟静脉注射尼卡地平 1~2mg 或硝酸甘油 50~100μg 或乌拉地尔 12.5~25mg 和艾司洛尔 10~20mg,可以有效防止气管拔管引起的心血管反应。对于有高血压行前列腺摘除或开胸手术的患者,手术主要步骤结束时宜将血压升至术前基础值或稍高,以便充分止血,防止术后血压恢复后再出血。

3. 全麻复合硬膜外麻醉　高血压者行上腹部或胸科大手术时还可考虑施行硬膜外复合全麻,可阻滞伤害性刺激的神经传导,减少麻醉药、镇痛药、肌松药的用量,术后患者苏醒快,清醒程度高,有利于早期术后镇痛。硬膜外麻醉交感神经阻滞后心脏前后负荷减轻,冠状动脉扩张,增加了冠脉血流量,增加氧供,心肌功能改善。需要注意硬膜外用药的时机及剂量,适当应用血管活性药及扩容,防止低血压的发生。

4. 高血压患者术中目标血压控制　指南推荐,术中血压波动幅度不超过基础血压的 20%~30%。一般认为,患者年龄 <60 岁,血压控制目标 <140/90mmHg;患者年龄≥60 岁,不伴有糖尿病和慢性肾病患者,血压控制目标 <150/90mmHg;糖尿病和慢性肾病患者,血压控制目标 <140/90mmHg。注意术中控制血压要考虑患者其他系统合并症情况,若有心血管系统合并症如冠心病或心脏瓣膜病变等需要考虑各自合并症对血压管理的要求。老年患者及合并颈动脉狭窄患者,对血压要求相对较高,需要注意。

(三)术中应急预案

1. 术中低血压的处理方案　由于麻醉药物的扩血管、心肌抑制作用以及患者术前禁食水导致血容量相对不足,麻醉诱导后及术中可能出现血压降低,可以通过加快输液的同时静脉给予缩血管药物(如去氧肾上腺素、甲氧明)进行纠正。术中如持续低血压状态,在容量充足的前提下可以静脉泵注去甲肾上腺素 0.03~0.05μg/(kg·min)维持血管张力,以保持心肌和脑的灌注。对于顽固性低血压,可考虑应用血管升压素。多巴胺、多巴酚丁胺、肾上腺素等用以处理心肌收缩力减低引起的低血压。

此外,处理低血压的同时,积极寻找导致低血压的原因,必要时借助食管超声,明确是否存在节段性室壁运动异常等心肌缺血依据,进而进行进一步针对性处理。

2. 术中高血压的处理方案　术中严重高血压的发生常见于麻醉深度不足或者镇痛强度不够所致。对于排除了麻醉深度不够、镇痛不足、低氧或高碳酸血症等因素的术中高血压患者,应根据血压升高的程度和原因、基础心功能、心率和是否存在支气管痉挛性肺部疾病,以及麻醉科医师对药物的熟悉程度等情况合理选用降压药物。可静脉应用短效的降压药物,单次静脉推注或持续泵注。注意严格控制剂量及速度,防止低血压的发生。术中常用的降压药物及用药方式如下:

(1)如患者高血压的同时心率较快,可给予艾司洛尔,单次静脉注射 0.25~0.5mg/kg,或 0.5~1mg/(kg·h)持续静脉泵注。

(2)如高血压不伴有心率快,可静脉注射尼卡地平 5~30μg/kg,或 0.5~10μg/(kg·min)持续静脉泵注;也可乌拉地尔单次静脉注射 0.25~0.5mg/kg,间隔 2 分钟可重复,或静脉泵入 5~40mg/h。

(3)硝酸酯类:当高血压同时伴有心肌缺血表现时,可静脉缓慢注射硝酸甘油 0.2~0.4μg/kg,或静脉泵入 0.5~5μg/(kg·min)。

围手术期常用的静脉降血压药见表 3-1。

表 3-1　围手术期常用抗高血压药

药物	剂量	起效时间	持续时间	主要不良反应
硝普钠	0.25~10μg/(kg·min)泵入,据血压调整	1~2min	1~10min	心动过速、氰化物中毒
硝酸甘油	0.5~5μg/(kg·min)泵入	2~5min	5~10min	头痛、快速耐受、高铁血红蛋白症
艾司洛尔	250~500μg/kg 静脉注射,0.5mg~1mg/(kg·h)泵入	1~2min	10~30min	支气管痉挛、心力衰竭、心脏传导阻滞
美托洛尔	3~5mg 静脉推注,间隔 5min 可重复,最大用量 15mg	5~10min	5~10h	心力衰竭、传导阻滞、支气管痉挛
拉贝洛尔	25~50mg 静脉注射,间隔 15min 可重复,总量可达 300mg;或 0.5~2.0mg/min 静脉泵入	5~10min	3~18h	支气管痉挛、传导阻滞、体位性低血压
乌拉地尔	10~50mg 静脉注射,间隔 2min 可重复,总量可达 100mg;静脉泵入 5~40mg/h	0.5~3min	40~90min	头痛、头晕
酚妥拉明	1.0~2mg 静脉缓慢注射,0.5~1mg/min 静脉泵入	1~2min	10~30min	心动过速、头痛、潮红
尼卡地平	0.5~10μg/(kg·min)泵入	5~10min	4~6h	心动过速、头痛、水肿、心绞痛、房室传导阻滞
地尔硫䓬	5~10mg 静脉缓慢注射,5~15μg/(kg·min)泵入	2~7min	30min~10h	心动过缓、房室传导阻滞、心力衰竭、水肿、肝毒性

（四）术后管理

对于高血压患者,尤其是术前血压控制不满意的患者,术后早期常出现血压升高,对患者预后不利。术后恢复期高血压的常见原因主要有疼痛、苏醒期躁动、低氧血症、高碳酸血症、容量过多或膀胱憋胀等,应针对原因进行相应处理。注意术后疼痛管理,预防恶心呕吐。必要时可静脉使用抗高血压药物。当患者可以口服时,应尽早恢复术前药物治疗。

六、相关知识延伸

（一）高血压的定义和分级

在未使用抗高血压药物的情况下,非同日 3 次测量,收缩压≥140mmHg 和 / 或舒张压≥90mmHg,可诊断为高血压。患者既往有高血压病史,目前正在服用抗高血压药物,血压虽低于 140/90mmHg,也应诊断为高血压。

收缩压≥140mmHg 而舒张压 <90mmHg 的为单纯收缩期高血压(ISH);收缩压 <140mmHg 而舒张压≥90mmHg 的为单纯舒张期高血压。

1. 高血压水平分级　见表 3-2。

表 3-2　高血压水平分级　　　　　　　　　　　　　　　　　单位:mmHg

分类	收缩压		舒张压
正常血压	<120	和	<80
正常高值血压	120~139	和 / 或	80~89
高血压	≥140	和 / 或	≥90
1 级高血压(轻度)	140~159	和 / 或	90~99
2 级高血压(中度)	160~179	和 / 或	100~109
3 级高血压(重度)	≥180	和 / 或	≥110
单纯收缩期高血压	≥140	和	<90

注:当收缩压和舒张压分属不同级别时,以较高的分级为准。

2. 高血压患者心血管风险水平分层　高血压患者心血管危险分层分为低危、中危、高危、很高危。危险分层标准依据血压升高水平(1、2、3 级)、其他心血管危险因素、糖尿病、靶器官损害以及并发症情况,见表 3-3。

表 3-3　高血压患者心血管风险水平分层

其他危险因素和病史	高血压		
	1 级	2 级	3 级
无	低位	中危	高危
1~2 个其他危险因素	中危	中危	很高危
≥3 个其他危险因素或靶器官损害	高危	高危	很高危
伴有临床并发症或合并糖尿病	很高危	很高危	很高危

(1) 其他危险因素包括:年龄 ≥55 岁,吸烟,血脂异常,早发心血管病家族史,肥胖,缺乏体力活动,心率(静息心率 >80 次 /min),腹型肥胖。

(2) 靶器官损害包括:左心室肥厚;颈动脉内膜增厚、斑块;肾功能受损。

(3) 临床并发症包括脑血管病(脑出血、缺血性脑卒中、短暂性脑缺血发作),心脏疾病(心肌梗死史、心绞痛、冠状动脉血运重建史、充血性心力衰竭),肾脏疾病(糖尿病肾病、肾功能受损),外周血管疾病,视网膜病变。

此外,术前舒张压(DBP)超过 110mmHg 者容易出现围手术期血流动力学不稳定。脉压即收缩压和舒张压的差值,其升高也是围手术期心血管事件的危险因素,高脉压和术中血流动力学不稳定与术后不良预后密切相关。

(二) 高血压分类

1. 原发性高血压　原发性高血压(primary hypertension)是以血压升高为主要临床表现伴或不伴有多种心血管危险因素的综合征,通常简称为高血压。原发性高血压占所有高血压病例的 95% 以上,其病因为多因素,主要为遗传和环境两个方面。超重或肥胖、长期服用避孕药、睡眠呼吸暂停低通气综合征(OSAHS)都是血压升高的危险因素。

2. 继发性高血压　继发性高血压是指由某些确定的疾病或病因引起的血压升高,约占体循环高血压的 5%。继发性高血压原因包括：肾脏疾病、内分泌疾病（皮质醇增多症、嗜铬细胞瘤、原发性醛固酮增多症、甲状腺功能亢进、甲状旁腺功能亢进）、心血管病变（主动脉瓣关闭不全、主动脉缩窄、多发性大动脉炎）、颅脑病变、妊娠高血压综合征等。

3. 老年高血压　我国大于 60 岁老年人的高血压患病率将近 50%，已成为我国老年人群心脑血管病发病、死亡最重要的危险因素，也使我们围手术期管理面临的主要类型。

老年高血压特点是收缩压增高，脉压增大，与严重的靶器官损害显著相关，舒张压过低可影响冠状动脉灌注，可引起心脏缺血事件，所以降压治疗要兼顾收缩压和舒张压的协调。一般建议当舒张压 <60mmHg，收缩压 <150mmHg 时，宜观察，可不用药物治疗；当舒张压 <60mmHg，收缩压 150~179mmHg 时，可谨慎给予小剂量降压治疗；如收缩压 ≥180mmHg，则给予小剂量降压治疗。

老年高血压患者多伴有靶器官的损害：

（1）心脏：常见到舒张性心力衰竭。血压控制不良是诱发舒张性心力衰竭的最常见原因。高血压导致的左心室肥厚和左心房增大都是心房颤动发生的独立危险因素。心房颤动、心房扑动等心律失常同时也会加重心力衰竭的发生。

（2）血管：老年患者的动脉硬化常表现为多支血管动脉硬化并存（颈动脉、股动脉、肾动脉内膜中层厚度增加或有斑块），颈动脉超声常用于检测血管损伤及更准确的危险分层。老年高血压患者的肾血流、肾小球滤过率和肾小管功能随年龄增加而下降，中晚期肾功能不全的发生率明显增加。

（3）脑：通过 CT 及 MRI 检查发现腔隙性脑梗死以及脑血管异常的老年高血压患者 >65%。MRI 检测出小的无症状脑梗死、微小出血及脑白质损伤的患者患病率随年龄增加及高血压值增加而增加，并与围手术期脑卒中、认知功能障碍风险的增加相关。

4. 妊娠高血压　妊娠合并高血压请参见本书相关章节论述（第十篇第二十九章）。

5. 高血压急症和亚急症　高血压急症和高血压亚急症曾被统称为高血压危象。

（1）高血压急症：是指原发性或继发性高血压患者，在某些诱因的作用下，血压突然和明显升高（一般超过 180/120mmHg），同时伴有进行性心、脑、肾等重要靶器官功能不全的表现。高血压急症包括高血压脑病、颅内出血（脑出血、蛛网膜下腔出血）、脑梗死、急性左心衰竭、肺水肿、急性冠脉综合征（不稳定型心绞痛、急性非 ST 段抬高型心肌梗死）、急性主动脉夹层、子痫等，应注意血压水平的高低与急性靶器官损害的程度并非成正比。

高血压急症需立即进行降压治疗以阻止靶器官进一步损害。在严密监测血压、尿量和生命体征的情况下，应视临床情况的不同使用短效静脉降压药物（见表 3-1）。初始阶段的降压幅度不超过治疗前水平的 25%。在随后 2~6 小时内逐渐将血压降至较安全水平，一般为 160/100mmHg 左右。如果临床情况稳定，在之后的 24~48 小时逐渐降低血压至正常水平。

（2）高血压亚急症：是指血压明显升高但不伴有靶器官损害。对高血压亚急症患者，可在 24~48 小时将血压缓慢降至 160/100mmHg。

6. 围手术期高血压　围手术期高血压是指从确定手术治疗到与本手术有关的治疗基本结束期间内，患者的血压升高幅度大于基础血压的 30%，或收缩压 ≥140mmHg 和 / 或舒张压 ≥90mmHg。高危因素有：原发性高血压术前控制不理想或不合理停用降压药物；继发性高血压；麻醉深度不当或镇痛不全；手术操作刺激；清醒状态下进行有创操作；气管导管、导尿管、引流管等不良刺激；颅内高压；缺氧或二氧化碳蓄积；寒战、恶心、呕吐等不良反应；紧张、焦虑、恐惧、失眠等心理应激因素。

（王晓宇　朱　斌）

参考文献

[1]《中国高血压基层管理指南》修订委员会.中国高血压基层管理指南(2014 年修订版)［J］.中华高血压杂志,2015,23(1):24-43.

[2]中国高血压防治指南修订委员会.中国高血压防治指南 2010［J］.中华高血压杂志,2011,19(8):701-743.

[3] MANCIA,FAGARD R,NARKIEWICZ K,et al.2013 ESH/ESC Guidelines for the management of arterial hypertension［J］.Blood Press,2013,22(1):193-278.

[4] JAMES PA,OPARIL S,CARTER BL,et al.2014 Evidence-based guidelines for the management of high blood pressure in adults:report from the panel members appointed to the Eighth Joint National ommittee(JNC8)［J］.JAMA,2014,311(5):507-520.

[5]中国老年高血压治疗共识专家委员会.中国老年高血压治疗专家共识[J].中华老年心脑血管病杂志,2008,10(9):641-649.

[6]中华医学会妇产科学会妊娠期高血压疾病学组.妊娠期高血压疾病诊治指南(2015)［J］.中华产科急救电子杂志,2015,4(4):206-213.

[7]中国心胸血管麻醉学会,北京高血压防治协会.围手术期高血压管理专家共识[J].临床麻醉学杂志,2016,32(3):295-297.

第三篇

合并瓣膜病患者接受非心脏手术麻醉病例分析

第 四 章　合并主动脉瓣狭窄患者接受非心脏手术麻醉管理

引言：主动脉瓣狭窄与肥厚性梗阻性心肌病相似，同属于左心室射血受阻导致不同程度左心室泵血功能障碍的一类疾病。随着人口老龄化加剧，获得性主动脉瓣狭窄越来越成为老年患者的主要心血管疾病之一。老年患者由于其本身生理状态的改变，行非心脏手术的概率较高，因此合并主动脉瓣狭窄施行非心脏手术的患者也呈增多趋势，围手术期相关风险也随之增加。术前充分评估、把握手术时机、掌握相应干预措施是保证此类患者安全度过围手术期的关键。

一、病例概要

（一）病史

患者，女，78岁，76kg。因"右股骨颈骨折3天，合并主动脉瓣重度狭窄，伴主动脉瓣关闭不全"入院。3天前不慎摔倒致骨折，外院诊断"右股骨颈骨折"，因胸痛行超声心动图检查示：主动脉瓣增厚钙化，开放受限，跨瓣峰压差为80mmHg，平均压差60mmHg，左心房、左心室内径正常，室间隔厚度12mm，静息状态下左心室各节段收缩活动未见异常，左心室射血分数60%，肺动脉收缩压39mmHg。遂转入我院治疗。

患者既往有高血压病史4年，糖尿病史2年，自行服用氨氯地平及二甲双胍，控制尚可。近期偶有胸痛，无胸闷憋气，无夜间憋醒，自述外伤前生活可自理。

（二）体征与辅助检查

患者一般情况较差，痛苦面容，活动受限。体格检查：心界增大，血压156/76mmHg，心率82次/min，律齐，主动脉瓣区可闻及3/6收缩期杂音。

实验室检查：血常规：红细胞计数4.49×10^{12}/L，血红蛋白112g/L，血小板计数183×10^{9}/L，白细胞计数6.56×10^{9}/L；肝肾功能：肝功能正常，尿素氮9.1mmol/L，肌酐132μmol/L。

心电图：电轴左偏，左心室肥厚，ST段及T波改变，左前分支传导阻滞。

入院心脏超声心电图（图4-1）：LVEF：70%，左心房大，余心腔大小及大血管内径正常。室壁厚度及运动幅度正常，未见明显节段性室壁运动异常。主动脉瓣增厚、钙化粘连，活动受限，收缩期经主动脉瓣流速增快，最大流速为537cm/s，平均跨瓣压差66mmHg，舒张期主动脉瓣中量反流，左心室舒张功能减低。

术前血气分析、肝肾、凝血功能检查大致正常，脑钠肽（BNP）：225pg/ml。

心肌酶及肌钙蛋白均正常。

胸片：两肺纹理增多，正位片左下肺心影重叠部见索片状致密影，局部胸膜增厚。心影稍大，主动脉迂曲增宽，弓部可见钙化影。左心室缘变钝。

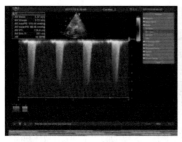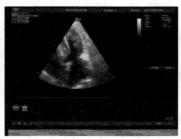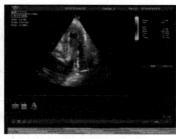

主动脉根部	36	mm	室	厚度	13	mm	左心收缩功能			左心舒张功能		
升主动脉内径	37	mm	间	运动幅度	10	mm	射血分数	70	%	E波最大流速	42	cm/s
二 瓣口面积		cm²	隔	与左心室后壁向运动			缩短分数	40	%	A波最大流速	90	cm/s
尖 瓣环径			左	舒末内径	47			E/A				
瓣 压力半时间		ms	心	收末内径	27		主动脉最大流速	537	cm/s			
肺 主干径	21		室	后壁厚度	12		左心室流出道流速	185		肺动脉最大流速	100	cm/s
动 右肺动脉径				后壁运动幅度	11		压力阶差					
脉 左肺动脉径			右	前后径	17		收缩期			舒张期		
左心房	33×41×54	mm	心	流出道	18		取样部位	流速	cm/s	取样部位	流速	cm/s
右心房		mm	室	前壁左右径		mm		压差	mmHg		压差	mmHg

超声描述:
1. 各心腔内径正常范围
2. 室间隔与左心室壁对称性增厚,左心室室壁运动正常
3. 主动脉瓣增厚、钙化,粘连,瓣叶数目显示欠清,活动受限,瓣环前后径26mm,左右径23mm。CW:主动脉瓣上流速:Vmax537cm/s,最大压差115mmHg,平均压差66mmHg,AVA1.0cm²,CDPI:舒张期主动脉瓣下见中量反流信号,反流面积约5.7cm²,缩流颈4.0mm,余瓣叶形态未见异常。CDFI:收缩期二尖瓣心房侧见少量反流信号。PW测:舒张期二尖瓣口血流速度A峰>E峰
4. 主动脉、肺动脉内径正常
5. 心包腔未见明确液性略区

超声提示:
主动脉瓣钙化并狭窄(重度)并关闭不全(中度)
二尖瓣反流(轻度)
左心室舒张功能减低

图 4-1 术前超声心动图

腰部正侧位片:腰椎部分边缘性骨质增生,腰4椎体少许楔形改变,生理弧度变直。

冠脉 CTA:右冠状动脉钙化斑块,管腔狭窄约30%,前降支近中段钙化斑块,狭窄约40~60%,回旋支中段钙化软斑块,管腔狭窄大于70%。

双下肢深浅静脉超声:双下肢深静脉通畅,左腘静脉轻度瓣膜功能不全。

入院诊断:①右股骨颈骨折(头下型);②主动脉瓣重度狭窄;轻度肺动脉高压;③冠心病,心功能Ⅱ~Ⅲ级。患者入院后完善相关检查,并接受低分子量肝素抗凝预防下肢深静脉血栓,尽快接受右半髋置换手术。

二、患者围手术期主要风险

本例老年患者,右股骨颈骨折,外伤前生活自理,积极手术可改善患者之后的生活质量。经相关科室讨论,拟在改善心血管状况的前提下,选择创伤较小的右半髋置换。但患者合并重度主动脉瓣狭窄、冠心病,猝死风险高,因此术前应充分评估并进行风险分析。

1. 该患者接受髋部手术,术前接受低分子量肝素抗凝,术前12小时停用,若凝血功能正常,拟采用连续硬膜外麻醉。患者高龄,血管弹性差,调节能力差,椎管内麻醉容易产生低血压,若对血管活性药物反应差,低血压会影响冠脉灌注,并且该患者合并有冠脉三支病变,更容易出现心肌供血不足,导致术中及围手术期出现心肌缺血或心肌梗死等严重并发症。

2. 若椎管内麻醉失败,不可避免需要全身麻醉,气管插管及拔管可能导致的应激反应出现的血压增高、心率增快会加重增加心肌耗氧量,诱发心肌缺血,增加心血管事件发生的可能性。

3. 患者对低血容量耐受性差,若手术短期内出血量增大,容量不足造成的左心室充盈差,加上瓣膜狭窄,前向血流更加减少,冠脉供血更差,若同时因血容量不足产生心动过速,更会恶化心肌缺血状态,甚至诱发心律失常、心室颤动。

4. 该患者术前即存在左前分支传导阻滞,中心静脉置管时,容易刺激右心房出现高度房室传导阻滞,同时手术刺激如骨膜反射导致的迷走张力增高,也会导致心血管事件的发生。

5. 对置入假体的过敏或类过敏反应、使用骨水泥时可能出现的骨水泥反应及扩髓时可能出现的脂肪栓塞,均可导致严重低血压及心率增快,若处理不及时,会即刻引发心脏停搏。

6. 患者高龄,股骨颈骨折,尽管术前已经接受抗凝治疗,但仍不排除围手术期可能出现下肢深静脉血栓,进而导致肺栓塞,甚至猝死的可能。

7. 围手术期交感神经兴奋因素,如疼痛及缺氧、二氧化碳蓄积等均可引起血压增高、心率增加,并且过高的血压会阻碍前向血流,降低心排量,对冠脉供血造成恶性循环。

综上,该患者围手术期可能出现的事件包括:低血压、心肌缺血、心肌梗死、猝死;传导阻滞、心动过速、室性心律失常;低血容量休克;过敏反应。术前向家属交代患者围手术期可能出现的风险,做好心肺复苏准备,同时备紧急开胸进行抢救。

三、麻醉及术中管理

(一)麻醉前

患者术前 12 小时停用低分子量肝素,术晨行凝血五项检查,均正常。入手术室,神清合作,连接五导联心电图,窦性心律,心率 85 次 /min,开放外周静脉,局部麻醉下行有创动脉压穿刺置管,血压 167/67mmHg。血查血气分析,pH:7.46,PCO_2:26mmHg,PO_2:81.5mmHg,SO_2:95%,K^+:3.6mmol/L,Mg^{2+}:0.39mmol/L。在局部麻醉下行右颈内静脉穿刺置入四腔中心静脉导管,轻柔操作,置管深度 12cm,测中心静脉压(CVP)为 8cmH_2O。中心静脉管连接去甲肾上腺素[去甲肾上腺素 0.03mg×体重(kg)/50ml]待用。

术前准备急救药品包括:去氧肾上腺素(10mg/100ml)、艾司洛尔(200mg/20ml)、去甲肾上腺素(2mg/500ml)、利多卡因、山莨菪碱、尼卡地平等。

(二)麻醉实施

患者平卧,超声引导下行右侧高位股神经、闭孔神经及股外侧皮神经阻滞,确认针尖到达目标位置后,分别予 0.4% 罗哌卡因 12ml、8ml、5ml。

10 分钟后,患者大腿前侧、外侧皮肤感觉明显减退,VAS 评分由 8 分降至 1 分,可配合翻身。遂取左侧卧位,经 L_{2-3} 间隙行硬膜外穿刺,向头侧置管 4cm,同时予 2% 利多卡因 3ml 作为试验剂量,5 分钟确定效果后追加 1% 利多卡因与 0.5% 罗哌卡因合剂 8ml,密切观察患者血流动力学情况,血压和心率稳定无明显改变,患者自述疼痛缓解,开始摆放体位。在椎管内给麻醉药物同时开始泵注去甲肾上腺素 0.03~0.05μg/(kg·min),并根据血压情况调整去甲肾上腺素用量。

手术开始前,硬膜外再次追加合剂 5ml,测定麻醉平面 T_{10}~S_4,麻醉效果确切,开始手术。缓慢给予 1mg 咪达唑仑及 2.5μg 舒芬太尼,患者入睡。

（三）术中管理

术中根据血压水平，调节去甲肾上腺素的泵注速率[0.03~0.05μg/(kg·min)]，配合间断给予少量去氧肾上腺素，维持 ABP 于 140~150/65~75mmHg，心率为 70~80 次 /min，SpO₂ 为 100%，适量补液。术中间断监测动脉血气并输注门冬氨酸钾镁注射液纠正低钾低镁状态。行右半髋置换，手术顺利。手术结束前血气结果：pH：7.36，PaCO$_2$：39.1mmHg，PaO$_2$：107.0mmHg，SaO$_2$%：97%，Hb：118g/L，BE：−2.1mmol/L，Glu：6.6mmol/L，Na$^+$：142mmol/L，K$^+$：4.47mmol/L，Ca^{2+}：1.16mmol/L，Mg^{2+}：0.56mmol/L，Lac：0.9mmol/L。

手术共历时 130 分钟，出血量 300ml，尿量 400ml，共输液 1 200ml，红细胞悬液 2U，止血充分，术毕停用去甲肾上腺素，患者清醒，血压心率正常范围，拔除硬膜外导管，并选择高位髂筋膜入路留置连续外周神经阻滞导管，连接镇痛泵（配方：0.2% 罗哌卡因 250ml，背景剂量 5ml/h，PCA 剂量 5ml，锁定时间 30 分钟），带监护仪安返监护室。

四、术后管理及转归

回监护室后生命体征平稳，血压 145/68mmHg，心率 77 次 /min，律齐，CVP 8cmH$_2$O，SpO$_2$94%。继续延续术中治疗计划，持续监测有创体循环血压和 CVP，持续吸氧。术后 6 小时恢复低分子量肝素皮下注射，同时双下肢采用间歇充气加压装置（IPC），以预防深静脉血栓。术后第一天心肌酶 CK-MB 升高，BNP305pg/ml，肌钙蛋白轻度增高，术后第 2 天复查上述指标呈下降趋势，遂转回病房。

术后随访患者，未发生心血管相关事件，遵医嘱继续口服氨氯地平、二甲双胍，同时加用小剂量 β 受体拮抗剂美托洛尔，患者于术后第 10 天顺利出院。心外科随诊。

五、合并主动脉瓣狭窄患者接受非心脏手术围麻醉期管理要点

（一）术前评估

主动脉瓣狭窄（AS）患者在接受非心脏外科手术时，围手术期发生心脏并发症的风险与 AS 的严重程度、是否存在心脏病症状和其他心脏危险因素有关。此外，还应考虑非心脏外科手术本身的危险级别、患者体能状况。若患者体能状态正常，麻醉手术耐受性相对好。

1. 如果患者已经有与 AS 相关症状，禁忌施行任何非急诊手术，若症状明显，首先考虑主动脉瓣置换或扩张，高龄及身体状况差者，可选择经导管主动脉瓣膜置入术（TAVI），以防止猝死。

2. 主动脉瓣口面积 <1cm^2 或平均跨瓣压差 >50mmHg 者为重度主动脉瓣狭窄，建议暂缓择期非心脏手术，急诊及限期手术需要进一步多学科评价。

3. 平均跨瓣压差 <50mmHg 并且体能状态较好时（体能 >4MET），一般能耐受中低度危险手术操作，尽可能避免行高危手术，谨慎施行增加腹压的手术（如腹腔镜）或者血流动力学可能剧烈波动的手术，如嗜铬细胞瘤等手术。

4. AS 患者往往同时伴有心肌缺血，术前需要检查冠脉病变，做好术前准备，尤其对于年龄 >50 岁的患者。

5. 术前注意左心室肥厚状况、有无心力衰竭及严重性、是否存在主动脉瓣关闭不全或其他瓣膜病变。

6. AS 患者一旦出现症状，一般对药物治疗效果差，多为对症治疗，如预防和治疗心律失常、心肌缺血、心力衰竭等并发症，如硝酸酯类、β 受体拮抗剂、胺碘酮等。注意所有的药物

治疗均需要避免引起血压下降,应用利尿剂时注意对电解质及容量的影响。

本例患者高龄,有轻微 AS 相关临床表现,自述外伤前活动耐量尚可,但股骨颈骨折若不进行处理,长期卧床会导致后续一系列重要脏器并发症,综合评估患者受益及风险,在做好充分的术前及术中准备前提下进行手术。

(二)麻醉及术中管理

AS 患者接受非心脏手术麻醉处理的重点是维持心输出量和预防低血压,防止心动过速及过缓。建议无区域阻滞或椎管内麻醉禁忌者,尽可能避免全身麻醉,但需要做好术中镇静,控制好麻醉平面。

1. 麻醉实施   麻醉前适当补充血容量,在直接动脉压监测下进行麻醉,避免麻醉过程中出现低血压,要预估血压下降趋势并提前处理,如本例。若术前患者一般情况较差,建议开放深静脉后进行麻醉,以便及时处理。

若患者需要全麻,麻醉诱导前注意补充容量。麻醉诱导推荐采用慢诱导策略,使用对全身血管阻力影响小的静脉麻醉药物,包括苯二氮䓬类药物和依托咪酯,亦可小剂量丙泊酚分级靶控输注,复合足量阿片类药物与肌松剂完成。诱导时逐步增加麻醉药物剂量,耐心等待,辅以 α 受体激动剂(去氧肾上腺素、甲氧明或去甲肾上腺素)对抗麻醉药引起的血管扩张,维持后负荷,避免体循环压力明显下降,以达到足够的麻醉深度和血流动力学稳定之间的平衡。诱导过程中若出现快速心率,可采用短效 β 受体拮抗剂缓解。插管前可配合利多卡因 1mg/kg 气管内表面麻醉以减轻插管反应。

2. 术中管理

(1)维持心脏正常的窦性节律,维持正常心室率,避免心动过速或过缓。过快的心室率会导致舒张期缩短,降低心室的灌注及射血量,冠脉灌注时间减少,进而产生心肌缺血,在保证麻醉深度的基础上可使用 β 受体拮抗剂处理。因每搏量相对固定,心动过缓会导致左心室过度扩张,心输出量降低。建议心率维持术前状态或在 60~80 次 /min。

(2)维持一定体循环阻力。建议至少维持舒张压在 60mmHg 及以上,以保证足够的冠状动脉灌注。体循环阻力过低,舒张压随之下降,恶化冠脉系统灌注,可使用血管收缩药维持血压,慎用正性肌力药。低血压时应用 α 肾上腺素受体激动剂处理,除非血压严重下降,避免应用正性肌力药。注意外周血管阻力过高又可影响左心室射血,升压力度要缓和。

(3)慎用扩血管药。由于大部分的左心室后负荷是由瓣膜狭窄病变本身引起,降低血管张力对减轻左心室后负荷几乎没有作用,反而会降低舒张期冠状动脉灌注压,进一步增加肥厚心肌心内膜下心肌缺血的危险。

(4)维持充足的前负荷,维持静脉回流和左心室灌注压力。因左心室向心性肥大造成左心室顺应性下降,左心室舒张末容积减小,左心室舒张末压力增加,需要足够的前负荷才能维持正常每搏量。

(5)监测心电图并结合 TEE,早期发现心肌缺血并及时处理。术中出现新发室性心律失常,常提示心肌缺血,应及时治疗。术中出现室上性心动过速影响血流动力学稳定时,应立即进行同步电复律。

(6)对于主动脉瓣狭窄合并关闭不全患者,应明确主动脉瓣功能障碍是以狭窄为主,还是以关闭不全为主,兼顾两者特点,结合术前血流动力学状态给予针对性处理。

(7)严重主动脉瓣狭窄患者一旦出现心脏停搏,复苏极难成功。因此要做好处理严重突发事件的准备。术前具有心外科手术指征者(见后),均需要体外循环预充管路,心外科医师做好准备。接受高危手术者,建议将胸部术野同时进行消毒。

3. 术中监测　所有接受非心脏手术的 AS 患者,均应进行动脉内直接测压监测,酌情监测 CVP,也可考虑应用微创血流动力学监测每搏量变异度(SVV)、动脉脉压变异度(PPV)等指标指导术中液体治疗。不推荐应用肺动脉导管,建议中高危手术的全麻患者采用 TEE 监测,不仅可有效监测容量、心脏功能,而且可及时发现心肌缺血和心肌梗死。

(三)术后管理

转入 ICU 和病房治疗阶段,仍延续术中血流动力学管理目标,缓慢撤退血管活性药,监测液体平衡,避免容量负荷过重。同时术后采用多模式镇痛,减少疼痛刺激对心脏氧耗量和血流动力学的影响。全麻患者建议尽可能早期拔出气管导管,不建议进行肌松拮抗。

六、相关知识延伸

(一)主动脉瓣狭窄病理生理改变

发展中国家,风湿性瓣膜疾病仍是主动脉瓣狭窄(AS)的最常见病因,北美和欧洲的主要病因是先天性主动脉瓣瓣叶钙化或先天性主动脉瓣二叶畸形。

主动脉瓣膜狭窄的发生及发展为渐进过程,左心室有足够时间适应,因此患者已经合并严重 AS 时,仍然可以长时间无临床症状。狭窄的瓣膜使左心室排血受阻,压力负荷增加,需增加收缩力维持心输出量,逐渐出现心肌向心性肥厚,心室壁僵硬、顺应性降低,出现心脏舒张功能障碍,左心室舒张末压升高,心腔变小,心输出量降低。轻度狭窄时,心室通过增强心肌收缩力和改变心脏几何形态以适应后负荷的升高,尚可维持正常的心输出量。重度狭窄时左心功能常进行性下降,左心室压力明显增高,左心室与主动脉的跨瓣压差增大,逐渐出现心输出量和每搏心输出量下降、平均左心房压和肺动脉楔压升高、肺淤血,最终引起右心衰竭。

此外,心肌向心性肥厚减少了冠状动脉的血流储备,因此患者即使没有梗阻性冠状动脉病变,也容易在心肌耗氧量增加的情况下发生心肌缺血,易于发生心内膜下心肌缺血及心肌梗死,可发生心室颤动而猝死。出现心绞痛症状的患者预期寿命约五年。一旦发生晕厥,平均生存期为 3~4 年。一旦出现充血性心力衰竭的症状,平均的生存期为 1~2 年。

(二)主动脉瓣狭窄分级

正常成人平均主动脉瓣口面积为 3.0~4.0cm^2,当瓣口面积小于正常的四分之一时,会出现症状。TTE 是诊断 AS 的基本方法,用以评价主动脉瓣狭窄程度常用的超声指标为最大跨瓣流速(m/s)、平均跨瓣压差(mmHg)、瓣口面积(cm^2)、瓣口面积 / 体表面积(cm^2/m^2)。

1. 轻度狭窄　最大跨瓣流速 2.0~2.9m/s,平均跨瓣压差 <20mmHg,瓣口面积 1.5~2.0cm^2,瓣口面积 / 体表面积 >0.85cm^2/m^2。

2. 中度狭窄　最大跨瓣流速 3.0~3.9m/s,平均跨瓣压差 25~50mmHg,瓣口面积 1.0~1.5cm^2,瓣口面积 / 体表面积 0.60~0.85cm^2/m^2。

3. 重度狭窄　最大跨瓣流速 ≥4.0m/s,平均跨瓣压差 ≥50mmHg,瓣口面积 ≤1.0cm^2,瓣口面积 / 体表面积 <0.6cm^2/m^2。

(三)主动脉瓣狭窄心外科手术治疗指征

对有主动脉瓣膜置换(AVR)指征的 AS 患者,建议推迟择期非心脏外科手术,先行考虑解决瓣膜狭窄问题。有主动脉瓣膜置换指征者,术前均需体外循环管路预充,心外科医师随时准备开胸急救。具体指征如下:

1. 重度主动脉瓣狭窄,并有临床症状。

2. 重度主动脉瓣狭窄(无论有无症状),同时需行冠状动脉旁路术、主动脉手术或其他心脏瓣膜手术。

3. 重度主动脉瓣狭窄合并左心室收缩功能下降(EF<0.50)。

4. 中度主动脉瓣狭窄,同时需行升主动脉手术,冠状动脉旁路术或其他心脏瓣膜手术。

5. 重度主动脉瓣狭窄,虽无临床症状,如有下列表现之一,考虑瓣膜手术:

(1) 运动试验时有异常反应(如出现症状、发生低血压或心电图心肌缺血改变);

(2) 迅速进展的可能性较大(年龄因素、瓣膜钙化、合并冠心病);

(3) 主动脉瓣瓣口面积 <0.6cm^2;平均跨瓣压差大于 60mmHg;

(4) 跨瓣血流速度大于 5.0m/s。

目前随着微创外科的发展,经导管主动脉瓣置入(TAVI)使得主动脉瓣狭窄的手术适应证拓宽,涵盖了高龄、中重度至重度钙化性三叶主动脉瓣狭窄、全身症状较重、NYHA 心功能分级大于Ⅱ级而不耐受传统开胸手术的患者。

（四）骨科髋部骨折手术围手术期抗凝

骨科大手术是深静脉血栓(venous thrombus embolism,VTE)的高危因素,因此,需要做好围手术期抗凝,但同时注意出血风险。

其他常见继发性 VTE 危险因素包括:老年、创伤、既往 VTE 病史、肥胖、瘫痪、制动、术中应用止血带、全身麻醉、恶性肿瘤、中心静脉插管、慢性静脉功能不全等。危险因素越多,发生 VTE 的风险就越大,骨科手术患者发生 VTE 的危险分度情况见表4-1。

表 4-1 骨科手术患者 VTE 的危险分度

危险度	判断指标
低度危险	手术时间 <30 分钟,<40 岁,无其他危险因素
中度危险	手术时间 <30 分钟,40~60 岁,无其他危险因素 手术时间 <30 分钟,有危险因素 手术时间 >30 分钟,<40 岁,无其他危险因素
高度危险	手术时间 <30 分钟,>60 岁,有危险因素 手术时间 >30 分钟,40~60 岁,有危险因素
极高度危险	骨科大手术、重度创伤、脊髓损伤 手术时间 >30 分钟,>40 岁,有多项危险因素

对发生 VTE 高危的骨科手术患者,需常规进行静脉血栓预防,方法包括:

1. 物理预防 足底静脉泵(VFP)、间歇充气加压装置(IPC)及梯度压力弹力袜(GCS):利用机械性原理促使下肢静脉血流加速,避免血液滞留,降低术后下肢深静脉血栓发病率,与药物预防联合应用疗效更佳。单独使用物理预防适用于合并凝血异常疾病、有高危出血因素的患者。对于患侧肢无法或不宜采取物理预防的患者,可在对侧肢实施预防。但对于充血性心力衰竭、肺水肿或腿部严重水肿、下肢深静脉血栓症、静脉炎、肺栓塞、腿部局部情况异常等患者谨慎使用。

2. 药物预防

(1) 12 小时内手术

1) 术前或术后当晚开始应用维生素 K 拮抗剂(华法林),用药剂量需要进行监测,国际标准化比值（INR）应维持在 2.0~2.5，勿超过 3.0。

2）术后 12~24 小时（硬膜外腔导管拔除后 2~4 小时）皮下给予常规剂量低分子量肝素；或术后 4~6 小时给予常规剂量的一半，次日增加至常规剂量。

3）磺达肝癸钠 2.5mg，术后 6~24 小时开始应用。

联合用药会增加出血并发症的可能性，故不推荐联合用药。

（2）手术延迟者

1）建议自入院之日开始到手术 12 小时前，应用低分子量肝素预防血栓。

2）如术前已应用药物抗凝，做好衔接，合理选择麻醉方式。

3）对于高出血风险的全髋/膝关节置换的患者，建议采取 VFP 或 IPC 物理预防，当高出血风险下降，建议采用药物预防或联合预防。

注意，近期活动后出血及凝血障碍、骨筋膜室综合征、肝素诱发血小板减少症（HIT）、严重头颅外伤或急性脊髓损伤、血小板低于 $20 \times 10^9/L$ 患者，禁忌采用低分子量肝素抗凝。孕妇禁用华法林。

（许　莉　赵丽云）

参考文献

［1］NISHIMURA RA，OTTO CM，BONOW RO，et al. 2014 AHA/ACC guideline for the management of patients with valvular heart disease：a report of the American College of Cardiology/ American Heart Association task force on practice guidelines［J］. J Am Coll Cardiol，2014，63（22）：e57-185.

［2］NISHIMURA RA，OTTO CM，BONOW RO，et al. 2017 AHA/ACC focused update of the 2014 AHA/ ACC guideline for the management of patients with valvular heart disease：a report of the American College of Cardiology/American Heart Association task force on clinical practice guidelines［J］. Circulation，2017，135（25）：e1159-1195.

［3］KAPLAN JA，AUGOUSTIDES JGT，MANECKE GR，et al. Kaplan's cardiac anesthesia：for cardiac and noncardiac surgery［M］. 7th ed. Philadelphia，PA：Elsevier，2017.

［4］MILLER RD，COHEN NH，ERIKSSON LI，et al. Miller's anesthesia［M］. 7th ed. Amsterdam：Elsevier Saunders，2015.

［5］HENSLEY FA，MARTIN DE，GRAVLEE GP. A practical approach to cardiac anesthesia［M］. 5th ed. Philadelphia：Lippincott，Williams and Wilkins，2013.

第 五 章 合并二尖瓣狭窄患者接受非心脏手术麻醉管理

引言：重度二尖瓣狭窄的患者往往合并心房颤动，其中 10%~20% 的患者可出现全身性的血栓栓塞性疾病，此类高危心脏病患者行非心脏手术时需严格评估心脏功能、心血管风险指标与非心脏手术之间的相互影响，明确围手术期心脏的耐受程度，避免心血管不良事件的发生。整个围手术期保持左心室前负荷处于理想状态极具有挑战性。

一、病例概要

（一）病史

患者，女，66 岁，79kg，主因"绝经 17 年余，阴道不规则出血 1 年余"入院。入院诊断为"中分化子宫内膜样腺癌 I b 期，风湿性心脏病，二尖瓣狭窄（中 - 重度），心房颤动，不完全右束支传导阻滞"。

既往史：风湿性心脏病 10 年余，服用地高辛片 0.125mg/d 治疗，心功能 II 级。否认冠心病、肾病、糖尿病、高血压等慢性病史，否认肝炎、结核及其他传染病史，否认外伤史、输血史，自述活动后有憋气症状。

（二）术前检查结果和体征

查体：神清，血压 108/63mmHg，双肺呼吸音粗，心房颤动，心室率：115 次 /min，$SpO_2$94%。

辅助检查：

超声心动图（图 5-1）：左心房及右心房扩大，左心房 49mm×59mm×69mm，右心房 33mm×49mm，余心腔内径正常。射血分数（LVEF）61%，二尖瓣瓣口面积（MVA）0.8cm^2，TI 法估测肺动脉收缩压：35mmHg。检查过程中心律不齐，提示：风湿性心脏病，二尖瓣狭窄（重度）并二尖瓣关闭不全（轻度），左心房扩大，三尖瓣反流（轻度），肺动脉高压（轻度）。

胸部 X 线（图 5-2）：心影呈二尖瓣心型，肺动脉段突出，肺纹理增粗，肺淤血，主动脉结宽，左心房、左心室增大，右心室增大。

血常规：红细胞：4.51×10^{12}/L，血红蛋白：133g/L，血小板：198×10^9/L。凝血及免疫指标正常，肌酸激酶 CK：170U/L，肌酐：50μmol/L，类风湿因子及血沉正常。肌钙蛋白：0.01ng/ml，BNP：232pg/ml，NT-proBNP：858pg/ml，CK-MB：20IU/L。

术前主要诊断：子宫内膜癌；风湿性心脏病，二尖瓣狭窄（重度），肺动脉高压；心房颤动。

患者术前 BNP 值偏高，存在心功能不全表现，多学科会诊，建议术前继续地高辛口服，加用利尿药，并采用 β 受体拮抗剂控制心率，待 BNP 有下降趋势进行手术。

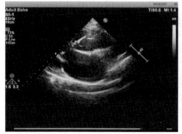
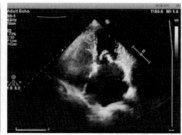
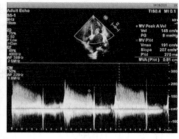

主动脉根部	22	mm	室	厚度	8	mm	左心收缩功能		左心舒张功能		
升主动脉内径	26	mm	间	运动幅度	8	mm	射血分数	61	%	E波最大流速	200	cm/s
二	瓣口面积		cm²	隔	与左心室后壁向运动			缩短分数	32	%	A波最大流速	145	cm/s
尖	瓣环径			左	舒末内径	45	mm				E/A		
瓣	压力减半时间		ms	心	收末内径	30	mm	主动脉最大流速	117	cm/s			
肺	主干径	20	mm	室	后壁厚度	8	mm	左心室流出道流速		cm/s	肺动脉最大流速	76	cm/s
动	右肺动脉径				后壁运动幅度	10	mm	压 力 阶 差					
脉	左肺动脉径			右	前后径	19	mm	收缩期			舒张期		
	左心房	49×59×69	mm	心	流出道		mm	取样部位	流速	cm/s	取样部位	流速	cm/s
	右心房	33×49	mm	室	前壁左右径	24	mm	压差		mmHg	压差		mmHg

超声描述：
1. 左心房扩大，余心腔内径正常范围
2. 各心室室壁厚度及运动正常
3. 二尖瓣前后叶瓣尖增厚、钙化、粘连、开放受限、瓣下腱索挛缩。2D 测 MVA：0.8cm²，PHT 法测为：0.8cm²。 瓣环前后径 34mm，左右径 35mm。余瓣叶形态未见异常。CDFI：收缩期二尖瓣心房侧见少量反流信号。收缩期三尖瓣心房侧见少量反流信号，TRVmax：274cm/s，PG：30mmHg，TI 法估测 SPAP：35mmHg
4. 主动脉、肺动脉内径正常
5. 心包腔未见明确液性暗区

超声提示：
风湿性心脏病
    二尖瓣狭窄（重度）并关闭不全（轻度）
    三尖瓣关闭不全（轻度）
左心房扩大

图 5-1 术前超声心动图

二、患者围手术期主要风险

本例患者为绝经期女性，恶性肿瘤病理诊断明确，妇科手术指征存在并且为限期手术。由于该患者腹壁脂肪组织厚，若行开腹手术伤口可能愈合困难，拟腹腔镜下行子宫全切术＋双附件切除术＋盆腔淋巴结清扫术。该患者患有二尖瓣狭窄（重度），心房颤动，不完全性右束支传导阻滞，术中及术后可能发生严重的血流动力学波动，风险如下：

1. 患者需要全身麻醉下行腹腔镜辅助下手术，气管插管及拔管刺激对二尖瓣重度狭窄患者影响大，会诱发快速心房颤动，使舒张期缩短，回心血量减少，二尖瓣前向血流进一步减少，出现低心排及低血压，重要脏器供血不足，若不能及时纠正，血流动力学会迅速恶化。

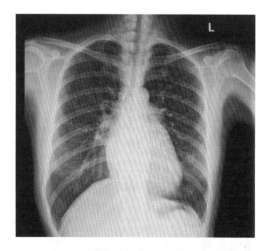

图 5-2 术前 X 线

2. 气管插管正压通气及腹腔镜气腹膈肌上抬,可导致胸膜腔内压增加,可使肺动脉压力增高,若气腹同时出现二氧化碳蓄积,会进一步加重肺动脉高压的程度,进而引发右心衰竭。

3. 麻醉药物导致体循环阻力降低,而二尖瓣狭窄无法通过增加心排量代偿,冠脉灌注高度依赖外周血管阻力,因此会出现心肌缺血,加重心功能损害。

4. 心房颤动术前未行抗凝治疗,左心房大,围手术期极可能出现血栓,导致相应部位出现栓塞,如脑卒中及动脉远端如下肢动脉栓塞。

5. 该手术创伤大,可能出血多,二尖瓣重度狭窄患者对容量治疗要求精细,容量不足会降低前向血流,容量过负荷,会加重肺淤血及心力衰竭。

6. 该患者具备心外科手术指征,若围手术期出现不可逆转的心功能不全,可能需要紧急心脏手术。

该患者围手术期可能风险包括:肺淤血、心肌缺血、左心衰竭;肺动脉高压,右心衰竭;动脉栓塞;紧急心脏手术。

三、麻醉及术中管理

(一)麻醉前

未用术前药。麻醉前准备急救药品[去氧肾上腺素、去甲肾上腺素、艾司洛尔、毛花苷 C(西地兰)、山莨菪碱、多巴胺等]。患者入室后,监测五导联 ECG、SpO_2、BIS,面罩吸氧 5L/min,建立外周静脉通路,同时局麻下行右桡动脉穿刺置管,建立直接动脉内测压,ABP 为 105/68mmHg,心房颤动,心室率 78 次/min。体表贴好体外除颤电极。

(二)麻醉实施

麻醉诱导依次缓慢给予咪达唑仑 2mg、依托咪酯 10mg、顺阿曲库铵 20mg、舒芬太尼 50μg,4 分钟后给予利多卡因 1mg/kg 气管表面麻醉,可视喉镜经口置入 7.5F 的气管内导管,深度 22cm,插管顺利。呼吸参数:潮气量 450ml,呼吸频率 10 次/min,I∶E 为 1∶2,流量 2L/min,吸入氧浓度为 50%。诱导期间血压有下降趋势,给予小剂量去氧肾上腺素,ABP 维持在 100~110/60~75mmHg,心率为 80~85 次/min,SpO_2 为 100%,BIS 40~60。之后经右颈内静脉置入 7.0F 的四腔中心静脉导管,深度 12cm,连接压力传感器监测中心静脉压(CVP),基础 CVP $6cmH_2O$。

切皮前给予舒芬太尼 20μg,顺阿曲库铵 10mg。术中持续输注丙泊酚 4~6mg/(kg·h),瑞芬太尼 0.5μg/(kg·min),复合吸入 0.3~0.5MAC 七氟烷维持麻醉。

(三)术中管理

1. 加深麻醉后,腹腔镜缓慢充气,并采用最低腹腔压力($11cmH_2O$ 以下),调节呼吸参数:潮气量 400ml,频率 14 次/min,气道压力控制在 $20cmH_2O$ 以下(气腹状态下),缓慢置患者头低脚高位,防止回心血量骤增。

2. 根据 CVP、ABP 的监测,经外周静脉给予乳酸钠林格注射液 300ml 后,继续以 250~500ml/h 的速度给予胶体液、晶体液,维持 CVP 于 6~8cmH_2O。

3. 气腹建立后,患者血压有下降趋势,改用经中心静脉泵注去甲肾上腺素,根据血压水平调节速率在 0.03~0.1μg/(kg·min)之间,适当配合去氧肾上腺素,术中维持 ABP 于 100~110/60~70mmHg,心率 60~80 次/min,$SpO_2$100%,CVP 6~10cmH_2O。维持 $PetCO_2$ 35~45mmHg,BIS 40~60。未用正性肌力药。

4. 术前、气腹后、出血后及术毕，均进行血气分析，术中补钾、补镁，电解质维持在正常范围，并及时输血，维持血红蛋白 90~110g/L。

手术历时 390 分钟，患者生命体征平稳。输液总量 3 100ml，输悬浮红细胞 6U，血浆800ml，出血量 2 000ml，尿量 1 000ml，止血充分，监护下安全送返重症监护室（ICU）。

四、术后管理及转归

ICU 常规心电监护：心房颤动，心率 88 次 /min，血压 119/74mmHg，$SpO_2$100%，控制输液量及速度，抗炎对症治疗，加胺碘酮静脉泵注维持心室率，继续丙泊酚轻度镇静，常规行镇痛治疗。机械通气辅助 2 小时后，患者潮气量恢复，清理呼吸道后停止镇静药，清醒后顺利拔除气管导管。

患者术后恢复良好，腹腔引流少，第 3 天回普通病房，开始给予低分子量肝素预防量进行抗凝，术后第 5 天过渡到口服抗凝药达比加群酯治疗。伤口愈合良好，未有严重心血管并发症发生，术后第 9 天顺利出院。

五、合并重度二尖瓣狭窄患者接受非心脏手术围麻醉期管理要点

（一）术前评估

二尖瓣狭窄尤其重度狭窄，患者代偿能力差，会增加围手术期心力衰竭的危险性。2014年美国心脏病学会 / 美国心脏学会（ACC/AHA）非心脏手术患者围手术期心血管评估指南并不推荐在非心脏手术前纠正无症状的二尖瓣狭窄，除非二尖瓣狭窄的纠正能延长存活时间，能预防与非心脏手术相关的并发症。

1. 二尖瓣轻度或中度狭窄时，应控制好围手术期心率，当狭窄严重时，接受高风险非心脏手术前建议先行球囊二尖瓣成形术，可能使患者获益。

2. 达到心外科手术指征的二尖瓣狭窄，如症状严重的患者（如心功能Ⅲ或Ⅳ级），内科治疗预后不良，或二尖瓣狭窄严重且合并肺动脉高压（如肺动脉收缩压 >50mmHg）者，择期非心脏手术应延期，应先考虑瓣膜手术，待心脏有一定储备功能再行非心脏手术。二尖瓣狭窄合并心房颤动及左心耳血栓者，也需要先行处理心脏问题。

3. 风湿性二尖瓣狭窄代偿期较长，当存在明显的临床症状时，往往病情较重。术前根据超声心动图结果、BNP 及 NT-proBNP 结果、是否存在心房颤动、肺动脉高压及右心衰竭等进行相应的术前准备。症状严重的患者需要术前纠正心功能，心房颤动患者术前控制心室率，尽可能在 70~90 次 /min 之间，并做好心房颤动患者抗凝治疗的衔接。

4. 在满足手术的前提下，选择区域阻滞及椎管内麻醉更利于血流动力学的维护，但需要做好术中镇静及镇痛。也可以选择区域阻滞及椎管内麻醉复合喉罩下全麻的方式，既保证术中镇痛镇静，又可维护呼吸道通畅，避免了全麻插管及拔管导致的刺激。

本例患者已经达到心外科手术指征，但因其为肿瘤限期手术，并且术前经过治疗，心功能状态良好，因此在密切监护下接受肿瘤根治手术，之后酌情进行心外科手术。

（二）麻醉管理

重度二尖瓣狭窄患者麻醉管理的关键在于维持血压、控制心室率，保持左心室合适的充盈和射血，尽可能精确维持容量。术前服用的 β 受体拮抗剂（如艾司洛尔、普萘洛尔）、洋地黄或胺碘酮等药物建议围手术期继续使用。麻醉前建立有创动脉，备好急救药品（如上），贴好体外除颤电极，以备无法逆转快速心房颤动时应用。

1. 麻醉诱导   二尖瓣狭窄患者用药后起效慢,麻醉诱导需要缓慢给药,配合适量血管活性药物维持外周血管阻力,同时避免麻醉深度过浅引起的插管应激反应。入室紧张的患者,可先给予小剂量咪达唑仑(1mg)镇静。麻醉诱导采用对循环干扰小的麻醉药如依托咪酯、阿片类药物,避免一次给予足量的丙泊酚。选择无心率增快及组胺释放的肌松药如罗库溴铵、维库溴铵、顺阿曲库铵。诱导过程中若出现快速心率,可采用短效 β 受体拮抗剂缓解。插管前可配合气管表面麻醉。一氧化二氮(笑气)可导致肺血管收缩,增加肺血管阻力,合并肺动脉高压者尽可能避免应用。

2. 术中管理要点

(1) 维持外周血管阻力:可采用缩血管药物及时纠正由于麻醉药物导致的外周血管阻力降低,保证冠脉灌注,平均动脉压至少维持 60~70mmHg 或更高(根据术前基础血压),缩血管药物可采用去氧肾上腺素、去甲肾上腺素、甲氧明。

(2) 控制心室率及保持窦性节律:心动过速缩短心室舒张时间,减少前负荷,降低心输出量,所以对于伴有快速心室率的心房颤动患者心率应保持在 70~90 次 /min 较为合适。术中可选用短效 β 受体拮抗剂、洋地黄或胺碘酮,必要时可持续泵注(详见第五篇第十二章)。对于房性快速型心律失常引起血流动力学紊乱时应进行紧急电复律术。

(3) 维持左心室足够前负荷:二尖瓣狭窄左心房流出道存在固定狭窄,适量补充液体维持足够的左心房压对于左心室充盈具有重要影响。但左心房压过高或容量负荷过重又可导致肺动脉高压、肺水肿及右心功能障碍,因此,补液量和速度要根据术中血流动力学的动态变化来调节,如 CVP 的变化趋势。采用 TEE 可以更好地做出判断

(4) 适当强心:若术前无明显的心功能不全,一般不主张应用正性肌力药,但若术前即有心功能不全,尤其合并右心衰竭者,可采用如多巴酚丁胺、多巴胺等提高心脏每搏量,同时维持体循环阻力。

(5) 内环境:避免高碳酸血症、低氧血症,维持血钾血镁等离子在正常范围。

(6) 拔除气管导管:尽可能早拔管,建议镇静状态下清理呼吸道,避免拔管时导致的应激反应及躁动,可用艾司洛尔 0.1~0.5mg/kg 控制,不主张进行肌松药拮抗。

六、相关知识延伸

(一) 二尖瓣狭窄的病理生理学改变

二尖瓣位于左心房与左心室之间,由二叶式瓣膜(前瓣及后瓣)、瓣环、腱索以及乳头肌等结构组成,正常瓣口面积为 4~6cm^2,小于 1.0cm^2 为重度狭窄。二尖瓣狭窄患者可在很长时间内无症状,直到瓣口面积小于 2.5cm^2 或更小时才会出现相关症状。

二尖瓣有效瓣口面积减小,限制了舒张期血流入左心室,左心前负荷储备下降,左心房压力升高,影响肺静脉回流导致肺动脉压力增加,进而发展成为肺动脉高压,终将使右心室肥厚和右心衰竭,并继发三尖瓣关闭不全。左心房增大几乎是二尖瓣狭窄的共性表现,也是导致心房颤动发生的高危因素,心房颤动进一步影响左心室前负荷以及心输出量,部分可表现出左心室功能不全。超声心动图是诊断二尖瓣狭窄最有效的方法,还可用来检测是否存在左心房血栓。TEE 能获得更清晰的图像。

(二) 腹腔镜手术对二尖瓣狭窄患者的影响

1. 腹腔镜气腹下,二氧化碳弥散进入血液,可扩张外周血管造成外周血压降低,血压下降,狭窄的瓣膜无法代偿,造成冠脉灌注压降低,影响心肌供血。并且高碳酸血症引起肺动

脉压力增加,加重右心衰竭。

2. 下腹部手术由于腹内压增高及腹腔内容物推压使膈肌上移,胸廓扩张受限,肺容量减少,肺顺应性下降,气道压及肺血管阻力增高,再加头低脚高位,回心血量增加,会加重右心功能障碍。上腹部手术由于头高脚底位,回心血量降低,左心室充盈不足,会造成心排量的进一步下降。

因此,对于合并二尖瓣中重度狭窄,尤其合并肺动脉高压者,建议尽可能无气腹或低气腹压下完成手术,若术前评估腹腔镜手术受益明显,则建议控制气腹压小于 1.6kPa 为宜,既保持较好的手术操作条件,也降低对呼吸、循环系统的影响。并且建议缓慢建立气腹,避免二氧化碳入血。术中根据动脉血气分析结果,及时调整呼吸机参数,保持体内酸碱平衡,并结合血管活性药物,维护体肺循环状态稳定。

(赵文度　朱　斌　赵丽云)

参考文献

[1] NISHIMURA RA, OTTO CM, BONOW RO, et al. 2014 AHA/ACC guideline for the management of patients with valvular heart disease: a report of the American College of Cardiology/American Heart Association Task Force on Practice Guidelines [J]. J Am Coll Cardiol, 2014, 63(22): e57-185.

[2] FLEISHER LA, FLEISCHMANN KE, AUERBACH AD, et al. 2014 ACC/AHA guideline on perioperative cardiovascular evaluation and management of patients undergoing noncardiac surgery: executive summary: a report of the American College of Cardiology/American Heart Association Task Force on Practice Guidelines [J]. Circulation, 2014, 130(24): 2: 2215-2245.

[3] NIKDOUST F, SADEGHIAN H, LOTFI-TOKALDANY M. Regional quantification of left atrial early diastolic strain in two groups of patients with mitral stenosis: normal sinus rhythm vs atrial fibrillation [J]. Echocardiography, 2016, 33(12): 1818-1822.

[4] Nunes RR, Nora FS, Dumaresq DM. influence of total intravenous anesthesia, entropy and laparoscopy on oxidative stress [J]. Rev Bras Anestesiol, 2012, 62(4): 484-501.

[5] Sharma SK, Verma SH. A clinical evaluation of atrial fibrillation in rheumatic heart disease [J]. J Assoc Physicians India, 2015, 63(6): 22-25.

[6] MCCARRON EP, MONAGHAN M, SREENIVASAN S. Management of rheumatic mitralstenosis [J]. Lancet, 2019, 24(394): 636-637.

第 六 章　合并主动脉瓣关闭不全患者接受非心脏手术麻醉管理

引言:主动脉瓣关闭不全(aortic insufficiency,AI)是指心脏舒张期主动脉内的血液经病变的主动脉瓣口反流入左心室,导致左心室前负荷增加,左心室扩大和肥厚。主动脉瓣关闭不全是一种常见的心脏瓣膜病,是非心脏手术患者面临的常见问题。接受非心脏手术时的风险程度取决于主动脉瓣反流的病因、程度、血流动力学状态及临床代偿程度等诸多因素,同时与所接受手术本身的风险等级有关。

一、病例概要

(一)病史

患者,男,57岁,体重76kg。主因"胸闷、气短1年余"入院。患者1年余前劳累后出现胸闷、气短症状,休息后逐渐缓解,近1年来上述症状较前逐渐加重,伴有程度较轻的胸痛,无放射痛及乏力、纳差,无咳嗽、咳痰及咯血。当地医院检查发现"左侧大量胸腔积液,胸膜增厚",但左侧包裹性胸腔积液病因不明,包裹分隔,胸穿不能满意缓解,左肺明显受压。经抗炎治疗病灶缓解不明显,同时超声心动图检查提示"主动脉瓣大量反流",遂转入我院治疗。

患者自发病以来神志清楚,饮食可,睡眠正常,二便无异常,体力及体重无明显改变。

既往史:否认高血压、冠心病、糖尿病史,无肝炎、结核及外伤史,无药物过敏史及输血史。

(二)术前检查结果和体征

查体:发育正常,营养良好,神志清楚,呼吸急促,自主体位,查体合作。体温36.5℃,血压130/50mmHg,脉搏85次/min,呼吸频率21次/min。全身皮肤未见皮疹,无皮下出血,无水肿。

实验室检查结果:血常规及肝肾功能基本正常。肌钙蛋白:0.01ng/ml,BNP:152pg/ml,NT-proBNP:318pg/ml,心肌酶正常。

肺功能测试:第1秒用力呼气量(FEV$_1$)2.1L,第1秒用力呼气率(FEV$_1$%)82%,肺活量及残气量均下降,提示限制性通气功能障碍。血气分析显示氧分压(PaO$_2$)78mmHg,二氧化碳分压(PaCO$_2$)31mmHg,余正常。

心电图:左心室肥大,电轴左偏,左前分支传导阻滞。

超声心动图提示(图6-1):主动脉瓣反流(重度),左心增大,左心室为著,左心室肥厚,主动脉窦部及升主动脉增宽,左心室功能减低,射血分数45%,心包积液,左侧胸腔积液(大量)。

冠状动脉造影:未见异常。

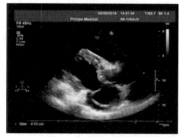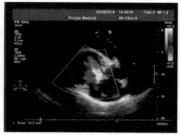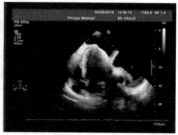

主动脉根部	47	mm	室	厚度	14.1	mm	左心收缩功能			左心舒张功能		
升主动脉内径	39	mm	间	运动幅度	6	mm	射血分数	45	%	E波最大流速	49	cm/s
二	瓣口面积		cm²	隔	与左心室后壁向运动			缩短分数		%	A波最大流速	89	cm/s
尖	瓣环径		mm	左	舒末内径	61	mm				E/A		
瓣	压力减半时间		ms	心	收末内径	46	mm	主动脉最大流速	128	cm/s			
肺	主干径	25	mm	室	后壁厚度	13.1	mm	左心室流出道流速		cm/s	肺动脉最大流速	50	cm/s
动	右肺动脉径		mm		后壁运动幅度	6	mm	压 力 阶 差					
脉	左肺动脉径		mm	右	前后径	17	mm	收缩期			舒张期		
左心房	45×43×43		mm	心	流出道		mm	取样部位	流速	cm/s	取样部位	流速	cm/s
右心房			mm	室	前壁左右径		mm		压差	mmHg		压差	mmHg

超声描述：
1. 左心室、左心房增大，左心室为著，余心腔内径正常范围
2. 室间隔与左心室后壁对称性增厚，余心室室壁厚度及运动正常
3. 主动脉瓣环左右径24mm，前后径24mm，余瓣膜形态及运动未见异常，CDFI：舒张期主动脉瓣下见大量反流信号，反流面积10.2cm²。PW测：舒张期二尖瓣口血流速度A峰>E峰
4. 主动脉窦部及升主动脉增宽，肺动脉未见异常
5. 心包腔内可探及微量液性暗区，左心室侧壁房室沟积液深6mm
6. 左侧胸腔可见大量液性暗区

超声提示：
主动脉瓣反流（重度）
左心室、左心房增大，左心室为著
左心室肥厚
主动脉窦部及升主动脉增宽
左心室功能减低
心包积液（微量）
左侧胸腔积液（大量）

图 6-1　术前超声心动图

初步诊断：左侧包裹性大量胸腔积液；主动脉瓣反流（重度）。

二、患者围手术期主要风险

该患者重度主动脉瓣关闭不全，左心室射血分数降低，已经具备心脏手术指征，术前有胸闷气短症状，一方面与胸腔积液引发有关，还可能与心功能不全有关。鉴于患者左侧包裹性大量胸腔积液病因不明，合并感染，包裹分隔，胸穿不能缓解满意，左肺明显受压，影响呼吸，多学科讨论建议优先考虑胸腔廓清，解决肺脏疾病，改善肺功能后再考虑心脏手术。患者目前 LVEF 降低，并且术中需要单侧肺通气，麻醉及围手术期风险极大。

1. 患者目前已有左肺受压，呼吸急促等症状，并且肺功能检查提示有限制性通气功能障碍，轻度低氧血症，手术需要探查左侧胸腔，若粘连严重，有切除左侧肺叶可能，同时解除胸腔积液后可能会出现复张性肺水肿，均会加重原有肺功能的损害，术后可能有难以脱离呼吸机的风险，并进一步累及心功能，出现循环状况恶化。

2. 患者心功能不全，侧开胸单肺通气会导致肺通气血流比异常和低氧血症，会对循环功能产生严重影响。并且患者是左侧胸腔手术,手术中的机械刺激会影响心脏的排血功能。

3. 患者术前即有左前分支传导阻滞,手术牵拉刺激可能会出现严重的心律失常,严重者可出现迷走反射导致心率减慢甚至引发心脏停搏。

4. 患者有心外科手术指征,术中出现不可遏制的循环障碍时,需要紧急体外循环下进行抢救性手术,存在抢救失败以及发生心血管手术后的相关并发症的可能。

5. 患者胸腔积液原因不明,并且压迫左肺严重,会因分离粘连导致肺出血,若双腔管隔离效果差,会波及健侧肺,进而严重影响通气及氧合,出现低氧血症,并波及循环。

6. 重度主动脉瓣关闭不全(AI)患者对容量治疗要求高,术中大出血导致的低血容量使前向血流更加减少,影响重要脏器供血。但容量过负荷又容易加重已有的心功能不全,尤其在单肺通气期间,严重者会导致急性左心衰竭及全心衰竭。

综上,该患者围手术期存在风险包括:急性左心衰竭、右心衰竭、严重低氧血症;术后肺部感染、肺不张、肺水肿;抢救性心外科手术相关并发症。

三、麻醉及术中管理

(一)麻醉前

患者平卧位入手术室,连接五导联心电图,呼吸急促,面罩吸氧,$SpO_2$97%,心率88 次/min。局麻下建立右桡动脉有创动脉监测,血压156/52mmHg,连接 Vigileo 模块,显示 CI2.5L/(min·m²),SVV15%。动脉血气检测结果显示:pH:7.490,PCO_2:28.8mmHg,PO_2:86.4mmHg,K^+:3.7mmol/L,Ca^{2+}:1.02mmol/L,Mg^{2+}:0.46mmol/L,Glu:6.2mmol/L,Hb:118g/L,BE:-2.1mmol/L。局部麻醉下行右颈内静脉穿刺置入四腔中心静脉导管。采用 BIS 监护仪监测麻醉深度。

麻醉前准备急救药品包括:多巴胺、多巴酚丁胺、山莨菪碱、肾上腺素、去甲肾上腺素等、麻黄碱、钙剂等。配制泵注多巴酚丁胺[3mg× 体重(kg)/50ml],并连接于中心静脉待用。

(二)麻醉实施

依次缓慢给予咪达唑仑 1mg、依托咪酯 10mg、顺阿曲库铵 20mg、舒芬太尼 30μg,同时中心静脉开始泵注多巴酚丁胺 2μg/(kg·min),5 分钟后经口直视下插入 F39 右侧双腔支气管导管,过程顺利,纤维支气管镜确认位置,对位准确,期间血压有下降,给予少量钙剂并加大多巴酚丁胺剂量至 5μg/(kg·min)。采用容量控制呼吸模式:潮气量 500ml,呼吸频率 12 次,$FiO_2$60%,I∶E = 1∶1.5,气道压 20cmH₂O。患者摆好右侧卧位手术体位后,纤维支气管镜再次确认气管导管位置。术中持续静脉输注丙泊酚 + 右美托咪定、瑞芬太尼,并辅助以七氟烷吸入,间断追加顺阿曲库铵。

(三)术中管理

切皮前给予咪达唑仑 2mg、舒芬太尼 25μg 加深麻醉。手术采取右侧卧位、左胸壁后外侧切口,经第 6 肋间开胸,开胸后改为右侧单肺通气,双肺隔离好,调整潮气量 400ml,呼吸频率 15 次,$FiO_2$70%,I∶E = 1∶1.3,气道压 23cmH₂O。探查发现患者左侧胸腔呈慢性脓胸改变,与左肺有粘连并左上肺结节。手术切除左肺上叶占位病变,并行左侧胸腔廓清术,手术过程顺利。术中根据血流动力学监测结果及出血量及时补充血容量,并补充门冬氨酸注射液维持电解质正常范围,维持血压在 120~130/50~60mmHg 左右,维持心率 80~90 次/min,CI2.5~3.5L/(min·m²)。小剂量多巴酚丁胺 3~5μg/(kg·min)维持心肌收缩力及心率。

手术完成后减浅麻醉,翻身平卧,清理呼吸道,患者 20 分钟后呼吸逐渐恢复,但潮气量不满意,继续观察20分钟,潮气量满意,遂拔除气管导管,面罩吸氧,患者显示呼吸频率较快(同术前),继续观察20分钟,并调整血流动力学参数满意。测定血气值显示:pH:7.310,PCO_2:35.8mmHg,PO_2:80.9mmHg,SO_2:95%,K^+:4.7mmol/L,Ca^{2+}:1.22mmol/L,Mg^{2+}:0.66mmol/L,Glu:10.4mmol/L,Hb:108g/L,BE:−4.3mmol/L。在监护及吸氧状态下,安返监护室。

手术历时2小时25分,术毕观察时间1小时。因患者心功能较差,术中积极输注红细胞悬液,术程保持血红蛋白值100g/L以上。术中共使用晶、胶体溶液总量1 850ml、红细胞悬液4U、血浆400ml。术中出血600ml,尿量800ml。

四、术后管理及转归

术毕转送至SICU过程顺利,仍持续多巴酚丁胺泵入,患者清醒,主诉无不适,启动静脉镇痛泵。心电监护示:心率92次/min,血压134/52mmHg,$SpO_2$93%,呼吸频率18次/min。胸部伤口敷料干燥,引流通畅。术后予抗炎、补液、化痰及抑酸等对症支持治疗,监测生命体征,及时补充血容量,维持内环境稳定。术后引流不多,未再使用血液制品。术后第二天逐渐停用多巴酚丁胺,生命体征平稳,并转回病房。术后肌钙蛋白、BNP、NT-proBNP、心肌酶等未再出现升高,术后7天出院。

患者两个月后胸科手术恢复良好,来院接受主动脉瓣置换手术,恢复良好。

五、合并重度主动脉瓣关闭不全患者接受非心脏手术围麻醉期管理要点

对于需要接受非心脏手术的AI患者多为慢性,术前评估应重点关注瓣膜反流的严重程度、左心室大小以及是否存在心力衰竭、有无同时合并主动脉根部扩张及其他瓣膜病变。

(一)术前评估

1. 若超声提示左心室收缩末期径(LVESD)≥50mm、左心室舒张末期径(LVEDD)≥65mm、LVEF≤50%、反流量≥60ml、反流分数≥50%、反流孔面积≥0.3cm^{2}等,均提示为主动脉瓣重度反流。尤其有相应临床表现者,多数为心外科手术指征,非急诊手术需要术前药物调整,或可能需要术前心外科手术治疗。急诊手术及产科手术需要在心外科、体外循环完善准备下进行。

2. AI患者即使客观检查为重度,许多患者无临床表现,若患者活动耐量尚可,在做好围手术期维护的基础上,多可耐受中低危手术,但对于接受高危手术及循环波动较大的手术,需要充分权衡风险及患者受益。

3. 注意慢性AI患者往往脉压大,但若合并心功能不全或急性AI,由于主动脉大量反流,左心室前向血流减少,左心室舒张末期容积及压力增高,会使舒张压增高,脉压并不增加。因此术前脉压正常的AI患者,警惕心功能问题,必要时行现在磁共振检查,进一步明确患者的心功能状态,同时排除可能合并的主动脉根部及升主动脉病变。

4. AI患者若合并高血压,术前需要严格控制血压以减少反流;合并冠心病者需要行冠脉CT或造影;合并心房颤动者,多需要抗凝治疗,并做好围手术期抗凝药物衔接。

5. 若为急性主动脉瓣关闭不全,往往存在严重的心功能不全,禁忌任何非心脏手术。

(二)麻醉及术中管理

根据接受的手术术式、患者心功状态进行麻醉方式的选择。AI患者围手术期管理的原则是维持维持足量的前负荷,避免后负荷增加,维持心肌收缩力及稍快的心率,维护左心室功能,减少反流。围手术期麻醉管理的要点如下:

1. 维持心肌收缩力 AI 患者往往由于左心室明显扩张，离心性肥厚，心肌收缩力降低，再加麻醉药物对心肌的抑制作用，围手术期往往需要正性肌力药支持。可选择的要包括多巴胺、多巴酚丁胺、肾上腺素等。

2. 维持窦性心律及较快的心率 较快的心率可降低舒张期充盈时间，降低反流，增加前向血流，增加舒张压，利于心内膜下心肌供血。理想的心率为 90 次 /min 左右。若 AI 反流较轻，以患者术前心率值作为参考。多选择山莨菪碱、阿托品适当提升心率，尤其注意麻醉及术中刺激导致的迷走反射。

3. 维持适当的外周血管阻力 后负荷降低同样能改善前向血流，但需要注意低血压时同时出现的舒张压降低影响冠脉供血，因此术中管理参考术前血压值，注意处理低血压要缓和，避免血压骤升骤降。常选择去甲肾上腺素、麻黄碱，注意一般不选择去氧肾上腺素及甲氧明。

4. 保证足够的血容量 AI 患者由于前向血流减少，容量不足或使用降低前负荷的舒张血管的药物，均有降低心输出量的风险。术中根据出血量、体位及 CVP 的变化，必要时借助超声监测，及时补足血容量。但同时注意容量过负荷会增加心肌耗氧量，诱发心肌缺血及心功能不全。

5. 监测 除基本监测外，对全身情况较差和病情较重患者选用有创血压、中心静脉监测，重症患者接受创伤较大的手术，可考虑 Swan-Ganz 漂浮导管及 TEE，以指导围手术期治疗。注意对于术前心功能较差者，可先行中心静脉置管，将配制好的正性肌力药物连接于中心静脉管，麻醉的同时进行心功能的维护。术中注意电解质维护，合并心律失常者注意补钾、补镁。

6. 多学科配合 若有心外科手术指征（见后），围手术期需要做好积极应对。

（三）术后管理

术前状态较差或接受高危手术的患者，后多需要进入重症监护室进行进一步治疗，术后延续手术中管理原则，并尽可能早期拔除气管导管。术后做好镇痛。

六、相关知识延伸

（一）侧卧位及单肺通气对血流动力学的主要影响

侧卧位开胸手术，无论左侧还是右侧卧位，因为心脏解剖位置的变化，都会对心功能产生一定的影响，增加风险。

1. 体位 右侧卧位左侧开胸时，心脏位于上方，较平卧位时心脏收缩和舒张的阻力增加。而左侧卧位时，心脏位于下方，心脏射血阻力较平卧位及右侧卧位时更为增加，相对于额外增加心脏的负担，患者会表现为血压增高、心率增快，但每搏量下降。可见，全麻开胸手术右侧卧位较左侧卧位对患者血流动力学的影响更小。因此对于血流动力学管理要求较高的冠心病、瓣膜病、肺高压、心功能不全等，需要注意侧卧位开胸手术产生的影响。

2. 单肺通气 单肺通气使手术肺萎陷，利于减轻非切除部分肺的创伤，为胸外科手术提供了良好的手术条件，但单肺通气不可避免会出现如低氧血症、二氧化碳蓄积等，间接对血流动力学产生影响，尤其对于合并冠心病及心功能较差者，增加了循环的不稳定因素。

3. PEEP 即呼气末正压（positive end expiratory pressure，PEEP）通气。单肺通气期间的高气道压，对循环也会产生不利影响，尤其对于合并右心衰竭的患者，会增加右心室后负荷。此外，不恰当的呼气末正压通气也会诱发或加重心功能不全。

因此,为最大程度减少由于单肺通气对呼吸和循环的影响,《胸外科围手术期肺保护中国专家共识(2019 版)》建议,机械通气时积极采用肺保护性通气策略。主要通过三种通气方式来实施:低潮气量(4~6ml/kg,呼吸频率 12~16 次 /min)、通气侧使用 PEEP 及肺复张策略。其中低潮气量是最重要的手段,再根据患者的呼吸力学去动态调整潮气量和 PEEP 值(5~10cmH_2O),确保单肺通气时的气道压 <30cmH_2O,术中间断复张患侧肺。在确保满意的血氧饱和度条件下,双肺通气时使用低 - 中度吸入氧浓度(FiO_2,30%~50%),单肺时吸入氧浓度为 80%~100%。

(二)慢性主动脉瓣关闭不全严重程度及分期

临床上,患者有无临床表现是判断病情是否需要外科干预的重要依据,超声心动图可以客观评价 AI 的严重程度(如表 6-1)。

表 6-1　AI 严重程度的超声心动图特征

指标	轻度	中度	重度
反流束宽度 /LVOT 直径	<25%	25%~64%	≥65%
反流束缩流颈宽度	<0.3cm	0.3~0.6cm	>0.6cm
多普勒压力降半时间	>500ms	200~500ms	<200ms
左心室舒张末经	normal	5~6cm	>6cm
反流量	<30ml	30~59ml	≥60ml
反流分数	<30%	30%~49%	≥50%
有效反流口面积	<0.1cm^2	0.1~0.29cm^2	≥0.3cm^2

注:LVOT. 左心室流出道。

慢性主动脉瓣关闭不全分为四个时期,对临床治疗可提供参考依据。

1. A 期(stage A)存在 AI 风险(如二瓣畸形、主动脉瓣硬化)但无主动脉瓣反流。

2. B 期(stage B)进展期,主动脉瓣轻至重度反流。

3. C 期(stage C)无症状的重度 AI。

(1) C_1:LVEF 正常(≥50%)伴轻至中度的左心室扩张(LVESD≤50mm)。

(2) C_2:LVEF(<50%)或中度左心室扩张(LVESD>50mm)。

4. D 期(stage D)有症状的重度 AI,LVEF 可正常(LVEF≥50%),或轻至重度下降(LVEF 40%~50%),或严重左心室功能不全(LVEF<40%),合并中至重度左心室扩张。

(三)主动脉瓣关闭不全的心外科干预指征

AI 患者接受非心脏手术,术前要明确心外科干预指征(图 6-2),并做好围手术期相应准备。需要进行瓣膜手术指征如下:

1. 重度 AI(如感染性心内膜炎)及心源性休克者。

2. 有症状的重度 AI,无论左心室收缩功能(classⅠ,B)。

3. 接受其他心外科手术(搭桥、其他瓣膜、主动脉)的稳定型重度 AI。

4. 有左心室收缩功能不全,并且 LVEF<50%。

5. 无症状的重度 AI,LVEF>50%,但有左心室扩张,超声显示收缩末直径(LVESD)>50mm(classⅡa,B)或舒张末径(LVEDD)>65mm,并且外科低风险(class Ⅱb,B)。

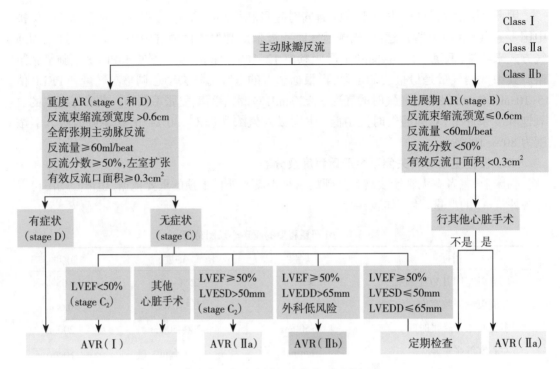

图 6-2   主动脉瓣反流临床处理流程图

注：AI. 主动脉瓣反流；LVEF. 左心室射血分数；LVESD. 左心室收缩末径；LVEDD. 左心室舒张末径；AVR. 主动脉瓣置换术。

（四）压力 - 容积（pressure-volume，P-V）环及主动脉瓣关闭不全 P-V 环特点

压力 - 容积环是一个心动周期中左心室压力 - 容积关系的图形分析（图 6-3）。A 点代表二尖瓣开放，B 点是二尖瓣关闭，C 点是主动脉瓣开放，D 点代表主动脉瓣关闭。AB 段代表左心室充盈，BC 段为等容收缩，CD 段表示左心室射血，DA 段为等容舒张。每搏输出量是指 C 点到 D 点的距离。心室舒张末期容积和压力在 B 点测量，D 点代表心室收缩末期容积和压力。左心室顺应性是压力变化与心腔容积变化的比值，表现为 AB 段的斜率。心室收缩末期压力与容积曲线的斜率可以测量心肌收缩力，称为收缩末期压力 - 容积关系。

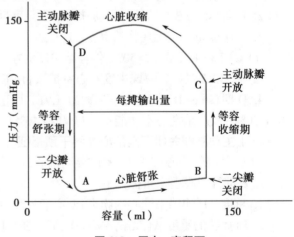

图 6-3   压力 - 容积环

慢性 AI 时，左心室舒张末期容积、收缩末期容积和每搏输出量均增加，P-V 环明显右移，显示左心室容积增大，ESPVR 斜率下降，但每搏输出量正常。由于舒张期主动脉瓣反流，左心室容积在等容舒张期（DA 段）也增加。虽有容量过负荷，舒张末期压力变化很小，体循环舒张压降低导致等容收缩期缩短。

急性 AI 时,没有代偿时间来适应严重的容量超负荷,左心室舒张末容积和压力均升高,心室壁过度拉伸导致收缩力下降,心输出量的变化依赖 AI 的严重程度,当前向搏出量明显减少时会出现代偿性交感神经兴奋,使心率加快及全身血管阻力增加。左心室舒张末压升高导致左心房和肺静脉压升高,可出现肺水肿。P-V 环上出现等容舒张期(DA 段)左心室容积增加,AB 段斜率增加(图 6-4)。

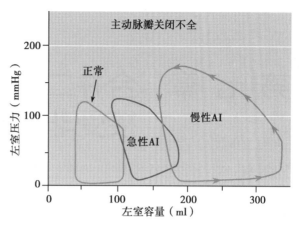

图 6-4　急性和慢性 AI 左心室压力 - 容积环特点

（五）主动脉瓣关闭不全患者的脉压特点

AI 是由于瓣叶病变导致瓣叶闭合功能障碍造成,包括感染性心内膜炎、风湿热、二叶式主动脉瓣等,高血压、主动脉囊性中层坏死、结缔组织病或主动脉夹层可引起瓣环扩大,导致 AI。慢性 AI 时左心室射出的血液有一部分在舒张期从主动脉反流回左心室,左心室舒张末容量增加,容量过负荷引起左心室扩张。每搏输出量增加使主动脉收缩压升高,而瓣膜反流使主动脉舒张压降低,导致脉压变大。但急性 AI 时由于左心室没有足够代偿,左心室舒张末压力会明显升高,有效搏出量减少,脉压不一定变大。

此外,当重度主动脉瓣关闭不全伴左心衰竭时,由于收缩压下降,左心室舒张末压力显著增高,可使动脉舒张压升高,脉压可以接近正常,故必须结合临床进行分析。

（六）AI 患者发生心绞痛原因

50% 以上严重的主动脉关闭不全可发生心绞痛,多在平卧位时发作,常见于重度主动脉瓣反流的年轻患者,卧床休息时或在夜间熟睡中发作,伴血压明显升高、心率加快和轻度呼吸困难,应用硝酸甘油效果不好。原因为睡眠时平卧,回心血量增加,心脏舒张期容量负荷过度,使心腔扩大,氧耗量增加,引起心肌缺血。同时再加上严重主动脉瓣反流可使主动脉舒张压降低,引起冠状动脉血流减少,部分高龄患者可合并冠心病。心绞痛发作频繁者提示预后不良。

（吴宪宏　赵丽云　卿恩明）

参考文献

[1] NISHIMURA RA, OTTO CM, BONOW RO, et al. 2014 AHA/ACC guideline for the management of patients with valvular heart disease: a report of the American College of Cardiology/ American Heart Association task force on practice guidelines [J]. J Am Coll Cardiol, 2014, 63 (22): e57-185.

[2] NISHIMURA RA, OTTO CM, BONOW RO, et al. 2017 AHA/ACC focused update of the 2014 AHA/ ACC guideline for the management of patients with valvular heart disease: a report of the American College of Cardiology/American Heart Association task force on clinical practice guidelines [J]. Circulation, 2017, 135 (25): e1159-1195.

[3] UNGER P, LANCELLOTTI P, AMZULESCU M, et al. Pathophysiology and management of combined aortic and mitral regurgitation [J]. Arch Cardiovasc Dis, 2019, 112 (6-7): 430-440.

第 七 章　合并二尖瓣关闭不全患者接受非心脏手术麻醉管理

引言:二尖瓣关闭不全(mitral insufficiency, MI)导致重度反流患者对接受非心脏手术的耐受性相对较好,但手术创伤和应激反应仍可加重原有的病理生理改变,尤其术前已经存在左心扩大、心功能不全及高龄患者,术中血流动力学往往难以维持稳定,围手术期易出现心力衰竭。因此,这类病患施行非心脏手术时,需要进行充分的术前评估,了解造成二尖瓣重度反流(mitral regurgitation, MR)的原因,并遵循其管理原则。

一、病例概要

(一)病史

患者,男,61岁,主因"吞咽梗阻感2月"入院。既往有高血压病史20余年,口服合心爽降压,血压维持在140/75mmHg左右。有冠心病史15年余,未系统服药治疗。外院超声心动图检查结果显示:左心、右心房增大,二尖瓣黏液样变性,二尖瓣后叶脱垂并反流(重度),三尖瓣反流(轻度)。患者自述上3层楼出现心慌、气短,无明显胸痛。

(二)体征与辅助检查

查体:神清,血压120/80mmHg。咽分泌物较多,右侧构部梨状窝侧局部黏膜局限隆起,表面略粗糙,双侧声带运动正常。

ECG:异位心律,心房颤动,异常Q波,T波改变以及肢导低电压。心率87次/min。

心脏超声心电图(图7-1):左心房、左心室、右心房增大,左心室舒张末直径64mm,收缩期二尖瓣房侧见大量反流信号,反流面积12.3cm^2,收缩期三尖瓣见少量反流信号,LVEF:61%。

X线检查:两肺纹理粗重紊乱,主动脉增宽迂曲,结构钙化,左心缘圆隆。

专科病理诊断:右梨状窝中-低分化鳞状细胞癌。

冠脉CT检查:前降支近中段钙化斑块及软斑块,狭窄约为25%~50%,右冠状动脉斑块,管腔狭窄约为25%,回旋支、对角支、锐缘支管腔均匀,未见明显狭窄或扩张改变

术前血常规、血气结果、BNP均在正常范围。

入院诊断:下咽癌,二尖瓣反流(重度),拟支撑喉镜下行右侧下咽肿物切除术。

二、患者围手术期主要风险

该患者诊断下咽癌,为限期手术,但合并二尖瓣重度反流,心功能Ⅲ级,多学科会诊一致认为,尽快完善术前准备,行下咽癌手术。风险如下:

1. 患者重度二尖瓣反流,反流面积达12.3cm^2,左心室、左心房及右心房增大,尽管处于

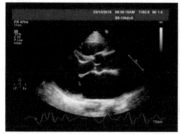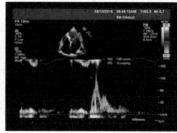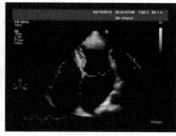

主动脉根部	37	mm	室	厚度	11	mm	左心收缩功能		左心舒张功能		
升主动脉内径	35	mm	间	运动幅度	7	mm	射血分数	61	%	E波最大流速	139	cm/s
二	瓣口面积		cm²	隔	与左心室后壁向运动			缩短分数		%	A波最大流速	75	cm/s
尖	瓣环径		mm	左	舒末内径	64	mm				E/A	
瓣	压力减半时间		ms	心	收末内径	43	mm	主动脉最大流速	131	cm/s		
肺	主干径	26	mm	室	后壁厚度	8	mm	左心室流出道流速		cm/s	肺动脉最大流速	91	cm/s
动	右肺动脉径		mm		后壁运动幅度	9	mm	压　力　阶　差				
脉	左肺动脉径		mm	右	前后径	24	mm	收缩期			舒张期		
左心房	50×71×78	mm		心	流出道	21	mm	取样部位	流速	cm/s	取样部位	流速	cm/s
右心房	55×81	mm		室	前壁左右径		mm	压差		mmHg	压差		mmHg

超声描述：
1. 左心室、左心房、右心房增大，余心腔内径正常范围
2. 各心室室壁厚度及运动正常
3. 二尖瓣前、后叶瓣叶增厚、回声增强，结构松散，收缩期前后叶体均脱向左心房侧，余瓣膜形态及运动未见异常，CDFI：收缩期二尖瓣心房侧见大量反流信号，反流面积12.3cm²。收缩期三尖瓣心房侧见少量反流信号，TRVmax：232cm/s，PG：22mmHg，TI法估测SPAP：27mmHg
4. 主动脉、肺动脉未见异常

超声提示：
二尖瓣黏液样变性
二尖瓣前后叶脱垂并反流（重度）
左心室、左心房、右心房增大
三尖瓣反流（轻度）

图7-1　患者术前超声心动图

代偿期,但全身麻醉用药导致的心功能抑制、心肌收缩力下降、心率减慢等,会使二尖瓣反流量增加,导致心力衰竭难以纠正。

2. 支撑喉镜操作对患者刺激大,若因手术刺激导致急性血压增高,会导致二尖瓣反流增加,尤其同时合并迷走反射出现的心率减慢,会进一步加重二尖瓣反流,出现左心房压增高、急性肺水肿。

3. 患者高龄,合并高血压、冠心病,低血压及前向血流降低,均会导致冠脉及脑血管供血不足,出现相应的心脑并发症,甚至心源性猝死。

4. 患者合并心房颤动,左心房极大,术前无规律抗凝,不排除围手术期栓塞并发症,出现脑卒中及远端动脉栓塞情况。

本例患者围手术期可能发生的风险包括:心力衰竭、急性肺水肿;心源性猝死;脑卒中等并发症。

三、麻醉及术中管理

（一）麻醉前

术晨继续口服降压药合心爽。麻醉前准备急救药品(多巴胺、山莨菪碱、肾上腺素、去甲肾上腺素等、麻黄碱、钙剂、尼卡地平、硝酸甘油等),并配制泵注多巴胺[3mg× 体重(kg)/50ml]待用。

患者平卧位入手术室,神清合作,入室后持续面罩吸氧,连接五导联心电图。局部麻醉下行右桡动脉穿刺置管,有创动脉压 180/66mmHg。心房颤动,心室率 100 次 /min,SpO_2 100%。

(二)麻醉实施

采用咪达唑仑 2mg、依托咪酯 10mg、顺阿曲库铵 20mg、舒芬太尼 40μg 缓慢进行麻醉诱导,插管顺利。术中维持用丙泊酚 3~4mg/(kg·h) 持续泵入,并辅助七氟烷吸入。插管后血压 132/60mmHg,心率 87 次 /min。行右颈内静脉穿刺置入四腔中心静脉导管,将配制好的多巴胺连接于中心静脉。

(三)术中管理

平稳诱导气管插管后,将血压控制在 130~140/60~70mmHg,维持心率 80~90 次 /min。小剂量多巴胺 2~5μg/(kg·min) 维持心肌收缩力及心率,术中无心率减慢。手术顺利,手术时间 40 分钟。手术过程总入液量为 400ml,尿量 100ml,出血 20ml。术毕未减浅麻醉,吸痰清理呼吸道,安返 PACU。

四、术后管理及转归

患者入 PACU 血流动力学稳定,15 分钟后清醒,潮气量满意,顺利拔除气管导管,并低流量面罩吸氧。血压 140~150/60~70mmHg,心率维持 85~95 次 /min。术后 1 小时完全清醒,血压、心率正常,停止多巴胺泵注,血气值满意,安返病房。

患者术后心脏功能稳定,一般情况良好,次日恢复口服合心爽,血压心率稳定,拔除桡动脉及中心静脉导管。手术区域无出血,请心内科出院前指导抗凝治疗,于术后第 4 天出院,门诊心外科随诊。

五、合并重度二尖瓣关闭不全患者接受非心脏手术围麻醉期管理要点

单纯的二尖瓣反流患者接受非心脏手术围手术期耐受性相对好,做好相应循环管理,往往能够安全度过围手术期。但部分患者,尤其高龄者往往合并高血压、心房颤动、心功能不全、冠心病等,使得围手术期管理相对复杂。总结如下:

(一)术前评估

1. 术前确定二尖瓣关闭不全的程度和继发心功能损害状况,若有衰弱和易疲劳,多为慢性心力衰竭并有肺充血的表现,手术危险性明显增加,术前需要结合实验室指标,非急诊手术需要进行相应的术前检查及准备。

2. 若超声提示左心室收缩末期径(LVESD)≥40mm、LVEF≤60%、反流量≥60ml、反流分数≥50%、反流孔面积≥0.4cm^2 等,均提示为二尖瓣重度反流,非急诊手术需要术前药物调整,或可能需要心外科干预。急诊手术、产科手术需要在心外科、体外循环准备下进行。

3. 需要注意二尖瓣关闭不全患者术前超声显示的射血分数(EF)不能正确反映左心室输出功能。若超声提示 EF 降低,表明其左心室功能已有明显损害,是围手术期发生心脏并发症的最危险因素。当左心室射血分数减少至 60% 以下或心脏收缩末期直径(LVESV)超过 40mm,提示病情严重。

4. 合并高血压者术前需要严格控制血压,合并冠心病者按照冠心病术前评估进行,合并心房颤动者需要抗凝治疗,并做好围手术期抗凝药物衔接。

5. 若为急性二尖瓣关闭不全,往往存在严重的心功能不全,需要在纠正心力衰竭的同时,积极处理原发病(见后),禁忌任何非心脏手术。

（二）麻醉管理

根据手术术式进行麻醉方式的选择即可。

二尖瓣关闭不全围手术期管理的原则是维持心肌收缩力，维持稍快心率，维持足量的前负荷，避免后负荷增加，保证左心室的功能，防止反流增加。围手术期麻醉管理的要点如下：

1. 减少二尖瓣反流量，维护前向心输出量

（1）维持适宜的前负荷是基本条件，防止容量不足，以术前测定基础中心静脉压作为参考。防止补液过多，否则将导致二尖瓣瓣环扩大，加重二尖瓣反流。

（2）适当降低外周血管阻力，后负荷下降有利于减小瓣膜反流面积和反流血量及前向血流的增加。但合并冠心病、高血压的老年患者，需要合适的冠脉及脑灌注压。

（3）避免心动过缓。因心动过缓增加心室的充盈量，有加大左心室和瓣环扩张从而导致反流增加的可能。尤其避免血压增高的情况下心率减慢，如尽可能不采用去氧肾上腺素及甲氧明提升血压。避免手术操作刺激出现的迷走反射，如颈动脉手术、胆囊手术及咽喉部操作。如本例，建议手术医师操作要轻柔，必要时做术野局麻药浸润。

（4）适度强心，尤其对于术前心功能有损害的患者，维持心肌收缩力和心率对维持前向血流是有益的，如本例患者，麻醉后采用正性肌力药多巴胺维持。也可以选择多巴酚丁胺。

（5）注意采用缩血管药处理低血压要适度，血管收缩引起的后负荷增加会增大瓣膜口面积和反流量。

2. 防止肺动脉压力升高　避免高碳酸血症、缺氧以及酸中毒，维持轻度的过度通气。避免容量负荷过重加重或诱发肺淤血、肺动脉高压，进而导致右心衰竭。

3. 麻醉方法　椎管内麻醉通过扩张外周血管使后负荷下降，可减少二尖瓣反流，对患者心功能是有利的，但特殊患者如高龄冠心病、高血压患者，注意麻醉平面不宜过高。全麻患者应保证适度的麻醉深度，防止麻醉过浅导致的外周血管收缩及麻醉过深导致的心动过缓。

4. 监测手段　除基本监测外，对全身情况较差和病情较重患者选用有创血压、中心静脉监测，重症患者接受创伤较大的手术，可考虑 Swan-Ganz 漂浮导管及 TEE 监测，以指导围手术期治疗。术中注意电解质维护，尤其合并心律失常者，注意血钾和血镁水平。

5. 其他　若术中出现循环不稳定情况，术后回监护室继续观察，延续手术中管理原则，对心功能行进一步调整，酌情拔除气管插管。

六、相关知识延伸

（一）二尖瓣关闭不全（MI）的常见原因

MI 类型及常见原因包括：

1. 慢性原发性 MI　包括二尖瓣脱垂、风湿性瓣膜病二尖瓣关闭不全。

2. 慢性继发性 MI　扩张型心肌病、心脏慢性缺血性疾病等。

3. 急性 MI　心内膜炎、乳头肌断裂或功能障碍、继发于心肌梗死二尖瓣腱索断裂等。

慢性原发性 MI 的容量超负荷逐步导致左心室扩张，代偿期长，最后出现不可逆的心功能不全，当患者出现临床表现时，往往病变严重。慢性继发性 MI 的左心室扩张是源于基础疾病。急性 MI 缺乏代偿性心室扩张的时间，心房和心室的容量超负荷来不及代偿，出现心室充盈压和肺动脉压显著增高、心输出量下降及肺水肿，如果药物不能维持心脏功能，需要心脏机械辅助或急诊心脏手术挽救生命。

对于 MI 患者需要接受非心脏手术,术前要熟知其类型,以进行相应的术前准备及术中管理。

(二) MI 射血分数的解读

超声心动图是心血管疾病患者术前评估的重要手段,但对于 MI 患者,即使失代偿期或急性重症 MI 患者,仍显示正常或增高的射血分数,因此需要正确解读,防止临床误导。

从 LVEF= [左心室舒张末容量(EDV) – 收缩末期容量(ESV)]/EDV 公式可知,EF 值是前向每搏输出量(FSV)与 EDV 比值。对于 MI 患者,特别是中度 - 重度二尖瓣反流(MR)时,左心室射血部分进入升主动脉形成真正的 FSV,而另一部分射血返回至左心房形成反流量。常规心脏超声测定 EF 值时,依旧采用了上述公式,造成了 EF 值的"虚高",需要进行校正。一般对于中度 - 重度 MR 患者,校正 EF 值约为实测值减去 10%~15%。

急性重度 MI 时,容量超负荷导致前负荷增加及 EDV 的增加,由于部分血液大量反流到左心房,因此,降低了后负荷收缩末期压力和收缩末期容量。如图 7-2B,EDV 增加而 ESV 降低,则 LVEF 计算为 82%。

代偿期的慢性 MI,EDV 增加,但由于长久病变导致的心肌肥厚,心肌收缩力会相应增加,左心室前向血流可正常,左心房增大也使得左心房压相对正常甚至偏低。因此尽管此时 LVEF 表现正常或偏高,但已经出现明显的心脏损害(图 7-2C)。而失代偿期的慢性 MI 由于心肌收缩力下降,前向血流减少,导致 ESV 增加,再加左心室扩大导致的 EDV 增加,二尖瓣反流也进一步增加,才会显示 LVEF 的降低(图 7-2D)。

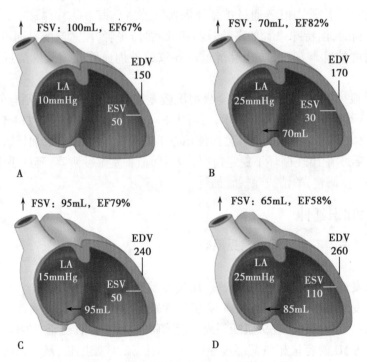

图 7-2　各类二尖瓣关闭不全心内容量改变特点

A:正常;B:急性重度 MI;C:代偿期慢性 MI;D:失代偿慢性 MI。FSV.前向每搏量;MI.二尖瓣关闭不全;EDV.舒张末容量;ESV.收缩末容量;LA.左心房压;EF.射血分数。

因此,MI 的患者一旦出现 LVEF 降低,往往提示病情极其严重,需要临床高度重视。有关各类二尖瓣关闭不全心内容量改变特点见图 7-2。

(三) MI 严重程度的超声表现

术前对瓣膜病患者病情的判断,很大程度是依赖超声心动图结果,并结合临床表现进行术前评估(表 7-1)。

表 7-1　MI 严重程度的超声心动图指标

指标	轻度	中度	重度
反流面积 / 左心房面积	<20%	20%~49%	≥50%
反流束缩流颈宽度	<0.3cm	0.3~0.69cm	≥0.7cm
左心房大小	正常	正常或扩大	扩张
左心室大小	正常	正常或扩大	扩张
反流量	<30ml	30~59ml	≥60ml
反流分数	<30%	30%~49%	≥50%
有效反流口面积	<0.2cm^2	0.2~0.39cm^2	≥0.4cm^2

(段向军　赵丽云)

参考文献

[1] 杭燕南,邓小明,王祥瑞. 当代麻醉药理学丛书围手术期心血管治疗学[M].上海:世界图书出版公司,2008.

[2] 卿恩明. 心血管手术麻醉学[M]. 北京:人民军医出版社,2006.

[3] BAJAJ NS,AGARWAL S,RAJAMANICKAM A,et al.Impact of severe mitral regurgitation on postoperative outcomes after noncardiac surgery [J].Am J Med,2013,126(6):529-535.

[4] LAI HC,LAI HC,LEE WL,et al. Mitral regurgitation complicates postoperative outcome of noncardiac surgery [J].Am Heart J,2007,153(4):712-717.

[5] FROGEL J,GALUSCA D. Anesthetic considerations for patients with advanced valvular heart disease undergoing non-cardiac surgery [J].Anesthesiol Clin,2010,28(1):67-85.

[6] MITTNACHT AJ,FANSHAWE M,KONSTADT S. Anesthetic considerations in the patient with valvular heart disease undergoing non-cardiac surgery [J].Semin Cardiothorac Vasc Anesth,2008,12(1):33-59.

[7] NISHIMURA RA,OTTO CM,BONOW RO,et al. 2014 AHA/ACC guideline for the management of patients with valvular heart disease:a report of the American College of Cardiology/American Heart Association Task Force on Practice Guidelines [J]. J Am Coll Cardiol,2014,63:e57-185.

第八章 合并瓣膜置换手术后患者接受非心脏手术麻醉管理

引言:合并瓣膜置换术后施行非心脏手术的患者,围手术期面临的问题与自体瓣膜病相比有其特殊之处。麻醉科医师应了解原发病和人工瓣膜的类型,了解瓣膜是否存在狭窄与梗阻及生物瓣可能存在的退行性变等。同时评估心功能状况及是否合并心律失常。机械瓣膜的抗凝治疗在围手术期应予以特殊考虑,围手术期需要权衡血栓和出血的风险。

一、病例概要

(一)病史

患者,男,72岁,65kg,主因"发现右侧下腹部可复性包块2月"入院。患者入院前2月剧烈咳嗽后出现右侧下腹部包块,站立时可见,平卧后消失,不伴发热、腹痛、肛门停止排气、排便,诊断"腹股沟疝",入院手术治疗。

患者诊断风湿性心脏病40年,16年前外院行二尖瓣机械瓣置换术,术后长期心房颤动,口服华法林4.5mg/d,控制国际化标准比值(international normalized ratio,INR)在2~3之间。入院前停华法林5日,皮下注射低分子量肝素4 000U,12小时1次。否认高血压、冠心病、糖尿病等慢性病史,否认传染病史、外伤史、药物食物过敏史,术前心功能Ⅱ级。

(二)术前检查结果和体征

查体:神清,胸廓正常,胸部可见陈旧性手术瘢痕,心界正常,二尖瓣听诊区可闻及机械瓣音。心率90次/min,律不齐。6min步行试验可行走约500m。

心电图示:心房颤动,ST-T改变,左心室肥厚(图8-1)。

胸部X光片提示:胸廓对称,双肺纹理清,未见明确结节实变影。双肺门不大,纵隔不宽,心影大,双侧肋膈角变钝。心脏及开胸术后改变。

超声心动图检查(图8-2):左心房、右心房及左心室增大,左心室舒张末内径59mm,左心房68mm×56mm,右心室内径正常;主肺动脉增宽估测肺动脉收缩压为50mmHg;左心室收缩功能中度减低,室壁运动普遍减低,LVEF 32%;二尖瓣位人工机械瓣,启闭尚可,未见瓣周漏,主动脉瓣及三尖瓣见少量反流束,无心包积液。印象:二尖瓣人工机械瓣置换术后(瓣膜功能正常),左心房、右心房、左心室增大,左心室收缩功能中度减低,轻度主动脉瓣关闭不全,轻度三尖瓣关闭不全,轻度肺动脉高压,主肺动脉增宽。

体表肿物超声检查:右侧腹股沟区见混合回声,范围约3.2cm×0.6cm,腹压增加后向前下方移动。右侧腹股沟疝可能。

实验室检查:心肌酶及肌钙蛋白检查均正常,NT-proBNP:5 732pg/ml。凝血功能异常(图8-3)。

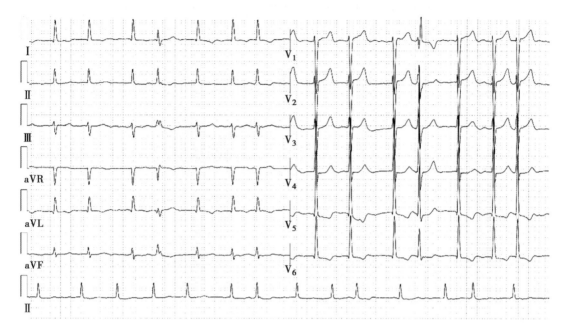

图 8-1　患者术前心电图

主动脉根部	36	mm	室	厚度	7	mm		左心收缩功能			左心舒张功能		
升主动脉内径	36	mm	间	运动幅度			射血分数	32	%	E 波最大流速		cm/s
二	瓣口面积		cm²	隔	与左心室后壁向运动			缩短分数		%	A 波最大流速		cm/s
尖	瓣环径		mm	左	舒末内径	59	mm				E/A		
瓣	压力减半时间		ms	心	收末内径	50	mm	主动脉最大流速		cm/s			
肺	主干径	27	mm	室	后壁厚度			左心室流出道流速		cm/s	肺动脉最大流速		cm/s
动	右肺动脉径		mm		后壁运动幅度		mm		压　力　阶　差				
脉	左肺动脉径		mm	右	前后径	27	mm	收缩期			舒张期		
左心房	56×67×68	mm	心	流出道		mm	取样部位	流速	cm/s	取样部位	流速	cm/s
右心房	54×43	mm	室	前壁左右径		mm	压差		mmHg	压差		mmHg

超声描述：
1. 左心室、左心房、右心房增大
2. 各瓣膜形态、结构及运动未见明显异常。三尖瓣反流速度 3.4m/s。MV 峰值速度 2.3m/s，MV 最大压差 22 mmHg，MV 平均压差 7 mmHg
3. 主肺动脉增宽
4. 心包腔内未见液性暗区

超声提示：
二尖瓣人工机械瓣置换术后（瓣膜功能正常）
左心室、左心房、右心房增大
左心室收缩功能减低
主动脉瓣关闭不全（轻度）
三尖瓣关闭不全（轻度）
肺动脉高压（轻度）
主肺动脉增宽

图 8-2　患者术前超声心动图

二、患者围手术期主要风险

患者合并二尖瓣置换术后,术前心脏超声提示,左心室收缩功能减低,LVEF:32%,NT-proBNP:5 732pg/ml,提示存在慢性心功能不全,但患者6min步行试验约500m,活动耐量>4MET,临床NYHA心功能Ⅱ级,拟接受下腹部手术,手术创伤小,但患者高龄并接受抗凝治疗,考虑在区域麻醉下完成手术,围手术期存在一定风险。

项目名称	缩写	结果	单位	异常提示	参考范围
凝血酶原时间	PT	13.7	s	H	10.4~12.6
凝血酶原活动度	PT%	66.7	%	L	74.0~120.0
国际标准化比值	INR	1.22		H	0.86~1.14
纤维蛋白原	Fbg	4.03	g/L	H	1.80~3.50
活化部分凝血活酶时间	APTT	34.7	s	H	22.7~31.8
活化部分凝血活酶时间比值	APTT-R	1.28		H	0.85~1.20
凝血酶时间	TT	17.2	s		14.0~21.0

图8-3　患者术前凝血功能

1. 患者术前活动耐量较好,未使用治疗心功能不全的药物,但患者左心房及左心室大,客观检查左心室收缩功能差,围手术期仍有心功能不全风险,需要加强监测。

2. 患者合并心房颤动,麻醉和手术刺激会诱发快速心房颤动,恶化心功能。

3. 患者虽然术前未合并肾功能不全,术前采用低分子量肝素替代华法林,但高龄患者低分子量肝素代谢较慢,手术及区域麻醉仍有出血风险。

4. 术前停用华法林,可能带来栓塞风险,如血栓导致瓣膜卡瓣、脑卒中等,引发严重后果。

因此,围手术期可能风险包括:心功能不全;快速心房颤动,心功能恶化;栓塞及出血风险。充分向家属交代病情。

三、麻醉及术中管理

(一)麻醉前

术前1天复查凝血功能基本正常,NT-proBNP无增高趋势。入室建立外周静脉通路及有创动脉血压、五导联心电图、脉搏氧饱和度监测。麻醉前备麻黄碱、去甲肾上腺素、艾司洛尔、阿托品等药物。

(二)麻醉实施

超声引导下行右侧髂腹下+髂腹股沟神经阻滞,给予1%利多卡因+0.5%罗哌卡因20ml,麻醉效果确切,术中持续静脉输注右美托咪定0.2μg/(kg·h)镇静。

(三)术中管理

术中血流动力学平稳,未使用任何血管活性药物,手术顺利,术后安返病房。

四、术后管理及转归

术毕一般情况良好,无特殊不适主诉。查体生命体征平稳,腹软、肠鸣音正常,叩诊鼓音,无压痛、反跳痛。站立时原有右侧腹股沟肿物消失,伤口愈合良好。术后第1天正常饮食,继续皮下注射低分子量肝素,恢复华法林治疗后5天出院,嘱定期复查凝血功能,待INR值大于1.8后停低分子量肝素治疗。

五、合并瓣膜置换手术后患者接受非心脏手术围麻醉期管理要点

接受过瓣膜置换手术的患者,瓣膜置换之前通常患病时间长,心肌病变较重,心肺功能损害,营养状态不良,可能之前存在心力衰竭、心房颤动、肺部感染、肺动脉高压、心肌缺血、反复动脉栓塞等,这些均影响瓣膜手术疗效及远期结果,进而增加患者接受其他手术时的风险。

(一) 术前准备

术前行超声心动图、心电图与胸片检查,了解心功能变化与瓣膜活动情况,了解患者的用药史及跟中实验室检查结果。

1. 心律失常　瓣膜病多合并心房颤动,合并心房颤动的择期手术应控制心室率低于100 次/min,保证内环境及离子状态稳定,尤其术前关注血钾、血镁水平。

2. 心功能　术前根据症状和体征判断是否存在心功能不全及程度,测定 BNP 或 NT-proBNP,结合患者的活动耐量,判断对手术及麻醉的耐受性。

本例患者术前心脏超声提示左心房、右心房、左心室增大,左心室收缩功能中度减低,LVEF:32%,NT-proBNP升高,一方面提示可能存在慢性心功能不全的风险,另一方面与高龄、心房颤动等因素有关,但患者6分钟步行试验尚可,活动耐量 >4MET,临床 NYHA 心功能分级 I~II 级,因此术前未使用治疗心功能不全的药物。

3. 抗凝治疗　根据患者所接受的术式及自身状态,个体化调整围手术期抗凝方案(详见第五篇第十二章)。2017 年 AHA/ACC 瓣膜病患者管理指南中提出:

(1) 对于创伤小、出血可控的手术或操作,无需中断华法林治疗,较大手术可以中断华法林,使 INR 略低于临床治疗水平而无需桥接。但对于合并有其他血栓风险、使用老一代机械瓣或二尖瓣置换,则需要进行桥接。如本例患者接受二尖瓣置换,并且存在高血栓风险如高龄、心房颤动及心功能不全(见后述),因此术前严格进行肝素桥接治疗。

(2) 接受生物瓣置换术后的患者,指南建议进行 3~6 个月抗凝,择期手术尽可能推至 3 个月后进行。若为急诊手术,暂停华法林,无需桥接治疗,但若合并高血栓风险(见后述),需要根据临床状况进行判断。

4. 其他　术前应给予营养支持,改善全身状况,处理慢性感染病灶如慢性牙周炎、中耳炎、鼻窦炎等,防止围手术期人造瓣膜感染。对于合并糖尿病、甲状腺功能亢进、消化道溃疡的患者,术前需要控制稳定。

(二) 麻醉方式及术中管理

1. 麻醉方式　需要根据接受术式、患者血栓及出血分析、是否可以停止抗凝药及是否桥接等进行选择。对于使用任何影响凝血功能药物(包括阿司匹林)的患者接受区域麻醉后,都应该反复评估神经功能,警惕可能出现的神经系统症状。对于接受人工瓣膜手术的产妇,通常建议围生期皮下注射肝素来替代华法林,分娩时停止所有抗凝治疗。

2. 麻醉管理　根据术前检查结果,并结合瓣膜置换前的心脏状况进行个体化管理。

(1) 对于合并心房颤动的患者,要控制心室率。尽管永久心房颤动心率控制效能分析(RACE II)的研究结果表明,严格(静息心率 <80 次/min,运动时心率 <110 次/min)或宽松(静息心率 <110 次/min)的心室率控制对于心房颤动患者心血管事件的发生率、死亡率、生存质量都没有影响,但对于需要接受非心脏手术的心房颤动患者来讲,尤其同时合并心肌缺血的患者,过快的心率不利于心肌氧供氧耗的维护,术中、术后要控制心室率在 80 次/min 左右

为宜。

（2）对于合并高血压、冠心病的瓣膜置换术后患者，尤其老年患者，应维持一定的灌注压，防止冠脉低灌注。

（3）对于接受抗凝治疗，尤其围手术期不需要停止抗凝药的患者，要避免围手术期应激反应，防止由于血压增高、心率增快导致的颅内出血、眼底出血，甚至气管插管导致气道出血的可能。

（三）术后管理

瓣膜置换术后抗凝治疗的患者接受非心脏手术后 12~24 小时，在止血彻底的前提下尽快恢复华法林使用，按照术前剂量进行给药，同时低风险出血患者手术后 24 小时、高风险出血患者手术后 48~72 小时开始使用低分子量肝素治疗剂量，直至 INR 达到治疗范围后停止低分子量肝素。美国局部麻醉和镇痛协会就抗凝治疗患者接受区域麻醉问题达成一致意见：使用抗凝药物患者能否接受硬膜外或蛛网膜下腔麻醉 / 镇痛以及何时移除导管，应当取决于患者具体情况（见后述）。

六、相关知识延伸

（一）合并瓣膜置换手术后患者的抗凝治疗

随着人造瓣膜设计的改进、手术技术的发展以及血流动力学监测与治疗方法的改善，与人造瓣膜有关的并发症发生率已显著降低。影响远期疗效的主要因素是瓣膜置换术前的心功能状态、心肌肥厚程度及与抗凝有关的并发症，晚期死亡的主要原因为心源性或抗凝不当引起的并发症，前者包括充血性心力衰竭、人造瓣膜有关的并发症或心律失常所致的死亡，后者主要是出血和血栓栓塞性疾病，在我国以出血为多见。

根据所置换瓣膜材料不同，患者需要接受 3 个月至终生的抗凝治疗。迄今为止，维生素 K 拮抗剂（VKA）华法林一直是瓣膜置换术后抗凝治疗的标准，但华法林本身存在诸多缺点，例如治疗窗比较窄，需要频繁监测凝血功能，药物反应的个体差异大，药物效应难以预期，仍有血栓栓塞风险（1%~4%）及出血风险（2%~9%）。临床抗凝中，需要以国际化标准比值（INR）作为监控，控制在 2.0~3.0 之间。华法林 36~48 小时达到抗凝高峰，5~7 天后疗效才肯定。由于半衰期长，因此需术前 5 天停药。

人工瓣膜置换术后或生物瓣置换术后合并心房颤动的患者，长期抗凝治疗首选华法林。但在术后合并严重并发症或需行其他非心脏手术时可采用肝素 / 低分子量肝素与华法林桥接治疗，过量或出血时可给予鱼精蛋白拮抗肝素 / 低分子量肝素，待病情稳定后再过渡到华法林。

接受非心脏手术术前是否需要采用低分子量肝素桥接华法林，取决于患者的风险分级（表 8-1）。

表 8-1 心脏机械瓣膜置换术后患者血栓风险分级表

风险分级	危险因素	中断 VKA 后是否桥接
高危	二尖瓣置换	推荐
	笼球瓣或斜碟形主动脉瓣置换术	
	6 个月内卒中或 TIA	

续表

风险分级	危险因素	中断 VKA 后是否桥接
中危	双叶状主动脉瓣置换合并下列因素中的 1 个或多个：	推荐
	心房颤动	
	既往卒中或 TIA 发作	
	高血压	
	糖尿病	
	充血性心力衰竭	
	年龄 >75 岁	
低危	双叶状主动脉瓣置换，且无心房颤动和其他卒中危险因素	无需桥接

注：VKA. 维生素 K 拮抗剂，TIA. 短暂性脑缺血发作。

(二) 国际化标准比值(INR)

INR 为国际标准化比值(international normalized ratio)。用凝血活酶所测得的患者血浆与正常血浆的 PT 比值，根据公式 $INR=(患者\ PT/\ 正常\ PT)^{ISI}$，ISI 由所用试剂标出。是抗凝治疗中的常用检测指标，可用以指导华法林的应用剂量。华法林抗凝期间要求 INR 值在 2~3 之间，若 INR 异常升高或出血时，需要减量、停药、使用维生素 K 拮抗和输注凝血酶原复合物。参考意见如下：

1. INR>3.0 但 ≤4.5(无出血并发症)　适当降低华法林剂量(10%~15%)或停服 1 次，1~2 日后复查 INR，寻找和纠正影响抗凝强度的因素。

2. INR>4.5 但 <10.0(无出血并发症)　停用华法林，肌内注射维生素 K_1(5mg)，6~12 小时后复查 INR，当其恢复至目标值以内后调整华法林剂量。

3. INR≥10(无出血并发症)　停用华法林，肌内注射维生素 K_1(5mg)，6~12 小时后复查 INR；若患者有出血高危因素，可考虑输注新鲜冰冻血浆、凝血酶原浓缩物或重组凝血因子Ⅶa。

4. 严重出血(无论 INR 如何)　停用华法林，肌内注射维生素 K_1(5mg)，输注新鲜冰冻血浆、凝血酶原复合物或重组凝血因子Ⅶa。随时监测 INR，病情稳定后重新评估华法林治疗的稳定性。

(三) 合并瓣膜置换手术后患者心房颤动及围手术期卒中的预防

心房颤动通常被分为瓣膜性心房颤动或非瓣膜性心房颤动，前者主要指的是风湿性瓣膜病合并的心房颤动或人工心脏瓣膜术后心房颤动，二者在治疗原则、用药和手段方面有很多不同。对于人工瓣膜置换术后永久性心房颤动不能恢复窦性节律者，心房颤动治疗的重点是控制快速心室率及防止血栓形成和卒中。

瓣膜置换术后的心房颤动患者常用控制心室率的药物与非瓣膜性心房颤动类似，包括β 受体拮抗剂、钙通道阻滞剂、洋地黄和胺碘酮(见第五篇第十二章)。但抗凝策略不同，非瓣膜性心房颤动患者可采用华法林，但目前逐渐被新型口服抗凝药(NOACs)如达比加群酯取代。对于有置入人工瓣膜的患者不适合接受 NOAC 治疗，仍应采用华法林口服抗凝。人工瓣膜置换术患者既往接受开胸心脏手术时，可能同期行外科左心耳封堵术，但左心耳切除或封堵术仍未有明确证据显示可减少患者卒中风险。因此，即使接受生物瓣置换术后的心房颤动患者，在左心耳切除或封堵术后也需要进行华法林抗凝治疗。

（四）接受抗凝治疗患者神经阻滞与椎管内麻醉

围手术期应用不同抗凝药物治疗的患者,椎管内血肿的预防原则可参考美国局部麻醉和疼痛医学协会(ASRA)于 2003 年发布的《椎管内阻滞与抗凝的专家共识》,及中华医学会麻醉学分会发布的《椎管内阻滞并发症防治专家共识(2008)》。

1. 普通肝素

(1) 静脉注射肝素:至少停药 4 小时,凝血指标恢复正常之后,方可行椎管内穿刺、置管或拔管;椎管内穿刺、置管或拔管 1 小时后方可静脉应用肝素;长期抗凝治疗,特别是与其他抗凝剂和溶栓剂联合应用,会增加椎管内血肿形成的风险。

(2) 皮下注射肝素:每日小于 10 000U 的小剂量肝素,椎管内阻滞相对安全,但在衰弱的患者,应特别加以注意;每日大于 10 000U 则处理同静脉应用肝素;皮下应用肝素 5 天以上应于椎管内阻滞和导管拔除之前进行血小板测定,保证血小板计数正常。

2. 低分子量肝素

(1) 低分子量肝素与抗血小板药物或口服抗凝药联合应用会增加椎管内血肿的风险。

(2) 术前应用低分子量肝素的患者,施行单次脊麻相对安全。低分子量肝素预防剂量给药后至少 12 小时或治疗剂量给药后 24 小时,方可施行椎管内阻滞(穿刺、置管或拔管)。术前 2 小时应用低分子量肝素的患者抗凝活性正值高峰,应避免施行椎管内阻滞。

(3) 术后需用低分子量肝素预防血栓形成的患者,应于椎管内穿刺 24 小时以后,且导管拔除 2 小时以上,方可开始应用低分子量肝素。

3. 口服抗凝药

(1) 椎管内阻滞前应停用口服抗凝药,并确认凝血酶原时间(PT)和国际标准化比值(INR)恢复正常。

(2) 术前口服华法林治疗超过 36 小时者,应每日监测 PT 和 INR。长期口服华法林的患者停药后 3~5 天,凝血酶原时间(PT)和 INR 方可恢复正常。

(3) 术前 36 小时内开始华法林治疗者,不影响患者的凝血状态。

(4) 拔除椎管内留置导管时机为 INR<1.5。

4. 抗血小板药物

(1) 单独应用阿司匹林或非甾体抗炎药(NSAIDs)不增加椎管内阻滞血肿发生的风险,但阿司匹林或非甾体抗炎药与其他抗凝药物(如肝素、低分子量肝素、口服抗凝剂)联合应用则增加出血并发症的风险。

(2) 施行椎管内阻滞前推荐的停药时间如下:噻氯匹定(ticlopidine)为 14 天、氯吡格雷(clopidogrel)为 7 天、血小板糖蛋白Ⅱb/Ⅲa 受体拮抗剂依替非巴肽(eptifibatide)和替罗非班(tirofiban)为 8 小时。

5. 中草药 中草药,如大蒜、银杏、人参等,不增加椎管内阻滞血肿发生的风险;但这些中草药与其他抗凝血药物联合应用,如口服抗凝药或肝素,会增加出血并发症的风险。

6. 溶栓药和纤维蛋白溶解药 溶栓药的消除半衰期仅数小时,但其溶栓作用则可持续数日。除特殊情况外,应用溶栓药和纤溶药的患者尽量避免施行椎管内阻滞。一般认为溶栓治疗 10 日内椎管内阻滞应视为禁忌,在椎管内阻滞后 10 日内应避免应用该类药物。对已施行椎管内阻滞者,应至少每隔 2 小时进行神经功能评估;如应用连续硬膜外腔阻滞,应达最小程度有效感觉和运动阻滞,以利于神经功能的评估;何时拔出椎管内留置导管可参考纤维蛋白原的测定结果。

（五）术前 BNP 及 NT-proBNP 值的解读

脑钠肽（brainnatriureticpeptide，BNP）及脑钠肽前体 N 末端片段（NT-proBNP）均为心脏血流动力学障碍的标志物，二者升高往往提示心肌损伤已经波及心脏功能，术前需要高度重视。若 BNP 和 / 或 NT-proBNP 水平显著升高或居高不降，或降幅 <30%，均预示死亡风险增加，酌情暂缓择期手术。不同年龄段 BNP 和 NT-proBNP 正常值如表 8-2 所示。

表 8-2　不同年龄段 BNP 和 NT-proBNP 正常值

	BNP/(pg/ml)	NT-proBNP (pg/ml)
年龄 <50 岁	50	450
年龄 50~75 岁	75	900
年龄 >75 岁	250	1 800

在急 / 慢性心力衰竭中，NT-proBNP 采用排除截点和诊断截点的双截点诊断策略，其排除截点分别为 <300pg/ml 和 <125pg/ml，即如果 NT-proBNP 小于排除截点，其急 / 慢性心力衰竭的可能性很小。NT-proBNP 在急性心力衰竭的诊断截点为 ≥450pg/ml（<50 岁），≥900pg/ml（50~75 岁），≥1 800pg/ml（>75 岁）。但在慢性心力衰竭的诊断截点难以确定，慢性心力衰竭患者 NT-proBNP 水平总体低于急性心力衰竭，需要做出的鉴别诊断较多，包括各种可以伴有 NT-proBNP 不同程度增高的非心力衰竭疾病，如慢性肺部疾病、肺动脉高压、高血压、心房颤动、高龄、肾功能不全等。

无论急性还是慢性心力衰竭，诊断截点均应结合病史、临床表现和其他检查手段的结果进行综合分析，以对术前治疗做出正确判断。

（朱　波　叶铁虎）

参考文献

［1］FLEISHER LA，FLEISCHMANN KE，AUERBACH AD，et al. 2014 ACC/AHA guideline on perioperative cardiovascular evaluation and management of patients undergoing noncardiac surgery：a report of the American College of Cardiology/American Heart Association Task Force on practice guidelines ［J］. J Am Coll Cardiol，2014，64（22）：e77-137.

［2］GOLDMAN L，CALDERA DL，NUSSBAUM SR，et al. Multifactorial index of cardiac risk in noncardiac surgical procedures ［J］. N Engl J Med，1977，297（16）：845-850.

［3］VAHANIAN A，ALFIERI O，ANDREOTTI F，et al. Guidelines on the management of valvular heart disease（version 2012）［J］. Eur Heart J，2012，33（19）：2451-2496.

［4］WHITLOCK RP，SUN JC，FREMES SE，et al. Antithrombotic and thrombolytic therapy for valvular disease：Antithrombotic Therapy and Prevention of Thrombosis，9th ed：American College of Chest Physicians Evidence-Based Clinical Practice Guidelines ［J］. Chest，2012，141（2 suppl）：e576S-e600S.

［5］IUNG B，RODÉS-CABAU J. The optimal management of anti-thrombotic therapy after valve replacement：certainties and uncertainties ［J］. Eur Heart J，2014，35（42）：2942-2949.

［6］EIKELBOOM JW，CONNOLLY SJ，BRUECKMANN M，et al. Dabigatran versus warfarin in patients with mechanical heart valves ［J］. N Engl J Med，2013，369（13）：1206-1214.

［7］CARNICELLI AP，DE CATERINA R，HALPERIN JL，et al. Edoxaban for the prevention of thromboembolism in patients with atrial fibrillation and bioprosthetic valves ［J］. Circulation，2017，135（13）：1273-1275.

［8］NISHIMURA RA，OTTO CM，BONOW RO，et al. 2017 AHA/ACC focused update of the 2014 AHA/ACC Guideline for the management of patients with valvular heart disease：a report of the American College of Cardiology/American Heart Association Task Force on Clinical Practice Guidelines［J］. J Am Coll Cardiol，2017，70（2）：252-289.

第四篇

合并先天性心脏病患者接受非心脏手术麻醉病例分析

第 九 章　合并非发绀型心脏病患者接受非心脏手术麻醉管理

引言：房间隔缺损是先天性心脏病常见类型，代偿期往往无临床症状，施行非心脏手术时容易被忽略，尤其接受腹腔镜手术，气腹对血流动力学的影响及由此可能引发的反常性气体栓塞是致命的。因此，麻醉科医师对术前合并的心脏疾患要有明确认识，术前严密把关，防止漏诊。

一、病例概要

（一）病史

患者，女，44 岁，56kg，165cm。主因"发现盆腔肿物半年"入院。平时一般活动无心慌、憋气等不适。半年前因间断下腹痛就诊于外院，外院 B 超提示：子宫肌瘤。术前检查发现先天性心脏病，房间隔缺损（atrial septal defect，ASD），遂转入我院。

（二）体征和术前检查结果

查体：神清，自主体位，查体合作。袖带血压 121/82mmHg，心率 82 次 /min，律齐，呼吸频率 18 次 /min，$SpO_2$96%。

辅助检查：心电图正常。心脏超声心电图示（图 9-1）：先天性心脏病，房间隔缺损，左心室舒张末期内径 39mm，肺动脉高压（中度），TI 法估测肺动脉收缩压 66mmHg，右心增大，右心房 39mm × 50mm，三尖瓣反流（轻度）。胸部 X 线示肺纹理增粗。

术前化验结果：血常规：Hb：88g/L，余正常。

入院诊断：子宫肌瘤，合并慢性贫血；先天性心脏病，房间隔缺损，肺动脉高压（轻度）；心功能 I 级（NYHA 分级）。

二、患者围手术期主要风险

本例患者为中年女性，子宫肌瘤合并房间隔缺损，中度肺动脉高压，合并中度贫血。术前对症治疗，全院多学科讨论决定行"腹腔镜全子宫切除术"。围手术期主要风险如下：

1. 先天性心脏病房间隔缺损，往往存在左心室相对发育不良情况，本例患者左心室舒张末期内径 37mm，对容量治疗要求高。术中体位（截石位和头低脚高位）变化会引起静脉回流增加及回心血量增多，波及心功能。

2. 腹腔镜下手术需要全身麻醉，气管插管及吸痰拔管刺激均可引起肺动脉压力增高，并且术中正压通气也会增加肺血管阻力，从而波及右心功能。麻醉用药及术中牵拉刺激导致的低血压也是造成肺动脉高压患者右心衰竭的因素。

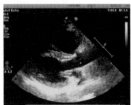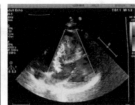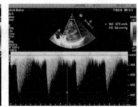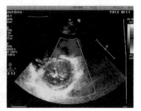

主动脉根部	28	mm	室	厚度	6	mm	左心收缩功能			左心舒张功能		
升主动脉内径	26	mm	间	运动幅度	6	mm	射血分数	65	%	E 波最大流速	116	cm/s
二尖瓣	瓣口面积		cm²	隔	与左心室后壁向运动			缩短分数	35	%	A 波最大流速	90	cm/s
	瓣环径		mm	左	舒末内径	39	mm				E/A		
	压力减半时间		ms	心	收末内径	23	mm	主动脉最大流速	112	cm/s			
肺动脉	主干径	28	mm	室	后壁厚度	6	mm	左心室流出道流速		cm/s	肺动脉最大流速	110	cm/s
	右肺动脉径		mm		后壁运动幅度	8	mm		压 力 阶 差				
	左肺动脉径		mm	右	前后径	30	mm		收缩期			舒张期	
左心房	29		mm	心	流出道	30	mm	取样部位	流速	cm/s	取样部位	流速	cm/s
右心房	39×50		mm	室	前壁左右径	40	mm	压差		mmHg	压差		mmHg

超声描述：

孕 36 周，图像显示欠清，剑突下切面无法探查：

1. 右心室、右心房轻大，左心室内径正常

2. 四腔心切面探及Ⅰ孔房间隔回声中断 20mm。CDFI：心房水平可见左向右分流信号。房室瓣为两组，起始于同一水平。二尖瓣短轴水平示二尖瓣前叶回声中断，裂隙宽 4.5mm。余瓣膜形态活动未见异常。CDFI：收缩期二尖瓣口见少量反流信号。三尖瓣口可见少量反流信号。CW 测：TRVmax：373cm/s，PG：56mmHg，TI 法估测 SPAP：66mmHg

3. 各室壁厚度大致正常，室间隔连续完整，余室壁运动幅度正常。CDFI：心室水平未见分流信号

4. 肺动脉主干轻宽，主动脉内径正常。CDFI：大动脉水平未见异常分流信号。Ⅱ孔房间隔连续完整

5. 胸骨上窝切面探查主动脉弓、降部形态、内径未见异常。未见左上腔静脉

6. 心包腔内未探及液性暗区

超声提示：

先天性心脏病

　　心内膜垫缺损（部分型）

　　　　房间隔缺损（Ⅰ孔型）

　　　　　　心房水平左向右分流

　　二尖瓣前叶裂并反流（轻度）

肺动脉高压（中度）

右心室、右心房轻大

肺动脉主干轻宽

三尖瓣反流（轻度）

图 9-1　患者超声心动图

3. 腹腔镜二氧化碳气腹会增加肺循环阻力，二氧化碳吸收入血导致的高碳酸血症也会增加肺血管阻力，进而影响右心功能。

4. 如术野出血严重且暴露在气腹之下，有二氧化碳气栓的风险。同时全身麻醉气管插管及拔管引起呛咳、胸膜腔内压增高等，可使房间隔间出现短暂右向左分流而导致反常性气体栓塞，进而波及冠脉及颅内血管，引起相应部位的栓塞及缺血缺氧。

本例患者围手术期可能发生的风险包括：容量超负荷出现急性左心衰竭及右心衰竭；反常性气体栓塞，气体栓塞重要脏器如冠脉、脑血管出现相应部位梗死；术后反应性肺动脉压力增高，右心衰竭。

三、麻醉及术中管理

（一）麻醉前

患者仰卧位入手术室，神清合作，面罩吸氧，SpO₂ 98%。连接五导联心电图，心率 87 次 /min。利多卡因局部麻醉下行右侧桡动脉穿刺置管，血压为 155/86mmHg。

（二）麻醉实施

采用慢诱导方法，诱导药物顺序和剂量为：咪达唑仑 2mg、依托咪酯注射液 12mg、罗库溴铵 40mg、舒芬太尼 30μg，整个诱导时间为 6 分钟，气管插管前进行利多卡因表面喷雾麻醉（1mg/kg）。术中麻醉药物维持为：1% 丙泊酚注射液 4mg/（kg·h），瑞芬太尼注射液 0.2μg/（kg·min）。呼吸机参数：潮气量 6ml/kg，呼吸频率 14 次 /min，吸呼比：1：1.5，氧浓度 50%。右颈内静脉穿刺置入三腔中心静脉导管，中心静脉压 5~6cmH₂O。

（三）术中管理

术中严密生命体征监测，控制输液速度。术中患者取改良截石位，缓慢建立气腹后，变更体位为轻度头低足高位，术中气腹压力控制在 11cmH₂O 以下，气道压力控制在 20cmH₂O 以下（气腹状态下）。中心静脉压控制在 8~9cmH₂O（头低位时）。近手术结束时吸痰清理呼吸道，术毕 10 分钟后，潮气量满意，无呛咳下拔除气管插管，待患者苏醒，Steward 评分 6 分，转往 PACU 继续观察。

患者手术时间 120 分钟，术程总入晶体液量 1 000ml，尿量 600ml，出血 100ml。全程未采用血管活性药物。

四、术后管理及转归

PACU 观察 40 分钟后，患者一般状况稳定，生命体征平稳，转回病房。患者安返病房后情况稳定，治疗同前，患者恢复良好，术后 5 天出院，门诊随诊。

五、合并非发绀型心脏病患者接受非心脏手术围麻醉期管理要点

房间隔缺损为先天性心脏病常见类型，代偿期往往无临床特殊表现，甚至达到接近重度肺动脉高压时仍无症状，因此对于每例需要手术的患者，仔细询问病史及活动耐量，仔细听诊心脏各个听诊区，有杂音者进行超声心动图检查，以防止漏诊而出现意外。对于房间隔缺损患者，即使无临床表现，围手术期仍需要遵守以下管理原则：

（一）麻醉前

术前测量四肢血压，除外可能合并的其他心血管系统畸形，如主动脉弓离断和主动脉缩窄。若房间隔缺损患者出现憋喘症状，往往提示病情严重，需要术前完善检查，进行进一步调整。若出现重度肺动脉高压并且有右向左分流者，要充分权衡手术的必要性。若能满足手术需求，尽可能选择区域阻滞或椎管内麻醉。

（二）麻醉实施及管理

1. 入室后持续吸氧，建立有创动脉压力监测，根据手术大小及术前心功能状态，酌情决定是否需要中心静脉监测。

2. 硬膜外麻醉需要特别注意麻醉平面，防止低血压。

3. 全身麻醉采用慢诱导方法，注意左向右分流对静脉用药的稀释作用导致麻醉药物起效延迟，防止药物过量，防止低血压，及时加用血管活性药物进行调整。气管插管前可采用气管表面麻醉的方式减低插管反应。

术中采用小潮气量适当增加频率的通气方式，维持肺 - 体循环阻力平衡，避免过度通气，避免肺血过多，同时避免二氧化碳蓄积加重肺动脉高压。

维持一定的麻醉深度，避免应激反应和气道高压，避免膨肺与使用 PEEP。深麻醉下吸痰清理呼吸道，潮气量满意即拔管，之后面罩辅助呼吸直至完全清醒。

4. 房间隔缺损患者左心室相对较小,对容量负荷耐受性差。整个术程控制液体摄入,遵循量出为入的原则,防止液体摄入量过多、过快致急性心力衰竭。术前测定基础中心静脉压作为参考。注意术中体位改变、气腹压力等造成的回心血量增加导致的心脏前负荷加重,要缓慢适度变换体位。

5. 房间隔缺损合并中至重度肺动脉高压者,围手术期要避免体循环阻力降低和肺血管阻力增高,防止低血压,及时加用血管活性药物进行调整,可使用去甲肾上腺素维持术前血压状态。

6. 若接受腹腔镜手术,尽可能缓慢充气并采用最低气腹压力完成手术,预防反常气栓。若怀疑出现反常气栓,处理原则为:立即停止送气并解除气腹,置患者头低左侧位,并改变术野位置使其静脉压上升,避免气体继续进入损伤的静脉内。提高吸入气中氧浓度。存在微小气泡栓塞时,随着气腹时间的延长,发生肺栓塞的危险性也增大,故尽量缩短气腹的时间很重要。

六、相关知识延伸

(一) 非发绀型心脏病

非发绀型心脏病又称左向右分流型先天性心脏病,是指在心脏左、右心腔间存在异常通道,导致血液出现由左至右的分流,在临床上没有"发绀"表现的先天性心脏病。非发绀型心脏病在先天性心脏病中最为常见,其中又以室间隔缺损(VSD)、房间隔缺损(ASD)、动脉导管未闭(PDA)、心内膜垫缺损等多见,可单发,亦可同时合并其他心内畸形。非发绀型先天性心脏病常合并其他类型心脏畸形,如主动脉瓣狭窄、主动脉缩窄等。术前需要仔细判断分辨。相对发绀型心脏病患者来说,非发绀型心脏病临床症状较轻,部分病例术前容易漏诊,要高度重视。

(二) 房间隔缺损(atrial septal defect , ASD)分类及大小划分

从发生学上分为:原发孔型 ASD 和继发孔型 ASD。原发孔型 ASD 通常列入心内膜垫缺损的范围,因此临床所说的 ASD,是指继发孔型 ASD。继发孔型 ASD 分为中央型(卵圆孔型)、下腔型、上腔型、混合形。ASD 可分为小、中、大型缺损。幼儿其缺损小于 0.5cm 者为小型,0.5~1.0cm 者为中型,1.0cm 以上者为大型。成人通常小缺损为 1.0cm 以下,1.0~2.0cm 为中等大小型缺损,2.0~3.0cm 大小者为大型缺损。ASD 直径≤1.0cm、中央型 ASD、右心室正常及年龄 <6 岁尤其是 2 岁以内的 ASD 自然愈合的可能性较大。ASD 直径 >1.0cm、腔静脉窦型 ASD、右心室增大及 6 岁以上的 ASD 自然愈合机会小。

(三) 房间隔缺损的病理生理改变

房间隔缺损时,右心房不但要接受上、下腔静脉的血液,还要接受从房间隔缺损分流的左心房血,所以右心房的容量负荷增大,相应右心室血量增多,因而导致右心房、右心室增大。右心室血量增多导致肺循环血也增多,肺门压力大,逐渐导致肺动脉压力增高。而左心房的一部分血液分流到右心房,可导致左心室、主动脉及体循环的血量减少,随着时间延长,出现左心室发育不良,左心室偏小。

单纯房间隔缺损早期往往不易被发现,随着年龄增加,症状逐渐明显,可表现为经常感冒、反复肺炎、呼吸急促、发育迟缓、消瘦、多汗等症状。有些患者在一年内多次患肺炎,反复住院治疗,这类患者往往合并肺动脉高压症。

（四）反常性栓塞

反常性栓塞（paradoxical embolism，PE）是指来自右心或静脉系统的栓子，由右心系统通过心内缺损到达左心，再进入体循环系统，特别是冠状动脉及中枢神经系统，从而引起栓塞。包括反常性血栓栓塞、反常性气体栓塞。存在心内缺损如动脉导管未闭、房间隔缺损、室间隔缺损、肺动静脉畸形、卵圆孔未闭等，右心压力持续性或短暂性增高并导致右向左分流的发生，尤其是已经存在右向左分流患者，是发生反常性栓塞的基础。

诊断标准：

1. 无左侧心脏、动脉栓子来源的全身性或脑动脉栓塞。

2. 深静脉血栓形成或肺动脉栓塞。

3. 心脏存在右向左分流的解剖基础。

4. 有持续性或短暂性（Valsalva 动作或咳嗽）右心系统压力增高的因素。

5. 患者有下肢深静脉或盆腔静脉血栓形成或手术及外伤后形成的脂肪栓子时，通过未闭的卵圆孔进入左心系统引起相应的临床表现。

目前认为 TEE 是检查卵圆孔未闭最敏感的方法（金标准），经胸超声（TTE）敏感性低于TEE。

预防反常性栓塞的措施包括：

1. 对于存在心内分流的患者，尤其右向左分流者，特别注意避免气体或其他颗粒进入静脉系统。

2. 特殊部位的手术操作，气体容易进入静脉系统形成气栓，如坐位手术、需要气腹下完成的手术等，术前术中需要高度注意，必要时采用食管超声监测。

3. 合理使用肌松药物，避免呛咳、避免人机对抗导致的肺动脉压力过高，从而避免一过性或持久性右向左分流，减少反常性栓塞的发生。

4. 采用气腹下手术者，尽可能避免气腹压力过高，避免术野出血及长时间暴露在气腹之下。

（五）气腹及体位对肺动脉压力的影响

腹腔镜下二氧化碳人工气腹对肺动脉压力的影响文献鲜有提及。由于二氧化碳气腹对循环的影响主要与高碳酸血症与腹内压的升高有关，推测高碳酸血症可兴奋交感神经，释放儿茶酚胺，导致周围血管阻力升高，升高心率及血压，并且收缩肺动脉，不利于患者肺动脉压力的控制。气腹腹内压升高可以引起胸膜腔内压升高及肺泡张力下降，也可导致肺血管阻力升高，增加右心负担。妇科手术头低位增加回心血量，而 ASD 由于左心室发育差，容易导致左心房压增高，进而波及右心，诱发急性右心衰竭甚至全心衰竭。故本例患者在术中采用全麻低气腹压下及轻度头低位完成手术，尽量缩短手术时间，减少气腹对机体的刺激。

（杨艳丽　马　骏）

参考文献

[1] OSTER M，BHATT AB，ZARAGOZA-MACIAS E，et al. Interventional therapy versus medical therapy for secundum atrial septal defect：a systematic review（Part 2）for the 2018 AHA/ACC Guideline for the management of adults with congenital heart disease：a report of the American College of Cardiology/American Heart Association Task Force on clinical practice guidelines［J］. Circulation，2019，139（14）：e814-e830.

[2] TADROS VX,ASGAR AW. Atrial septal defect closure with left ventricular dysfunction. EuroIntervention [J],
2016,17 (12 Suppl):X13-X17.

[3] DEDDEN SJ,GEOMINI PMAJ,HUIRNE JAF,et al. Vaginal and laparoscopic hysterectomy as an outpatient
procedure:A systematic review [J]. Eur J ObstetGynecol Reprod Biol,2017,216:212-223.

[4] KAYE AD1,STOUT TB,PADNOS IW,et al. Left-to-right cardiac shunt:perioperative anesthetic considerations
[J]. Middle East J Anaesthesiol,2012,21 (6):793-806.

第 十 章 合并发绀型心脏病患者接受非心脏手术麻醉管理

引言：法洛四联症（tetralogy of Fallot，TOF）是一组常见的先天性心脏缺损性疾病，其病变包括肺动脉狭窄、室间隔缺损、升主动脉骑跨及右心室肥厚等四个病理生理改变。此类患者实施非心脏手术时，麻醉管理要综合考虑患者右心室流出道（right ventricular outflow tract，RVOT）梗阻程度、全身缺氧状态的继发改变及心肺系统发育情况。

一、病例概要

（一）病史

患者，女，25 岁，51kg。主因"停经 46 天，下腹痛一天"入院。患者 12 岁在我院诊断为先天性心脏病，法洛四联症，因经济困难未予任何治疗，未行心导管造影或 CT 检查，日常体力活动轻度受限。自述有停经史，腹痛 1 天，行腹部超声检查，提示腹腔有积液，遂进行阴道后穹窿穿刺，抽出不凝血 5ml，诊断右输卵管妊娠（破裂型），失血性休克前期。

（二）术前检查结果和体征

查体：神清，轻微烦躁，口唇发绀，杵状指（趾），指脉搏血氧饱和度（SpO_2）89%（吸氧后）。血压 84/53mmHg，心率 106 次 /min，律齐，呼吸频率 23 次 /min。心前区可闻及 3/6 双期杂音，下腹压痛（+），反跳痛（+），肌紧张（+），移动性浊音（+）。

辅助检查：超声心动图（图 10-1）：先天心脏病，法洛四联症，室间隔缺损 15cm（膜周部），室水平双向分流，主动脉骑跨 50%，左心室舒张末期内径 33mm，LVEF62%，右心室肥厚。

血气分析：动脉血氧分压（PO_2）:63.5mmHg，动脉二氧化碳分压（PCO_2）:27.3mmHg，动脉血氧饱和度（SO_2）:93.1%（吸氧）。

血常规：WBC:10.2×10^9/L，中性粒细胞百分比:75.1%，RBC:5.88×10^{12}/L，血红蛋白:198.1g/L，血小板计数:113×10^9/L。

凝血功能：凝血酶原时间（PT）:13.3s，国际化标准比值（INR）:1.16，APTT:37.8s。

血 β- 人绒毛膜促性腺激素（β-hCG）:394.4mIU/ml（显著增高）。

入院诊断：右输卵管妊娠破裂；先天心脏病，法洛四联症；失血性休克前期；心功能 Ⅱ~Ⅲ级。

二、患者围手术期主要风险

患者输卵管妊娠（破裂型）诊断明确，呈休克前期，随时有失血性休克导致死亡可能，紧急启动全院多学科会诊，决定紧急接受腹腔镜辅助下止血手术，以挽救生命。围手术期主要

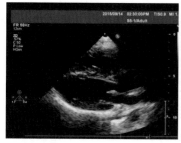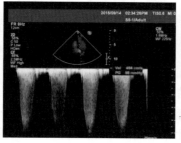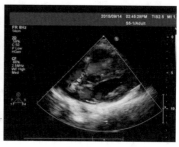

主动脉根部	24	mm	室	厚度	12	mm	左心收缩功能				左心舒张功能		
升主动脉内径	25	mm	间	运动幅度	6	mm	射血分数	62	%		E波最大流速	85	cm/s
二尖瓣	瓣口面积		cm²	隔	与左心室后壁向运动			缩短分数	32	%		A波最大流速	65	cm/s
	瓣环径		mm	左	舒末内径	33	mm					E/A		
	压力减半时间		ms	心	收末内径	22	mm	主动脉最大流速	109	cm/s				
肺动脉	主干径	17	mm	室	后壁厚度	8	mm	左心室流出道流速		cm/s	肺动脉最大流速		495	cm/s
	右肺动脉径	11	mm		后壁运动幅度	9	mm	压力阶差						
	左肺动脉径	10	mm	右	前后径	17	mm	收缩期			舒张期			
左心房	28×26×34	mm	心	流出道	23	mm	取样部位	流速	cm/s	取样部位	流速	cm/s	
右心房	30×39	mm	室	前壁厚度	10	mm		压差	mmHg		压差	mmHg	

超声描述：

1. 左心室偏小，右心室前壁与心室室间隔增厚。心室室间隔与左心室后壁同向运动

2. 主动脉骑跨于心室室间隔缺损之上，骑跨率约50%。心室室间隔膜周至嵴下连续性中断约15mm，CDFI：心室水平可见双期右向左为主的分流信号，左向右最大分流速度194cm/s，PG：15mmHg，右向左最大分流速度209cm/s，PG：17mmHg

3. 肺动脉主干及其分支发育尚可，肺动脉瓣数目显示欠清，瓣叶增厚、粘连，开放明显受限，CDFI：肺动脉瓣上血流呈五色湍流信号，CW测肺动脉最大流速：495cm/s，压差98mmHg。二、三尖瓣瓣叶结构松散，收缩期脱向心房侧达瓣环连线，CDFI：收缩期二尖瓣心房侧见少量反流信号。收缩期三尖瓣心房侧见少量反流信号，TRVmax：500cm/s，PG：100mmHg

4. 心房房间隔连续完整。肺动脉与降主动脉间未见异常通道

超声提示：

先天性心脏病
　法洛四联症
　心室水平双向分流
　左心室偏小
　右心室高压
　三尖瓣反流（轻度）
　二尖瓣反流（轻度）

图 10-1　患者超声心动图

风险如下：

1. 患者合并法洛四联症及失血性休克前期，麻醉及术中出血导致低血压，使肺血进一步减少，会诱发缺氧发作。

2. 麻醉诱导插管及术后拔管导致的心率增快，可导致右心室流出道梗阻加重，出现不可逆转的缺氧发作或血流动力学恶化，甚至猝死风险。

3. 腹腔镜二氧化碳气腹由于腹压增高及高碳酸血症，尤其二氧化碳进入皮下吸收入血，高碳酸血症会加重患者循环不稳定及缺氧状态。

4. 因发绀乏氧，红细胞增多，血红蛋白浓度高，术前虽有失血，并不出现血红蛋白值降低，但该类患者的红细胞携氧功能差，对血红蛋白浓度下降的耐受性差，若输血、输液管理不当，会造成血液过度稀释加剧乏氧。

5. 该患者有心外科手术指征，不排除紧急抢救进行开胸心脏手术挽救生命，但并发症随之增多。

本例患者围手术期可能发生的风险包括：失血性休克；缺氧发作，猝死；心力衰竭；全麻

后无法脱离呼吸机。

三、麻醉及术中管理

（一）麻醉前

患者入室前准备急救药品,包括碳酸氢钠、去氧肾上腺素、去甲肾上腺素、β受体拮抗剂、多巴胺、肾上腺素等,并配制泵注去甲肾上腺素[0.03mg×体重(kg)]/50ml待用。术前与心外科及体外循环科沟通,手术开始前体外循环进行管路预充,以备紧急状态下抢救。

患者吸氧入手术室,神清,监测五导联心电图及指脉搏血氧饱和度,心率103次/min,SpO_2 87%。局麻下行右桡动脉穿刺置管监测有创动脉血压,血压98/52mmHg。

（二）麻醉实施

缓慢给予依托咪酯10mg至患者入睡,静脉注射顺阿曲库铵20mg,舒芬太尼20μg,此时血压下降至85/46mmHg,静脉推注去氧肾上腺素20μg,血压上升至110/55mmHg。5分钟后行气管表面麻醉(1mg/kg利多卡因),并明视下行气管插管,机械通气,氧饱和度90%。呼吸机参数:潮气量6ml/kg,呼吸频率12次/min,吸呼比:1:1.5,氧浓度50%。行右颈内静脉穿刺置管,中心静脉压力4~5cmH$_2$O,并连接去甲肾上腺素2mg/50ml待泵入。

（三）术中管理

术中丙泊酚4mg/(kg·h)、瑞芬太尼0.2μg/(kg·min)持续泵注。缓慢进行二氧化碳气腹充气,腹腔镜辅助下行右输卵管切除术。术中出血较多,持续去甲肾上腺素0.01~0.03μg/(kg·min)泵入,结合单次给予去氧肾上腺素,维持术中心率80~90次/min,血压95~105/55~65mmHg,经皮血氧饱和度89%~92%。术中清除腹腔积血约2 000ml,回收自体洗涤红细胞1 300ml并回输,输液1 000ml,尿量300ml,色清亮。血气值满意,手术结束前单次给予5μg舒芬太尼。

术毕心率96次/min,血压122/76mmHg,经皮血氧饱和度88%(吸纯氧),带气管插管转入监护室进一步观察治疗。

四、术后管理及转归

转入监护室约1小时清醒,呼吸恢复,潮气量满意,清理呼吸道准备拔除气管插管时出现缺氧发作,心率126次/min,血压100/75mmHg,经皮血氧饱和度低至52%。立即给予吸入纯氧,同时镇静,间断给予艾司洛尔10~20mg缓慢静脉推注,心率控制在90~100次/min,血压逐渐回升至120~130/70~80mmHg,经皮血氧饱和度逐渐升至85%。考虑存在血容量不足,同时持续输注悬红2U,血浆400ml,血小板2U,纤维蛋白原2g。患者次日在镇静状态下顺利拔除气管导管,观察4小时后转回普通病房,心率82~90次/min,血压120~125/70~80mmHg,面罩吸氧时经皮血氧饱和度80%~85%。术后患者拒绝心外科诊治,转回当地医院继续观察。

五、合并法洛四联症患者接受非心脏手术围麻醉期管理要点

法洛四联症患者病情复杂,接受非心脏手术麻醉风险高,需要关注的环节多,尤其防止围手术期缺氧发作,要点如下:

（一）术前准备

法洛四联症患者由于长期缺氧出现红细胞增多、血液黏稠、肝脏淤血等,使得血液中血浆含量少,有效凝血因子缺乏,并易启动纤溶进一步消耗凝血因子,并且发绀患者红细胞携氧能力差,对缺血的耐受性差,容易导致缺氧。因此,该类患者接受出血量较大的手术前,在

准备自体血回输装置的同时,术前还需要准备足够的异体红细胞、血浆、凝血因子甚至血小板。同时术前积极补液,缓解血液黏稠并减少禁食水造成的体循环容量不足。

（二）麻醉实施及术中管理

维持体循环阻力,防止低血压及保证足够的血容量为该类患者围手术期管理的核心,并积极改善缺氧、酸中毒状态。

1. 所有患者据需要建立有创动静脉压监测,麻醉前准备抢救药物,包括碳酸氢钠、去氧肾上腺素、去甲肾上腺素、β受体拮抗剂、多巴胺、肾上腺素等。麻醉前备好体外循环设备并预充管路。

2. 在能满足手术的前提下,区域阻滞可能优于全身麻醉,可避免气管插管及拔管可能诱发的缺氧发作(如本例),但要注意区域阻滞导致的低血压同样可导致缺氧发作,需要采用缩血管药预防性纠治低血压。选择全麻时,麻醉诱导尽量选择对循环影响小的麻醉药物,要在保证麻醉深度的情况下保持体循环阻力,防止浅麻醉及低血压导致的缺氧发作。

3. 采用去氧肾上腺素或甲氧明提高外周阻力,以提高左心室压力,减少右向左分流。谨慎使用去甲肾上腺素,除非合并心率减慢或失血性休克者,如本例。无心功能不全表现者,避免应用正性肌力药。

4. 积极输血补液,防止低血容量及贫血。

5. 纠正酸中毒。发绀型心脏病患由于外周组织乏氧,乳酸堆积,可造成酸性内环境,输注碳酸氢钠可以纠正酸中毒,使氧合曲线左移,有利于红细胞释氧,可根据血气结果进行纠正酸中毒治疗,预防及缓解缺氧状态。

（三）缺氧发作的预防及处理

该类患者最紧急的情况为缺氧发作,多出现在恶性刺激造成情绪波动、浅麻醉刺激和/或低血压时发生,因此重在预防。处理原则包括安抚患者紧张情绪,避免全麻时气管插管及拔管时的刺激,避免浅麻醉或止痛不完善,避免麻醉药物、低血容量及手术刺激导致的低血压,术中适当采用缩血管药物提高外周阻力防止低血压,并且去氧肾上腺素可反射性降低心率可预防右心室流出道痉挛,无心功能不全者避免采用增加心肌收缩力的药物。

一旦出现缺氧发作,处理原则为:

1. 纯氧通气,采用血管收缩药提升体循环阻力。

2. 排除低血容量,积极纠正容量不足,尤其合并有出血时。

3. 采用碳酸氢钠纠正酸中毒。

4. 同时考虑采用β受体拮抗剂艾司洛尔(0.5~1mg/kg)缓慢静脉注射,以减慢心率及降低心肌收缩力,缓解右心室流出道痉挛,增加肺血,减少右向左分流。需要注意β受体拮抗剂的负性肌力作用,要在严密监测下由经验丰富的医师应用。

5. 若仍然无效,需紧急行体外膜氧合器(ECMO)维持呼吸循环功能或体外循环下进行心脏手术,以挽救生命。

六、相关知识延伸

（一）法洛四联症

法洛四联症是一种先天性心脏病,心脏畸形包括:室间隔缺损(ventricular septal defect,VSD)、右心室流出道梗阻、主动脉骑跨和右心室肥厚(图10-2)。法洛四联症最初的表现取决于右心室流出道梗阻的程度。未经治疗的较年长法洛四联症病例,可出现杵状指(趾)、气促、运动耐力差、脑脓肿和伴肺脑栓塞的红细胞增多症。

发绀为法洛四联症的主要体征,特征性收缩期杂音来源于流出道梗阻,强度中等,且在缺氧发作时此杂音消失。心电图表现为右心室肥厚特征,电轴右偏。超声心动图能够明确诊断。心导管可以描述畸形的分型及是否合并其他畸形,了解肺动脉侧支动脉的情况,并可行侧支封堵术。心脏手术治疗的时机和术式的选择取决于患者畸形的类型、肺动脉发育情况、肺动脉压力以及是否合并其他畸形。

(二)法洛四联症缺氧发作机制

缺氧发作是由于突发右心室流出道痉挛使梗阻加剧和 / 或体循环阻力降低造成一过性肺血减少引起,其结果是体循环动脉血氧饱和度明显降低,药物治疗往往不能起到根本作用。易引起缺氧发作的原因包括应急导致的儿茶酚胺水平升高、酸中毒、心率增快、脱水、贫血等。长期 β 受体拮抗剂治疗可降低心肌收缩及减少缺氧发作的

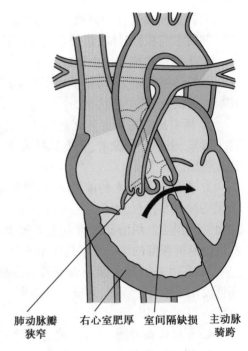

图 10-2   法洛四联症示意图

肺动脉瓣狭窄   右心室肥厚   室间隔缺损   主动脉骑跨

频率和强度,但临床治疗效果因人而异。麻醉管理主要为消除不良因素,安抚患者减少应激,保证足够的麻醉深度,充分供氧,及时纠正酸中毒,避免低血容量,采用缩血管活性药物预防性干预,避免低血压及心率增快。

(三)β 受体拮抗剂缓解缺氧发作的机制

法洛四联症患者右心室流出道梗阻是由于漏斗隔发育不良且漏斗部向前向左移位导致,并且漏斗隔向右心室游离壁延伸突出的肌束及肺动脉瓣叶异常增厚亦参与梗阻的形成。这种病理改变在体内儿茶酚胺升高(内源性或应用药物)、心率增快、心肌强烈收缩时会导致流出道梗阻,引发缺氧发作。β 受体拮抗剂可对抗儿茶酚胺类肾上腺素能递质的作用,达到减慢心率、降低心肌收缩力而缓解紧张收缩的肌束,增加左向右分流,从而缓解缺氧发作。艾司洛尔(esmolol)为选择性 β_1 受体拮抗剂,小剂量不会引起外周血管扩张,且半衰期为 8~10 分钟,是比较安全的选择。此外,β 受体拮抗剂通过减慢心率导致舒张期延长可增加心脏血液灌注,改善心脏舒张功能和增加左心室射血分数(LVEF),促进左向右分流,降低缺氧发作程度。

(四)发绀型心脏病围手术期血红蛋白浓度的维护

成人发绀型先天性心脏病都存在慢性缺氧,红细胞增生是机体对慢性缺氧主要的代偿调节和适应,在心输出量保持不变的情况下,可以满足和保证机体正常的氧气输送。但发绀患者红细胞增生并且体积增大变形,其携氧能力下降,故发绀型患者的血红蛋白浓度要高于正常才能确保机体组织氧供,但目前并没有具体量化的临床证据,需根据患者临床血氧饱和度来判断。对于术前动脉血氧分压低且红细胞比容偏低的患者要积极输血,提高红细胞的携氧能力。术前要充分考虑术中失血情况,积极备血。此外,长期乏氧导致严重红细胞增多可引起血黏稠度过高,使肺、脑、肾等器官血液瘀滞而发生血栓栓塞。此类病患可行术前适当放血治疗,以降低血液黏稠度,刺激血小板及凝血功能提高。红细胞比容达到什么程度需

行放血,目前的观点尚不统一,一般认为在红细胞比容大于65%时进行放血。

(汪晓南　赵丽云)

参考文献

[1] LIM H,YEOH CJ,TAN J,et al. Anesthetic implications for cesarean section in a parturient with complex congenital cyanotic heart disease [J].Case Rep Anesthesiol,2018,3:1-5.

[2] FORMAN J,BEECH R,SLUGANTZ L,et al.A review of tetralogy of Fallot and postoperative management [J]. Crit Care Nurs Clin North Am,2019,31(3):315-328.

[3] WILSON R,ROSS O,GRIKSAITIS MJ.Tetralogy of Fallot [J].BJA Educ,2019,19(11):362-369.

[4] STOUT KK,DANIELS CJ,ABOULHOSN JA,et al. 2018 AHA/ACC Guideline for the management of adults with congenital heart disease [J].J Am Coll Cardiol,2019,73(12):e81-e19.

[5] PILKINGTON M,EGAN JC.Noncardiac surgery in the congenital heart patient [J].Semin Pediatr Surg,2019, 28(1):11-17.

第十一章　合并 Ebstein 畸形患者接受非心脏手术麻醉管理

引言:Ebstein 畸形是先天性三尖瓣关闭不全最常见的原因,几乎所有的患者都合并房间隔缺损或卵圆孔未闭。其主要的临床表现是三尖瓣关闭不全引起的相关症状,房化心室血流反常运动以及心房水平右向左分流引起的不同程度的发绀,常表现为右心衰竭。这类患者行非心脏手术时,麻醉科医师不仅要对心脏畸形本身带来的风险有充分认识,还应明确手术创伤和麻醉操作对循环的影响。

一、病例概要

(一) 病史

患者,女,23 岁,61kg。因"自觉腹部增大近一年,加重 4 个月余"入院。患者发现盆腔巨大包块 3 月余,当地医院行 B 超检查发现"腹腔内类圆形无回声,上至肋下"。超声心动图显示"先天性心脏病,右心房、右心室大,三尖瓣下移畸形(隔瓣及后瓣下移)伴关闭不全,重度反流,反流压差增加,心内未见分流"。患者自述无明显不适,既往无心慌、气短等症状。为求进一步诊治遂来我院。

(二) 术前检查结果和体征

查体:神清,正常面容,无发绀,双肺呼吸音清,三尖瓣听诊区可闻及明显收缩期杂音。血压 118/70mmHg,心率 90 次 /min,呼吸频率 18 次 /min。

辅助检查:ECG 示窦性心动过速(心率 100 次 /min),完全性右束支传导阻滞,ST-T 段异常,右心房肥大。

心脏超声心电图示(图 11-1):先天性心脏病,Ebstein 畸形,三尖瓣关闭不全(重度),右心房增大,肺动脉高压(轻度)。固有心房 61mm×73mm,房化心室 24mm×47mm,功能右心室 54mm×55mm。LVEF 63%。

胸部 X 线:右心增大,心胸比例约 0.58。

盆腔 B 超:子宫内膜增厚,子宫上前方可见一囊性肿物,长径约 35cm,延至脐上 10cm,左右径 24cm,前后径约 10.3cm,内透声尚可。CA125 55.6U/ml。

术前血气结果显示轻度贫血,余正常。

入院诊断:卵巢浆液性囊腺瘤? 子宫内膜增生症? 轻度贫血;先天性心脏病 -Ebstein 畸形,三尖瓣关闭不全(重度),肺动脉高压(轻度)。

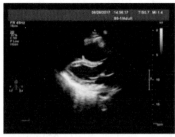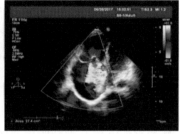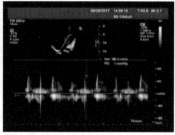

主动脉根部	33	mm	室	厚度	9	mm	左心收缩功能			左心舒张功能		
升主动脉内径	31	mm	间	运动幅度	5	mm	射血分数	63	%	E 波最大流速	58	cm/s
二尖瓣	瓣口面积		cm²	隔	与左心室后壁向运动			缩短分数	34	%	A 波最大流速		cm/s
	瓣环径		mm	左	舒末内径	46	mm				E/A		
	压力减半时间		ms	心	收末内径	30	mm	主动脉最大流速	106	cm/s			
肺动脉	主干径	27	mm	室	后壁厚度	8	mm	左心室流出道流速			肺动脉最大流速	67	cm/s
	右肺动脉径	14	mm		后壁运动幅度	8	mm	压 力 阶 差					
	左肺动脉径	14	mm	右心室	前后径	40	mm	收缩期			舒张期		
左心房	29		mm		流出道	42	mm	取样部位	流速	cm/s	取样部位	流速	cm/s
右心房	61×73		mm		前壁左右径		mm	压差		mmHg	压差		mmHg

超声描述：
1. 右心室、右心房明显增大，左心室内径正常
2. 各心室室壁厚度及运动未见异常。CDFI：心房水平未见异常分流信号
3. 三尖瓣前叶厚度正常，瓣体游离，可随心脏摆动，隔叶、后叶发育短小，隔叶下移并粘连于右心室壁，隔叶下移约 15mm，后叶下移约 14mm，造成收缩期房化右心室约 24mm ×47mm，功能右心室约 54mm ×55mm，收缩期三尖瓣关闭可见明显裂隙，关闭裂隙宽度 11mm，收缩期三尖瓣心房侧可见大量反流信号，反流束面积 27.4cm²，TRVmax：224cm/s，PG：20mmHg，TI 法估测 SPAP：35mmHg。余瓣叶形态未见异常。CDFI：未见明显异常血流
4. 主动脉、肺动脉未见异常。下腔静脉宽度 26mm

超声提示：
Ebstein 畸形
　　　　右心室、右心房增大
　　　　三尖瓣关闭不全（重度）
下腔静脉增宽

图 11-1　患者超声心动图

二、患者围手术期主要风险

本例患者因盆腔巨大实性肿物，考虑卵巢浆液性囊腺瘤，性质不明，贫血，合并 Ebstein 畸形，院内启动多学科会诊，一致认为手术指征明确，拟行无气腹腹腔镜探查（备卵巢肿瘤切除术）+ 宫腔镜检查术 + 诊刮术，术中根据冰冻切片结果决定手术范围。尽管目前无明显自觉症状，但围手术期仍有由于麻醉及手术打击造成意外的风险。

1. 患者盆腔肿瘤巨大，暴露难度大，手术时间较长，巨大肿瘤可能与髂血管关系密切，易造成周围脏器损伤和大出血，容量不足前向血流减少，发绀加重，容量过负荷，会导致右心衰竭，或全心衰竭。

2. Ebstein 畸形多存在右心室收缩功能障碍，对麻醉药物、手术刺激及循环波动的耐受性较差，尤其低血压，会导致冠脉供血差及右向左分流的增加，加重发绀及右心衰竭。

3. 此类患者右心房对刺激非常敏感，围手术期心律失常发生率较高，会因全麻及手术刺激特别是麻醉诱导和瘤体搬动腹压波动期间，诱发快速性室上性心律失常，若对治疗药物不敏感，会影响心功能甚至危及生命。

4. 巨大肿瘤压迫腹腔脏器，术中应防治切除肿瘤后腹腔内压骤降出现的低血压而导致循环衰竭。

本例患者围手术期可能发生的风险包括:恶性心律失常;右心衰竭或全心衰竭;术中大出血。术前向家属交代患者相关风险,做好紧急抢救准备。嘱血库备足血制品。

三、麻醉及术中管理

(一)麻醉前

患者入室,神清合作,连接五导联心电图,血氧饱和度探头。不吸氧时 SpO_2 96%,心率 91 次/min。建立外周静脉通路后,局部麻醉下行有创动脉压穿刺置管,基础血压 123/65mmHg,并连接 FloTrac/Vigileo 心排量监测仪。体表贴好体外除颤电极。备急救药品:去氧肾上腺素、去甲肾上腺素、艾司洛尔、胺碘酮、利多卡因、多巴酚丁胺等。粘贴体表除颤电极。

(二)麻醉实施

面罩预给氧,缓慢静脉注射咪达唑仑 2mg、依托咪酯 10mg、舒芬太尼 20μg、顺阿曲库铵 20mg,并采用 2% 的利多卡因 5ml 进行气管表面麻醉,明视下经口气管插管,容量控制模式通气。呼吸参数:潮气量 400ml,呼吸频率 12 次/min,维持呼气末二氧化碳分压 30~35mmHg。麻醉诱导期间血压心率基本稳定状态。行右颈内静脉穿刺置入四腔中心静脉导管。麻醉维持采用右美托咪定 0.1~0.2μg/(kg·h)、丙泊酚 2~5mg/(kg·h)、七氟烷 0.8%~2%、瑞芬太尼 0.2μg/(kg·min),间断静脉注射顺阿曲库铵 10mg。术毕半小时前停用右美托咪定。

(三)术中管理

该患者在术野消毒时,突然出现阵发性室上性心动过速(160~180 次/min),以及低血压(85/50mmHg),立即静脉给与去氧肾上腺素 50μg,艾司洛尔 10mg,2 分钟后,恢复窦性心律。加深麻醉后,维持心率在 80~85 次/min 之间,血压维持在 110~120/55~65mmHg 之间。手术开始,术中暴露瘤体后,术者采用吸引管穿刺囊腔,缓慢吸出无色透明囊液约 1 800ml,放液采用腹部局部加压逐渐降低腹腔内压的方式,此后手术过程生命体征平稳,适当控制输液量,减轻右心室前负荷。无明显循环波动。

手术历时 1.5 小时,出血约 50ml,输液 500ml,尿量 300ml。术中 1 小时时血气结果如下:pH:7.43,PCO_2:30.5mmHg,PaO_2:198mmHg,SO_2:99%,Hb:10.8g/dl,乳酸(Lac):0.9mmol/L,Mg^{2+}:0.56mmol/L,Ca^{2+}:1.25mmol/L,K^+:4.26mmol/L。术毕深麻醉下清理呼吸道,安返 PCAU。

四、术后管理及转归

返回 PACU 20 分钟后患者苏醒,肌力恢复良好,潮气量满意,拔出气管导管,待神志完全清醒,安返病房。患者回病房继续进行心电、血氧、血压监护,并完善镇痛,避免疼痛等不良刺激。术后患者生命体征平稳,恢复良好。

该患者尽管目前自觉症状尚可,无右向左分流,可暂时临床随访观察,但是一旦出现心脏收缩功能退化,出现不成熟的心脏缩小或者房性心律失常,则应进行心脏外科手术治疗。目前患者已出现右心室明显扩张,三尖瓣重度反流,外科建议择期行手术治疗,但患者因经济原因拒绝进一步治疗。

五、合并 Ebstein 畸形患者接受非心脏手术围麻醉期管理要点

Ebstein 畸形是一种较为少见的先天性复杂心脏畸形,其病理变化较广泛,这类患者实施非心脏手术的危险性和结局,不但取决于心脏畸形本身,还取决于麻醉管理理念和手术种类对患者呼吸和循环的影响。对于 Ebstein 畸形患者实施非心脏手术的麻醉管理的核心是:

维护右心功能,防止右心室的前、后负荷的增加,预防恶性心律失常的发生。

（一）术前准备

Ebstein 畸形患者在行非心脏手术前,完善术前检查,包括心脏超声、胸部 X 线检查、心电图、血气检查、凝血及全身其他脏器功能评价,通过多学科会诊探讨手术风险和受益,决定是否手术以及手术方式、手术时机及出现意外时的应对。对于右向左分流的发绀患者,术前应避免酸血症和低氧血症等因素加重肺血管收缩。如果患者存在右心衰竭,术前应强心、利尿,减轻肝肿大,腹水等症状。此外,这类患者围手术期易发生各类心律失常,因此在应用利尿剂期间,应监测电解质,避免低钾、低镁等发生。

（二）麻醉诱导

Ebstein 畸形患者在麻醉诱导期极易出现室上性或室性心律失常,并且由于右心房显著增大,房内湍流血流形成,导致药物臂脑循环时间延长。因此无论是麻醉诱导还是应用血管活性药物,都应耐心观察用药效果,以避免由药物过量引起的严重血流动力学后果。麻醉采用慢诱导小剂量滴定式给药方案,根据患者循环情况决定用药剂量,气管插管前予以气管内表面麻醉有助于减轻插管反应。

（三）麻醉维持

由于吸入性麻醉药有降低肺循环阻力,扩张支气管,并且易于控制的特点,因此选择对循环影响较小的七氟烷吸入复合静脉麻醉。由于右美托咪定有交感神经阻滞作用,且循环稳定作用较好,故在麻醉维持中可以采用。

（四）术中血流动力学维护

维护右心功能、降低右心室的前、后负荷、防止心律失常是该类患者围手术期管理的核心。

1. 若伴有明显的三尖瓣反流,应避免任何有可能增加肺血管阻力的因素,如酸血症、缺氧、高碳酸血症等增加肺血管阻力的因素。

2. Ebstein 畸形患者功能右心室较小,往往存在右心收缩功能障碍,对于该患者手术中要准确预判心脏前后负荷的变化,应使右心室前负荷维持最佳状态,在循环稳定的前提下,适当控制容量。

3. 若出现低血压,应在积极查找原因的同时,对症支持,如选择去氧肾上腺素、去甲肾上腺素,以改善心脏供血,避免恶性循环。如果出现右心功能或左心功能障碍时,可根据临床情况选择多巴酚丁胺、米力农、肾上腺素等进行支持治疗,必要时考虑使用左西孟旦。

4. 出现室上性或室性心律失常,可根据循环情况,选择艾司洛尔,胺碘酮进行纠正。伴有低血压时,可选择缩血管药物,如去氧肾上腺素、去甲肾上腺素和 / 或血管升压素,防止体循环阻力降低及血压下降,无效者尽快考虑电复律。

该类患者功能右心室明显缩小,收缩、舒张功能障碍,对快速性心律失常耐受性极差。因此,除避免能够诱发心律失常的各种因素外,应提前准备各类抗心律失常药物以及体外心脏电复律设备。

本例患者盆腔巨大包块可能会压迫腔静脉、腹主动脉,使回心血量减少。麻醉诱导过程中腹部肌肉松弛,上述压迫症状可能进一步加重,回心血量可随之进一步减少,可能是该患者麻醉后出现阵发性室上性心动过速的主要原因。一方面可通过调整体位、维持外周循环阻力及适度地输注液体予以纠正,同时给予血管收缩药及艾司洛尔予以纠正。在术中探查、放囊内液及搬动肿瘤等操作时,通过放慢放液速度、搬出肿瘤后立即做腹腔加压等,防止腹内压骤然消失、右心回心血量突然增加、前负荷突然增高而诱发急性右心衰竭。同时腹腔内压的消失可使腹主动脉压迫突然解除,后负荷突然降低可导致血压骤降,心率增快而诱发阵发性室上性心动过速,可通过适度应用血管收缩药物予以调整。

(五) 术中监测

　　基本生命体征的监测包括心电图、有创动脉压、指脉搏血氧饱和度。同时需要进行中心静脉置管。在进行操作时要动作轻柔,避免导丝及导管放入过深诱发心律失常。漂浮导管虽能连续提供详细精准的血流动力学检测,特别对于围手术期右心前后负荷的判断、右心功能的评价有重要意义,但是三尖瓣的大量反流、瓣环及附属结构的异常,以及极度扩大的右心房,导管很难到达肺动脉,并且导丝和导管刺激右心房的过程中极易诱发恶性心律失常,因此对于 Ebstein 畸形患者,一般不推荐放置肺动脉漂浮导管。对于术前存在心力衰竭症状的患者,术中可以选择 TEE 监测心脏功能,特别是右心室收缩功能,可直观地确定正性肌力药物的效应,指导药物治疗。对于临床症状较轻的患者,可以选择无创心排量监测仪,如 FloTrac/Vigileo 系统等。

(六) 避免反常气栓

　　对于存在心房水平交通的患者,在外周静脉输液特别是深静脉注射时,特别注意避免注入气泡,否则可能形成反常气栓,从而出现冠脉栓塞、脑栓塞而出现严重并发症。

(七) 术后管理

　　术前心功能良好,手术创伤小,围手术期平稳的患者,术毕可以选择手术室拔管。但是要拔管过程中要避免过度刺激患者,如反复气管内吸痰等,一方面会导致缺氧引起肺血管痉挛,增加右心后负荷,另一方面可能会诱发心律失常。如果术前患者已存在明显的临床症状,手术创伤大,围手术期循环不稳定,建议继续在监护病房进行后续的呼吸循环支持,仍要避免拔除气管导管时的强刺激。

六、相关知识延伸

(一) Ebstein 畸形

　　Ebstein 畸形即三尖瓣下移畸形,是一种较为罕见的先天性心脏畸形,在先天性心脏病中的发病率大约为 0.5%~1%。尽管病理解剖多样,但此类患者共同表现为三尖瓣位置下移,以隔瓣和后瓣基部的下移为主,瓣叶常发育不全。因瓣膜向心尖方向移位,位于瓣叶以上和瓣环以下的一部分心室称为"房化心室",瓣叶下方的心室称为"功能性右心室"(图 11-2)。三尖瓣畸形反流及右心功能受损阻碍了流向右心系统的血液。另外当心房收缩,房化心室舒张或膨出,使其被动储血,降低了射出容量;当心室收缩,房化心室也收缩,影响静脉血回流到处于舒张阶段的右心房。

　　大多数 Ebstein 畸形患者存在心房间的交通,产生右向左分流,从而导致不同程度的发绀。这些结构上的改变将导致右心房显著扩张,继而导致三尖瓣进一步关闭不全和心房内分流增大。在部分严重的患

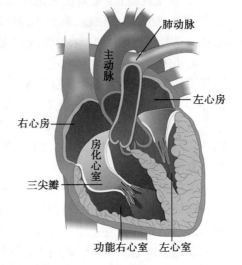

图 11-2　Ebstein 心脏畸形示意图

者中,由于右心室收缩乏力,可能会引起功能性肺动脉闭锁。由于三尖瓣和右心室的解剖学和病理学发生改变,因此这类患者常常伴发各种心律失常。Ebstein 畸形患者自然成活率低,往往幼年需要手术矫治,少数患者若症状轻,心功能 I~II 级,可暂不考虑外科纠正,

Ebstein 畸形常常合并房性心律失常,约 15% 的 Ebstein 畸形患者会出现房室旁路,即伴发预激综合征(WPW 综合征),在 WPW 综合征伴有先天性心脏病患者中,Ebstein 畸形占有 1/3。心律失常的发生和 Ebstein 畸形患者的预后有很大关系。因此积极诊断和治疗 Ebstein 畸形合并的心律失常能够减少此类患者的猝死。目前的治疗方法除药物以外,射频消融已成为重要的治疗手段。

(二) Ebstein 畸形患者右心功能的维护策略

对于 Ebstein 畸形患者,决定右心功能的因素包括:心肌收缩功能及其协调性,前、后负荷以及心率/律。因此右心功能维护的核心是优化的右心前负荷、降低右心后负荷、调节心肌收缩能力和协调性、降低心肌做功。

1. 前负荷 正常右心室对于前负荷的耐受性较小,但是对于 Ebstein 畸形的患者,由于功能右心室明显减小并且往往存在收缩功能障碍,再加之三尖瓣大量反流,故这类患者对于前负荷的突然变化不能耐受,特别是已存在心力衰竭症状的患者。围手术期应通过各种治疗,优化与患者心肌功能项匹配的前负荷,如控制输液量、利尿、减少分流、血管扩张剂的使用、体位调节等。

2. 后负荷 避免右心室后负荷增加。全麻下适度进行过度通气,采用小潮气量通气模式,尽力降低平均气道压,慎用或不用 PEEP。

3. 体循环阻力 避免体循环阻力降低,必要时可选用缩血管药物如去氧肾上腺素(心功能良好时)、去甲肾上腺素和/或血管升压素,恢复外周阻力,维持满足冠脉灌注所需的灌注压,避免右心衰竭加重而波及左心。

4. 心肌收缩力 Ebstein 畸形患者的功能右心室小,收缩力受损,可选择正性肌力药调节心肌收缩力,如采用多巴酚丁胺等。

(三) Ebstein 畸形患者围手术期心律失常的防治

Ebstein 畸形患者由于心脏结构特点,在全麻诱导过程及术毕拔管中,容易发生快速性心律失常,因此,围手术期应避免一切心律失常的诱发因素,如控制合适的麻醉深度、维持合适的血容量、纠正电解质紊乱、减少操作刺激等。因 Ebstein 畸形患者对心律失常的耐受性差,应及时进行干预。可根据循环情况,选择去氧肾上腺素、艾司洛尔、胺碘酮等进行纠正。伴有明显低血压,并且对上述药物反应不佳时,可选择电复律。

1. 如果患者血流动力学尚平稳,阵发性室上性心动过速可以通过药物进行复律。可采用艾司洛尔,胺碘酮等抗心律失常药物。此外,去氧肾上腺素除可能缓解快速性心律失常导致的低血压外,还能反射性地降低心率,因此可用于 Ebstein 畸形患者突发的快速性心律失常的治疗。

2. 患者如果存在 WPW 综合征,则禁用洋地黄类抗心律失常药物。一旦患者已出现明显的低血压,则应立即进行电复律。除心室颤动外,均应采用同步电复律。

3. 使用单相波除颤仪时,心房颤动适用能量为 100~200J,心房扑动与室上性心动过速为 50~100J,室性心动过速为 100J。双相波除颤仪同步电复律的最佳能量有待于确定,但一般不超过单相波除颤仪。

(程 怡 赵丽云)

参考文献

［1］CONSTANTINE MAVROUNDIS,CARL I. BACKER. 小儿心脏外科学［M］.3 版 . 刘锦纷,译 . 北京:北京大学医学出版社,2005.

［2］CAROL.LAKE,PETER D. BOOKER. 小儿心脏麻醉学［M］.4 版 . 晏馥霞,李立环,译 . 北京:人民卫生出版社,2008.

［3］ROSS FJ,LATHAM GJ,RICHARDS M,et al. Perioperative and anesthetic considerations in Ebstein's anomaly ［J］.Semin Cardiothorac Vasc Anesth,2016,20（1）:82-92.

［4］Theerth KA,Sachidananda R,Shaikh SI. Epidural anesthesia for cesarean section in a primigravida woman with Ebstein's anomaly with recurrent supraventricular tachycardia ［J］.Acta Anaesthesiologica Taiwanica,2014, 52（4）:201-202.

［5］XIN X,TANG S,WANG L,et al. Anesthetic considerations of an emergency decompressive craniotomy complicated with Ebstein's anomaly and atrial septal defect ［J］. Chin Med J（Engl）,2011,124（4）:615-617.

［6］TANIMURA K,MIURA Y,ISHII H. Anesthetic Management Using Transesophageal Echocardiography and EV1000 in a Patient with Ebstein's Anomary Undergoing Scoliosis Surgery ［J］.Masui,2016,65（2）:153-156.

［7］SUBRAMANIAN H,SUDHAKAR B,VYAPAKA P,et al. Anesthetic challenges of decompressive craniotomy for the right frontal lobe abscess in a patient with Ebstein's anomaly:a rare case report ［J］. Anesth Essays Res,2012,6（1）:84-86.

第五篇

合并心律失常患者
接受非心脏手术
麻醉病例分析

第十二章　心房颤动患者接受非心脏手术麻醉管理

引言:心房颤动主要由心脏疾患如瓣膜性心脏病、冠心病、左心室肥厚、心肌病、心力衰竭等导致,也有不明原因的心房颤动,发病率高,因此合并心房颤动患者接受非心脏手术者相对较多。麻醉科医师首先要了解患者心房颤动的病因,了解术前心率控制状况,心功能是否受累以及是否接受抗凝治疗等情况。而当心房颤动患者出现腹主动脉骑跨栓时,病情极其凶险,常常需要急诊手术,术前无充足时间准备,部分患者往往存在肢体远端缺血坏死、肾功能不全、高钾、心功能受损等,死亡率高,麻醉管理困难。

一、病例概要

(一)病史

患者,男,67 岁,体重 90kg,主因"突发双下肢凉麻痛,运动障碍 10 小时"急诊入院。入院诊断:腹主动脉,双髂动脉,股、腘、膝下动脉血栓栓塞,双下肢缺血 4 期,心房颤动。既往高血压、冠心病、糖尿病史,具体控制用药不详。心房颤动病史多年,未行治疗。2 年前有脑梗死病史,无相关后遗症。无肝炎、结核等传染病病史,无药物过敏史,无外伤、手术史。拟急诊行双股动脉切开取栓备球囊扩张支架置入术。

(二)术前检查结果和体征

急诊入院检查:患者痛苦面容。查体脐部腹部及双下肢皮温凉,色苍白发花,双下肢股、腘、足背、胫后动脉搏动不清。体温 36.5℃,脉搏 160 次 /min,血压 158/103mmHg。

辅助检查:

心电图(ECG):心房颤动,心室率 167 次 /min,负性 T 波,ST-T 段改变,左心室肥大。

胸片正位 + 右侧位影像可见:肺淤血,主动脉宽,心影大,双侧肋膈角可见,考虑心功能不全。

超声心动图(图 12-1):节段性室壁运动异常,左心室壁运动不协调,左心房及右心房增大,二尖瓣反流(中度),三尖瓣反流(中 - 重度),左心功能减低,左心室射血分数(LVEF)38%。

腹部及下肢血管彩色多普勒超声:腹主动脉闭塞,病原性质待定,肠系膜上动脉、右肾动脉狭窄,双髂外动脉血栓形成,双下肢动脉,股、腘动脉,胫前、胫后腓动脉血栓填充,全程血栓形成。腹主动脉 CTA:腹主动脉肾下 5cm 起始至髂动脉血栓填充。

实验室检查结果:

血常规:白细胞(WBC):14.1 × 10⁹/L,红细胞(RBC):5.24 × 10¹²/L,血红蛋白(Hb):162g/L,红细胞比容(HCT):47.1%,血小板:197 × 10⁹/L。

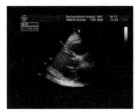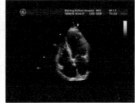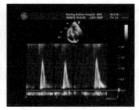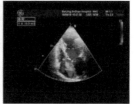

主动脉根部	31	mm	室	厚度	9	mm	左心收缩功能			左心舒张功能		
升主动脉内径	35	mm	间	运动幅度	4	mm	射血分数	38	%	E 波最大流速	146	cm/s
二	瓣口面积		cm²	隔	与左心室后壁向运动			缩短分数		%	A 波最大流速		cm/s
尖	瓣环径		mm	左	舒末内径	55	mm		E/A				
瓣	压力减半时间		ms	心	收末内径	44	mm	主动脉最大流速	193	cm/s			
肺	主干径	20	mm	室	后壁厚度	9	mm	左心室流出道流速	71	cm/s	肺动脉最大流速	80	cm/s
动	右肺动脉径		mm		后壁运动幅度	6	mm	压 力 阶 差					
脉	左肺动脉径		mm	右	前后径	22	mm	收缩期			舒张期		
	左心房	46×41×63	mm	心	流出道	29	mm	取样部位	流速	cm/s	取样部位	流速	cm/s
	右心房	41×61	mm	室	前壁左右径		mm	压差		mmHg	压差		mmHg

超声描述:
1. 左心房、右心房增大,余心腔内径正常范围
2. 除左心室前壁、后壁基底段及左心室侧壁上 1/2 段心肌运动尚可外,余心室壁运动及增厚率减低,左心室心尖段轻度扩张,收缩期向外略膨出,左心室下壁心肌变薄
3. 主动脉瓣三瓣缘增厚,回声增强,余瓣膜形态及运动未见异常,CDFI:收缩期二尖瓣心房侧见中量反流信号,最大反流面积 7.8cm²,收缩期三尖瓣心房侧见中至重度反流信号,TRVmax:290cm/s,PG:34mmHg,TI 法估测 SPAP:44mmHg,反流面积 10cm²
4. 主动脉、肺动脉未见异常
5. 检查过程中,患者心律不齐

超声提示:
节段性左心室室壁运动异常
左心房、右心房增大
二尖瓣反流(中度)
三尖瓣反流(中~重度)
肺动脉高压(轻度)
左心室功能减低

图 12-1　患者超声心动图

急诊生化指标:血糖:11.7mmol/L,K⁺:6.00mmol/L,超敏肌钙蛋白:10.35ng/ml,肌酸激酶同工酶:57ng/ml,肌红蛋白:8 003.7ng/ml。尿素:9.9mmol/L,肌酐:189.6μmol/L,尿酸:512.2μmol/L。D-dimer:1 125mg/L。总胆红素、直接胆红素、碱性磷酸酶轻度增高,肝功正常。

血气分析:pH:7.31,$PaCO_2$:22mmHg,PaO_2:91mmHg,SaO_2:97%,BE:−10.6mmol/L,Lac:7.0mmol/L。

入院诊断:腹主动脉骑跨栓(abdominal aorta saddle embolism,ASE);心房颤动,心功能不全,心功能Ⅳ级;冠心病,高血压,糖尿病,肾功能不全。

二、患者围手术期主要风险

该患者病情凶险,需要尽快急诊手术,拟行 Fogarty 导管双侧股动脉、腹主动脉分叉处血栓取出备球囊扩张支架置入术,但患者同时存在快速心房颤动、高血压、冠心病等多种心血管疾病,并且均未经过系统治疗,围手术期存在多种风险。

1. 患者合并快速心房颤动,心室率 160 次/min,左心室射血分数 38%,心功能Ⅳ级,对麻醉手术的耐受性极差,加之合并糖尿病、高血压、心肌梗死,围手术期极易因为低血压及快速心室率导致心肌氧供氧耗失衡而猝死。

2. 取栓成功后股动脉开放后,大量酸性代谢产物释放入血,会出现顽固性低血压,可出现心力衰竭、对血管活性药物无反应等严重后果。并且该患者术前即存在微循环障碍,乳酸高,代谢性酸中毒,更容易使病情恶化及猝死。

3. 快速心房颤动未经过系统抗凝治疗,围手术期极易形成新的血栓,出现新发脑梗及全身栓塞症状,术后可能出现瘫痪及术后无法苏醒等后果。

4. 腹主动脉骑跨栓由于阻塞平面高,较单侧的髂、股动脉栓塞远端肢体更易发生坏死,若手术不及时或不成功,会导致肌病肾病代谢综合征(MNMS),因高钾或急性肾功能衰竭而死亡。

5. 术前血糖高,未经过治疗,围手术期可能出现酮症酸中毒。

6. 围手术期氮质血症、高钾血症、肌红蛋白尿等会加重已有的肾功能不全,术中后可能需要肾脏替代治疗。

7. 术中血管破裂大出血死亡。

该患者围手术期风险包括:心源性猝死;新发脑梗、术后无法苏醒;肾功能衰竭;糖尿病酮症酸中毒;大出血死亡。

三、麻醉及术中管理

(一)麻醉前

患者入室,烦躁,迅速监测五导联心电图,心率 158 次/min,面罩吸氧 5L/min,SpO_2 96%。迅速建立外周静脉通路,给予咪达唑仑 1mg,舒芬太尼 $2.5\mu g$,同时局麻下行右桡动脉穿刺建立直接动脉测压,血压为 170/109mmHg,并连接 MostCare 心排量监测仪,同时输注林格液,此时心率为 145 次/min。体表贴好体外除颤电极。

抢救药物准备:艾司洛尔、去甲肾上腺素、去氧肾上腺素、肾上腺素、多巴胺、山莨菪碱、硝酸甘油、毛花苷 C 等,同时配制泵注去甲肾上腺素 2mg/50ml,多巴胺 270mg/50ml 备用。

(二)麻醉实施

依次缓慢给予咪达唑仑 2mg、依托咪酯 10mg、罗库溴铵 50mg、舒芬太尼 $50\mu g$ 进行麻醉诱导,药物起效后行利多卡因 1mg/kg 气管表面麻醉,后继续面罩通气 1 分钟,之后经口置入 ID 8.0 的气管内导管,深度 23cm,过程顺利,SpO_2 为 100%。呼吸参数:潮气量 550ml,频率 10 次/min,I∶E 为 1∶2,流量 2L/min,吸入氧浓度为 60%。诱导期间间断给予小剂量去氧肾上腺素,血压维持在 120~140/70~80mmHg,心率为 100~110 次/min。插管后毛花苷 C 0.4mg 入壶,控制心室率。经右颈内静脉行中心静脉置管,置入 F7.0 的四腔静脉导管,深度 13cm,连接压力传感器监测中心静脉压(CVP),CVP 为 $8cmH_2O$。麻醉后导尿,呈血红蛋白尿颜色。

麻醉维持采用右美托咪定 $0.1~0.2\mu g/(kg\cdot h)$,丙泊酚 $3~5mg/(kg\cdot h)$,瑞芬太尼 $0.2\mu g/(kg\cdot min)$,复合吸入 0.3~0.5MAC 七氟烷维持麻醉,间断静脉给予罗库溴铵。

手术开始前动脉血气:pH:7.29,$PaCO_2$:30.0mmHg,PaO_2:183mmHg,SaO_2%:99.5%,Hb:121g/L,K^+:6.3mmol/L,Ca^{2+}:1.02mmol/L,Lac:5.9mmol/L,Glu:12.6mmol/L。

(三)术中管理

1. 血流动力学维护　术中根据 MostCare 心排量监测仪数据,并结合 ABP 及 CVP 变化趋势,进行血压、心率及容量管理。采用多巴胺 $5\mu g/(kg\cdot min)$,去甲肾上腺素 $0.03~0.1\mu g/(kg\cdot min)$维持心排量及血压,间断使用 β 受体拮抗剂(艾司洛尔)控制心率,维持 ABP 于 140~150/70~80mmHg,心率为 90~100 次/min,CVP 6~10cmH₂O。术中维持血流动力学目标 CI>2.5L/(min·m²),PPV<13%。

2. 手术开始即进行持续肾脏替代治疗(CRRT)。采用 Fogarty 导管经双侧股动脉腹主动脉分叉处血栓取出术,术中阻断腹主动脉前,给予肝素 45mg,5 分钟后 ACT 为 394s,切开股动脉取栓。取栓后股动脉喷血良好,之后行股动脉远端取栓,顺利,取栓后向远端血管注入尿激酶 25 万 U 溶解微小血栓。

3. 取栓成功开放血流时,静脉滴注 5% 碳酸氢钠 125ml 防止酸中毒,保护肾功能,并静脉给予甲泼尼松 80mg,甘露醇 100g,加大去甲肾上腺素用量维持血压。

4. 根据术中出血及 PPV、CVP 值进行液体治疗。术中间断监测动脉血气,积极纠正酸中毒,采用胰岛素控制血糖及血钾,乳酸值逐渐下降。术中持续滴注乌司他丁抗氧化应激及炎症反应,以保护心肌等重要脏器。

手术共历时 280 分钟,共输液 2 200ml,洗涤红细胞 500ml,红细胞悬液 2U,新鲜冰冻血浆 400ml。术中出血量 1 200ml,尿量 2 000ml(酱油色),止血充分,带气管导管及监护设备,安全送返监护室。术毕动脉血气:pH:7.39,PaCO₂:40.0mmHg,PaO₂:133mmHg,SaO₂%:99.8%,Hb:118g/L,K⁺:4.3mmol/L,Ca²⁺:1.13mmol/L,Lac:0.9mmol/L,Glu:10.3mmol/L。

四、术后管理及转归

术毕患者转运至监护室,生命体征平稳,气管插管连接呼吸机辅助呼吸,呼吸机设定:吸入氧浓度 50%,潮气量 500ml,频率 12 次/min,模式为容量控制模式,血氧饱和度为 100%。血压 144/80mmHg,心房颤动,心室率为 90 次/min,CVP 8cmH₂O,继续多巴胺 5μg/(kg·min)、去甲肾上腺素 0.05μg/(kg·min) 维持,输注丙泊酚 100mg/h 镇静,维持血流动力学稳定的前提下逐渐减量血管活性药,镇静状态下清理气道及口腔内分泌物。3 小时后患者自主呼吸恢复,停用丙泊酚,患者意识充分恢复,配合良好,观察 1 小时后,拔除气管内导管。拔管期间 ABP 143/82mmHg,心率 100 次/min,呼吸频率 18 次/min,CVP 7cmH₂O,血氧饱和度为 99%。拔管后面罩吸氧 3L/min。再次血气回报:pH:7.47,PaCO₂:39.0mmHg,PaO₂:105.8mmHg,SaO₂%:97.8%,Hb:130g/L,HCT:39%,BE:−1.4mmol/L,Glu:6.4mmol/L,Lac:1.1mmol/L。

术后密切观察双下肢温度及颜色,皮温好,轻度水肿。仍为肌红蛋白尿。继续在监测下补液、利尿、甘露醇、碳酸氢钠等药物,同时继续 CRRT 治疗。生化结果显示,肌酐及尿素值逐渐降低,术后未发生肾功能衰竭。术后第三天转回血管外科病房,继续对症治疗。

心内科会诊,给予规律口服降压药物,规律采用口服抗凝药达比加群酯预防血栓,采用皮下注射胰岛素控制血糖,积极控制心力衰竭,术后未发生心肌梗死、恶性心律失常、心力衰竭。术后 10 天顺利出院,随诊。

五、心房颤动患者接受非心脏手术围麻醉期管理要点

心房颤动患者进行非心脏手术有其围手术期规范管理流程,若术前室率控制良好,并做好围手术期抗凝治疗的衔接,往往可以安全度过围手术期。但若为急诊手术及危重症患者,术前没有充分准备,为麻醉及术中术后管理带来严峻考验。如本例患者,同时合并腹主动脉骑跨栓。关注要点如下:

(一)术前准备

术前治疗包括病因治疗、心室率控制、抗心力衰竭及抗凝治疗。持续性心房颤动术前尽可能控制心室率在 100 次/min。该患者为急诊手术,术前室率极快,无术前准备时间,术前

尽可能改善血流动力学状况,包括补液及适当镇痛,防止心室率的进一步增快。对非瓣膜病心房颤动患者,多需接受抗凝治疗。

本例患者接受腹主动脉骑跨栓手术,病情凶险,术前已经合并微循环障碍、电解质紊乱、肌溶解、代谢性酸中毒等,尽快手术才能避免进一步病情恶化。术前对症,碱化尿液,尤其纠正高钾可能导致的心跳骤停,必要时应用钙剂及胰岛素,或尽快进行 CRRT 治疗,如本例患者。

(二) 麻醉管理

非急诊的心房颤动患者,术前准备充分,在满足手术的前提下,尽可能选择区域阻滞或椎管内麻醉。本例患者病情危重,并且术前接受了肝素治疗,因此选择全身麻醉。

1. 麻醉前　入室前准备所有急救药品,心室率控制差的患者入室后适当镇静镇痛。建议进行有创动脉监测,酌情进行中心静脉置管,酌情准备血流动力学监测设备。若接受创伤较大的手术,可利用经食管超声心动图(TEE)监测术中患者的血流动力学改变,以进行针对性处理。

快速心房颤动患者麻醉诱导前粘贴体外除颤电极,以备紧急电复律。

2. 麻醉诱导及维持　可选用苯二氮䓬类药物、依托咪酯、舒芬太尼、非去极化肌松剂缓慢诱导至适度麻醉深度,采用咽喉部表面麻醉,减轻或避免插管应激反应。诱导过程中避免低血压,可酌情辅助少量去甲肾上腺素、去氧肾上腺素。诱导过程中若出现心室率增快,可选用 β 受体拮抗剂、地高辛或地尔硫䓬,同时注意维持血压。

3. 术中管理　心房颤动患者术中管理的重点是维持血压,控制心室律,积极补液并纠正内环境紊乱。

(1) 维持血压:心房颤动患者往往合并其他心血管疾患如冠心病、高血压及瓣膜病等,各脏器不能耐受低血压,若同时合并有陈旧性脑梗,肾功能不全(如本例),必须维持较高的血压,从而维持一定的脑灌注压及器官灌注压,避免各器官缺血缺氧。麻醉过程中可考虑使用 α 肾上腺素能受体激动药(如去氧肾上腺素、甲氧明、去甲肾上腺素),以升高血压并反射性地抑制心率。心功能不全者可以在维持血压的同时泵注多巴胺。

(2) 维持心室率:心室充盈 75% 与心房收缩有关,心房颤动患者心室率增加,使心室充盈减少,降低心排量,从而引起重要脏器灌注不足。术中使用足量阿片类药物如瑞芬太尼,可有效控制抑制心室率。酌情应用洋地黄或 β 受体拮抗剂控制心律。心功能不全者谨慎使用 β 受体拮抗剂如艾司洛尔,可考虑毛花苷 C 控制心室率,也可采用胺碘酮。

(3) 补充容量:心房颤动患者需要维持合适的血容量,血容量不足会增加心房颤动心室率或诱发新发心房颤动。术中根据监测手段提供的数据如 SVV、PPV、CVP 等,综合出血量、心率、血压、尿量的动态变化来调节液体的入量。同时兼顾心房颤动患者的心功能,防止液体过负荷,必要时注射呋塞米、甘露醇有助于体内液体排出。

4. 针对腹主动脉骑跨栓的特殊管理　术中主要关注阻断及开放腹主动脉引起的血压、心率波动,同时防止腹主动脉栓塞后导致的横纹肌溶解、肌红蛋白尿、高钾或急性肾功能衰竭。

(1) 术中血压心率管理同上述,取栓成功后开放股动脉后,会出现顽固性低血压,保证血容量的同时,需要进一步加大缩血管药物的应用剂量,并辅助适量激素应用。

(2) 维持内环境:积极纠正酸中毒,处理高钾,严重者考虑持续肾脏替代治疗(CRRT,如本例),通过对流模式清除溶质及水分,替代肾脏,清除炎症介质,可有效改善内环境紊乱,对患者血流动力学的干扰较小,并且建议持续至术后。

(三)术后管理

术后避免拔除气管导管的应激反应。注意血容量调整,保证电解质平衡。提供良好的镇静、镇痛,维持体温。心房颤动患者术后需要继续抗凝治疗,权衡出血及血栓风险。首先使用普通肝素或低分子量肝素,随后过渡至华法林或新型口服抗凝药治疗。并积极治疗原有心血管疾病。

六、相关知识延伸

(一)心房颤动及分类

心房颤动(atrial fibrillation,AF,简称心房颤动)是指有序的心房电活动丧失,代之以快速无序的心房颤动波,是最严重的心房电活动紊乱。原因为窦房结失去了正常的起搏功能,心房内许多小的不同方向传播的电激动,产生混乱的心房除极,引起无效的心房收缩,使心房和心室的搏出量减少。ECG表现为紊乱、不规则、形态多样的小纤维状波,室性节律不规则,QRS波幅度不一致,动脉搏动不规则。

导致心房颤动的原因很多,主要由心脏疾患如瓣膜性心脏病、冠心病、高血压左心室肥厚、心肌病以及先天性心脏病、心力衰竭等。肺部疾病、甲状腺功能亢进也可导致。2014年美国AHA/ACC/HRS共同推出了新的心房颤动指南,将心房颤动分为了五种类型:

1. 阵发性心房颤动(心房颤动自然持续时间少于7天)。

2. 持续性心房颤动(心房颤动持续时间超过7天)。

3. 长期持续性心房颤动(心房颤动持续时间超过12个月)。

4. 永久性心房颤动(心房颤动已为患者及其经治医师接受,不再考虑节律控制策略的类型)。

5. 非瓣膜疾病相关的心房颤动(排外风湿性二尖瓣狭窄,生物瓣、机械瓣置换或瓣膜修补术后的心房颤动患者)。

(二)心房颤动患者围手术期抗凝治疗及调整

1. 心房颤动由于心房收缩缺乏协调,促使血液在左心房淤积及血栓形成。心房血栓和可能导致的血栓栓塞性脑卒中是其最严重的并发症。心房颤动患者抗凝指征包括:

(1)准备进行药物或电复律。

(2)瓣膜病伴心房颤动。

(3)非瓣膜心房颤动患者,即使是阵发性心房颤动,若房颤血栓危险度评分(CHA$_2$DS$_2$-VASc评分)男性≥1分,女性≥2分者。

(4)其他:体循环栓塞、肺栓塞、机械瓣置换术后的心房颤动患者。

(5)孕期心房颤动。

2. 心房颤动患者抗凝药物种类有:华法林、达比加群酯、利伐沙班。心房颤动患者围手术期抗凝药物的调整原则为:

(1)非瓣膜性心房颤动患者目前多口服新型口服抗凝药,如达比加群酯和利伐沙班,效果等同华法林,不需常规监测凝血指标,出血风险相对小。利伐沙班为选择性因子Ⅹa抑制剂,达比加群是直接凝血酶抑制剂,对于高出血风险且无肾功能损害的患者,指南建议术前72小时停用,低出血风险手术后24小时即可恢复给药,而高出血风险手术后需48~72小时恢复给药。

（2）机械瓣膜置换术后的心房颤动患者，不建议使用达比加群酯或利伐沙班，推荐采用华法林抗凝。

（3）采用华法林抗凝者，如合并风湿性瓣膜病的心房颤动患者、CHA$_2$DS$_2$-VASc 评分 5 分以上、既往三个月内有卒中史者，若接受中高危出血风险手术，需要停用华法林接受桥接治疗。

桥接方法：术前 5 天停用华法林，停用 2 天后开始静脉给予普通肝素（UFH）或低分子量肝素（LMWH），其中低血栓栓塞风险给予预防剂量，高血栓栓塞给予治疗剂量。给予 LMWH 预防剂量 12 小时、治疗剂量 24 小时后进行手术，UFH 术前 4~6 小时停止，术后根据出凝血状态，1~2 天恢复 LMWH 或 UFH。

（三）非瓣膜病心房颤动血栓危险度 CHA$_2$DS$_2$-VASc 评分

如表 12-1，CHA$_2$DS$_2$-VASc 评分 0 分，可选择阿司匹林或不用抗栓治疗；评分 1 分，可选择华法林或阿司匹林抗凝，推荐口服治疗；CHA$_2$DS$_2$-VASc≥2 分，推荐口服抗凝药治疗（如华法林、达比加群酯等）。

表 12-1　非瓣膜病心房颤动血栓危险度 CHA$_2$DS$_2$-VASc 评分

危险因素	评分	危险因素	评分
心力衰竭 /LVEF<40%（C）	1	血管性疾病（V）	1
高血压（H）	1	年龄 65~74 岁（A）	1
年龄 >75 岁（A）	2	女性（Sc）	1
糖尿病（D）	1	总分	9
卒中 / 血栓形成（S）	2		

（四）心房颤动患者术前起搏器指征

术前必须识别部分心房颤动患者可能需要安置起搏器，必要时请心内科电生理医师做出明确判断，一般下列情况考虑需要临时或永久起搏器治疗：

1. 永久性心房颤动合并症状性心动过缓者，术前需要置入永久性起搏器。

2. 心房颤动患者合并窦房结功能不全，存在一次或多次 >5s 的停搏，无论有无症状，均考虑心脏起搏器治疗。

3. 心房颤动患者表现为慢且规则的心室率，通常表示可能存在房室传导阻滞、完全性房室阻滞，如果持续不恢复，则需要进一步检查，可能需要起搏器治疗。

（五）手术期间新发生心房颤动的处理

手术期间新发心房颤动是否及时处理，取决于心房颤动对血流动力学稳定性的影响，积极寻找心房颤动原因并治疗。

1. 如果心房颤动对血压影响显著，应首先提升血压，必要时予以心脏电复律治疗（100~200J 单相同步）。

2. 若生命体征平稳：

（1）不合并左心室收缩功能不全（射血分数 <40%）的前提下，首先应用 β 受体拮抗剂艾司洛尔 0.5mg/kg（1 分钟内），之后持续泵注维持，或缓慢静脉应用地尔硫䓬 0.25mg/kg，15~20min 可重复给予。

（2）若射血分数 <40%，可选择小剂量 β 受体拮抗剂加胺碘酮（300mg 溶于 5% 葡萄糖溶

液中,30~60 分钟内静滴)控制心率,必要时加用毛花苷 C(首剂 0.25~0.5mg,以后每 2 小时可重复 0.25mg,总量不超过 1.5mg)。

(3)缓慢给予伊布立特 1mg,10 分钟后可重复 1mg(给药时间大于 10 分钟),但给药前注意低钾问题,心功能不全者禁用。

(六)腹主动脉骑跨栓(ASE)

ASE 是临床上比较少见但极其凶险,死亡率高达 20%~25%,截肢率高,多为中老年患者,常合并心、脑血管疾病。未经抗凝治疗的心房颤动是其重要原因。临床表现为双下肢剧烈疼痛、腹主动脉远端(脐部)及双侧股动脉不能触到搏动。由于其阻塞平面高,较单侧的髂、股动脉栓塞,远端肢体更易发生坏死,导致缺血性横纹肌溶解及由此产生的肌红蛋白、离子、氧自由基等紊乱引起肌病肾病代谢综合征(MNMS),患者可因高钾或急性肾功能衰竭而死亡。Fogarty 导管双侧股动脉、腹主动脉分叉处血栓取出术是其主要手术方法。

(林培容 赵丽云)

参考文献

[1] LIP GYH,BANERJEE A,BORIANI G,et al.Antithrombotic therapy for atrial fibrillation.CHEST guideline and expert panel report [J]. CHEST ,2018,154(5):1121-1201.

[2] DALIA AA,KUO A,VANNEMAN M,et al.Anesthesiologists guide to the 2019 AHA/ACC/HRS focused update for the management of patients with atrial fibrillation [J]. J Cardiothorac Vasc Anesth,2020,34(7):1925-1932.

[3] KASCHWICH M,BEHRENDT CA,TSILIMPARIS N,et al.Management of acute aortic thrombosis [J].J CardiovascSurg(Torino),2017,58(2):313-320.

[4] HIROSE H,TAKAGI M,HASHIYADA H,et al.Acute occlusion of an abdominal aortic aneurysm—case report and review of the literature [J].Angiology,2000,51(6):515-523.

[5] Ding X,Liu Y,Su Q,et al.Diagnosis and treatment of aortic saddle embolism [J].Ann Vasc Surg,2019,56:124-131.

[6] CHEN JX,TANG HQ,LI JH.A case of medical treatment of acute abdominal aorta saddle embolism [J]. Zhonghua Xin Xue Guan Bing Za Zhi,2009,37(7):589

第十三章　束支传导阻滞患者接受非心脏手术麻醉管理

引言：束支传导阻滞是常见的心律失常类型，可为生理性或病理性。多数合并束支传导阻滞的患者表现为慢性稳定型心律失常，血流动力学平稳，无需特殊干预。但部分束支传导阻滞源于心血管系统疾患，如心肌缺血、心肌病等，术前需要明确束支传导阻滞的类型及程度，并做好术前预防，防止围手术期发生或发展为高度房室传导阻滞，产生严重的心血管事件。

一、病例概要

（一）病史

患者，女，34 岁，65kg。主因"发现甲状腺结节 1 个月余"拟行手术入院。患者自诉 4 年前在妊娠期间发烧，曾患妊娠糖尿病、心力衰竭和心脏扩大。产后随诊示心脏扩大，且伴有高血压。目前口服美托洛尔 25mg、培哚普利 2mg、螺内酯片 40mg、曲美他嗪 40mg，均为 1 天 2 次。患者因 1 个月前体检发现双侧甲状腺区肿物入院就诊。

（二）术前检查结果和体征

查体：心律齐，血压 120/70mmHg，心率 68 次 /min，心脏杂音（-），双肺清。

辅助检查：

ECG 示（图 13-1）：窦性心律，左心室肥大，完全性左束支传导阻滞。

心脏超声心电图示（图 13-2）：左心增大，左心房 58mm×41mm×40mm，左心室舒张末内径 65mm，右心房室内径正常；左心室收缩功能减低，室壁运动普遍降低，LVEF：44%；提示心肌病变。

胸部 X 线：心影饱满，余心肺膈未见异常。

甲状腺及颈部淋巴结超声：甲状腺左右叶见数个中低回声，形态规则，边界尚清。右叶中上部见数个低回声，形态不规则，边界欠清晰。右颈内静脉周围、锁骨上窝至颈总动脉分叉处水平见数个淋巴结，皮髓质分界不清，部分见点状强回声。甲状腺右叶多发低回声实性结节，恶性高风险，右侧颈部淋巴结异常（Ⅲ、Ⅳ区）。

化验检查：血钾 3.4mmol/L，血钙 2.29mmol/L；

心脏三项：CK：145U/L，cTnI：0.001g/L；NT-proBNP：30pg/ml。

入院诊断：甲状腺结节，完全性左束支传导阻滞，心脏扩大原因待查。

二、患者围手术期主要风险

患者 ASA 分级Ⅱ级，既往有心力衰竭史，目前合并心脏扩大、完全性左束支传导阻滞及

心率：68bpm　　　　T轴：107°　　　　诊断结论（仅供参考）：完全性左束支传导阻滞
P波时限：98ms　　　QRS-T：−113°
PR间期：162ms　　　SV1振幅：0.00mV
QRS时限：130ms　　RV5振幅：0.32mV
QT间期：432ms　　　SV1+RV5振幅：0.32mV
QTC间期：459ms
P轴：−5°
QRS轴：−6°

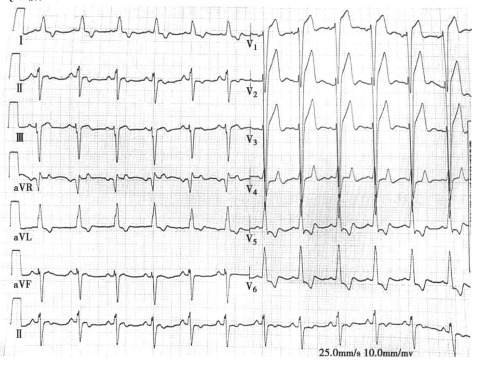

图 13-1　患者心电图检查

主动脉根部	36	mm	室	厚度	8	mm	左心收缩功能		左心舒张功能		
升主动脉内径	33	mm	间	运动幅度		mm	射血分数	44	%	E 波最大流速		cm/s
二尖瓣	瓣口面积		cm²	隔	与左心室后壁向运动			缩短分数	22	%	A 波最大流速		cm/s
	瓣环径		mm	左	舒末内径	65	mm		E/A			
	压力减半时间		ms	心	收末内径	50	mm	主动脉最大流速		cm/s		
肺动脉	主干径	30	mm	室	后壁厚度	7	mm	左心室流出道流速		cm/s	肺动脉最大流速		cm/s
	右肺动脉径	22	mm		后壁运动幅度		mm		压力阶差			
	左肺动脉径	15	mm	右	前后径	22	mm	收缩期			舒张期		
左心房	58×41×40	mm		心	流出道		mm	取样部位	流速	cm/s	取样部位	流速	cm/s
右心房	37×47	mm		室	前壁左右径		mm	压差		mmHg	压差		mmHg

超声描述：
1. 左心室、左心房增大，右心房室内径正常
2. 左心室收缩功能减低，心室室壁运动普遍减低
3. 各瓣膜形态结构及运动未见异常，各瓣膜血流速度未见明显增快，未见异常反流束
4. 无心包积液

超声提示：
心肌病变
左心室、左心房增大
左心室收缩功能减低

图 13-2　患者心脏超声检查

高血压,通过药物治疗血压控制良好,临床心功能Ⅰ级。拟在全麻下行甲状腺肿物切除,备甲状腺癌根治术,属于中度风险手术,心内科及麻醉科共同评估,围手术期相关风险如下:

1. 患者为围产期心肌病后遗留的慢性心功能不全及传导阻滞,目前药物控制下心功能稳定。患者为窦性心律,完全性左束支传导阻滞,心律规整,血流动力学平稳,暂无安装临时起搏器的指征,没有绝对麻醉手术禁忌。但患者左心室舒张末期内径为65mm,LVEF值为44%,围手术期液体管理不当会致容量过负荷引起心功能不全。

2. 甲状腺附近操作的手术,容易对颈动脉周围产生压迫及刺激,引发迷走反射,在心脏传导阻滞的基础上容易出现心率骤降,引发心血管事件。

3. 颈内静脉穿刺置管刺激右心房,会引发完全性房室传导阻滞,导致心脏停搏,应特别注意置管深度或尽可能避免进行颈内静脉置管,或可改做股静脉置管,同时满足甲状腺术野要求。

患者围手术期可能发生的风险包括:心力衰竭加重;术中迷走反射、高度房室传导阻滞、心脏停搏;甲状腺手术术后出血导致的气管受压、呼吸窘迫,甚至再次气管插管及气管切开的可能性。

进一步完善术前血气及凝血功能检查等。术前避免患者情绪波动及紧张焦虑,围手术期继续服用抗心力衰竭药物,维持患者心功能稳定。积极纠正电解质紊乱,血 K^+ 水平维持在4.5mmol/L左右。低盐饮食。

三、麻醉及术中管理

(一)麻醉前

术前备好血管活性药物,包括肾上腺素、异丙肾上腺素(1mg/250ml)、山莨菪碱、去甲肾上腺素等,配制多巴胺180mg/50ml待用。

患者进入手术间后,常规建立心电图、无创血压及血氧饱和度监测,面罩吸氧,SpO_2 98%。给予咪达唑仑1mg和芬太尼50μg,局部麻醉下行右侧桡动脉穿刺置管术,血压138/85mmHg。患者前后胸部粘贴经胸起搏电极,必要时直接经皮临时起搏。

(二)麻醉实施

缓慢静脉给予100μg芬太尼后,静脉推注依托咪酯10mg和丙泊酚50mg。患者意识消失后,给予罗库溴铵50mg,经口插入7.0# 加强型气管插管,机械通气。未行颈内静脉穿刺置管。手术开始时测动脉血气:Hb:87g/L,余指标正常。术中以1.5%七氟烷–50%O_2–50%N_2O混合气维持麻醉,间断追加芬太尼提供完善镇痛。

(三)术中管理

甲状腺手术创伤小、出血较少,液体补充遵循量出为入原则。使用小剂量去甲肾上腺素纠正麻醉后的低血压状态。在探查甲状腺周围前,给予少量抗胆碱药山莨菪碱1mg以对抗迷走反射。术中患者循环平稳,心率维持在60~70次/min,血压维持在110~140/70~80mmHg,心电图无明显改变,未持续使用血管活性药。术中适量补钾、补镁,内环境稳定。术毕逐渐减停吸入麻醉药物,改吸100%氧气。待患者自然清醒,自主呼吸恢复后,吸引口腔内分泌物,拔除气管导管。

手术持续时间约3小时,出血100ml,共输注林格液1 000ml,近手术结束时给予呋塞米10mg,尿量500ml。术毕再次检查血气,除轻度贫血外,均在正常范围内。

四、术后管理及转归

患者送 PACU 留观 20 分钟,生命体征平稳,转运回病房。术后监测生命体征,持续吸氧 6 小时,适量补充液体,及早恢复正常饮食,同时恢复术前口服用药。给予非甾体类抗炎药帕瑞昔布 40mg,一天一次,缓解术后疼痛。患者术后恢复良好,于术后三天顺利出院。

五、束支传导阻滞患者接受非心脏手术围麻醉期管理要点

束支传导阻滞的患者接受非心脏手术,核心问题是需要术前明确束支阻滞的类型及是否合并心脏器质性病变,是否服用抗心律失常药物,并明确治疗效果。如患者存在完全性左束支传导阻滞、双束支或三分支传导阻滞的患者,往往合并心脏本身疾患,围手术期应针对心脏原发病进行治疗,做好术前准备,评价术前起搏指征,防止围手术期出现心血管事件。

（一）术前评估

1. 明确术前心脏起搏器指征(见后述)　术前仔细分辨传导阻滞的类型,必要时请电生理专科进行会诊。

需要注意,择期或限期手术前预防性安置起搏器并不能对原发病起到治疗作用,无法减少原发心脏病可能出现的意外,尤其术前安装永久性起搏器,需要预约安装时间,并且安装起搏器后常规抗凝,都可能影响外科手术的时机及效果,因此要根据安装起搏器指征,结合手术种类,必要时行异丙肾上腺素试验(见本篇第十五章),综合评估安置起搏器的风险获益比。

本例患者为完全性左束支传导阻滞的原因,可能为妊娠期心力衰竭及心脏扩大导致的左心室结构及心脏传导系统的改变。患者病情稳定,正常窦性心律,无晕厥及黑蒙病史,血流动力学平稳,无术前安装临时起搏器的指征。

2. 明确术前合并的心脏病类型　针对各类型心脏病进行相应术前准备。束支传导阻滞常伴发的心脏病类型包括:冠心病、瓣膜病、心肌病、心脏病术后、内分泌疾病等。

3. 纠正术前内环境紊乱　调整离子水平在正常范围。

（二）麻醉管理

1. 麻醉方式　尽可能选择区域阻滞或椎管内麻醉,必须全麻时,注意选择对心脏传导无影响的麻醉药,慎用可能加重心脏传导阻滞的药物,如琥珀胆碱、肌松拮抗剂新斯的明及阿托品。

2. 监测　对于未安置起搏器的束支传导阻滞患者,若合并心脏器质性病变,建议手术全程在有创血流动力学监测下手术,并及时进行治疗,包括有创动脉压及中心静脉压并延续至术后。无器质性病变者,根据传导阻滞的严重程度及接受手术的风险大小,决定监测手段,建议至少进行有创动脉监测。

3. 优化心功能　整个术程力求循环平稳,维持患者术前心率水平,避免加重已有的心律失常,或产生新发的心律失常诱发心功能不全及加重心力衰竭。根据容量状态并适当应用血管活性药物维持循环平稳,维护心功能。

4. 血气监测　术中根据动脉血气分析结果,严密调控电解质水平,维持内环境稳定。

5. 残留肌松拮抗　新斯的明可引起严重的心血管不良反应,如发生心动过缓,甚至心脏停搏。在束支水平的二度传导阻滞,阿托品可能因提高心房率而使束支传导阻滞加重,应引起注意,尤其合并房室传导阻滞、心肌缺血和心力衰竭的患者。推荐术后等待足够的时间,

确保肌松药物代谢完全,自呼吸完全恢复后拔除气管导管,也可以考虑使用新型肌松拮抗剂Sugammadex(详见后文)。

(三) 出现恶性心律失常的预案

1. 术中需连续严密监测心电图,当术中发生束支传导阻滞进展为完全性房室传导阻滞,或患者出现明显血流动力学障碍时,需经中心静脉给予异丙肾上腺素处理,每次静脉注射 2~5μg,可重复应用,也可持续泵注。

2. 如果异丙肾上腺素治疗无效或出现高度房室传导及延迟 QRS 波增宽者,应尽快使用临时心脏起搏装置,术前可备好经皮心脏临时起搏,同时做好心肺复苏准备。

六、相关知识延伸

(一) 心脏传导分布

心脏的传导分布为(图 13-3):心脏冲动源于窦房结,沿房室结、房室束(房室束),分为左右束支。左束支的主干很短,从房室束分出后即在左侧室间隔内膜下呈扇面形展开,主要分成左前分支及左后分支两组纤维,到达左心室各部内膜下成为浦肯野纤维。左束支由双侧冠状动脉供血,受损机会较少,故一旦发生完全性左束支阻滞,则多提示有器质性心脏病。右束支细长,延伸为浦肯野纤维,由单侧冠状动脉供血,且不应期一般比左束支长,故易发生传导阻滞。

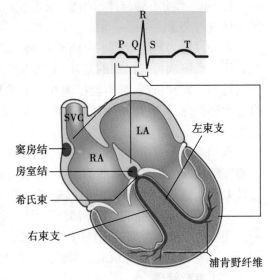

图 13-3　心脏传导分布示意图

(二) 束支传导阻滞的概念及分类

束支传导阻滞是指束支传导部分或完全受阻,即房室结以下的传导系统异常。可以分为完全性或不完全性,也可按照发生阻滞的部位,分为右束支传导阻滞(RBBB)或左束支传导阻滞(LBBB),病变可波及单支、双支或三支。

1. 右束支传导阻滞(right bundle branch block,RBBB)　正常心脏的右束支不应期比左束支约长 16%,在各支的不应期中,右束支最长,依次为右束支 > 左前分支 > 左后分支 > 左间隔分支。在传导速度上左束支与右束支正常相差约在 25ms 以内,QRS 波形正常。当右束支不应期延长,传导速度比左束支慢 25~40ms 时,QRS 时限可稍加宽,呈部分传导阻滞的图形改变,即产生不完全性右束支传导阻滞。如超过 40ms(多在 40~60ms)或右束支阻滞性传导中断时,则 QRS 波时限就明显增宽(时限≥120ms),即产生完全性右束支传导阻滞。

(1) 不完全性右束支传导阻滞较为常见,可见于:

1) 先天性心血管畸形。

2) 部分冠心病、瓣膜病、心肌病。

3) 部分慢性肺部疾患,轻度的右心室肥厚或扩张。

4) 部分健康人。

(2) 完全性右束支阻滞见于:

1) 冠状动脉硬化引起的心肌缺血,如急性心肌梗死时完全性右束支阻滞发生率为

3%~7%,主要发生于前壁的心肌梗死,多为左前降支近端阻塞。

2）右心室扩张或肥厚。

3）心肌慢性炎症。

4）传导束非特异性纤维变性和束支组织硬化性、退行性病变。这些患者大多先有右束支阻滞,然后合并左前分支阻滞,继而缓慢发展为高度房室传导阻滞与三度房室传导阻滞（即完全性双侧束支阻滞）,多见于中老年患者。

5）少数完全健康者。

2. 左束支传导阻滞(left bundle-branch block,LBBB)　包括左束支主干部阻滞、左前分支阻滞、左后分支阻滞、左前分支与左后分双阻滞。左束支阻滞的发生率远较右束支阻滞少。

左束支传导阻滞极少见于健康人,大多数患者患有器质性心脏病,男女之比约为 2∶1。常见病因包括冠心病、高血压、心肌病、心肌炎、肺心病、风湿性心脏病、先天性心脏病、主动脉病变（钙化性主动脉瓣狭窄）,其他少见病因包括白塞综合征、急性肾功能衰竭、脑外伤、甲状腺功能亢进、心脏创伤、心内直视手术以及高血钾和奎尼丁、普鲁卡因胺、胺碘酮、大剂量利多卡因等的毒性作用等。

完全性左束支阻滞患者多伴有心脏扩大,部分伴有心力衰竭。由于器质性心脏病导致的左心室肥厚缺血、左心室扩张牵拉使左束支损伤或断裂,可导致完全性左束支阻滞。不完全性左束支传导阻滞与完全性左束支传导阻滞的病理意义相似,只是病变较轻,左束支受损较轻。

3. 双分支或三分支阻滞　前者是指室内传导系统三分支中的任何两分支同时发生阻滞,后者是指三分支同时发生阻滞。如三分支均阻滞,则表现为完全性房室阻滞。由于阻滞分支的数量、程度、是否间歇发生等不同情况组合,可出现不同的心电图表现。最常见为右束支合并左前分支阻滞。当右束支阻滞与左束支阻滞两者交替出现时,双侧束支阻滞的诊断便可成立。当发生双分支或三分支传导阻滞时,其病变往往是弥漫性的,发展为完全性房室传导阻滞的机会较大,预后较差。术前需要综合评估是否需要安置起搏器,以度过围手术期。

（三）左右束支传导阻滞主要心电图特点

1. 右束支阻滞　右束支阻滞时,激动由左束支下传心室。心室除极仍始于室间隔中部,产生自左向右地除极,接着激动使左心室除极的同时,通过心室肌向右心室缓慢传导并使之除极。因此,右束支阻滞时 QRS 波群前半部(0.06s 以前)接近正常,主要是后半部 QRS 时间增宽及形态发生改变。

心电图主要特征:

（1）V_1 或 V_2 导联 QRS 波群呈 rsR′、rSR′ 或 M 型,是右束支阻滞心电图最具特征性改变。

（2）其他导联 QRS 终末波宽钝,时限≥0.04s,如Ⅰ、V_5、V_6 导联 S 波宽钝,aVR 导联 R 波宽钝。

（3）依 QRS 波群增宽的程度,QRS 波群时限≥0.12s 者,为完全性右束支阻滞简称完右(见图 13-4),QRS 波群时限 <0.12s 者,为不完全性右束支阻滞简称不完右。

（4）继发性 ST-T 改变:V_1 或 V_2 导联 ST 段下移,T 波倒置。

2. 左束支阻滞　左束支阻滞时,激动沿右束支下传使右心室先除极,心室的除极程序从一开始就发生改变。

心电图主要特征:

（1）V_5、V_6、Ⅰ、aVL 导联呈 R 型,R 波顶端粗钝或有切迹,除 aVL 导联外无 Q 波。

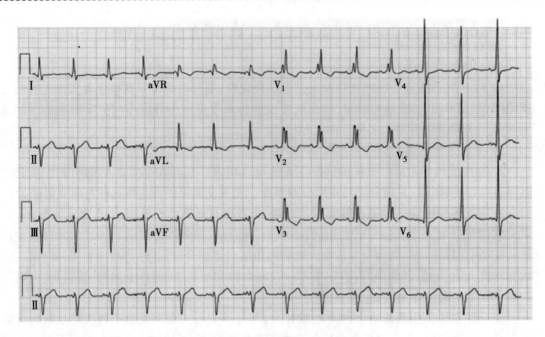

图 13-4　完全性右束支传导阻滞

(2) V_1、V_2 导联呈 QS 型或 rS 型（r 波极小、S 波深宽）。

(3) QRS 波群时限 ≥0.12s 者，为完全性左束支阻滞（见图 13-5）；QRS 波群时限 <0.12s 者，为不完全性左束支阻滞。

(4) 继发性 ST-T 改变：V_5、V_6、I、aVL 导联 ST 段下移，T 波倒置；V_1 或 V_2 导联 ST 段上抬，T 波直立。

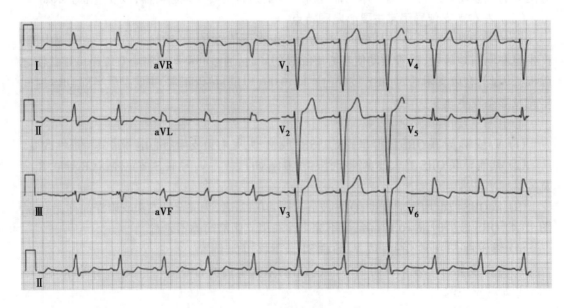

图 13-5　完全性左束支传导阻滞

（四）束支阻滞患者术前安装心脏临时起搏器指征

束支阻滞患者接受非心脏手术时，要仔细分析是否具备起心脏起搏器置入指征，术前无论原有或新发的完全性右束支或左束支（左前或左后分支）传导阻滞，若心率在正常范围，且无血流动力学变化，应积极纠正原发病，暂不考虑起搏器，但存在下列情况时，需要考虑：

1. 心电图表现为左束支阻滞合并间歇性右束支阻滞，或完全性右束支阻滞合并有左后分支阻滞和/或左前分支传导阻滞等双分支、三分支传导阻滞时。

2. 出现肯定与右束支传导阻滞有关的黑蒙、晕厥、阿-斯综合征者，或左束支传导阻滞伴有心力衰竭、心绞痛、晕厥等症状时。

3. 术前存在完全性左束支阻滞合并Ⅰ度房室传导阻滞者，双束支阻滞发生二度或三度房室传导阻滞时。

4. 交替出现的右束支阻滞与左束支阻滞，约 60% 会发展为完全性房室传导阻滞或间歇性心室停搏，术前考虑临时起搏器治疗。

5. 无症状的双束支阻滞患者，当电生理检查房室束与浦肯野纤维系统传导（HV）间期≥0.1s，或心房起搏能诱发房室束以下非生理性阻滞时，属于Ⅱa类起搏器置入指征。

6. 急性前壁心肌梗死并发右束支传导阻滞及高度房室传导阻滞，交替出现右束支传导阻滞和左束支传导阻滞或同时并发房室传导阻滞。

7. 扩张型心肌病患者，若伴有二度房室传导阻滞、双束支传导阻滞、完全左后分支阻滞三者之一时。

8. 急性获得性束支传导阻滞并伴有室上性或室性快速心律失常时，需要用普鲁卡因胺、奎尼丁、胺碘酮、丙吡胺或大剂量利多卡因纠正快速性心律失常，这些药物可减慢束支传导、房室束-浦肯野纤维系统传导、房室传导，所以需要使用这些药物时，为安全起见可先安置起搏器。

如安置临时心脏起搏器治疗 2~3 周后，传导阻滞仍未能恢复，不能脱离起搏器者，应安置永久性心脏起搏器。

（五）术中出现意外时的临时心脏起搏

如未安置起搏器的缓慢型心律失常及传导阻滞患者，或安置起搏器后起搏器失灵，尤其高度依赖起搏器的患者，术中会出现顽固性慢心律甚至心脏停搏，需要在心肺复苏的基础上尽快使用临时心脏起搏。术中应用的临时心脏起搏技术是在体外通过经胸电极起搏，即将粘贴式电极片直接贴于患者胸壁，通常是右前胸壁锁骨下和左侧心尖部，或右前胸壁锁骨下和背部左肩胛下，直接通过电极片进行起搏。需注意的是，由于胸壁结构的阻抗较高，且难以明确心脏在胸廓内的确切位置，并非所有患者都能实现成功夺获和起搏，患者移动或电极片粘贴不充分均可能导致夺获中断。

临时起搏的频率设置应根据患者血流动力学的特点要求，力求达到最佳状态，术中和术后患者可设置较快的心率（如 80~100 次/min）。

（六）束支传导阻滞患者术毕拮抗残余肌松的考虑

传统的术毕肌松药拮抗是采用抗胆碱酯酶药新斯的明，通过抑制乙酰胆碱酯酶，使乙酰胆碱增加，作用于神经肌肉接头烟碱型乙酰胆碱受体，可促进神经肌肉兴奋传递，逆转肌松作用，但增加的乙酰胆碱也可作用于自主神经节后纤维支配的毒蕈碱型乙酰胆碱受体，导致心率减慢，特别不适合缓慢型心律失常患者。并且联合应用的抗胆碱药，如阿托品或格隆溴铵，可能因提高心房率而使束支传导阻滞加重。因此传统肌松拮抗方法在部分合并心脏病患者的术后应用受到限制。新型肌松拮抗剂 Sugammadex 是一种环糊精类药物,针对肌松药罗库溴铵,通过疏水作用将其捕获至环糊精空腔,形成一个水溶性螯合物,可迅速清除血浆中的游离肌松剂,使神经肌肉接头部位的肌松药不断向血浆内扩散,恢复神经肌肉兴奋传递。它不会产生抗胆碱酯酶药作用于毒蕈碱型乙酰胆碱受体所产生的心血管不良反应,快速起效,无肌松反弹,可安全用于束支传导阻滞患者及其他重症心脏病患者。

（张 砡 赵丽云 叶铁虎）

参考文献

［1］ BRIGNOLE M, AURICCHIO A, BARON-ESQUIVIAS G, et al. 2013 ESC Guidelines on cardiac pacing and cardiac resynchronization therapy: the task force on cardiac pacing and resynchronization therapy of the European Society of Cardiology (ESC). Developed in collaboration with the European Heart Rhythm Association (EHRA)［J］. Europace, 2013, 15 (8): 1070-1118.

［2］ FLEISHER LA, FLEISCHMANN KE, AUERBACH AD, et al. 2014 ACC/AHA guideline on perioperative cardiovascular evaluation and management of patients undergoing noncardiac surgery: executive summary. ［J］ J Nucl Cardiol, 2015, 22 (1): 162-215.

［3］ 邓小明, 姚尚龙, 于布为, 等. 现代麻醉学［M］. 4 版. 北京: 人民卫生出版社, 2014.

［4］ PALHARES DMF, MARCOLINO MS, SANTOS TMM, et al. Normal limits of the electrocardiogram derived from a large database of Brazilian primary care patients［J］. BMC Cardiovasc Disord, 2017, 17 (1): 1-23.

［5］ XIONG Y, WANG L, LIU W, et al. The prognostic significance of right bundle branch block: a meta-analysis of prospective cohort studies ［J］. Clin Cardiol, 2015, 38 (10): 604-613.

第十四章 预激综合征患者接受非心脏手术麻醉管理

引言：预激综合征又称 Wolf-Parkinson-White 综合征（WPW 综合征），是由于心脏存在旁路传导，导致一部分心室预先激动所致的心律失常综合征。患者大多无器质性心脏病，也见于某些先天性心脏病和后天性心脏病，如三尖瓣下移、肥厚梗阻型心肌病等。预激综合征在手术人群中并不少见，多数平素并无症状，其主要危险是易发作室上性心动过速，严重时对血流动力学影响大，特别是伴有房颤、心房扑动者，如室率控制不当，可导致心室颤动，危及生命。

一、病例概要

（一）病史

患者，女，61 岁，57kg。主因"腹膜后脂肪纤维瘤切除术后 6 年，再次发现盆腔肿物 1 个月"入院。患者 6 年前因右下腹痛，外院检查发现腹腔占位，行肿物切除术。1 个月前患者于当地医院行盆腔 CT 检查提示盆腔内不规则肿物，约 152mm×88mm×135mm，膀胱、右输尿管及子宫受压。就诊于我院行盆腔 MRI 提示：盆腔偏右侧巨大近长椭圆形肿块，约 136mm×90mm×144mm，以长 T_1、长 T_2 信号为主伴长索条低信号影，增强后主体强化不明显，其中索条可见强化；邻近膀胱、直肠、乙状结肠，邻近脏器明显受压左移，符合纤维脂肪瘤术后复发。PET-CT 提示：盆腔右侧巨大混杂密度肿块，伴弥漫性轻度代谢。遂入院手术治疗。

患者既往高血压史 8 年，口服硝苯地平缓释片和美托洛尔治疗。诊断预激综合征 7 年，曾进行药物治疗，近期未服药物，偶有心慌症状。

（二）术前检查结果和体征

查体：发育正常，营养良好，自主体位，查体合作，自述活动能力完全正常。心前区无隆起，未闻及明显额外心音及心包摩擦音。心率：80 次 /min，呼吸频率 18 次 /min，血压 120/80mmHg。

辅助检查：

ECG 示（图 14-1）：窦性心律、心室预激波形。24 小时动态心电图显示：窦性心律，心室预激，偶发房性期前收缩，偶见成对、短阵发性房性心动过速（共三阵，最长连续 3 个）、偶发室性期前收缩。

超声心动图：三尖瓣少量反流、左心室舒张功能减低，各心腔及瓣膜结构正常，LVEF 71%。

胸部 X 线正常。

实验室检查：血常规、肝肾功能、心肌酶等基本在正常范围。

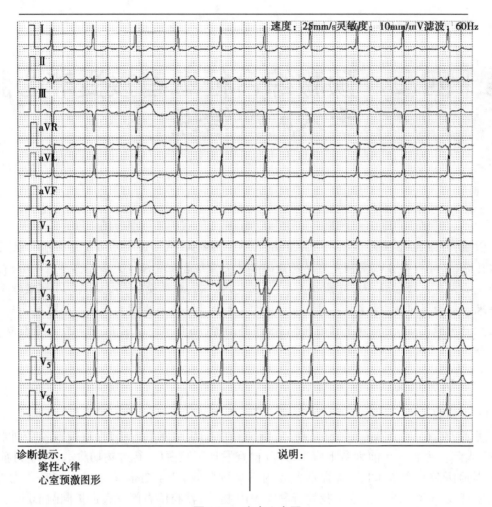

图 14-1　患者心电图

入院诊断:腹膜后占位、腹膜后术后肿瘤复发可能;高血压;预激综合征。

二、患者围手术期主要风险

本例患者为盆腔巨大肿物,短期生长较快,侵犯邻近脏器,需要尽快手术治疗,但患者合并预激综合征(单纯),目前无规律药物治疗,并且高龄,合并高血压多年,围手术期存在风险如下:

1. 该患者肿物巨大,膀胱、右输尿管、子宫、直肠、乙状结肠等邻近组织明显受压,手术创伤大,需要在全身麻醉下完成手术。全麻气管插管及拔除气管导管刺激,可能诱发预激综合征发作,甚至室性心动过速、心室颤动。

2. 该手术有损伤周围脏器、血管、神经的可能,术中可能会临时扩大手术范围并引发大出血抢救。

3. 术中出血,血压波动,电解质紊乱如低钾、低镁,术后镇痛不完善等均可诱发阵发性室上性心动过速发作。

本例患者围手术期可能发生的风险包括:室上性心动过速、室性心动过速、心室颤动、心脏停搏、猝死;术中大出血,危及生命。

三、麻醉及术中管理

（一）麻醉前

患者入手术室，神清合作，连接多导联心电监测，脉搏氧饱和度，无创血压，BIS 监测。平卧位局部麻醉下行有创动脉压穿刺置管，血压 170/98mmHg，心率 83 次/min，心电图仍显示有预激波。SpO_2 92%。给予面罩吸氧，SpO_2 升高至 100%。麻醉前贴好体外除颤电极。检测血气结果基本正常。

麻醉前备急救药品：去氧肾上腺素（10mg/100ml）、普罗帕酮、腺苷、普鲁卡因胺、胺碘酮、利多卡因、艾司洛尔、去甲肾上腺素、肾上腺素等备用。

（二）麻醉实施

选择静吸复合全麻，麻醉诱导采用依托咪酯 0.3mg/kg、丙泊酚 1mg/kg、顺阿曲库铵 20mg、舒芬太尼 30μg 顺序缓慢给药，气管插管顺利。右颈内静脉置入三腔中心静脉管。麻醉维持采用 1.5%~2% 七氟烷持续吸入，顺阿曲库铵、舒芬太尼间断注射维持麻醉。

（三）术中管理

术中充分镇痛，充分肌松，实时加深麻醉，如切皮、手术探查等强刺激之前，维持 BIS 在 45~60 之间，维持 SpO_2 100%，$PaCO_2$：35~45mmHg。术中持续泵注艾司洛尔 20~40μg/(kg·min) 控制心率在 70~80 次/min。以基础中心静脉压作为参考值，结合出血量及体位变化等信息，及时补充血容量。根据血压数值，间断配合去氧肾上腺素维持血压在 130~140/60~70mmHg 之间。术中血流动力学维持平稳，未有预激发作。

因患者瘤体大，周围脏器粘连严重，手术难度大，术中出血多，手术时间 9 小时 32 分。术程约出血 4 000ml，尿量 1 000ml，总入液量为 8 100ml，其中输入红细胞 12U，血浆 600ml，胶体 1 500ml，晶体 3 600ml。手术结束时 CVP 值为 8cmH_2O。术后轻柔吸痰、清理呼吸道，无呛咳，安返 PACU。

四、术后管理及转归

患者入 PACU 后继续多导联心电监护，生命体征平稳，30 分钟后呼吸恢复，潮气量满意后顺利拔除气管导管，继续面罩吸氧直至完全清醒后安返病房。术后第 2 天腹腔引流量少，恢复口服硝苯地平缓释片和美托洛尔。第 3 天可下床活动，术后镇痛满意度评分为 5 分。（满意度评分标准：1 分：非常不满意；2 分：不满意；3 分：尚可；4 分：满意；5 分：非常满意）。伤口恢复好，术后 9 天出院。

五、预激综合征患者接受非心脏手术围麻醉期管理要点

预激综合征是房室间存在异常传导通路，心房冲动提前到达心室的某部分，提前激动而发生心动过速及血流动力学改变的症候群。因此 WPW 患者麻醉诱导和术中均易发生心律失常和血压改变，一旦发作阵发性室上性心动过速，处理棘手，因此重在预防。围手术期麻醉管理需要遵循一定的管理原则：

（一）术前准备

1. 避免任何增加交感神经活性的因素，安抚患者情绪，解除患者紧张、焦虑情绪。术前可采用适量镇静药，注意不用抗胆碱能药物。

2. 术前请心脏专科会诊，若术前即有阵发性室上性心动过速发作者，非急诊手术暂停，

可服用普罗帕酮控制,也可采用 β 受体拮抗剂、维拉帕米和胺碘酮等,直至控制症状,并继续用药至术晨,以预防围手术期突发性室上性心动过速。对合并有心功能减退的患者,慎用 β 受体拮抗剂。对于药物无法控制的快速心律失常,酌情考虑导管射频消融。若术前无阵发性室上性心动过速发作,如本例患者,术前不建议临时加用其他抗心律失常药物,继续口服硝苯地平及美托洛尔至术日晨,围手术期需要做好相应预防。

3. 术前纠正低血容量及电解质紊乱,如低钾、低镁、低钙等。

4. 注意是否存在心脏器质性病变,如三尖瓣下移、肥厚梗阻型心肌病等,需要做好相对应的术前准备。

5. 麻醉前提前备好抗心律失常药及急救药物,术前备好电复律及体外除颤设备。

(二)麻醉及术中管理

1. **麻醉方法选择**　能满足手术的前提下,尽可能选择区域阻滞或椎管内麻醉。选择椎管内麻醉时,应尽量避免循环的剧烈波动,选择蛛网膜下腔阻滞应慎重,因其引起低血压的机会较高,需要预防性应用升压药物防止低血压。注意局麻药内不宜加肾上腺素。术中做好镇静,防止因紧张因素诱发心律失常。

2. **麻醉深度**　全麻患者要预防麻醉过浅,使患者充分镇静、镇痛,维持一定的麻醉深度,减轻手术刺激。避免气管插管反应,如采用利多卡因气管表面麻醉,静脉应用艾司洛尔等。避免使用使心率增加的药物,如泮库溴铵、氯胺酮等。

3. 术中监测

(1) 采用多导联心电图,术中可以全面观察到预激波及 QRS 波宽度。

(2) 监测指脉搏血氧饱和度(SpO_2)、监测吸入麻醉药浓度、$PetCO_2$ 等,采用 BIS 监测,保证麻醉深度。

(3) 所有患者要建立有创动脉压监测,建议进行中心静脉置管。必要时借助微创监测手段如 MostCare,也可借助术中食管超声检查进行判断。

(4) 麻醉前及术中进行血气分析,避免缺氧及二氧化碳蓄积,保证血钾、血镁、血钙等在正常范围偏上。

4. **避免血压、心率波动**　避免诱导时低血压,可采用适量去氧肾上腺素处理由于麻醉药物导致的低血压,尽可能避免使用增加心率的升压药物如麻黄碱、多巴胺等。及时补充血容量,尤其避免低血容量引起室上性心动过速发作。同时,避免发生过敏反应导致的低血压诱发的预激综合征发作,用药尽可能简单,将风险降至最低。

(三)术中阵发性室上性心动过速发作时采取措施

预激综合征患者若出现血流不稳定的急性心动过速,均需要紧急电复律。心脏电转复采用 50~200 焦耳双相波,或 200 焦耳双相波除颤,必要时加心肺复苏。药物复律方式包括:

1. 窄 QRS 波心动过速(图 14-2)　心电图表现为规则的窄 QRS 波的心动过速,而不伴明显的预激,采用方法如下:

(1) 物理方法:如果患者的血流动力学稳定,可以尝试增加迷走张力的物理方法,如颈动脉窦按压或 Valsalva 动作。Valsalva 动作在全麻下实施受限。

(2) 腺苷:一线用药。静脉给予 6~12mg,如心律失常持续,每 1~2 分钟给予腺苷 12mg。因其可引起短暂的、完全的心脏阻滞,并通过间接缩短心房不应期而易引发心房颤动,因此,必须在紧急起搏及复律的设备备好的情况下应用。

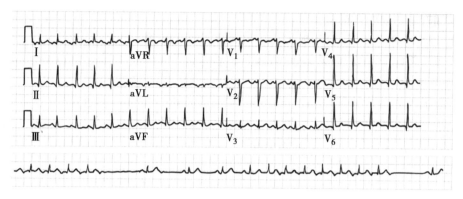

图 14-2　规则的窄 QRS 复合波心动过速

（3）β 受体拮抗剂：二线用药。包括普萘洛尔、美托洛尔或艾司洛尔。

（4）钙通道阻滞药：维拉帕米每 2~3 分钟静脉给药 5mg，最大剂量 15mg。如果患者有低血压或收缩性心力衰竭，慎用维拉帕米，因其可引起低血压加剧或导致心输出量下降及肺水肿。

（5）普鲁卡因胺：静脉给予普鲁卡因胺，10mg/kg，给予时间大于 10 分钟，30 分钟内可给予的最大剂量为 15mg/kg。普鲁卡因胺可导致低血压、心律失常加剧、房室传导阻滞、QRS 及 QTc 增宽，最终导致尖端扭转型室性心动过速，若出现低血压及 QRS 增宽达最初宽度的 50%，应限制给药。

（6）胺碘酮：对于其他药物难以纠正者，应考虑静脉给予胺碘酮。

（7）可试用利多卡因，或血压明显下降时联合应用去氧肾上腺素。

2. 宽 QRS 波心动过速　表现为规律的、宽 QRS 波心动过速，十二导联心电图往往难以区分宽 QRS 波心动过速具体类型。

（1）规则的宽 QRS 波（图 14-3）：静脉给予普鲁卡因胺是最佳的治疗选择，按前述剂量。

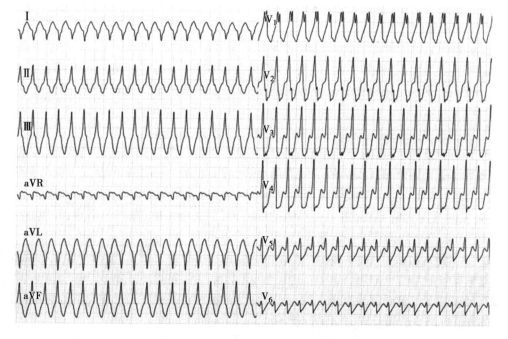

图 14-3　规则的宽 QRS 波心动过速

静脉给予胺碘酮是次佳选择。

(2) 不规则的宽 QRS 波：表现为杂乱无章的心动过速，伴快速心室律。

1) 选择普鲁卡因胺，如果无效，可以尝试静脉给予胺碘酮 150mg，继以 1mg/min 持续输注超过 6 小时，然后以 0.5mg/min 输注不短于 18 小时。

2) 室上性心动过速伴紧急情况时，特别注意心律是室性心动过速，往往合并心房颤动、心房扑动(图 14-4)，可迅速加剧到心室颤动及心脏停搏，避免使用减慢房室结传导的药物(如腺苷、β 受体拮抗剂、钙通道阻滞剂、地高辛)，不建议使用胺碘酮，需要紧急电复律或除颤。

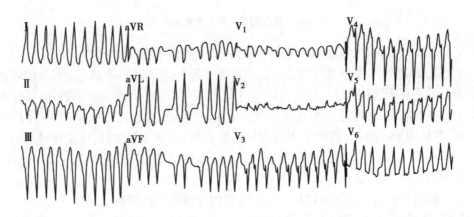

图 14-4　宽 QRS 波心房颤动合并预激综合征

3. 难以辨认的快速心律失常　许多情况下，麻醉科医师难以判断 QRS 波的宽窄。有疑问且血流动力学不稳定时，应采用电转复治疗。当血流动力学状态可以耐受，普鲁卡因胺是终止机制不明的心动过速的首选药物。

(四) 术后管理

预激综合征的患者术后仍需要麻醉恢复室及外科病房严密监护 ECG，管理原则同术中。全麻手术结束后，麻醉减浅、吸痰、气管导管等刺激，均有可能造成预激综合征发作，因此，既要保证呼吸，避免二氧化碳蓄积，同时保证患者无刺激下拔出气管导管，可供方法如下：

1. **深度镇静下拔管**　在深度镇静下气管拔管理论上会降低预激的发生率和程度，但深麻醉下气管拔管时，可能会导致气道阻塞和诱发无保护气道的风险，需要注意。具体方法为选择气道容易管理且误吸风险较低的患者，在其仍处于一定麻醉状态下充分镇痛，彻底吸痰清理呼吸道，自主呼吸恢复至潮气量 >6~8ml/kg，呼吸频率 14~20 次 /min，吸空气时 SpO_2>95% 时拔除气管导管，之后面罩辅助呼吸，直至完全清醒，潮气量满意，呼吸、循环稳定。此种方法安全性仍需进一步评价。

2. **喉罩置入替换**　手术结束后，患者在麻醉和肌肉松弛情况下，直视下轻柔完成吸痰，将在气管导管后部置入喉罩，而后在正压通气下拔除气管导管，使用喉罩通气，待意识恢复并具有足够的潮气量时移除喉罩，进行面罩通气。置入喉罩的方法可在麻醉苏醒期间提供通畅的气道并减少应激反应，并且防止误吸。

六、相关知识延伸

(一) 预激综合征(WPW综合征)

预激是房室传导的异常现象,冲动经附加通道下传,提早兴奋心室的一部分或全部,引起部分心室肌提前激动,称为"预激",合并室上性心动过速发作者称为预激综合征(WPW综合征)。诊断主要靠心电图(图14-5)。心室预激产生早于正常QRS波的δ波,PR间期缩短(<0.12s),QRS波增宽(≥0.12s)。δ波多出现在经典的预激综合征(WPW综合征),隐性预激心电图中没有明显的δ波,主要表现为PR间期缩短。其他心电表现还包括:ST段压低及相关的心房颤动。60%~70%预激综合征无器质性心脏病,少数见于急性风湿性心肌炎、心肌梗死等之后,偶见于先天性心脏病。

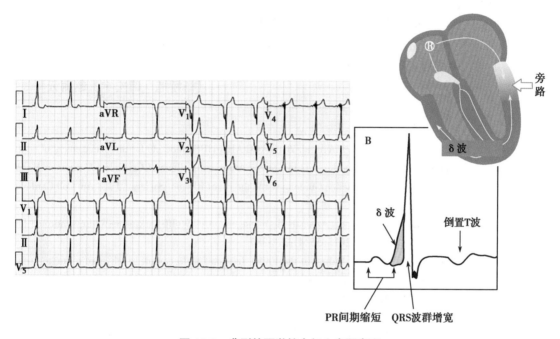

图14-5　典型的预激综合征心电图表现

预激综合征在手术病例中并不少见,且平时多无自觉症状,多系术前心电图检查时发现。发作阵发性室上性心动过速时易出现血压下降等改变,术前需要明确诊断,并进行相应的治疗。

(二) 伴有预激综合征患者的术前考虑

单纯预激综合征患者是否能够耐受非心脏手术主要取决于是否出现快速心律失常,病情复杂者,术前请心脏电生理医师进行评估。

1. 术前提示预激综合征的手术患者,首先应确定是否存在器质性心脏病。

2. 大多数无心脏器质性病变的患者,术前发作可由单剂量腺苷终止,β受体拮抗剂、钙通道阻滞剂如维拉帕米和地尔硫䓬也可选用,非急诊手术暂缓。

3. 伴有心房颤动、心房扑动者,如室率控制不当,可导致心室颤动、危及患者生命。非急诊手术要评估是否有心内科导管消融指征。

4. 术前导管射频消融可用于反复发作或者对药物治疗效果不佳的顽固性阵发性室上

性心动过速发作患者。新指南重新强调了导管消融在室上性心动过速治疗中的重要地位。对于确诊预激并反复发作心动过速对药物治疗不敏感者，或曾有心源性晕厥病史的患者，建议考虑导管消融治疗。

5. 术前纠正电解质紊乱。

（三）伴有预激综合征患者麻醉用药考虑

1. 镇静药　丙泊酚、依托咪酯、苯二氮䓬类可安全使用，不建议使用氯胺酮。挥发性麻醉药可安全使用。

2. 镇痛药　可安全应用阿片类药，哌替啶可诱发心动过速，最好使用替代药物。

3. 肌松药　维库溴铵、顺阿曲库铵可安全使用。泮库溴铵诱发心动过速，阿曲库铵释放组胺，琥珀胆碱增加迷走张力，均慎用或不用。术毕不建议使用肌松药拮抗，因新斯的明增加迷走神经张力，阿托品、格隆溴铵诱发心动过速。

4. 血管活性药　慎用引起心率增快的血管活性药，如麻黄碱、多巴胺（心输出量降低除外）、肾上腺素（心输出量降低及抢救除外）、异丙肾上腺素（抢救除外）。可使用去氧肾上腺素及甲氧明，去甲肾上腺素可酌情使用。

（杨娇楠　谭宏宇　赵丽云）

参考文献

［1］PAGE RL，JOGLAR JA，CALDWELL MA，et al. 2015 ACC/AHA/HRS guideline for the management of adult patients with supraventricular tachycardia：a report of the American College of Cardiology/American Heart Association Task Force on Clinical Practice Guidelines and the Heart Rhythm Society［J］. J Am Coll Cardiol，2016，(67)13：e27-e115.

［2］SAHU S，KARNA ST，KARNA A，et al. Anaesthetic management of Wolff-Parkinson-White syndrome for hysterectomy［J］.Indian J Anaesth ，2011，55(4)：378-380.

［3］KOTSIOU OS，XIROGIANNIS IK. A hiding in the lining：Irregular wide-complex tachycardia due to atrial fibrillation in Wolff-Parkinson-White syndrome［J］. Pacing Clin Electrophysiol，2019，42(11)：1499-1500.

［4］CERESNAK SR，PASS RH，DUBIN AM，et al. Validation of a novel automated signal analysis tool for ablation of Wolff-Parkinson-White Syndrome［J］. PloSOne，2019，14(6)：e0217282.

［5］HINO H，ODA Y，YOSHIDA Y，et al. Electrophysiological effects of desflurane in children with Wolff-Parkinson-White syndrome：a randomized crossover study［J］. Acta anaesthesiolScand，2018，62(2)：159-166.

［6］OBEYESEKERE MN，KLEIN GJ. Preventing sudden death in asymptomatic Wolf-Parkinson-White patients［J］. JACC ClinElectrophysiol，2018，4(4)：445-447.

［7］ARANYO J，BAZAN V，RUEDA F，et al. Ventricular fibrillation in a patient with Wolff-Parkinson-White syndrome unrelated to pre-excited atrial fibrillation［J］.Ann Noninvasive Electrocardiol，2019，24(6)：e12662.

第十五章 病态窦房结综合征患者接受非心脏手术麻醉管理

引言:病态窦房结综合征(sick sinus syndrome,SSS)是由于窦房结或其周围组织原器质性病变导致窦房结冲动形成障碍,或窦房结至心房冲动传导障碍所致的多种心律失常和多种症状的综合病症。心电图表现形式多样,包括窦性心动过缓、窦性停搏、窦房阻滞、心动过缓、心动过速交替(慢快综合征)。出现高度窦房阻滞或窦性停搏时,可发作短阵晕厥或黑蒙。合并病态窦房结综合征患者行非心脏手术将面临巨大的麻醉风险,麻醉科医师术前需要明确 SSS 的原因及程度,对相关风险要有足够的认识及防范。

一、病例概要

(一)病史

患者,女,79 岁,体重 48kg。主因"外阴脱出肿物,加重近一年"入院。24 年前自然绝经,绝经后无阴道出血及排液。6 年前开始出现阴道脱出肿物,活动后明显,可自行还纳,无尿频、尿急,无排尿困难,咳嗽时无尿液溢出,无腰腹及外阴坠胀感,未治疗。近一年脱出物渐增大,如拳头大小,于站立、增加腹压、活动后肿物明显增大,伴排尿不尽感,现要求手术治疗入院。

既往史:10 余年前无明显诱因间断出现心悸、乏力,伴胸闷、头晕,无胸痛、咯血、黑蒙,未正规治疗。院外服用稳心颗粒、参松血脉康胶囊等药物,上述症状间断出现,半年前上述症状加重,伴活动时黑蒙,每次持续数秒,短暂休息可缓解,无晕厥。动态心电图检查示:窦性心律 + 异位心律,阵发心房颤动,伴长 RR 间期,共 10 次,最长达 7.32s。于我院心内科诊断为病态窦房结综合征,并行双腔永久起搏器置入术。术后每日口服美托洛尔 25mg、拜阿司匹林 100mg。高血压病史 2 年,血压最高 180/90mmHg,日口服替米沙坦 40mg、硝苯地平控释片(拜新同)30mg,血压控制在 140/90mmHg 左右。曾因椎体压缩性骨折于我院行经皮椎体成形术。

(二)术前检查结果和体征

查体:神清合作,血压 144/76mmHg,起搏心率 60 次 /min,呼吸 18 次 /min。

辅助检查:

超声心动图示:左心房及右心房大,左心室射血分数 73%,左心室舒张末期内径 39mm,二尖瓣反流(轻度),三尖瓣反流(中度);左心室舒张功能减低,肺动脉高压(轻度)。

术前心电图(图 15-1):起搏心率,合并完全右束支传导阻滞,I 度房室传导阻滞。

术 前 血 气 结 果:pH:7.46,$PaCO_2$:29mmHg,PaO_2:90mmHg,SaO_2:94%,BE:-2.6mmol/L,Lac:1.8mmol/L。

心率：68bpm　　　T轴：72°　　　　　诊断结论：
P波时限：145ms　　QRS-T：7°　　　　　窦性心律
PR间期：266ms　　SV₁振幅：0.00mV　　完全性右束支传导阻滞
QRS时限：142ms　　RV₅振幅：1.20mV　　一度房室传导阻滞
QT间期：427ms　　　　　　　　　　　　频发房性早搏，有时呈短阵房性心动过速
QTc间期：444ms　　　　　　　　　　　　室性早搏
P轴：94°
QRS轴：79°

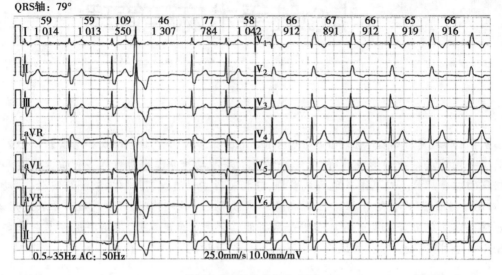

图 15-1　患者术前心电图

术前肌钙蛋白及心肌酶正常。

入院诊断：子宫脱垂Ⅳ度，阴道前壁脱垂Ⅳ度，阴道后壁脱垂Ⅲ度；病态窦房结综合征，双腔永久起搏器置入术后；高血压。

二、患者围手术期主要风险

该患者由于子宫脱垂明显，严重影响日常生活，强烈要求手术，可择期行阴式全子宫切除＋阴道前壁网片修补＋阴道后壁修补术。但术前有多种心血管疾患合并症，目前患者心脏无明显自觉症状，但围手术期仍存在很大风险：

1. 患者高龄，合并病态窦房结综合征，双腔永久起搏器置入术后，曾有黑蒙病史，对起搏器高度依赖。术中及术后内环境的变化如酸中毒、高钾和 / 或心脏缺血等，均可能导致起搏器捕获阈值增加，导致起搏故障而出现心脏停搏。此外，容量过负荷、输血及局麻药血药浓度高也是增加起搏器捕获阈值并改变电极阻抗的因素，围手术期需要高度重视。

2. 永久起搏器会发生非同步起搏、起搏频率增加或致心室颤动，需随时准备心肺复苏。

3. 患者同时合并有阵发性心房颤动，术前无相关抗凝治疗，围手术期可能存在脑卒中等栓塞风险。

4. 患者高龄，肺功能相对差，曾行腰椎椎体成形手术，无法采用椎管内麻醉，全身麻醉可能会导致术后出现肺部并发症增加。

5. 患者体重小，对麻醉及术中出血及液体丢失的代偿能力相对较差，容易出现血流动力学不稳定。

6. 手术本身风险，如术后尿失禁、排尿困难等。

综合会诊意见,围手术期可能出现的主要风险包括:围手术期起搏器失灵;术中出血;术后尿失禁、排尿困难、疾病复发等可能;血栓倾向,脑血管意外。

三、麻醉及术中管理

(一)麻醉前

口服降压药用至术晨。患者入室后,迅速监测五导联心电图、脉搏血氧饱和度,开放外周粗大静脉,行桡动脉穿刺置管监测有创动脉血压。监护仪监测示:起搏心律,心率 60 次 /min,血压 145/88mmHg,吸氧状态下 SpO_2 98%。

患者入室前准备急救药物,包括阿托品、山莨菪碱、麻黄碱、异丙肾上腺素及肾上腺素、去甲肾上腺素等。麻醉前请心内科医师协助调整起搏器起搏模式至抗干扰模式,即将起搏器切换到非同步起搏模式(如 DDD → DOO),并保证电池充足状态。放置体外除颤电极。

(二)麻醉实施

面罩吸氧,顺序给予咪达唑仑 2mg、依托咪酯 10mg、罗库溴铵 40mg、舒芬太尼 20μg 后行气管内插管,血流动力学平稳。呼吸参数:潮气量 300ml,呼吸频率 12 次 /min,维持呼气末二氧化碳分压 30~35mmHg。术中以丙泊酚 8mg/(kg·h) 及瑞芬太尼 0.2~0.3μg/(kg·min) 持续泵入维持麻醉。

(三)术中管理

患者取截石位,术中配合少量去甲肾上腺素维持血压在 120~150/60~70mmHg,术中一直为起搏心率。术者电刀工作方式为双极,手术医师每次电灼不超过 5 秒。

手术顺利,手术时间 1 小时 35 分钟,术毕调回起搏器最初起搏模式,待患者苏醒,呼吸恢复,潮气量满意,顺利拔除气管插管,无血流动力学波动,转入麻醉恢复室观察。

术中出血 50ml,尿量 400ml,输入林格液 800ml。

四、术后管理及转归

患者术后 1 小时完全清醒,无不适,遂转回病房。予术后心电监护,持续低流量鼻导管吸氧,监测示:起搏心律,心率 60 次 /min,SpO_2 100%,BP128/72mmHg。术后第二天患者可下地活动,并恢复口服降压及抗凝药。术后给予预防感染治疗,密切监测患者心率、血压。术后第四天拔除尿管,术后第七日康复出院。

五、病态窦房结综合征患者接受非心脏手术围麻醉期管理要点

病态窦房结综合征患者接受非心脏手术,首先明确导致病态窦房结综合征原因,以及术前是否已经安装了心脏起搏器。安装永久起搏器的患者接受非心脏手术,围手术期最为棘手的问题就是起搏器故障问题,同时需要尽可能避免影响起搏功能及效果的手术及麻醉因素。

(一)术前准备

1. 明确术前是否需要安装起搏器　病态窦房结综合征有不同类型,需要术前确认是否需要起搏治疗。本例患者存在阵发心房颤动,伴长明显 RR 长间期,最长达 7.32 秒,并且伴有黑矇,因此术前需要安置起搏器以策安全。术前若心电图表现不典型,需要增加 24 小时甚至 48 小时动态心电图进行诊断。

2. 起搏器类型　熟悉所置入起搏器的类型、起搏频率、起搏阈值、起搏器效能等参数,

明确患者是否完全依赖起搏器维持心率,如果 ECG 显示固定的起搏频率,则可能为起搏器依赖,更需高度重视。

3. 抗凝治疗　半数以上的病态窦房结综合征会发展为伴有心房颤动或心房扑动的慢快综合征,增加了卒中的风险,常常需要抗凝治疗,围手术期需要权衡血栓和出血的风险。

4. 纠正水电解质失衡。

(二) 麻醉管理

1. 在满足手术需求的基础上且无区域阻滞及椎管内麻醉禁忌者,尽可能避免全麻,以减少全麻药物对心肌的抑制作用。

2. 全麻诱导遵循缓慢给药方式,防止血流动力学的剧烈波动,术中麻醉选用对心率影响小的药物,避免使用肌松药琥珀胆碱,以防止其强烈肌颤对起搏器感知功能的影响。术毕避免使用抑制心率的新斯的明拮抗。

3. 保证足够通气,充分供氧,避免酸中毒、高钾血症等提高心肌起搏阈值的因素,同时避免缺氧和低钾血症降低心肌起搏阈值而诱发心室颤动。

4. 兼顾病态窦房结综合征的原因,如冠心病、心肌炎、心肌病、高血压、风湿性心脏病、心外科手术损伤等,有针对性进行预防,遵循各自疾病的管理原则,维持循环稳定,保证心肌的灌注,维护心脏功能。

5. 注意药物诱发窦房结功能不全,术中尽可能避免,如 β 受体拮抗剂、非二氢吡啶类钙通道阻滞剂(维拉帕米、地尔硫䓬)、地高辛、交感神经阻滞药、乙酰胆碱酯酶抑制剂等。

6. 避免术中低温。

7. 放置体外除颤电极,注意电极放置位置应尽量远离起搏器脉冲发生器和导线系统(至少大于 15cm)。

8. 麻醉结束即应检查起搏器功能是否完好,尤其自主心率快于起搏频率时。

(三) 术中电刀使用

手术中使用电凝器,可使安放永久性起搏器的患者面临巨大危险,电灼器的电凝和电切都可能严重损毁和干扰起搏器。

1. 监测 ECG 和脉搏,及时发现电凝对起搏器功能的异常干扰。

2. 禁止在起搏器及心脏周围 15cm 的范围内使用电凝器,禁止电凝电流接触起搏器及其电极,电凝电流的方向(从电凝头到电极板)与起搏器之间应处于直角的关系。

3. 主张用双极电灼,以减少干扰信号。

4. 麻醉中加强生命体征的监测,术中起搏器功能失效,可用异丙肾上腺素 50~100μg 静脉注射或 1~20μg/min 静滴,心室率常可恢复。

5. 术后请心内科医师对起搏器进行全面检查。

六、相关知识延伸

(一) 病态窦房结综合征

病态窦房结综合征是窦房结或其周围组织器质性病变,导致窦房结冲动形成障碍和冲动传出障碍而产生的心律失常和临床症状。以心动过缓所致的心、脑和肾等脏器供血不足表现为主,如头晕、乏力、晕厥和心悸等症状。以高龄人群发病率高。围手术期由于麻醉药物、手术操作和术中出血的影响,容易导致血流动力学波动,导致致命性心律失常发生。

窦房结是一种特殊分化的心肌组织,位于右心房上腔静脉入口处界嵴上端,血液供应较丰富,由窦房结动脉供应,该动脉约 55%~60% 来自右冠状动脉的右心房前动脉供血,40%~45% 来自左冠状动脉回旋支的左心房前动脉供血。可表现为各种缓慢性心律失常如窦性心动过缓、窦房传导阻滞和窦性停搏,也可表现为缓慢窦性心律同时出现多种快速心律失常,如心房颤动、心房扑动和房性心动过速等即所谓慢快综合征。临床心电图表现分为三型:

1. 单纯病态窦房结型(A 型)　心电图表现为窦性心动过缓、窦性停搏、窦房阻滞。

2. 慢快综合征型(B 型)　由于窦房结功能减退,窦房结以外的心房组织甚至心室组织由于疾病兴奋性相对增高。心电图表现以窦性心动过缓、窦性停搏、窦房阻滞等缓慢心律失常为基础,伴有以阵发性心房颤动为最常见房性快速心律失常,快速心律失常终止时,可伴有缓慢心律失常(如窦性心动过缓、窦性停搏)的发生。

3. 双结病变或全传导系统病变型(C 型)　心电图表现除有以窦性心动过缓为主的心律失常外,还伴有房室交界区起搏功能障碍,窦性心律不能按时出现时,房室交界区逸搏心律明显延迟出现(逸搏间期 >2s,逸搏频率 <35 次 /min),或室性逸搏。全传导系统病变则还伴有房内或束支阻滞,是出现晕厥、阿 - 斯综合征或猝死的主要原因。

(二)病态窦房结综合征的常见原因

1. 窦房结退行性纤维化　窦房结退行性纤维化是重要的内在发病原因,随着年龄的增加发病率增加。

2. 心血管疾病　冠心病、心肌炎、心肌病、高血压、风湿性心脏病、心外科手术损伤后等均可能造成窦房结功能障碍,引发病态窦房结综合征。

3. 诱发因素　药物如 β 受体拮抗剂、右美托咪定、非二氢吡啶类钙通道阻滞剂(维拉帕米、地尔硫䓬)、地高辛、交感神经阻滞药、乙酰胆碱酯酶抑制剂、麻醉性镇痛药等可诱发。围手术期低温、低氧、甲状腺功能减退、高钾、低钾、低钙也导致窦房结功能不全,诱发出现恶性心律失常。手术牵拉内脏神经、兴奋迷走神经致心率减慢、术中失血等原因均可为诱发因素。

(三)阿托品试验、异丙肾上腺素试验

对于术前窦性心动过缓等窦房结功能不全的患者接受非心脏手术的患者,部分患者需要判断对阿托品或异丙肾上腺素的反应性,以确定是否需要术前安置起搏器。多由心内科医师在严格的心电图监测下完成,对于疑似冠脉缺血的患者,可诱发心血管事件,需要慎重。

阿托品试验具体方法:试验前停用影响心率药物(β 受体拮抗剂等)2~3 天,卧位,描记 Ⅱ 导联心电图作为对照。采用生理盐水将阿托品 1mg(0.02~0.04mg/kg)稀释至 5ml,静脉快速注射(1 分钟内),分别于注药后 1、2、3、4、5、10、15、20 分钟描记心电图。阳性标准:①全部观察时间内心率 <90 次 /min;②出现窦性停搏或窦房阻滞;③出现交界性逸搏心律,或原为交界性心律持续存在;④出现室上性快速心律失常(如心房颤动等)。阴性标准:观察时间内心率 >90 次 /min。首次使用 1mg 为阴性者,次日用 2mg 静脉注射,心率 >90 次 /min 或超过对照心率 25%。青光眼、前列腺肥大、尿潴留患者避免采用阿托品试验。

对于病态窦房结综合征、二度或三度房室传导阻滞患者,排除心肌缺血可能,可采用异丙肾上腺素试验。具体方法为:重复或静脉异丙肾上腺素 0.05~0.5μg/(kg·min),若出现心率明显增快且不伴有其他心律失常出现即为阴性。

(四)永久起搏器置入指征

根据 2018 年美国心脏病学会(ACC)、美国心脏协会(AHA)和美国心律学会(HRS)联合发布了《2018ACC/AHA/HRS 心动过缓和心脏传导延迟评估和管理指南》,重新定义心率低

于 50 次 /min 为心动过缓,任何原因导致的有症状且不可逆的心动过缓者均具有安装永久起搏器的指征,具体包括:

1. 症状性的窦房结及房室结功能障碍:获得性Ⅲ度房室传导阻滞伴有一过性晕厥发作和 / 或近似晕厥发作、黑蒙、头晕、活动耐力下降;症状性二度Ⅱ型房室传导阻滞;病态窦房结综合征(窦性心动过缓、窦房阻滞、窦性停搏)有晕厥、近似晕厥、头晕、重度疲乏无力和或充血性心力衰竭等症状,病态窦房结综合征合并心房颤动。

2. 对于高度房室传导阻滞尤其心率 <40 次 /min 或存在 3 秒停搏者。

3. 双束支及三分支阻滞伴有二度Ⅱ型阻滞,无论是否有症状者;双束支阻滞伴有间歇性完全阻滞或晕厥发作者。

4. 心房颤动、心房扑动或阵发性室上性心动过速合并完全性或高度房室传导阻滞或心动过速终止时有大于 3 秒的心室停搏者。

5. 心肌梗死后的症状性完全性或高度房室传导阻滞者。

6. 颈动脉窦高敏,神经源性晕厥。

7. 长 QT 间期综合征(Q-Tc>0.5~0.6 秒)酌情考虑,术中预防尖端扭转型室性心动过速。

8. 扩张型心肌病、终末期心力衰竭者,通过双心室起搏可改善心功能。

(五) 永久起搏类型及代码

北美起搏和电生理协会(NASPE)联合英国起搏和电生理组织(BPEG)于 1983 年共同制定了起搏器的通用代码,即 NBG 代码,用以描述起搏装置的功能,并于 2002 再次修订。该编码系统中,代码由五个字母组成,其中,第一个字母表示起搏心腔,第二个字母表示感知心腔,第三个字母表示对感知事件的应答方式,这三个字母组成了常见的设备型号如 AAI、VOO、VVI、DDD 等(其中 A:心房,V:心室,D:双心腔,O:无感知功能,I 表示抑制型),第四个字母表示有无频率调整,即起搏频率是否可根据机体的需要进行调整;第五个字母表示有否多点起搏及起搏位点,心房多点起搏用于预防心房颤动,心室多点起搏用于再同步化治疗。

(六) 起搏器失灵

起搏器失灵可能因夺获失败、导联失灵、起搏器自身失灵、手术电凝干扰失灵导致。当怀疑设备失灵时,应即刻中止手术,消除所有原因,迅速判断患者的循环情况。在心率可满足灌注、循环稳定时,应严密监护,积极寻找原因,在异常心律导致灌注不足时,应及时采取以下措施:

1. 准备心肺脑复苏。

2. 脉冲发生器上放置磁体,观察起搏器是否转为非同步模式起搏。

3. 给予拟交感药物如异丙肾上腺素或肾上腺素,降低心肌去极化阈值,增加心肌变时性。

4. 积极提升血压,改善心肌供血。

5. 积极纠正酸碱电解质失衡。

6. 有条件时考虑手术放置心脏表面(心外膜)起搏导线,或经胸(皮肤)、静脉或食管临时起搏。

(何 琛　赵丽云)

参考文献

[1] JOEL A. KAPLAN,DAVID L. REICH,CAROL L. LAKE,et al. 卡普兰心脏麻醉学[M]. 岳云,于布为,姚

尚龙,译.5 版.北京:人民卫生出版社,2008.

［2］吴清玉.心脏外科学［M］.济南:山东科学技术出版社,2003.

［3］PETER F. DUNN.麻省总医院临床麻醉手册［M］.天津:天津科技翻译出版公司,2009.

［4］DOBRZYNSKI H,BOYETT MR,ANDERSON RH. New insights into pacemaker activity:promoting understanding of sick sinus syndrome ［J］.Circulation,2007,115(14):1921-1932.

［5］BOYETT MR,HONJO H,KODAMA I. The sinoatrial node,a heterogeneous pacemaker structure ［J］. Cardiovasc Res,2000,47(4):658-687.

［6］BORIANI G,FAUCHIER L,AGUINAGA L,et al. European Heart Rhythm Association (EHRA) consensus document on management of arrhythmias and cardiac electronic devices in the critically ill and post-surgery patient,endorsed by Heart Rhythm Society (HRS),Asia Pacific Heart Rhythm Society (APHRS),Cardiac Arrhythmia Society of Southern Africa (CASSA),and Latin American Heart Rhythm Society (LAHRS)［J］. Europace,2019,21(1):7-8.

［7］WRITING COMMITTEE MEMBERS,KUSUMOTO FM,SCHOENFELD MH,et al. 2018 ACC/AHA/HRS guideline on the evaluation and management of patients with bradycardia and cardiac conduction delay .A Report of the American College of Cardiology/American Heart Association Task Force on Clinical Practice Guidelines and the Heart Rhythm Society Writing Committee Members ［J］. Heart Rhythm,2019,16(9): e128-e226.

第十六章　合并频发室性期前收缩患者接受非心脏手术麻醉管理

引言：室性期前收缩（premature ventricular beat，PVB）是围手术期很常见的一种心律失常，可由多种原因诱发。无论是否合并器质性心脏病，室性期前收缩均需要引起临床医师的注意。频发室性期前收缩是指1分钟内有5次以上的室性期前收缩。这类患者行非心脏手术时，需要术前评估同时存在的心脏疾患，并做好术中意外情况的应对准备。

一、病例概要

（一）病史

患者，女，68岁，61kg。因"体检发现膀胱肿物1个月"为主诉入院。患者于4个月前无明显诱因出现间断下腹痛，程度轻微。1个月前患者体检时发现膀胱占位，遂行膀胱穿刺确诊为膀胱癌。2周前行新辅助化疗，现来我院进一步诊治。既往高血压病史5年，血压最高达148/90mmHg，每日规律服用替米沙坦40mg，控制良好。心律不齐病史4年，未治疗，自述偶感心悸，无心慌，气短，无晕厥史。否认冠心病、糖尿病等病史。

（二）术前检查结果和体征

查体：神清，双肺呼吸音清，心脏听诊区可闻及期前收缩。血压115/70mmHg，心率78次/min，呼吸18次/min。

辅助检查：

ECG示（图16-1）：频发室性期前收缩。24小时动态心电图示：窦性心律；频发室性期前收缩，14 461次/24h，部分呈二联律，可见成对及短阵室性心动过速，ST段动态改变<0.1mV。

心脏超声心电图示（图16-2）：左心房增大，二尖瓣反流（轻度），主动脉瓣反流（轻度）；左心室舒张功能减低。

胸部X线：双肺纹理略增重，左心缘圆隆，心影饱满。

冠脉增强CT：前降支及回旋支呈动脉硬化性改变。

盆腔MRI：膀胱右侧壁有一较大软组织团块影，大小约33mm×21mm×44mm，对比化疗前，肿物明显缩小。

术前化验基本正常。

入院诊断：膀胱癌；频发室性期前收缩；高血压；轻度贫血。

二、患者围手术期主要风险

本例患者膀胱癌诊断明确，病理确诊浸润性移行细胞癌，为限期手术。根治性膀胱切除

心率：92bpm　　　T轴：46°　　　诊断结论：
P波时限：124ms　　QRS-T：37°　　1. 窦性心律
PR间期：176ms　　SV1振幅：0.41mV　2. 频发室性期前收缩、二联律
QRS时限：101ms　　RV5振幅：0.89mV
QT间期：398ms
QTc间期：482ms
P轴：49°
QRS轴：83°

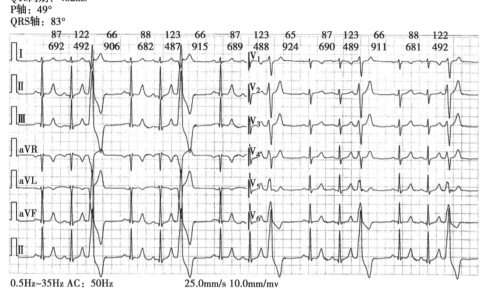

0.5Hz~35Hz AC：50Hz　　　　25.0mm/s 10.0mm/mv

图 16-1 患者术前心电图

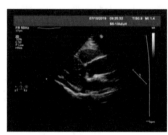
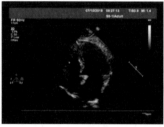
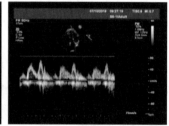

主动脉根部	32	mm	室	厚度	10	mm	左心收缩功能			左心舒张功能		
升主动脉内径	34	mm	间	运动幅度	7	mm	射血分数	68	%	E 波最大流速	55	cm/s
二 尖 瓣	瓣口面积	cm²	隔	与左心室后壁向运动			缩短分数	38	%	A 波最大流速	74	cm/s
	瓣环径	mm	左	舒末内径	50	mm				E/A		
	压力减半时间	ms	心	收末内径	31	mm	主动脉最大流速	141	cm/s			
肺 动 脉	主干径	24	mm	室	后壁厚度	9	mm	左心室流出道流速	71	cm/s	肺动脉最大流速	106	cm/s
	右肺动脉径	mm		后壁运动幅度	8	mm	压 力 阶 差					
	左肺动脉径	mm	右	前后径	23	mm	收缩期			舒张期		
左心房	37×41×52		心	流出道	28	mm	取样部位	流速	cm/s	取样部位	流速	cm/s
右心房			室	前壁左右径		mm	压差		mmHg	压差		mmHg

超声描述：
1. 左心房增大，余心腔内径正常范围
2. 各心室室壁厚度及运动正常
3. 各瓣膜形态及运动未见异常，CDFI：收缩期二尖瓣心房侧见少量反流信号。舒张期主动脉瓣下少量反流信号。PW测：舒张期二尖瓣口血流速度 A 峰 >E 峰
4. 主动脉，肺动脉未见异常
5. 心包腔未见明确液性暗区

超声提示：
左心房增大
二尖瓣反流（轻度）
主动脉瓣反流（轻度）
左心室舒张功能减低

图 16-2 患者术前超声心动图

术是治疗浸润性膀胱癌的金标准,但患者合并频发室性期前收缩,考虑到根治性膀胱癌手术创伤大、术后并发症多、需行尿流改道等原因,院内启动多学科会诊,拟采用新化疗辅助技术使肿瘤缩小的基础上,行膀胱部分切除术,并加用 β 受体拮抗剂美托洛尔,以减少室性期前收缩次数,缓解患者症状,降低围手术期风险。

1. 该患者术前发现频发室性期前收缩,尽管自诉无自觉症状,但围手术期仍然存在恶性心律失常甚至室性心动过速、心室颤动的发生风险。手术操作牵拉导致的迷走反射,也可诱发心律失常恶化。

2. 术前禁食水、术中和术后出血以及容量补充造成的内环境变化如低钾、低镁等,可加重室性期前收缩的程度,要及时补充至正常高限范围。

本例患者围手术期可能发生的风险包括:麻醉手术打击导致恶性心律失常,心室扑动、心室颤动甚至心脏停搏;术中大出血及内环境紊乱致恶性心律失常。

三、麻醉及术中管理

(一)麻醉前

患者入室,神清合作。连接五导联心电图及血氧饱和度探头。监护显示 SpO_2 96%(无吸氧),心率 68 次 /min,室性期前收缩呈现二联律。建立外周静脉通路后,局部麻醉下行有创动脉压穿刺置管,测得基础血压 159/87mmHg。局部麻醉下行右颈内静脉穿刺,置管深度 12cm,中心静脉压 5~6cmH$_2$O。行血气分析,血钾 4.01mmol/L,经中心静脉通路给予门冬氨酸钾镁液补充。体表粘贴体外除颤电极。

麻醉前准备急救药物:去甲肾上腺素、艾司洛尔、胺碘酮、利多卡因、肾上腺素、氯化钙等。

(二)麻醉实施

协助患者右侧卧位,于 L$_{1-2}$ 椎间隙行硬膜外穿刺,顺利置入硬膜外管。平卧位后给予 2% 利多卡因 3ml 作为试验量,5 分钟后测试有麻醉平面且患者无不适感,给予 1% 利多卡因和 0.5% 罗哌卡因混合液 15ml。

(三)术中管理

麻醉后 20 分钟,平面上升至 L$_6$。此时血流动力学平稳,心率轻度增快,69 次 /min,室性期前收缩消失,血压 142/82mmHg,麻醉效果满意,开始手术。手术开始后 30 分钟探查腹腔时,患者极度紧张并出现咽喉发干,咳嗽无法控制,遂给予依托咪酯 10mg,顺阿曲库铵 10mg,置入喉罩。术中泵入丙泊酚、右美托咪定维持麻醉,硬膜外腔按时追加局麻药。BIS 维持在 60~70 之间。

手术过程顺利,历时 2.2 小时,出血约 200ml,输液 1 350ml。术毕患者苏醒,神志清楚,肌力恢复良好,拔出喉罩,安返 PACU。

四、术后管理及转归

患者入 PACU 后,继续心电监护。VAS 评分为 0,自诉感觉良好。术毕 1 小时回病房继续进行心电、血氧、血压监护。术后采用硬膜外自控镇痛,术后连续随访三天,VAS 评分 1~3,患者自诉无明显不适。术后 ECG 示:频发室性期前收缩,规律口服美托洛尔 25mg/d,无不适。术后 7 天顺利出院,门诊随诊。

五、合并频发室性期前收缩患者接受非心脏手术围麻醉期管理要点

频发室性期前收缩是麻醉科医师经常遇见的术前合并症。对于频发室性期前收缩患者实施非心脏手术,麻醉处理要点如下:

(一)术前评估及准备

首先确定有无器质性心脏病,评价心功能状态,寻找发生频发室性期前收缩的原因及诱因。

1. 术前患者心电图提示频发室性期前收缩,建议行 24 小时动态心电图及超声心动图进行进一步检查,以评判其严重程度及治疗方案。

2. 对于术前提示左心室收缩功能下降或心室容量增加的患者,即使无症状亦需要术前予以重视,尤其对于室性期前收缩 >10 000 次 /24h 的患者。

3. 术前治疗应首先排除电解质紊乱。

4. 药物治疗需要在心内科医师的指导下进行。术前服用抗心律失常药物者应继续服用。注意服用胺碘酮的患者有甲状腺功能减退的风险,术前应检查甲状腺功能。

(二)麻醉选择及管理

麻醉方式的选择与手术术式及患者病情相关。在能满足手术的前提下优先选择区域阻滞及硬膜外麻醉。连续硬膜外麻醉在有效控制应激的前提下对机体血流动力学影响小,可提供有效的术后镇痛。并且硬膜外利多卡因少量吸收入血对室性心律失常有治疗作用。但需要注意术中做好镇静,防止因紧张恶化心律失常,必要时联合全身麻醉。

全身麻醉要保证一定的麻醉深度,尤其在麻醉诱导、气管插管、手术开始及气管导管拔管等强刺激时,主张镇静下拔管,避免吸痰强刺激。

(三)术中频发室性期前收缩的处理

若术前频发室性期前收缩对血流动力无影响,并且没有持续加重,一般不需积极处理。若术中频发室性期前收缩影响血流动力学稳定或为新发室性期前收缩,首先应寻找原因,积极处理。

1. 积极纠正低钾、低镁等电解质紊乱。

2. 若可疑冠心病,提升血压保证窦房结供血往往会缓解心律失常。

3. 若频发室性期前收缩与心动过缓有关,可采用山莨菪碱适当提升心率以达到减少室性期前收缩的效果。还可在保证心室率的情况下,选择胺碘酮和 / 或利多卡因,必要时持续泵注。

4. 如出现每分钟 6 个或更多的室性心律失常,并反复出现或者呈现多灶性室性异位节律,则发生致命性室性心律失常的可能性增加,应即刻处理,保证除颤器随时可用。

5. 若采用具有负性肌力、负性传导作用的抗心律失常药如 β 受体拮抗剂、胺碘酮、钙通道阻滞剂等,需要注意与阿片类药物、丙泊酚、右美托咪定等麻醉药物的协同效应。需要应用时,要兼顾对心排量及血压的影响,尤其对于心功能欠佳者,应用前需备好正性肌力药及升压药。

6. 注意利多卡因具有镇静作用,需要持续输注时要适当减少麻醉镇静药物用量。并且注意非全麻患者应慎用,防止过度镇静。

(四)术中监测

除基本生命体征监测外,需要建立有创动脉压监测,必要时建立中心静脉通路(注意置管深度,导丝不触碰心脏)。心电图结合有创动脉压波形可鉴别脉搏次数及判断室性期前收缩是否为插入性室性期前收缩(无射血功能)。同时有创动脉压波形可帮助判断异常的 ECG 波形是否为电刀等干扰的结果。全麻患者建议监测麻醉深度,避免麻醉过浅加重心律失常。

（五）血管活性药物的应用

围手术期避免血压波动，若出现低血压，应在积极查找原因的同时及时提升血压。若频发室性期前收缩与心动过缓有关，慎用去氧肾上腺素或甲氧明提升血压，可选择去甲肾上腺素。若存在心功能不全且心率较慢，可采用小剂量多巴胺维持血流动力学平稳。

六、相关知识延伸

（一）频发室性期前收缩概念及原因

频发室性期前收缩是指 24 小时动态心电图室性期前收缩（PVCs）负荷占总心搏数的 15%~25%。频发室性期前收缩可导致左心室收缩功能不全。室性期前收缩的诊断主要依赖十二导联普通心电图和 24 小时动态心电图检查。这些检查可确定室性期前收缩的形态（单形还是多形）、数量、起源部位及与运动的关系等。冠心病、心肌病、先天性心脏病等各种结构性心脏病是室性期前收缩常见的病因。此外精神紧张、某些药物（如洋地黄、奎尼丁、三环类抗抑郁药）及电解质紊乱（低钾、低镁、低钙）等也可诱发室性期前收缩。

（二）频发室性期前收缩的临床表现及心电图特征

临床表现差异也很大，可以无症状，也可引起心悸、胸闷、心跳停搏感，也可引起血流动力学障碍，甚至心源性猝死。

频发室性期前收缩的心电图有以下特征：提前出现的宽大的 QRS 波群，QRS 波群间期大于 0.11 秒，其前无 P 波出现，P 波与提前的 QRS 波无关，1 分钟内五次以上。ST 段及 T 波方向常与 QRS 波方向相反，通常有完全性代偿间歇。

以下三种情况常易诱发室性心动过速或心室颤动，必须及时处理：

1. 多源性室性期前收缩。

2. 成对或连续出现的室性期前收缩。

3. 室性期前收缩出现于前一心搏的 T 波上（即"R-on-T"现象），联律间期小于 0.40 秒。

（三）室性期前收缩的危险分层

越来越多的研究表明室性期前收缩数量不能作为判断患者预后的独立危险因素，其预后主要取决于是否合并结构性心脏病及心脏病的类型和严重程度，与室性期前收缩数量无平行关系。

Lown 分级是室性心律失常应用最广泛的危险分层，但仅对急性心肌梗死和急性冠脉综合征引起的室性期前收缩的危险分层有实用价值（表 16-1）。除 Lown 分级外，器质性心脏病、

表 16-1　室性期前收缩的 Lown 分级

级别	心电图
0 级	无室性期前收缩
1 级	偶有单发性室性期前收缩 <30 次 /h
2 级	频发室性期前收缩 >30 次 /h
3 级	多源性室性期前收缩
4A 级	成对室性期前收缩
4B 级	3 个或以上连发室性期前收缩
5 级	R-on-T 室性期前收缩

严重低钾、遗传性离子通道病、心功能不全、猝死家族史、晕厥史、室性期前收缩性心肌病以及药物过量所致的室性期前收缩等均属高危室性期前收缩,应积极治疗。

(四) 频发室性期前收缩的术前干预治疗

1. 抗心律失常药物　治疗频发室性期前收缩的主要目的是预防室性心动过速,心室颤动和心源性猝死。目前指南给出的建议和推荐大多为症状引导性治疗:无症状或症状轻微的患者,排除结构性心脏病和遗传性心律失常后,仅需安慰,无需治疗;无论是否合并结构性心脏病,如有明显症状,可考虑 β 受体拮抗剂、非二氢吡啶类钙通道阻滞剂、普罗帕酮和胺碘酮等抗心律失常药治疗。使用时应注意不同的抗心律失常药物可能出现的副作用及其与麻醉药物的相互作用。

2. 术前内科射频消融治疗　对于室性期前收缩次数 >10 000 次 /24h 者应予重视。若频发室性期前收缩症状明显,并且抗心律失常药物治疗无效或患者不能耐受药物治疗,频发室性期前收缩导致心律失常心肌病或者室性期前收缩导致局灶触发性心室颤动者,建议术前考虑进行导管消融治疗,尤其需要接受中高危非心脏手术者。

(李术榕　赵丽云)

参考文献

[1] KRISTENSEN S D, KNUUTI J, SARASTE A, et al. 2014 ESC/ESA Guidelines on non-cardiac surgery: cardiovascular assessment and management [J].Eur Heart J,2014,35(35):2383-431.

[2] CALKINS H, HINDRICKS G, CAPPATO R, et al.2017 HRS/EHRA/ECAS/APHRS /SOLAECE expert consensus statement on catheter and surgical ablation of atrial fibrillation:Executive summary [J]. J Arrhythm, 2017,14(10):275-444.

[3] PRIORI S G, BLOMSTROMLUNDQVIST C, MAZZANTI A, et a1. 2015 ESC Guidelines for the management of patients with ventricular arrhythmias and the prevention of sudden cardiac death [J].Eur Heart J,2015,69 (41):1-76.

[4] GAO Y, LIU W, LIC, et al. Common genotypes of long QT syndrome inchina and the role of ECG prediction[J]. Cardiology,2016,133(2):73-78.

[5] 曹克将,陈明龙,江洪,等.室性心律失常中国专家共识[J].中国心脏起搏与心电生理杂志,2016,20(4):279-326.

[6] 胡大一,马长生.心血管内科学[M].北京:人民卫生出版社,2008.

第六篇

合并心肌病患者接受
非心脏手术麻醉
病例分析

第十七章　合并梗阻性肥厚型心肌病患者接受非心脏手术麻醉管理

引言:肥厚型心肌病(hypertrophic cardio-myopathy,HCM),是一种以左心室肥厚为突出特征的原发性心肌病,收缩时引起左心室流出道梗阻者,称为梗阻性肥厚型心肌病,以室间隔和左心室游离壁非对称性肥厚、动态左心室流出道梗阻为特点,患者心源性猝死率高,治疗困难。行非心脏手术时,麻醉手术风险大,需注意每一个细节,以降低围手术期恶性心血管事件的发生率。

一、病例概要

(一)病史

患者,女,76岁,主因"腹部胀痛1年"入院。患者1年来反复出现下腹疼痛,呈持续性胀痛,伴黑便,无便秘腹泻,无恶心呕吐,无发热寒战。曾于外院行肠镜检查提示乙状结肠占位,今为求进一步诊治,收入我院。患者自发病以来神志清楚,饮食欠佳,睡眠正常,小便无异常,大便规律、成形,体重未见明显减轻。既往史:肥厚型梗阻性心脏病,未规律治疗,现心功能Ⅱ级。否认糖尿病、高血压等慢性病史。否认肝炎,结核及其他传染病史,否认外伤、输血史。

(二)术前检查结果和体征

查体:神清,体温36.3℃,体重74kg,血压133/63mmHg,脉搏80次/min,呼吸频率16次/min。神清语明,双下肢无水肿。

辅助检查:

心电图(EKG)示:窦性心律,心率67次/min,异常心电图,左心室肥厚,ST-T改变。

胸部正侧位片(图17-1):两肺野透过度减低,两肺纹理粗。心影大,双侧肋膈角模糊。

超声心动图示(图17-2):静息左心室流出道梗阻(轻度),SAM征(+),左心房扩大,二尖瓣关闭不全(中度),左心室舒张功能减低,室间隔肥厚(18mm)。提示梗阻性肥厚型心肌病。

冠脉CTA示:冠状动脉管壁钙化,病原性质考虑为动脉粥样硬化。前降支中段肌桥,心包积液。

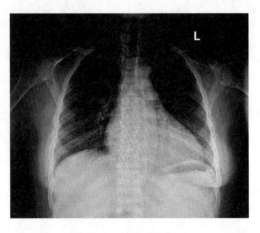

图17-1　患者术前胸片

主动脉根部	26	mm	室	厚度	18	mm	左心收缩功能		左心舒张功能	
升主动脉内径		mm	间	运动幅度	13	mm	射血分数	87	%	E波最大流速	95	cm/s
二尖瓣	瓣口面积		cm²	隔	与左心室后壁向运动		缩短分数	56	%	A波最大流速	130	cm/s
	瓣环径		mm	左	舒末内径	34	mm			E/A	
	压力减半时间		ms	心	收末内径	15	mm	主动脉最大流速		cm/s	
肺动脉	主干径		mm	室	后壁厚度	12	mm	左心室流出道流速	446	cm/s	肺动脉最大流速		cm/s
	右肺动脉径		mm		后壁运动幅度	8	mm	压 力 阶 差		
	左肺动脉径		mm	右	前后径		mm	收缩期		舒张期	
左心房	41	mm	心	流出道	29	mm	取样部位	流速	cm/s	取样部位	流速	cm/s
右心房		mm	室	前壁厚度		mm		压差	mmHg		压差	mmHg

超声描述：
1. 左心房扩大，余各心腔内径正常
2. 心室室间隔呈梭形显著肥厚，最厚处为 18mm 位于心室室间隔中段，心肌回声尚均匀，其余心室室壁轻度肥厚，心肌运动幅度未见异常
3. 二尖瓣后叶见点状强回声，主动脉瓣瓣叶回声增强，开放尚可。M 型示：收缩期二尖瓣瓣叶曲线 C-D 段前移，"SAM"征阳性，致左心室流出道狭窄。CDFI：左心室流出道为花彩高速血流信号，CW：Vmax：446cm/s。二尖瓣心房侧见中至大量反流信号。PW：舒张期二尖瓣血流 A 峰＞E 峰。其余瓣膜瓣口血流未见异常
4. 主动脉、肺动脉未见异常

超声提示：
左心室流出道梗阻
心室室间隔呈梭形肥厚，考虑非对称性肥厚型心肌病（梗阻性）
左心房扩大
二尖瓣关闭不全（中至重度）
左心室舒张功能减低

图 17-2　患者超声心动图

实验室检查：血常规：血红蛋白：86.0g/L，红细胞比容（HCT）：28.7%，余正常。生化：总蛋白（TP）：53.1g/L，白蛋白（ALB）：226.3g/L，余指标为正常范围。肌钙蛋白：0.01ng/ml，BNP：151pg/ml，NT-proBNP：658pg/ml，CK-MB：32IU/L。凝血及免疫指标均正常。术前动脉血气分析正常。

入院诊断：结肠癌，贫血；梗阻性肥厚型心肌病。

二、患者围手术期主要风险

本例患者乙状结肠癌合并肿瘤破溃出血，合并贫血，需限期手术治疗。但患者合并梗阻性肥厚型心肌病，左心室流出道梗阻的症状明显，手术麻醉风险较大。术前多学科会诊，拟采用开腹乙状结肠切除术，围手术期主要风险如下：

1. 该患者需要接受全身麻醉，气管插管及拔管可能导致的应激反应出现的血压增高、心率增快会加重左心室流出道梗阻，并且患者术前冠脉 CTA 显示前降支肌桥，会因心率加快而影响心肌供血，导致围手术期急性心肌损伤，增加术后心血管事件发生的可能性。

2. 患者高龄女性，左心室流出道压力阶差（LVOTG）≥50mmHg、室间隔厚度 >18mm，SAM 征（+），左心房大、二尖瓣中度关闭不全，客观检查具备心外科手术指征，麻醉及手术过程中若出现低血压，并且对缩血管药物反应差时，如发生严重过敏反应，会即刻加重流出道梗阻，出现血流动力学恶化。

3. 该类患者对低血容量耐受性差，若手术短期内出血量大，容量不足造成左心室腔容积缩小，会恶化左心室流出道压力阶差，加重流出道梗阻，并降低每搏输出量。同时容量不足后代偿性的心率增加也会加重病情。

4. 围手术期疼痛及缺氧、二氧化碳蓄积等引起的交感神经兴奋等，均会加重流出道梗阻症状。此外，患者合并二尖瓣关闭不全，过高的血压还会增加二尖瓣反流，不利于前向血

流的维持,进而出现低心排。

综上,该患者围手术期可能出现的事件包括:低血压、心动过速、室性心律失常、猝死;心肌缺血、心肌梗死;出血等。

术前向家属交代患者围手术期可能出现的风险,做好心肺复苏准备,同时备紧急开胸进行抢救。

三、麻醉及术中管理

(一)麻醉前

术前 30 分钟给予吗啡注射液 5mg 肌内注射,患者入室时安静,无明显紧张情绪,迅速监测五导联心电图、指脉搏血氧饱和度(SpO$_2$)、脑电双频指数(BIS),面罩吸氧 5L/min,建立外周静脉通路,输注林格液。此时心率为 65 次/min,SpO$_2$97%,BIS 88。同时局麻下行左桡动脉穿刺置管,建立直接动脉内测压,血压为 135/78mmHg。

麻醉前准备急救药品包括:去氧肾上腺素(10mg/100ml)、艾司洛尔(200mg/20ml)、去甲肾上腺素(2mg/500ml)、利多卡因、山莨菪碱、尼卡地平、硝酸甘油、肾上腺素等。贴好体外除颤电极。并告知体外循环及心外科医师做好抢救准备。

(二)麻醉实施

依次给予咪达唑仑 1mg、舒芬太尼 25μg、依托咪酯 10mg、罗库溴铵 40mg,之后再次追加舒芬太尼 25μg,4 分钟后进行咽喉部利多卡因 5ml 表面麻醉,起效后行气管插管,经口置入 ID7.5 的气管内导管,深度 21cm,期间患者血压有下降趋势,给予去氧肾上腺素 20μg+20μg,血压回升,过程顺利。麻醉机呼吸参数:潮气量:500ml,频率 10 次/min,I∶E 为 1∶2,流量 1.5L/min,吸入氧浓度为 60%,维持正常的呼末二氧化碳浓度。诱导期间 ABP 维持在 120~130/60~75mmHg,心率为 60~75 次/min,SpO$_2$100%,BIS 40~60。经右颈内静脉置入 F7.0 的四腔静脉导管,深度 12cm,连接压力传感器监测中心静脉压(CVP),为 6cmH$_2$O,给予适当扩容。术中持续输注丙泊酚 4~6mg/(kg·h),瑞芬太尼 0.1~0.2μg/(kg·min),复合吸入 0.3~0.5MAC 七氟烷维持麻醉。之后将去甲肾上腺素(2mg/50ml)连接于中心静脉导管,酌情泵注。

切皮前的动脉血气分析示:pH:7.355,PaCO$_2$:40.1mmHg,PaO$_2$:161mmHg,SaO$_2$%:99.8%,Hb:80g/L,HCT:26.0%,BE:−4.4mmol/L,Glu:5.8mmol/L,Na$^+$:137mmol/L,K$^+$:3.30mmol/L,Ca^{2+}:1.14mmol/L,Lac:0.6mmol/L。

(三)术中管理

切皮前加深麻醉,给予舒芬太尼 20μg,罗库溴铵 20mg。根据 CVP、ABP 监测数据,经外周静脉以 250~500ml/h 的速度输注林格液及胶体液,维持 CVP 于 6~8cmH$_2$O,并补充门冬氨酸钾镁注射液 50ml。术中根据血压水平调节去甲肾上腺素的泵注速率 0.03~0.1μg/(kg·min),维持血压于 110~130/65~75mmHg,心率为 60~70 次/min。调整呼吸参数维持 P$_{ET}$CO$_2$ 35~40mmHg 之间。术中间断监测动脉血气,调整内环境。术中瘤体粘连不明显,行乙状结肠切除术,手术顺利。因术前贫血,术中输注红细胞悬液。

手术结束前关腹膜时血气结果:pH:7.38,PaCO$_2$:37.1mmHg,PaO$_2$:417.0mmHg,SaO$_2$%:100.2%,Hb:98g/L,HCT:26.9%,BE:−2.1mmol/L,Glu:6.6mmol/L,Na$^+$:142mmol/L,K$^+$:4.07mmol/L,Ca^{2+}:1.16mmol/L,Lac:0.9mmol/L。

手术共历时 135 分钟,出血量 100ml,尿量 400ml,共输液 1250ml,红细胞悬液 4U,血浆 200ml,止血充分,去甲肾上腺素 0.02μg/(kg·min),带气管导管安全送返 ICU。

四、术后管理及转归

术毕患者转运至 ICU，生命体征平稳，血压 125/68mmHg，心率 66 次 /min，律齐，CVP 8cmH$_2$O，血氧饱和度为 100%。气管插管连接呼吸机辅助呼吸，呼吸机设定：吸入氧浓度 50%，潮气量 500ml，频率 12 次 /min，模式为容控。动脉血气分析示：pH：7.44，PaCO$_2$：33.3mmHg，PaO$_2$：154mmHg，SaO$_2$%：99.8%，Hb：98g/L，HCT：27%，BE：−2.4mmol/L，Glu：7.1mmol/L，Na$^+$：138mmol/L，K$^+$：3.83mmol/L，Ca^{2+}：1.26mmol/L，Lac：0.9mmol/L。经中心静脉补钾，继续输注丙泊酚 100mg/h 镇静，停用其他药物，清理气道及口腔内分泌物，未用肌松拮抗剂，患者各项指标平稳，停用血管活性药。

1 小时后患者自主呼吸恢复，充分吸痰后停用丙泊酚，患者意识充分恢复，配合良好，1.5 小时后顺利拔除气管导管。拔管期间配合小剂量艾司洛尔，ABP 125/62mmHg，心率 66 次 /min，呼吸频率 20 次 /min，CVP 7cmH$_2$O，血氧饱和度 99%。拔管后面罩吸氧 3L/min，血气回报基本正常。继续给予对症支持治疗，手术后第 2 天转回病房。

术后随访患者，未发生心血管相关事件，遵医嘱口服 β 受体拮抗剂美托洛尔，患者于术后第 9 天出院。

五、合并梗阻性肥厚型心肌病患者接受非心脏手术围麻醉期管理要点

（一）术前评估及准备

梗阻性肥厚型心肌病术前评估的主要方面是确定流出道梗阻的严重程度，是否具有心脏外科治疗指征，是否有置入埋藏式心脏转复除颤器（implantable cardioverter defibrillator，ICD）及心脏再同步治疗（cardiac resynchronization therapy，CRT）指征，并通过术前药物治疗将术中及术后梗阻恶化的可能性降到最低。具体要点如下：

1. 心电图　肥厚型心肌病心律失常发生率高，如阵发性室上性心动过速、心房颤动、非持续性室性心动过速、心脏传导阻滞等。其中 20%~30%HCM 患者存在非持续性室性心动过速。术前需进行十二导联心电图及 24~48 小时 Holter 检查，检测房性和室性心律失常，评估猝死风险及 ICD 治疗适应证。

2. 超声心动图　判断心肌肥厚的部位及梗阻程度，是否存在 SAM 征，静息状态下左心室流出道压力阶差（LVOTG）数值，结合临床表现，判断是否有心外科干预指征。若合并右心室心肌肥厚及梗阻（静息时右心室流出道压差≥25mmHg 诊断右心室流出道梗阻），则风险高，预后差。

3. 排除合并冠心病　肥厚心肌的冠状动脉结构可发生变化，管壁增厚，管腔减小，扩张能力下降，因此出现心肌缺血表现。此外，肥厚型心肌病合并肌桥的发生率高（15%~30%）。因此术前需要明确其缺血程度及干预方式。必要时术前行冠脉增强 CT 及造影检查，明确患者是否合并冠心病及程度。

4. 术前避免劳累、激动，避免脱水。

5. 梗阻性肥厚型心肌病治疗用药与围手术期安全考虑

（1）β 受体拮抗剂：β 受体拮抗剂使心肌收缩力减弱，减轻 LVOTG，同时减慢心率，改善心室舒张期充盈，从而改善症状。为一线治疗药物（class Ⅰa，B）。新指南首次将静息心率降至 55~60 次 /min 的剂量作为 β 受体拮抗剂的目标剂量或最大耐受剂量。

（2）钙通道阻滞剂：采用非二氢吡啶类钙通道阻滞剂维拉帕米或地尔硫草，具有负性肌

力和频率作用,既可减轻LVOTG,又可改善心室舒张期充盈和局部心肌血流。二氢吡啶类(如硝苯地平)具有血管扩张作用,可加重流出道梗阻,不推荐使用。

(3) 丙吡胺:为Ⅰa类抗心律失常药物,有较强负性肌力作用,可抑制心肌收缩力,减慢射血速率,减轻SAM征象和二尖瓣反流,减少LVOTG,可与β受体拮抗剂和钙通道阻滞剂联合用药。

(4) 合并心力衰竭:若合并症状性射血分数降低的心力衰竭,且NYHA心功能Ⅱ~Ⅳ级的患者,加用ACEI或ARB、醛固酮受体拮抗剂和襻利尿剂。但注意低血压及利尿剂脱水作用出现严重后果。

(5) 抗凝:所有HCM伴心房颤动、心房扑动的患者需要口服华法林抗凝,预防栓塞,注意围手术期抗凝衔接。

(二) 麻醉及术中管理

HOCM的麻醉处理关键在于减轻左心室流出道梗阻,减小压差。凡是增加心肌收缩力、降低后负荷及前负荷的各种因素均可加重左心室流出道梗阻。

1. 麻醉诱导　术前可给予适当镇静药,如本例患者,给予5mg吗啡,以消除患者的紧张和恐惧情绪,使患者进入手术室时进入浅睡眠状态。或入室开放静脉后,给以小剂量咪达唑仑适当镇静。诱导前补充血容量,诱导可选用苯二氮䓬类、依托咪酯、丙泊酚以及挥发性吸入麻醉药及芬太尼或舒芬太尼。缓慢用药,避免呛咳,配合使用血管活性药物(多为去氧肾上腺素、甲氧明、去甲肾上腺素)维持合适的血流动力学状态。避免采用正性肌力药物提升血压。诱导过程中若出现快速心率,可采用短效β受体拮抗剂缓解。插管前可配合气管利多卡因1mg/kg气管内表面麻醉。

2. 术中监测　除术中常规监测外,必须进行桡动脉穿刺直接测压和中心静脉穿刺测压,以及时了解患者血压及血容量,指导输血输液以及使用血管活性药。若接受时间较长、创伤较大的手术,建议采用TEE进行术中监测。

3. 术中管理要点

(1) 维持足够的麻醉深度:术中采用BIS监测,尤其避免浅麻醉下刺激,防止患者产生应激反应加重左心室流出道的梗阻。术中若出现高血压、心率增快,首先加深麻醉,可适当选用β受体拮抗剂。避免使用血管扩张药如硝普钠和硝酸甘油,因可降低全身血管阻力,增加左心室流出道梗阻而致严重低血压。

(2) 避免低血压:防止低血压是梗阻性肥厚型心肌病围手术期管理的核心。后负荷降低不仅可反射性地增强心肌收缩力,且可增大左心室与主动脉间的压力阶差,加重流出道梗阻。灌注压的降低也降低冠脉血供,加重心肌缺血,尤其对于合并高血压的患者,各脏器不能耐受低血压,因此要避免发生低血压。术中血压降低,在排除血容量不足和麻醉过深后,首先考虑应用α肾上腺素能激动剂如去氧肾上腺素或甲氧明滴定治疗,提高外周阻力。禁忌应用具有β肾上腺素能受体激动效应的药物如麻黄碱、多巴胺、多巴酚丁胺、肾上腺素等,去甲肾上腺素的应用需要慎重,因其也具有β肾上腺素能受体作用。

(3) 控制心率:避免心率增快,因心率增快缩短舒张期,减少了心室充盈,加重流出道梗阻。同时,舒张期的缩短使肥厚心肌的氧供减少,氧耗明显增加,加剧了氧供求之间的矛盾。必要时采用β受体拮抗剂控制心率。同时避免使用可能增加心率的麻醉药物如泮库溴铵、氯胺酮等。若术中出现快速室性心律失常与心房颤动影响血压者,考虑应用胺碘酮的同时进行电复律。

（4）适度抑制心肌收缩力：不合并心力衰竭的肥厚型心肌病，往往心肌收缩力增强，如本例患者 LVEF 87%。心肌收缩力增强增加氧耗的同时，还会加重流出道梗阻。麻醉过程中可酌情使用 β 肾上腺素能阻滞剂（艾司洛尔）或非二氢吡啶类钙通道阻滞剂（维拉帕米或地尔硫䓬）等负性肌力药物，在适度的心肌抑制的同时不降低外周血管阻力或增加心率。

（5）保障充足的循环血量：诱导前应给予补充。前负荷下降可缩小左心室腔容积、恶化左心室流出道压力阶差加重流出道梗阻，并降低每搏输出量。应尽量避免。低血容量代偿性的心率增加也会加重病情。术中可应用中心静脉压 CVP、每搏变异率（SVV）以及经食管 / 经胸心脏超声 TEE/TTE 指导容量治疗，防止容量不足或容量过负荷。

（6）呼吸管理：全麻呼吸模式为小潮气量快频率方式，避免使用呼气末正压通气模式。

4. 梗阻性肥厚型心肌病接受非心脏手术心外科准备　术中可能出现的突发事件有：流出道梗阻加重出现致命性低血压；手术牵拉刺激，出现恶性心律失常；急性大出血无法耐受出现危急状况等，如果通过补液、血管活性药物处理仍然无法逆转等，可能需要心外科干预。因此术前需要掌握梗阻性肥厚型心肌病手术适应证。若术前具有心外科手术指征（见后），术前向家属充分沟通可能需要的心外科干预方式。若病情严重，麻醉前需要将体外循环管道预充待用，以备紧急开胸抢救。

5. 术后管理　若患者情况良好，手术创伤较小，术后尽量早期拔管。若患者病情较重，手术范围广，创伤大，术中血流动力学不平稳，可进入 ICU 后继续机械通气，待血流动力学稳定，氧合良好时，尽早拔除气管内导管。不主张采用肌松拮抗。

患者返监护病房后，仍需要注意血容量的调整，维持电解质平衡，提供良好的镇静、镇痛，维持体温。特别注意拔管期应激反应，采用深麻醉下拔管，必要时给予艾司洛尔 0.1mg/kg 控制应激引起的血流动力学改变，如本例。加强术后疼痛治疗。

六、相关知识延伸

（一）肥厚型心肌病（hypertrophic cardiomyopathy，HCM）、梗阻性肥厚型心肌病（HOCM）

肥厚型心肌病（HCM），是一种以左心室肥厚为突出特征的原发性心肌病。心肌肥厚可见于室间隔和游离壁，心室壁各处肥厚程度不等，部位以左心室为常见，右心室少见。室间隔高度肥厚向左心室腔内突出，收缩时引起左心室流出道梗阻者，称为梗阻性肥厚型心肌病（HOCM）。临床表现为心悸、胸痛、劳力性呼吸困难、心律失常、晕厥、猝死等。与舒张功能相反，HCM 患者收缩功能通常是正常的，射血分数增加，但是晚期射血分数最终减少。超声心动图或心导管检查可以确诊肥厚型心肌病，并了解其梗阻的严重程度。当室间隔与左心室后壁厚度（IVS/LVPW）之比为 1.3∶1，诊断的特异性可大于 90%；室间隔厚度达 15mm 或以上即可作出诊断。

（二）梗阻性肥厚型心肌病 SAM 征

SAM 征是 M 型超声诊断中的一个征象，系二尖瓣前叶收缩期前向运动（systolic anterior motion，SAM）。肥厚的室间隔向左心室流出道突出，加之二尖瓣前叶收缩期呈前向运动，使左心室流出道变形、狭窄，造成左心室腔内梗阻，主要表现在收缩期。在 M 型超声诊断中，可见收缩期 CD 段不是一个缓慢的上升平台，而出现一个向上（向室间隔方向）突起的异常波形，这种现象称为 SAM 征。为克服阻力，左心室需增强收缩力以作代偿，因此出现代偿性左心室肥厚及心腔内压力差。疾病的严重程度取决于室间隔肥厚及左心室内压差大小。

SAM 征产生的机制是：

1. 左心室流出道狭窄,血流速度加快,流出道相对负压,吸引二尖瓣前叶及腱索前向运动。

2. 由于肥厚的室间隔收缩运动减弱,左心室后壁代偿性运动增强,后基部的有力收缩迫使二尖瓣前叶进入左心室流出道。

3. 心脏收缩时,肥厚的室间隔挤压绷紧的腱索,腱索后移,而二尖瓣前叶上翘前移。

SAM 征不是肥厚型心肌病特有,还可见于主动脉瓣关闭不全、主动脉瓣狭窄、D 型大动脉转位、低血容量状态、二尖瓣脱垂、淀粉样心肌病、高血压等。此类 SAM 征程度很轻,一般不与室间隔相接触。

(三) HOCM 的治疗

HOCM 治疗的主要目标是缓解梗阻症状和预防猝死。美国心脏病学会建议,一经诊断,不管是否存在左心室流出道梗阻,均不建议参加剧烈运动,如有以下高危者需要进行预防性治疗:Holter 显示有持续性或非持续性室性心动过速;40 岁之前其家属中有因肥厚型心肌病猝死者;曾出现过意识丧失和晕厥;左心室流出道压力梯度 >2.67kPa(1kPa=7.5mmHg);运动诱发低血压;重度二尖瓣反流,左心房内径≥50mm,阵发性心房颤动;有心肌灌注异常证据的。治疗手段有药物治疗及手术治疗。

1. 药物治疗 药物治疗是缓解 HOCM 患者症状的主要方法,通过控制心率、减低心室肌收缩性、控制心律失常来达到治疗目的。主要的治疗药物包括 β 受体拮抗剂、丙吡胺、维拉帕米、地尔硫䓬、ACEI/ARB、螺内酯,有症状的左心室流出道梗阻,无扩血管作用 β 受体拮抗剂是一线用药。当 β 受体拮抗剂禁忌或无效时,重度流出道梗阻患者(LVOTG≥100mmHg)或严重肺动脉高压患者,可考虑在严密监测下给予维拉帕米或地尔硫䓬,不缓解者积极心外科干预。注意 HOCM 患者由于存在舒张功能障碍,要求有相对较高的心室充盈压来保证够的心排出量,因此应用利尿剂时必须十分谨慎。

对于无流出道梗阻的心力衰竭 HCM 患者,指南推荐根据 NYAH 分级(Ⅲ~Ⅳ级),若 LVEF≥50%,考虑应用药物延缓病情,包括 β 受体拮抗剂、维拉帕米或地尔硫䓬、ACEI 类、ARB 类等。

2. 心外科干预指征 心外科行室间隔心肌切除手术适应证为:

(1) 同时满足以下 2 个条件:

1) 药物治疗效果不佳,经最大耐受剂量药物治疗仍存在呼吸困难或胸痛(NYHA 心功能Ⅲ级或Ⅳ级)或其他症状(如晕厥、先兆晕厥)。

2) 静息或运动激发后,由室间隔肥厚和二尖瓣收缩期前移所致的左心室腔与左心室流出道压力阶差(LVOTG)≥50mmHg,即 SAM 征(+)。

(2) 对于部分症状较轻(NYHA 心功能Ⅱ级),LVOTG≥50mmHg,但是出现中重度二尖瓣关闭不全、心房颤动或左心房明显增大等情况的患者,也应考虑外科手术治疗。

3. ICD 及 CRT 指征 2014 版欧洲心脏病学会 HCM 诊断及治疗指南推荐,近期出现 1 次或多次晕厥,并且最大左心室厚度≥30mm,考虑 ICD 置入。药物治疗难以控制的症状性射血分数降低的心力衰竭伴有左束支传导阻滞且 QRS 间期 >130ms 患者,可考虑应用 CRT。

4. 室间隔化学消融术 部分 HOCM 患者药物治疗不佳或不能耐受,可考虑非药物治疗,即室间隔化学消融术。该式是一种介入治疗手段,其原理是通过导管注入无水乙醇,闭塞冠状动脉间隔支,使其支配的肥厚室间隔心肌缺血、坏死、变薄、收缩力下降,从而使心室流出道梗阻消失或减轻,进一步改善 HOCM 患者的临床症状。2014 版指南指出:对于因静息或刺激后 LVOT 压差≥50mmHg 而反复发作劳力性晕厥的 HOCM 患者,应考虑进行室间隔化学消融术(Ⅱa,C)。

(四)高血压性心肌肥厚(LVH)及与 HOCM 的区别

2016 亚洲高血压合并左心室肥厚诊治专家共识和 2014 欧洲心脏病学会肥厚型心肌病诊断及治疗指南,二者主要区别包括:

1. 病因及临床表现 LVH 患者有多年的高血压病史,年纪较大,多有家族高血压病史,部分合并冠心病者可有心绞痛、心肌梗死的表现。肥厚型心肌病是常染色体先行遗传病,儿茶酚胺代谢异常、高血压、高强度运动等可能为其发病的促进因子,临床表现决定于左心室流出道有无压力阶差及阶差的程度。主要表现为劳力性呼吸困难、心前区闷痛、频发一过性晕厥、猝死、心力衰竭。

2. 病理 LVH 表现为向心性肥厚、离心性肥厚、不对称性肥厚,而肥厚型心肌病的病理特征为非对称性室间隔增厚,亦有心肌均匀肥厚(或)心尖部肥厚的类型。

3. 心电图 LVH 左心室高电压可作为简易判断指标,用于初步诊断。HOCM 患者心电图最常见的表现为左心室肥大,ST-T 改变,常有 V_4、V_5、V_6 为中心的巨大倒置 T 波(>10mm),病理性 Q 波(Q 波时程≥40ms 和或深度≥25%)在Ⅱ、Ⅲ、aVF、aVL 或 V_4、V_5 的出现是本病的一个特征(图 17-3)。

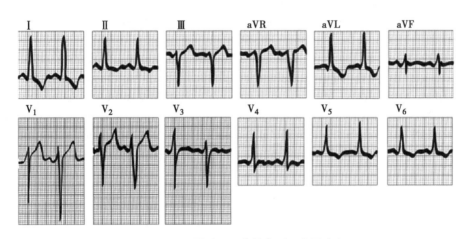

图 17-3 肥厚型心肌病的典型心电图改变

4. 超声心动图 2015 欧洲心血管影像协会/美国超声心动图学会推荐诊断 LVH 标准:室间隔厚度(IVST)或左心室后壁厚度(LVPWT)≥11mm(男性),IVST 或 LVPWT≥10mm(女性)为异常。2014 欧洲心脏病学会对诊断 HCM 做出更新,认为左心室心肌某节段或多个阶段室壁厚度≥15mm,且不能单纯用心脏负荷异常引起心肌肥厚解释,或有 HCM 患者的一级亲属,左心室壁某节段或多个节段厚度≥13mm,无明确病因者,即可确诊 HCM。

5. 治疗策略 LVH 患者以降压为目标,常用降压药包括 ACEI、ARB、钙通道阻滞剂、利尿剂和 β 受体拮抗剂,目前肾素 - 血管紧张素 - 醛固酮系统(RAAS)阻断剂的证据最多。HCM 患者治疗策略见前述。

(崔博群 朱 斌 赵丽云)

参考文献

[1] JOEL A. KAPLAN,DAVID L. REICH,CAROL L. LAKE,et al. 卡普兰心脏麻醉学[M]. 岳云,于布为,姚尚龙,译. 5 版. 北京：人民卫生出版社,2008.

[2] AUTHOR/TASK FORCE MEMBERS,ELLIOTT PM,ANASTASAKIS A,et al. 2014 ESC guidelines on diagnosis and management of hypertrophic cardiomyopathy：the task force for the diagnosis and management of hypertrophic cardiomyopathy of the European Society of Cardiology(ESC)[J]. Eur Heart J,2014,35(39)：2733-2779.

[3] SINGH K,QUTUB M,CARSON K,et. al. A meta analysis of current status of alcohol septal ablation and surgical myectomy for obstructive hypertrophic cardiomyopathy[J]. Catheter CardiovascInterv,2016,88(1)：107-115.

[4] SHIMAMOTO K,ANDO K,FUJITA T,et al. The Japanese Society of Hypertension guidelines for the management of hypertension[J]. Hypertens Res,2014,37(4)：253-390.

[5] American College of Cardiology Foundation/American Heart Association Task Force on Practice,American Association for Thoracic Surgery,American Society of Echocardiography,et al. 2011 ACCF/AHA guideline for the diagnosis and treatment of hypertrophic cardiomyopathy：a report of the American College of Cardiology Foundation/American Heart Association Task Force on Practice Guidelines[J]. J ThoracCardiovascSurg,2011,142(6)：153-203.

[6] GERSH BJ,MARON BJ,BONOW RO,et al. 2011 ACCF/AHA guideline for the diagnosis and treatment of hypertrophic cardiomyopathy：executive summary：a report of the American College of Cardiology Foundation/American Heart Association Task Force on Practice Guidelines[J]. ThoracCardiovascSurg,2011,142(6)：1303-1338.

[7] CHIANG CE,WANG TD,UENG KC,et al. 2015 guidelines of the Tai Wan Society of Cardiology and the Taiwan Hypertension Society for the management of hypertension[J]. J Chin Med Assoc,2015,78(1)：1-47.

[8] 孙宁玲,JAW-WEN CHEN,王继光,et al. 亚洲高血压合并左心室肥厚诊治专家共识[J]. 中华高血压杂志,2016,24(7)：619-627.

[9] LIU XF,WANG DX. Anesthetic management of a patient with hypertrophic obstructive cardiomyopathy for hip joint replacement[J]. Chin J Clinicians(Electronic Edition),2011,11：3382-3384.

第十八章　合并缺血性心肌病患者接受非心脏手术麻醉管理

引言：目前冠心病常见并且年轻化，其中部分患者伴发心功能不全。缺血性心肌病（ischemic cardiomyopathy，ICM）是冠心病的一种特殊类型或晚期阶段，是冠状动脉病变引起的长期广泛缺血，导致心肌变性、坏死和弥漫性纤维化，并出现严重左心衰竭的一种疾病。临床表现类似扩张型心肌病。该类患者接受急诊及限期手术时，对麻醉药耐受性差，容易发生心力衰竭、恶性心律失常等严重并发症。围手术期处理需要遵循扩张型心肌病及缺血性心脏病两者的特点，对麻醉科医师是很大的挑战。

一、病例概要

（一）病史

患者，男，60 岁，体重 71kg。主因"间断餐后右上腹疼痛 1 年，急性发作 2 周"入院。患者 1 年来间断出现饱餐后右上腹疼痛，主要为胀痛，伴腰背部放射，不伴恶心，呕吐，无发热，寒战，无黄疸。1 年来急性发作 3 次，曾于外院就诊，行抗炎治疗，症状可缓解。2 周前再次出现相似症状同前，于我院急诊行抗炎治疗数日，略有好转，但饮食后再次出现右上腹疼痛。B 超提示胆囊颈部结石嵌顿，需住院手术治疗。

既往史：高血压病史 5 年，未规律服用药物。10 年前因冠心病，于我院行冠状动脉支架置入术，分别于前降支近、中段，回旋支中段各置入支架 1 枚，后降支开口行球囊扩张。两年后于本院行不停跳冠状动脉搭桥术。自诉术后规律服用抗凝药物。目前服用拜阿司匹林及华法林。糖尿病史 14 年，诺和灵及阿卡波糖联合治疗，血糖控制尚可。诊断扩张型心肌病（缺血性心肌病）3 年，半年前因"心律失常"（具体心律失常类型不详），放置心脏永久起搏器。

个人史：吸烟 50 余年，50 支 / 日，饮酒 20 余年。

（二）术前检查结果和体征

查体：痛苦面容，呈右侧屈曲位，无法平卧，巩膜黄染，心尖搏动向左下移位，心浊音界向两侧扩大。袖带血压 164/92mmHg，心率 85 次 /min（自主心律），吸氧状态 SpO_2 96%。

辅助检查：

心电图（ECG）示：左右心室肥大，广泛心肌损害（ST-T 段降低，T 波倒置）。

心脏超声心电图显示（图 18-1）：起搏器置入术后，左心室壁运动异常，二尖瓣反流（重度），三尖瓣反流（轻度），左心房 54mm×60mm×81mm，右心房 56mm×62mm，左心室舒张末期内径 67mm，收缩末期内径 56mm，右心室前后径 29mm，横径 43mm，左心室射血分数 30%，心包少量积液。

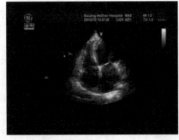
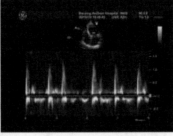
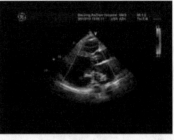

主动脉根部	30	mm	室	厚度	11	mm	左心收缩功能				左心舒张功能		
升主动脉内径		mm	间	运动幅度	7	mm	射血分数	30	%		E波最大流速	136	cm/s
二	瓣口面积		cm²	隔	与左心室后壁向运动			缩短分数	14	%		A波最大流速	67	cm/s
尖	瓣环面积			左	舒末内径	67	mm					E/A		
瓣	压力减半时间		ms	心	收末内径	56	mm	主动脉最大流速		106	cm/s			
肺	主干径	27	mm	室	后壁厚度	10	mm	左心室流出道流速				肺动脉最大流速	60	cm/s
动	右肺动脉径		mm		后壁运动幅度	4	mm		压 力 阶 差					
脉	左肺动脉径		mm	右	前后径	49	mm	收缩期				舒张期		
左心房	54×60×81		mm	心	流出道	32	mm	取样部位	流速		cm/s	取样部位	流速	cm/s
右心房	56×62		mm	室	前壁厚度		mm		压差		mmHg		压差	mmHg

超声描述:
1. 左心房、右心房明显增大,左心室增大,右心室增大
2. 室间隔与左心室后壁同向运动,左心室室壁运动幅度减低
3. 各瓣膜形态及运动未见异常,CDFI:收缩期二尖瓣心房侧见大量反流信号,反流面积11.6 cm²。收缩期三尖瓣心房侧见少量反流信号
4. 主动脉未见异常
5. 心包腔内可探及少量液性暗区,左心室后壁积液深6.8mm,左心室侧壁积液深8.5mm

超声提示:
心脏起搏器植入置入术后
左心房左心室增大,右心房右心室增大
左心室室壁运动异常
二尖瓣反流(重度)
三尖瓣反流(轻度)
心包积液(少量)

图 18-1　患者术前超声心动图

X线结果显示:心脏起搏器置入术后,两肺纹理粗重,左心室增大。

腹部B超结果显示:肝淤血,胆囊多发泥沙样结石,胆囊颈部结石嵌顿,胆囊壁增厚,符合急性炎症改变,腹腔积液。

股动脉超声:动脉粥样硬化改变,右股动脉少量斑块。

实验室检查:总胆红素(TBIL):20.5μmol/L,直接胆红素(DBIL):5.99μmol/L。糖化血红蛋白:18.6%。BNP:125pg/ml,NT-proBNP:859pg/ml。

心肌酶:CK:59U/L,CK-MB:22IU/L,肌钙蛋白:0.04ng/ml。

血气分析:pH:7.440,PCO_2:29.8mmHg,PO_2:96.4mmHg,K^+:4.0mmol/L,Ca^{2+}:1.01mmol/L,Mg^{2+}:0.44mmol/L,Glu:11.2mmol/L,Hb:128g/L,BE:−3.1mmol/L,Lac:2.2mmol/L。

入院诊断:慢性结石性胆囊炎急性发作,胆囊颈部结石嵌顿;缺血性心肌病,心功能Ⅲ级;原发性高血压(3级,极高危);2型糖尿病;起搏器置入术后。

二、患者围手术期主要风险

患者胆囊多发泥沙样结石,颈部结石嵌顿,急性发作2周,已累及胆总管,黄疸,需要尽快手术,但患者合并严重的心脏疾患,围手术期有心血管意外甚至猝死的风险。

1. 患者为缺血性心肌病,心功能差,心脏扩大严重,由于需要急诊手术,术前无法了解冠脉堵塞情况及心肌存活情况,因此围手术期极可能出现再次心肌梗死,造成心肌的进一步损害,术中、术后一旦发生意外,无法实现冠脉再通进行抢救。

2. 术中低血压会导致冠脉供血不足,恶化心功能,若血压增高,又会增加二尖瓣反流,导致前向血流的进一步减少,影响冠脉灌注,形成恶性循环。

3. 患者术前因心律失常安置永久起搏器,目前尽管为自主心律,但胆囊手术可能刺激迷走反射,会出现心率的急剧变化,引发血流动力学剧烈波动,甚至心脏停搏。因此,术前确保起搏器工作正常有效。

本例患者围手术期可能发生的风险包括:围手术期急性心肌梗死,心力衰竭;严重的循环抑制与低血压;心律失常,起搏器失灵,猝死;术后无法脱离呼吸机,呼吸衰竭,死亡。

三、麻醉及术中管理

(一)麻醉前

患者入室后神情合作,面罩吸氧,SpO$_2$97%,连接五导联心电图,显示自主心率 82 次/min。开放外周静脉,局麻下行桡动脉穿刺置管监测有创动脉压力为 158/89mmHg,给予 1mg 咪达唑仑,同时局麻下行右侧颈内静脉穿刺置入四腔中心静脉导管,CVP 为 6cmH$_2$O。穿刺成功后连接多巴胺[3mg× 体重(kg)/50ml]、多巴酚丁胺[3mg× 体重(kg)/50ml]、去甲肾上腺素[0.03mg× 体重(kg)/50ml]待用。同时准备急救药物:多巴胺(20mg/20ml)、去甲肾上腺素(2mg/500ml)、山莨菪碱、尼卡地平、硝酸甘油、利多卡因、异丙基肾上腺素、钙剂等。贴好体外除颤电极。股动脉放置 IABP 鞘管备用。

术前请心内科医师对起搏器的功能状态进行调整,将起搏器的功能状态调整到非同步起搏模式,关闭复律及除颤功能,避免术中导致室颤。

(二)麻醉实施

麻醉诱导缓慢分次给予咪达唑仑 2mg、依托咪酯 10mg、顺阿曲库铵 15mg、舒芬太尼30μg,同时持续泵入多巴胺和多巴酚丁胺 2~3μg/(kg·min)、去甲肾上腺素 0.02~0.03μg/(kg·min),防止循环波动,麻醉诱导后血压及心率仅有轻微变化,4 分钟后采用 2% 利多卡因5ml 经声门表面麻醉后,之后顺利插入 ID8 气管导管,呼吸参数:潮气量 6~8ml/kg,呼吸频率为 12 次/min,I∶E 为 1∶1.5,维持呼吸末二氧化碳分压(PetCO$_2$)在 30~35mmHg。麻醉维持采用丙泊酚 + 右美托咪定持续泵注,复合吸入 0.5%~1% 的七氟烷,根据手术需要间断静脉注射顺阿曲库铵,酌情追加舒芬太尼。

(三)术中管理

麻醉后血流动力学平稳,血压维持在 130~150/60~70mmHg,心率 75~85 次/min。CVP为 6~8cmH$_2$O。适当控制输注液体的速度以及输液量,并经中心静脉补充门冬氨酸钾镁。

术中分离至胆囊颈部时心率、血压均出现下降,患者心律即刻转为起搏心律,血压上升不明显,外科医师立即停止操作,立即分次给予山莨菪碱 5mg,适当加快输液速度,并将多巴胺、多巴酚丁胺、去甲肾上腺素泵注剂量加倍,单次给予去甲肾上腺素 4μg,患者血压回升,10 分钟后恢复自主心律。

待患者血压心率(律)稳定后,再次恢复手术操作,胆囊颈局部采用利多卡因 5ml 浸润麻醉后继续手术,术者轻柔操作,行胆囊切除、胆管探查引流术,之后过程顺利,循环稳定。

整个手术过程持续约 80 分钟,失血量约 200ml,尿量 200ml,输注林格液 800ml。术毕血流动力学稳定，继续泵注多巴胺、多巴酚丁胺、去甲肾上腺素，血压 145/76mmHg，心率 85 次 /min，CVP 为 8cmH$_2$O，血气值基本满意（乳酸 2.6mmol/L），携带呼吸机、转运监护仪将患者转送至重症监护室。

四、术后管理及转归

患者术后继续应用多巴胺、多巴酚丁胺、去甲肾上腺素，并逐渐减量，术后 2 小时后患者清醒，顺利拔出气管导管，生命体征稳定，血气值满意，6 小时后逐渐停用血管活性药。术后第一天排除明显活动性出血后，开始采用低分子量肝素治疗。术后第 2 天复查心肌酶、肌钙蛋白、BNP、NT-proBNP，发现 BNP、NT-proBNP 有明显上升趋势，肌红蛋白增高，经限液、利尿等治疗逐渐趋于好转。恢复进食后，改用华法林和阿司匹林治疗。术后第 4 天转入普通病房，第 9 天顺利出院，门诊继续随诊治疗。

五、合并缺血性心肌病患者接受非心脏手术围麻醉期管理要点

缺血性心肌病兼具有重症冠心病及扩张型心肌病的特点，多接受急诊及限期手术，麻醉管理原则需结合冠心病和扩张型心肌病两者的特点，一方面注意维护术中心肌氧供需的平衡，另一方面处理心力衰竭、心律失常等心脏收缩功能异常，并注意预防围手术期血栓和栓塞等问题。管理要点如下：

（一）术前评估

1. 术前进行冠脉相关检查，明确冠脉狭窄程度，并进行心肌负荷试验或心肌核素灌注显像，判断冠脉储备功能及心肌存活情况，多学科共同讨论有无冠脉重建指征及重建时机和方式。

2. 术前行十二导联心电图，必要时做 24~48 小时动态心电图，明确有无心律失常及类型，尤其出现连续性室性心律失常，判断有无起搏器、ICD、CRT 指征。对于已经放置起搏器、ICD、CRT 者，术前请心内科会诊调整。

3. 术前行超声心动图检查，了解左心室大小、LVEF、瓣膜功能、有无附壁血栓等。

4. 术前行股动脉超声，为围手术期可能的 IABP 或 ECMO 辅助提供通路依据。

5. 术前测定心肌酶、肌钙蛋白及 BNP 及 NT-proBNP，若有增高，术前积极治疗，药物治疗包括 β 受体拮抗剂、ACEI/ARB、醛固酮受体拮抗剂，尽可能使 BNP 及 NT-proBNP 呈现降低趋势后再考虑手术。若 BNP 和 / 或 NT-proBNP 水平显著升高或居高不降，或降幅 <30%，均预示围手术期死亡风险增加，酌情暂缓择期手术。

6. 明确术前是否贫血及电解质、肝肾功能异常，术前尽可能纠正。明确术前用药情况（心力衰竭、抗凝治疗）对麻醉的影响，做好围手术期抗凝药物的衔接。

7. 麻醉方法选择需要考虑根据缺血性心肌病的严重程度及将要接受的术式，在满足手术的前提下，区域阻滞及椎管内麻醉或神经阻滞对循环干扰轻，可能更为适宜。

若术前存在射血分数低于 25%、肺毛细血管楔压高于 20mmHg、心指数低于 2.5L/（min·m^2）、低血压、肺动脉高压、中心静脉压增高和恶性心律失常中 1 项或多项，则自然猝死率极高，需术前积极准备，禁忌非挽救生命的所有手术。

（二）术中管理

术中有创动脉血压及中心静脉压为必需监测手段，若手术时间长并且创伤较大者，可采用微创血流动力学监测如 MostCare、Vigileo、心脏超声（TEE 或 TTE）等监测手段，以指导围

手术期循环功能的精细维护。注意合并心律失常者慎用肺动脉导管,防止诱发恶性心律失常。麻醉前粘贴体外除颤电极。合并传导阻滞,尤其高度房室传导阻滞者,术前备好体外起搏。接受创伤较大的手术且无主动脉瓣病变者,术前放置 IABP 鞘管,以备紧急使用。

1. 术前心功能状态差的患者,先行中心静脉置管,将配制好的血管活性药物(一般为多巴胺/多巴酚丁胺及去甲肾上腺素)连接于中心静脉管,以备紧急使用。

2. 选用对患者循环功能抑制较轻的药物,因缺血性心肌病患者对麻醉药物的耐受较差,且个体差异大,同时又合并二尖瓣大量反流,体循环缓慢,药物起效时间往往较长,所以麻醉诱导过程需要缓慢,少量分次给药,适当配合血管活性药物,确保麻醉诱导过程平稳。

3. 保持最佳前负荷。借助上述监测手段,结合术中液体丢失及失血情况,合理补液,结合血管活性药物,达到最理想的血流动力学状态。避免液体超负荷促进心力衰竭的发展或者使心力衰竭恶化。合并心功能不全者,输血相对积极,保证氧供。

4. 维持术前心率,防止心率过快或过慢,可给予阿托品或山莨菪碱纠正心动过缓。若术中出现顽固性心动过缓,必须使用异丙肾上腺素时,应采用小剂量滴定法,从微量使用开始(1~4μg),酌情加量。慎用艾司洛尔控制心率,兼顾心功能。维持血钾、血镁正常高限。

5. 椎管内麻醉平面过高或全麻药物均可导致不同程度的心肌抑制出现的低血压,首先应用增强心肌收缩力药物,如多巴胺或多巴酚丁胺等。对于由于麻醉导致血管扩张出现的血压下降,可加用适量的血管收缩药物如去甲肾上腺素维持血压平稳。去氧肾上腺素由于反射性减慢心率及负性肌力作用,慎用。

特别注意,该类患者伴有瓣膜关闭不全,应避免外周血管阻力的增加,因此选择缩血管药物提升血压时防止过量,采用小剂量,既要维持冠脉灌注,又需要兼顾瓣膜关闭不全的血流动力学要求。在容量合适的基础上,与正性肌力药合理匹配。

(三)术后管理

尽可能早期拔除气管导管,提前做好镇痛,避免术后患者苏醒后由于疼痛、应激等各类因素加重心肌负担。因此术后继续进行心功能的支持,积极强心利尿,控制血压在合适水平,监测心肌酶及肌钙蛋白,监测 BNP 及 NT-proBNP,及时纠正电解质异常。同时尽快恢复术前口服用药,及时恢复抗凝治疗。

六、相关知识延伸

(一)缺血性心肌病(ischemic cardiomyopathy,ICM)

欧洲心脏病学会(ESC)关于心肌病分类中除外了由心肌缺血、瓣膜病、先天性心脏病导致的心肌病类型,但在临床工作中,缺血性心肌病较为常见。2013 年美国心脏病学会基金会/美国心脏协会(AHA)心力衰竭指南、2010 年美国心力衰竭学会指南以及 2008 年加拿大心血管学会指南,均将缺血性心肌病列为重要概念。2017 年中国相关注册登记研究显示,心力衰竭合并冠心病者占 44%~49%。目前将冠状动脉病变引起的心肌变性、坏死和纤维化,并导致严重的左心衰竭[左心室射血分数(LVEF)≤40%]的一种疾病称之为缺血性心肌病。是属于冠心病的一种特殊类型或晚期阶段,是由冠状动脉粥样硬化引起长期心肌缺血,导致心肌弥漫性纤维化,产生与原发性扩张型心肌病类似的临床综合征。

诊断要点:

1. 有明确的冠心病史,至少有 1 次或以上心肌梗死。或冠脉病变需符合以下条件之一:既往有心肌梗死或血运重建病史;双支或三支血管狭窄≥75%;左主干或前降支近段狭窄≥75%。

2. 心脏明显扩大。

3. 临床表现心功能不全和 / 或有实验室依据。

该类患者兼具冠心病及扩张型心肌病的特点,常合并心律失常,围手术期风险极高。

(二)扩张型心肌病(dilated cardiomyopathy,DCM)

1995 年世界卫生组织(WHO)/ 国际心脏病学会联合会(ISFC)将心肌病定义为伴心功能不全的心肌疾病,分为原发性和继发性二类。原发性心肌病包括扩张型心肌病(DCM)、肥厚型心肌病(HCM)、致心律失常型右心室心肌病(ARVC)、限制型心肌病(RCM)和未定型心肌病。

扩张型心肌病(DCM)是一类遗传和非遗传原因造成的复合型心肌病,以左心室、右心室或双心腔扩大和收缩功能障碍等为特征,二维超声心动图可以提供直接证据。DCM 导致左心室收缩功能降低、进行性心力衰竭、室性和室上性心律失常、传导系统异常、血栓栓塞和猝死。DCM 是心肌疾病的常见类型,是心力衰竭的第三位原因。5 年病死率为 15%~50%。

临床诊断标准:

1. 左心室舒张末期内径 >5.0cm(女性)或 >5.5cm(男性),二尖瓣、三尖瓣由于心腔明显扩大而关闭不全。

2. 左心室射血分数(LVEF)<45%(Simpsons 法),左心室短轴缩短率(LVFS)<25%。

3. 除外高血压、心脏瓣膜病、先天性心脏病或缺血性心脏病。

(三)缺血性心肌病、扩张型心肌病置入起搏器、ICD、CRT 指征

1. 起搏器   对于需要接受非心脏手术的扩心病患者,若伴有二度房室传导阻滞、双束支传导阻滞、完全左后分支阻滞三者之一时,无论有无临床症状,均应考虑安装临时起搏器。若合并二度Ⅱ型、高度或三度房室传导阻滞(AVB)患者,推荐置入永久心脏起搏器。

2. 置入式心脏转复除颤器(implantable cardioverter defibrillator,ICD)指征

(1)非缺血性扩张型心肌病经最佳药物治疗后,LVEF≤35%,预计生存时间 1 年以上,状态良好的患者(class Ⅰa,B)。

(2)缺血性心脏病 LVEF≤35%,心肌梗死 40 天后及血运重建 90 天后,经最佳药物治疗后,心功能Ⅱ~Ⅲ级,预计生存时间 1 年以上。

(3)缺血性心脏病 LVEF≤30%,心肌梗死 40 天后及血运重建 90 天后,经最佳药物治疗后,心功能Ⅰ级,预计生存时间 1 年以上。

(4)既往心肌梗死导致非持续性室性心动过速,晕厥史,LVEF≤40%,电生理可诱发出持续性室性心动过速,预计生存时间 1 年以上。

(5)心功能Ⅳ级,等待心脏移植,预计生存时间 1 年以上的患者。

3. 心脏再同步化治疗(cardiac resynchronization therapy,CRT)   又称双心室起搏。扩张型心肌病患者若药物疗效不佳,QRS 波群时限延长 >140ms、左心房室瓣反流时间 >450ms,CRT 可改善患者症状和生活质量,改善心肌功能,降低病死率。对中重度心力衰竭伴宽 QRS 时限,有致命性恶性心律失常病史的患者,采用 CRT 加 ICD 能显著改善生活质量,稳定心脏功能,增加运动量。

(四)缺血性心肌病心律失常特点

缺血性心脏病心律失常是由于心肌缺血导致的心肌坏死、心肌顿抑、心肌冬眠以及局灶性或弥漫性纤维化直至瘢痕形成,导致心肌电活动的障碍,包括冲动的形成、传导等均可产

生异常,可以出现各种心律失常,尤其室性期前收缩,心房颤动及不同程度的传导阻滞也是该类患者常见的心律失常类型。

若患者术前心电图显示有室性异位心律,需进行 24~48 小时动态心电图进一步判断是否存在非持续性室性心动过速以及传导阻滞的类型,进而判断是否需要起搏器或 ICD 辅助。

(五)扩张型心肌病心力衰竭术前药物调整

缺血性心肌病术前治疗用药包括 β 受体拮抗剂、ACEI 类药物、利尿剂、螺内酯、地高辛等。兼顾改善冠脉血供,包括硝酸酯类药物、钙通道阻滞剂及抗血小板治疗。一般认为利尿剂根据患者心力衰竭程度选择术前 2~3 天或手术当天停用。β 受体阻滞剂需要维持使用。ACEI 或 ARB 可能使患者术中发生低血压的风险加大,加重心力衰竭。扩心病患者同时合并二度及以上房室传导阻滞者,禁用洋地黄类药物。

若术前需要抗凝治疗,预防附壁血栓采用口服阿司匹林 75~100mg/d 或达比加群酯。对于心房颤动或已经有附壁血栓形成和发生血栓栓塞的患者,必须长期抗凝治疗,口服华法林,调节剂量使国际化标准比值(INR)保持在 2.0~2.5 之间。术前根据接受手术种类及麻醉方法,选择合适的停药时间(见第三篇第八章)。

(六)术前常用冠心病患者心肌生化标志物

反映心肌损伤常用的生物标志物为心肌肌钙蛋白(cardiac troponin,cTn)。还包括与心肌损伤相关的心肌酶,包括谷草转氨酶(AST)、乳酸脱氢酶(LDH)、α- 羟丁酸脱氢酶(α-HBDH)和肌酸激酶(CK)及同工酶(CK-MB)。其中又以 LDH 和 CK-MB 的特异性最高。

1. cTn　是由心肌肌钙蛋白 T(cTnT)、心肌肌钙蛋白 I(cTnI)和肌钙蛋白 C(TnC)三种亚基组成的调节肌肉收缩的蛋白,其中 cTnI 和 cTnT 具有心肌组织特异性。目前临床上常测定高敏心肌肌钙蛋白(hs-cTn),可在心肌损伤后 1~3 小时检测到有临床意义的增高,即升高至少 1 次测定值超过第 99 百分位的值。2011 年欧洲心脏病学会(ESC)将 hs-cTn 列为诊断非 ST 段抬高型急性冠脉综合征的首选生化标志物,同时 hs-cTn 水平也是稳定型冠心病患者危险分层的参考依据。

2. CK-MB　CK-MB 是早期诊断急性心肌损伤的灵敏指标,发病后 3~8 小时升高,9~30 小时达高峰,48~72 小时恢复。CK-MB 若保持在高水平,通常意味着心肌坏死还在继续,如果恢复正常后再次升高,则提示梗死部位的扩大或者又有新的梗死。但 CK-MB 缺乏心脏绝对特异性。

3. LDH　LDH 在急性心肌梗死后 8~18 小时升高,24~72 小时达到峰值,并于 6~10 天恢复正常。如果 LDH 升高后恢复迟缓,或者再次升高,常常提示梗死范围扩大或者再梗死。

(张 晶　徐 菲　赵丽云)

参考文献

[1] RUSNAK J,BEHNES M,WEIß C,et al. Non-ischemic compared to ischemic cardiomyopathy is associated with increasing recurrent ventricular tachyarrhythmias and ICD-related therapies [J]. J electrocardiol,2020,59: 174-180.

[2] SABBAG A,GLIKSON M,SULEIMAN M,et al. Arrhythmic burden among asymptomatic patients with ischemic cardiomyopathy and an implantable cardioverter-defibrillator [J]. Heart rhythm,2019,16(6):813-819.

[3] HOWLETT JG,STEBBINS A,PETRIE MC,et al. CABG improves outcomes in patients with ischemic cardiomyopathy:10-year follow-up of the STICH trial [J]. JACC Heart Fail,2019,7(10):878-887.

［4］GOYAL VK,GUPTA P,BAJ B. Anesthesia for renal transplantation in patients with dilated cardiomyopathy：a retrospective study of 31 cases［J］. Rev Bras Anestesiol,2019,69(5):477-483.

［5］JAPP AG,GULATI A,COOK SA,et al. The diagnosis and evaluation of dilated cardiomyopathy［J］. J Am CollCardiol,2016,67(25):2996-3010.

［6］MOZAFFARIAN D,BENJAMIN EJ,GO AS,et al. Heart disease and stroke statistics-2016 update：a report from the American Heart Association［J］. Circulation,2016,133(4):e38-360.

［7］中国心肌炎心肌病协作组,中华医学会心血管病学分会. 中国扩张型心肌病诊断和治疗指南(2018)［J］. 临床心血管病杂志,2018,34(5):421-434.

第七篇

透析治疗的心脏病患者接受非心脏手术麻醉病例分析

第十九章 透析治疗的心脏病患者接受非心脏手术麻醉管理

引言：终末期肾病（end-stage renal disease，ESRD）在世界范围内日益严峻，多数 ESRD 患者需要接受血液透析，少部分 ESRD 患者接受腹膜透析。尤其合并心脏病接受透析治疗的患者，如果进行外科手术，需要同时兼顾心脏病及透析治疗带来的双重风险，需要术前仔细评估，选择合适的透析时间与手术时机，以最大程度降低围手术期并发症发生率。

一、病例概要

（一）病史

患者，女，79 岁，主因"右髋疼痛伴活动受限 1 天"入院。外院右髋正侧位片示：右股骨颈骨折。患者既往肾衰竭 13 年，血液透析史 10 年，高血压 9 年，口服硝苯地平缓释片控制血压。否认冠心病史。6 个月前外伤致颅内出血保守治疗，8 年前行膀胱转移癌切除术，12 年前行结肠癌切除术。心房颤动病史 5 年，由于外伤颅脑出血，停止抗凝治疗半年。

（二）体征与辅助检查

查体：体温 37.0℃，心房颤动，心室率 80 次 /min，呼吸频率 20 次 /min，血压 180/80mmHg。痛苦面容，肺部腹部体格检查无异常。

专科体检：右下肢短缩外旋畸形，右髋压痛及叩击痛（+），纵向叩击痛（+）。

辅助检查结果：

ECG：心房颤动，ST-T 段异常，电轴左偏。

胸片：双肺纹理粗，余无异常。

超声心动图（床旁）：升主动脉内径 39mm，肺动脉主干径 30mm，左心房内径 46mm，左心室舒张末期内径 49mm，左心室射血分数（LVEF）65%。主动脉瓣反流（轻度），二尖瓣反流（轻度），心包积液（少量）。

冠脉 CT：前降支开口处狭窄 70%，右冠主干狭窄 50%。

腹部 B 超：双肾萎缩。

股动静脉超声：双侧下肢动脉粥样硬化，左侧股动脉远端轻度狭窄，左股浅动脉侧支血管形成。双下肢未见明显深静脉血栓，右侧小腿肌间静脉血栓。

化验检查：血常规：HBG：70g/L，余正常。生化（透析后）：总蛋白：40g/L，白蛋白：23.8g/L，碱性磷酸酶：180U/L，血肌酐：143μmol/L，尿素：8.0mmol/L，血钾：4.97mmol/L，余指标在正常范围。

凝血功能：凝血酶原时间：18s，凝血酶原活动度：79%，INR：1.5，纤维蛋白原：5.6g/L。

肌钙蛋白（TNI）：0.04ng/ml，BNP：206pg/ml，NT-proBNP：958pg/ml，CK-MB：31IU/L。

动脉血气分析：大致正常（当日透析）。

入院诊断：右股骨颈骨折，骨质疏松；肾功能衰竭；冠心病、高血压（极高危）、心房颤动；结肠癌术后，膀胱癌术后。

入院后进一步完善相关检查，因贫血，给予口服铁剂及促红素50IU/kg，采用低分子量肝素抗凝预防深静脉血栓，拟尽快接受右半髋置换手术。

二、患者围手术期主要风险

高龄老年人群髋部骨折高发，是致残、致死的主要骨折种类，常因为卧床制动导致肺部感染、下肢深静脉血栓、褥疮、消化功能减退、泌尿系感染并发多器官功能衰竭致死，及时手术可早期打破恶性循环，防止并发症的发生。该患者合并多种全身性疾病，术前多学科会诊，围手术期有如下风险：

1. 患者高龄，术前合并高血压、冠心病、心房颤动，未经过规律治疗。并且术前冠脉CT提示右冠主干及前降支开口狭窄，麻醉及手术造成血流动力学波动极易诱发心肌缺血、心肌梗死等恶性事件。并且该患者术前血红蛋白70g/L，会进一步加重心肌氧供不足诱发心肌缺血，术中、术后有需要紧急主动脉内球囊反搏（IABP）辅助可能。

2. 慢性肾衰透析患者本身存出血倾向，再加上术前、术后血液透析肝素化，并且股骨颈骨折患者围手术期需要低分子量肝素抗凝治疗防止栓塞并发症，而该患者曾有脑外伤脑出血病史，不排除围手术期再次脑出血可能。

3. 该患者心房颤动未经系统抗凝治疗，尽管术前采用低分子量肝素抗凝，但围手术期仍有发生栓塞等并发症可能，出现脑卒中或远端动脉栓塞。

4. 透析患者液体管理的安全窗极窄，术前临时透析、禁食禁水，加重全麻后有效循环血量不足，会引起低血压、心肌缺血、脑梗死等。而术中容量负荷过重会导致高血压、肺水肿甚至充血性心力衰竭，增加围手术期死亡风险。

5. 肾功能衰竭患者免疫功能低下，术中、术后易感染，伤口愈合障碍等风险相对较高。

6. 半髋手术患者对置入假体的过敏、类过敏反应，可导致严重低血压，尤其同时合并冠心病者，若处理不及时，会引发心脏停搏。

综上，该患者围手术期风险包括：心肌梗死，心源性休克；脑出血或脑卒中；充血性心力衰竭；术后感染。

三、麻醉及术中管理

（一）麻醉前

患者术前24小时进行血液透析，术前12小时停用低分子量肝素抗凝。因术前存在凝血功能异常，肺部情况良好，故选择全身麻醉。

入手术室，连接五导联心电图，心房颤动心律，95次/min。开放外周静脉通路，建立桡动脉有创血压监测，血压155/90mmHg。血气分析，pH：7.46，PCO_2：41mmHg，PO_2：80.5mmHg，SO_2：95%，K^+：4.9mmol/L，Mg^{2+}：0.59mmol/L，血红蛋白：78g/L。术前准备急救药品包括：去氧肾上腺素（10mg/100ml）、艾司洛尔（200mg/20ml）、去甲肾上腺素（2mg/500ml）、利多卡因、山莨菪碱、氯化钙、胰岛素等。配制去甲肾上腺素［去甲肾上腺素0.03mg×体重（kg）/50ml］待用。

（二）麻醉实施

麻醉诱导依次给予咪达唑仑 2mg、依托咪酯 10mg、顺阿曲库铵 20mg、舒芬太尼 50μg 进行全麻诱导气管插管，配合小剂量去甲肾上腺素，血压、心率维持平稳。麻醉后经右颈内静脉置入三腔中心静脉管，置管深度 12cm，测中心静脉压 7cmH$_2$O。麻醉维持采用七氟烷 1~2MAC 吸入，同时持续泵注右美托咪定，维持 BIS 值在 40~60 之间。术中间断给予舒芬太尼充分镇痛，并辅以少量肌松剂。

（三）术中管理

液体输注量出而入，经中心静脉泵注去甲肾上腺素 0.02~0.05μg/（kg·min），血压维持在 120~150/70~80mmHg、心率 60~80 次/min。间断进行血气监测，调整内环境。行右半髋置换，手术顺利。术中未发生相关危急事件。

术中出血约 300ml，输注晶体液 200ml，输入红细胞悬液 2U，并给予钙剂，防止高血钾。术毕血气分析：pH：7.41，PCO$_2$：38mmHg，PO$_2$：101.5mmHg，SO$_2$：99%，K$^+$：5.2mmol/L，Mg^{2+}：0.49mmol/L，血红蛋白：88g/L，患者循环稳定，无急诊透析指征。手术时间 90 分钟，术毕监护下带气管插管返监护室。

四、术后管理及转归

安返监护室后 40 分钟患者清醒，顺利拔除气管插管。术后镇痛使用静脉镇痛泵舒芬太尼 2μg/h。患者于术后 8 小时进行连续肾脏替代治疗（CRRT），24 小时后转为无肝素每日血液透析，5 天后转为隔日常规透析。术后双下肢使用间歇性气囊加压装置防止深静脉血栓，并于术后 24 小时开始给予阿司匹林抗血小板治疗。SICU 停留 48 小时后转普通病房，术后两周出院，随访恢复良好。

五、透析治疗的心脏病患者接受非心脏手术围麻醉期处理要点总结

（一）麻醉前准备

肾衰患者术前需要接受透析治疗，以清除体内多余水分，减少容量负荷，纠正高血压、电解质紊乱及代谢性酸中毒，避免充血性心力衰竭、心律失常等恶性事件。

1. 透析患者通常合并贫血、出血倾向、容量负荷过重、内环境紊乱、营养不良等生理状态，在此基础上进行外科手术将成倍增加风险。术前根据全血细胞分析、生化、凝血功能、动脉血气分析、重要脏器的状态和功能，尤其是术前 2~3 小时患者的电解质状况，以决定透析的时机及透析方案，必要时术中透析。对不存在容量负荷过重、电解质紊乱的充分透析后的患者，可以直接进行外科手术，术后做好透析衔接。

2. 透析患者接受择期手术，术前应将血钾水平降低至 5.5mmol/L 以下。接受非择期手术，处理方法取决于临床情况，视手术的紧急程度及术前即刻的血钾水平，必要时考虑术中透析。若手术可延缓 3~4 小时，则建议先行透析，再进行手术。

3. 血液透析时需要给予肝素，建议透析后 24 小时进行手术。如果手术当日行血液透析，则需要采用无肝素的血液透析来避免出血问题。如果已使用肝素，一般在停用肝素后 3~4 小时内凝血功能可能恢复。因此，若时间许可，尽可能等待凝血参数恢复正常之后再开始手术。腹膜透析无需使用肝素，急诊时可以考虑采用。

4. 多数肾衰及透析患者的红细胞比容低，甚至在 15%~35%，术前需要积极纠正贫血，尤其对于合并冠心病及心力衰竭的患者，应将红细胞比容提高到 30% 以上。术前积极使用

促红素。

5. 接受透析的 ESRD，尤其需要长期透析者，可能共存冠心病、糖尿病、高血压、心功能不全、周围血管和脑血管疾病、心房颤动，需要术前对各类疾病进行相应的评估。如本例患者，术前冠脉 CT 提示左主干及前降支开口狭窄，不适合置入支架，并且置入支架后的抗凝治疗与骨科限期手术存在冲突，因此建议术后适当时机进行冠脉造影，酌情处理。

6. 关注呼吸系统有无肺水肿、胸腔积液，消化系统有无应激性溃疡等。

（二）麻醉方式选择

如果能满足手术需要，优先选择麻醉监测管理（monitored anesthesia care，MAC）。对于无凝血功能障碍患者，可选择区域阻滞技术及椎管内麻醉。但术中可能需要透析者，禁忌使用深部神经阻滞及椎管内麻醉。全身麻醉可满足所有类型手术，但需要关注肾功能的严重程度，若手术时间较长，可酌情考虑术中透析。

（三）术中监测

除常规监测五导联心电图、经皮血氧饱和度、呼气末二氧化碳外，建议进行有创血压监测，根据手术种类及术前合并疾病的严重程度，酌情进行中心静脉压置管，必要时配合微创血流动力学监测。建议积极选择经食管心脏超声（TEE）或经胸心脏超声监测，不仅可以监测心脏容量和心功能状况，避免容量过多导致的心功能不全和容量欠缺导致的重要脏器灌注不足，还可以早期发现心肌缺血及是否存在室壁运动异常，实现术中预防性精确化管理，尤其对于术中需要透析的患者。

（四）术中管理

1. 麻醉药物选择　肾衰患者血浆白蛋白减少，导致一些药物在血浆中的游离状态增多，同时肾衰患者丧失了肾脏的排泄功能，导致了部分药物的代谢缓慢。因此不论在麻醉诱导阶段还是麻醉维持阶段，都应警惕由于上述原因引起的药物相对过量以及由此引发的循环波动，避免使用主要经肾脏排泄的药物，减少药物代谢的不可控性。推荐吸入麻醉药七氟烷和肌松药顺阿曲库铵用于肾衰患者的麻醉维持，镇静剂和 / 或阿片类药物的剂量适当减量。若同时存在心脏功能问题，避免使用对心肌抑制作用强的药物。

即使术中不可避免需要透析，药物选择仍要慎重。建议若手术部位许可，结合局部浸润麻醉，以减少全身麻醉的用药量。

2. 容量管理　接受透析治疗的患者，术前经过透析治疗，仍会存在液体过多丢失或滤出不足的状态。术中应严密监测术中液体出入量，输液总量应等于术中液体丢失量（失血量 + 机体的显性和非显性失水量等），特别是在术中出血量大需要输血治疗时，要精准计算出血量，需要借助监测手段及体位变化做出合理判断，防止液体过多及容量不足。尽可能不选择胶体液。

3. 实时监测血气　调整水电解质及酸碱平衡尤为重要，术中有透析指征者果断采用透析治疗，防止病情恶化。当患者出现严重酸中毒如 pH 值 <7.2，K^+ 浓度高于 6.5mmol/L 以及急性肺水肿时，应考虑术中透析。

4. 术中维持血流动力学平稳　术中进行透析的患者更容易出现血流动力学波动，必要时借助血管活性药进行针对性处理。

5. 监测凝血功能　接受透析治疗者，术中要监测凝血功能。对于已经接受了区域阻滞或椎管内麻醉术中临时进行透析的患者，应关注肝素残余影响（肝素抗凝效果可能会持续存在长达 4 小时），注意拔除硬膜外导管时，要监测凝血功能及 ACT。

（五）术后管理

尿毒症患者多数术前全身情况差，存在不同程度的肺水肿，全麻气管插管对呼吸功能影响大，术后肺部感染风险高，因此，早期恢复自主呼吸、拔除气管插管可以有效减少感染风险。

患者术后血容量及其电解质的调整完全依靠透析治疗，并且术后透析的时机选择非常关键。尿毒症患者对高血钾耐受性差，对于合并冠心病、心力衰竭等心血管问题者，通常情况下当血钾达到6mmol/L或者患者出现明显的容量负荷过重时应及时进行透析。注意透析会造成凝血物质的消耗，会增加术后出血风险。

六、相关知识延伸

（一）心肾综合征（cardiorenal syndrome，CRS）

心肾综合征（CRS）是2005年由荷兰学者Bongartz等针对心力衰竭合并慢性肾功能不全发病率显著增加，两种疾病共存时预后显著恶化的临床及病理生理学改变的特点，首次提出了"严重心肾综合征"（severe cardiorenal syndrome，SCRS）的概念，也称心肾综合征。最初对于CRS的定义仅包括由于严重慢性心力衰竭（chronic heart failure，CHF）导致的慢性肾功能不全。但由于CRS包括不同的临床急、慢性心脏或肾脏功能衰竭，无论心脏还是肾脏作为原发性受损器官均可通过不同的机制影响另一器官的功能。2008年，欧洲学者根据CRS不同的临床表现、病理生理学和诊疗等，将CRS分为5个亚型，即急性CRS、慢性CRS、急性肾-心综合征、慢性肾-心综合征、继发性CRS。主要为心脏、肾脏间的病变互相调控及互相作用，最终导致心脏和肾脏功能的恶化及结构破坏。

临床上透析治疗患者接受非心脏手术者，多为慢性肾功能衰竭导致的终末期肾病，可由于肾性高血压、酸中毒、高钾血症、钠水潴留、贫血及毒性物质等的作用发生心力衰竭、心律失常和心肌受损等，即慢性肾-心综合征。对该类患者，术前需要监测心血管系统相关指标，做好围手术期把控，防止心源性猝死。

（二）围手术期血液透析患者的特点及关注点

1. 择期手术应在手术前24小时内完成透析，急症手术前尽快完成透析，尽量消除体内毒素、保持电解质及酸碱平衡，清除体内多余的水分，保证术中血流动力学的稳定和术中安全输液，但应避免过度脱水，防止术中出现低血压及肾血流量进一步减少。因此，需要术前要评价患者容量，术中要在完善的监测下精准管理液体。

2. 尽可能避免应用胶体溶液，尤其羟乙基淀粉类，注意晶体液可能导致的钾离子滞留。

3. 血液透析肝素化会增加术中、术后出血，对于急症手术或凝血功能异常者，尽量采用低分子量肝素或无肝素透析，对于择期手术或凝血功能正常的患者，可考虑使用普通肝素抗凝，以加强透析效果。

4. 术前尽可能将血压、血糖、心功能等控制在理想状态，并积极使用促红细胞生成素及铁剂纠正贫血，尽可能使术前血红蛋白>80g/L，除非极重度贫血，一般不主张术前输注浓缩红细胞。同时纠正低蛋白血症，使血浆白蛋白>45g/L。

5. 术前同时存在心血管功能不稳定、脓毒血症倾向的感染性中毒性休克患者，如骑跨栓、下肢动脉栓塞导致的肢体坏疽者，需要术中同时进行透析。术中透析多数采用连续肾脏替代治疗（CRRT），可连续、缓慢清除水分和溶质，还可清除细胞因子、炎性介质及毒性物质，提供更稳定的血流动力学，但对肌酐和尿素氮的清除较差，使用无肝素血滤时滤器容易凝血。

（邢 琪 朱 斌 赵丽云）

参考文献

[1] STEVENS LA,CORESH J,GREENE T,et al. Assessing kidney function measured and estimated glomerular filtration rate [J]. N Engl J Med,2006,354(23):2473-2483.

[2] KANDA H,HIRASAKI Y,LIDA T,et al. Perioperative management of patients with end-stage renal disease [J]. J CardiothoracVasc Anesth,2017,31(6):2251-2267.

[3] FLEISHER LA,FLEISCHMANN KE,AUERBACH AD,et al. 2014 ACC/AHA guidelines on perioperative cardiovascular evaluation and management of patients undergoing noncardiac surgery [J]. J Am CollCardiol,2014,64(22):e77-137.

[4] BAHRAINWALA JZ,GELFAND SL,SHAH A,et al. Preoperative risk assessment and management in adults receiving maintenance dialysis and those with earlier stages of CKD [J]. Am J Kidney Dis,2020,75(2):245-255.

[5] GAJDOS C,HAWN MT,KILE D,et al. The risk of major elective vascular surgical procedures in patients with end-stage renal disease [J]. Ann Surg,2013,257(4):766-773.

[6] PONNUSAMY KE,JAIN A,THAKKAR SC,et al. Inpatient mortality and morbidity for dialysis-dependent patients undergoing primary total hip or knee arthroplasty [J]. JBone Joint Surg Am,2015,97(16):1326-1332.

[7] GAJDOS C,HAWN MT,KILE D,et al. Risk of major nonemergent inpatient general surgical procedures in patients on long-term dialysis [J]. JAMA Surg,2013,148(2):137-143.

[8] WEBER J,OLYAEI A,SHATZEL J. The efficacy and safety of direct oral anticoagulants in patients with chronic renal insufficiency:a review of the literature [J]. Eur J Haematol,2019,102(4):312-31.

第八篇

合并动脉瘤患者接受非心脏手术麻醉病例分析

第二十章 合并动脉瘤患者接受非心脏 手术麻醉管理

引言：胸主动脉从解剖学上分为升主动脉、主动脉弓和降主动脉，升主动脉约长 9cm，扩张或夹层会形成动脉瘤，并常常会波及主动脉根部。合并升主动脉瘤接受非心脏手术围手术期主要风险是主动脉瘤可能破裂及猝死。因此对于合并升主动脉瘤，尤其是具有外科干预指征的患者进行非心脏手术时，麻醉科医师需要制订严密的麻醉计划，并多学科参与，共同制订可能意外事件的应对流程。

一、病例概要

(一) 病史

患者，男，49 岁，身高 165cm，体重 68kg，因"乙型病毒性肝炎 20 年，发现右肝占位 1 月"入院。患者 1 月前感冒后出现胸痛、咳嗽、气喘于当地医院行心电图、超声心动等检查，诊断为"不稳定型心绞痛、主动脉根部瘤，主动脉瓣关闭不全"。行冠脉造影示："冠脉三支病变，狭窄程度 85%~90% 之间"，后就诊于心血管专科医院，拟行 Bentall+ 冠状动脉旁路移植术。但术前常规腹部超声检查发现"右肝占位"，进一步确诊行腹部增强 CT 及 PET/CT 检查，结果示：肝右叶低密度灶（约 40mm × 34mm），边界欠清晰，伴代谢异常增高，最大标准摄取值（maximum standard uptake value，SUV_{max}）为 1.97，延迟 SUV_{max} 为 2.46，考虑肝脏原发恶性病变，遂推迟心血管手术，先行治疗肝脏疾病，门诊以"肝占位"收入院。

患者 20 年前罹患乙型病毒性肝炎，未行治疗。有高血压病史 3 年，血压最高 150/100mmHg，2 型糖尿病 2 年，均未系统治疗。无结核病史及其密切接触史，无手术及外伤史，无血制品输注史，无过敏史。近期饮食睡眠可，二便正常，体重无明显改变。既往吸烟 10 年，1 包 / 天。

(二) 术前检查及体征

体征：神清，查体合作，双肺呼吸音清，未闻及干湿啰音。血压 120/70mmHg，心率 66 次 /min。

超声心动图（图 20-1）：左心室增大（舒张末期内径 59mm），室间隔增厚（厚度 12mm），射血分数 65%。主动脉瓣三瓣缘增厚，回声增强，舒张期可见关闭裂隙；主动脉根部瘤样扩张，窦管交界消失，升主动脉扩张，最宽处内径 56mm；主动脉横弓内径 35mm，主肺动脉增宽；心包积液。超声提示：主动脉根部瘤，主动脉瓣关闭不全（重度），左心室增大，主肺动脉增宽，室间隔增厚，心包积液（少量），左心室舒张功能减低。

冠脉造影：冠状动脉供血呈右优势，左主干未见异常；前降支近段 60% 节段狭窄；回旋

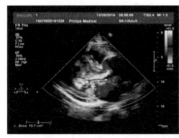 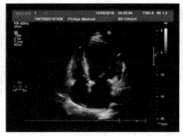 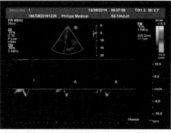

主动脉根部	51	mm	室	厚度	12	mm	左心收缩功能			左心舒张功能		
升主动脉内径	56	mm	间	运动幅度	9	mm	射血分数	65	%	E 波最大流速	105	cm/s
二	瓣口面积		cm²	隔	与左心室后壁向运动			缩短分数	36	%	A 波最大流速	48	cm/s
尖	瓣环径		mm	左	舒末内径	59	mm				E/A		
瓣	压力减半时间		ms	心	收末内径	40	mm	主动脉最大流速	167	cm/s			
肺	主干径	30	mm	室	后壁厚度	11	mm	左心室流出道流速		cm/s	肺动脉最大流速	77	cm/s
动	右肺动脉径	18	mm		后壁运动幅度	10	mm	压 力 阶 差					
脉	左肺动脉径	19	mm	右	前后径	24	mm	收缩期			舒张期		
左心房	40×45×62		mm	心	流出道	30	mm	取样部位	流速	cm/s	取样部位	流速	cm/s
右心房			mm	室	前壁左右径		mm	压差		mmHg	压差		mmHg

超声描述：
1. 左心室、左心房增大，余心腔内径正常范围
2. 心室室间隔增厚，余心室室壁运动正常
3. 主动脉瓣三瓣缘增厚，回声增强，舒张期可见关闭裂隙，瓣环左右径 20mm，瓣环前后径 20mm。余瓣膜形态及运动未见异常，CDFI：舒张期主动脉瓣下可见大量反流信号，缩流颈宽约 4.9mm，反流束面积 10.7cm²。收缩期二尖瓣心房侧见微量反流信号。 TDI：舒张期二尖瓣环运动速度 A 峰>E 峰
4. 主动脉根部瘤样扩张，窦管交界消失，升主动脉扩张，最宽处内径 56mm，主动脉横弓内径 35mm。主肺动脉增宽
5. 心包腔内可探及少量液性暗区，右心房顶积液深 6mm，左心室后壁积液深 4mm，左心室侧壁积液深 3mm

超声提示：
主动脉根部瘤
主动脉瓣关闭不全（重度）
左心室、左心房增大
主肺动脉增宽
心室室间隔增厚
心包积液（少量）
左心室舒张功能减低

图 20-1　患者术前超声心动图

支近段 80% 节段狭窄；右冠全程多处狭窄，近段最严重处狭窄 90%，中段 85% 局部狭窄，远段最严重处 80% 局部狭窄。

心电图：不完全右束支传导阻滞。

胸部 X 线（图 20-2）：肺纹理增粗，升主动脉影扩大，左心增大，右肺疑似肺大疱。

腹部增强 CT：肝右叶下段异常占位，胆囊结石，双肾多发囊肿，副脾。

PET/CT：肝 S_5 段可见异常信号影，大小约为 5.1cm×3.8cm×3.6cm，肝脏原发恶性病变；右肺中叶肺大疱（约 18mm×13mm）；升主动脉瘤，左心室增大，心包腔少量积液；胆囊多发结石、双肾小囊肿、左肾盂结石、颈椎病。

实验室检查：血常规示白细胞：$6.1×10^9/L$，血

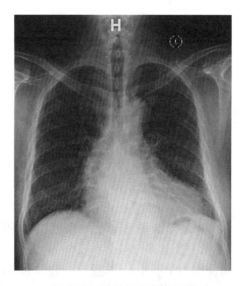

图 20-2　患者术前胸部 X 线

红蛋白:156g/L,血小板:142×10^9/L。生化检查示谷丙转氨酶:95U/L,谷草转氨酶:140U/L,余正常。

心肌酶及肌钙蛋白、脑钠肽均正常。

术前血气示:pH:7.38,PaO$_2$:75.6mmHg,PCO$_2$:39.4mmHg,SpO$_2$:92%,K$^+$:3.9mmol/L,Mg^{2+}:0.49mmol/L。

术前诊断:肝恶性肿瘤(右叶);升主动脉瘤;冠状动脉粥样硬化性心脏病,不稳定型心绞痛,心功能Ⅲ级(NYHA 分级);高血压(2 级,极高危);2 型糖尿病;肺大疱(右肺中叶)等。

二、患者围手术期主要风险

该患者肝脏恶性肿瘤诊断明确,患者相对年轻,手术指征具备,应限期手术治疗,但心血管问题严重,合并升主动脉瘤及冠心病,并且达到心外科需要手术干预的程度,若先行肝癌手术,围手术期存在心血管方面极大风险,若先行处理心血管问题,必定延误肝脏疾病的治疗。启动多学科会诊,一致认为,尽可能采用药物缓解心血管疾病症状情况下先行肝脏手术,围手术期风险如下:

1. 升主动脉瘤最宽处内径达 56mm,同时患者有高血压,瘤体随时可能破裂,尤其围手术期出现血流动力学波动时,会造成患者猝死。

2. 患者冠脉三支病变严重,近期有胸闷憋气症状,表现为不稳定型心绞痛。同时伴发糖尿病、高血压等高危因素,围手术期极易出现心肌梗死、恶性心律失常而猝死。

3. 患者升主动脉瘤并主动脉瓣重度关闭不全,围手术期血压增高,容易促使主动脉瓣反流加重,促发急性左心衰竭。并且因主动脉瓣关闭不全,使得在出现心肌梗死的情况下无法采用主动脉内球囊反搏(IABP)辅助。

4. 术前右肺中叶肺大疱,全麻后机械通气可能引发肺大疱破裂出现气胸,并且该患者术前存在低氧血症,术后可能出现呼吸功能不全、无法脱机及术后 ICU 停留时间长等情况。

5. 肝脏手术出血多,术中大出血及低血压对该患者冠脉氧供影响巨大,也可引发恶性心血管事件。

该患者围手术期风险包括:主动脉瘤破裂、心肌梗死、急性左心衰竭、大出血、术后呼吸功能不全。所有风险均可造成患者术中或术后死亡,需要充分与家属交代风险。

三、麻醉及术中管理

(一)麻醉前

术前缓解患者焦虑,术前 1 天晚口服咪达唑仑,保证睡眠。患者拟行右肝部分切除术,估计出血量多,术前预约足够的红细胞和血浆。

入室后面罩吸氧,建立心电图、血氧饱和度监测。开放两路外周大口径输液通道,静脉滴注 1mg 咪达唑仑镇静,右桡动脉穿刺进行直接动脉测压,血压 140/80mmHg,心率 70 次/min。采用温毯维持体温,采用脑电双频指数监测麻醉深度。

麻醉前准备急救药:多巴胺、去甲肾上腺素、去氧肾上腺、硝酸甘油、尼卡地平、山莨菪碱等,并配置多巴胺 200mg/50ml,去甲肾上腺素 2mg/50ml。经食管超声心动图机备用,防止血流动力学不稳定时进行检查。同时体外循环装机待用,心外科医师及灌注医师均进入手术间,以备紧急时行抢救性手术,如主动脉根部替换术或 Bentall 术。

（二）麻醉实施

麻醉诱导一次给予依托咪酯 20mg、罗库溴铵 50mg、舒芬太尼（1μg/kg）、利多卡因 1mg/kg，配合小剂量去甲肾上腺素（1~2μg），血压心率稳定，顺利插入气管导管。呼吸参数：潮气量 500ml，呼吸频率 10 次 /min，I：E 为 1：2，流量 2L/min，吸入氧浓度为 50%。插管后经右颈内静脉置入四腔中心静脉导管，并采用 FloTrac 监测心输出量。显示心排量（CO）3.5~4.5L/min，每搏量变异度（SVV）6%~8%。

麻醉维持采用静吸复合麻醉，七氟烷吸入浓度 1%，静脉持续输注丙泊酚和瑞芬太尼，将 BIS 维持在 40~60，每小时追加舒芬太尼 10μg，追加罗库溴铵 10mg。

（三）术中管理

术中采用 FloTrac 持续监测血流动力学指标，维护 CO 3.5~4.5L/min，SVV 6%~8%，通过泵注小剂量去甲肾上腺素维持心率 70~80 次 /min，血压 130~140/50~60mmHg，术中无 ST 段变化，外科行右肝部分切除术，手术顺利。近手术结束时停用去甲肾上腺素。

手术时间 130 分钟，麻醉时间 160 分钟，术中补液量 1 600ml，出血量 200ml，尿量 600ml，术毕带监护设备进入心外科重症监护室。

四、术后管理及转归

术后进入重症监护室，维持全身麻醉状态，保证镇痛完善，逐步可控制性苏醒，镇静无呛咳状态下吸痰清理呼吸道，术后 4 小时后顺利脱机拔管。拔管前吸入氧浓度 40% 时血气：pH：7.5，PCO_2：26.1mmHg，PO_2：163.9mmHg，K^+：3.8mmol/L，Ca^{2+}：1.04mmol/L，Mg^{2+}：0.39mmol/L，血糖：11.6mmol/L，BE：−0.5mmol/L，血红蛋白：147g/L。予抑酸、补液、预防感染、保肝治疗。

术后 3 小时心肌酶谱结果示肌红蛋白升高，为 156.1ng/ml，BNP 达 791pg/ml。术后 7 小时肌红蛋白为 205.5ng/ml，肌钙蛋白（TNI）：0.024ng/ml，BNP：710pg/ml。术后第 4 天心肌酶呈现下降趋势并逐渐恢复。

次日即术后 26 小时转回普通病房，继续保肝、控制血糖治疗。术后第 8 天痊愈出院，嘱患者前往专科医院继续心外科治疗。

术后病理报告，（右肝）部分切除标本：中 - 低分化肝细胞癌，大小约 4cm×4cm，伴灶状坏死，局灶侵及肝被膜，未见明确脉管内癌栓，肝断端未见癌。该患者于术后 2 个月于专科医院接受升主动脉手术（Bentall），术后恢复良好。并于右肝部分切除术后 6 个月，再次局麻下于肝动脉内注射化疗药，预后良好。

五、合并升主动脉瘤患者接受非心脏手术围麻醉期管理要点

升主动脉瘤患者接受非心脏手术，核心问题是预防围手术期瘤体破裂，同时注意伴发心血管疾病的处理，具体措施包括：

（一）防止瘤体破裂

1. 手术前　避免术前紧张，择期手术患者术前晚口服镇静催眠药，术前 1 小时口服地西泮 10mg 或司可巴比妥 0.1g，或术前 30 分钟肌内注射吗啡 5~10mg。伴有高血压的急诊手术患者，须充分镇静，并且在有创动脉血压监测下持续泵注降压药物如硝普钠或硝酸甘油控制血压的波动，以防止瘤体破裂。但需要防止血压过低，尤其同时合并冠心病患者。

需要注意，若有主动脉瘤体的快速扩大或夹层血肿的扩张，可牵拉位于主动脉外膜的感受器产生疼痛，疼痛刺激可进一步导致患者血压升高和心率增快，频发的疼痛往往预示瘤体

的扩张加速,是心外科急诊手术的指征,需要即刻给予10mg吗啡肌内注射镇痛。因此,若患者出现胸痛,需要明确原因,禁忌一切非挽救生命的非心脏手术。此外,若主动脉瘤体大,并且具备心外科手术指征,建议先行动脉瘤手术,推迟择期手术,若为限期手术或急诊手术,可视手术创伤程度酌情考虑是否同期手术。

2. 麻醉管理要点

(1) 急诊手术/危重患者入手术室建立静脉通道后,可给予静脉注射咪达唑仑1~2mg镇静,或静脉注射舒芬太尼2.5~5μg镇痛。

(2) 升主动脉瘤往往合并主动脉瓣关闭不全,术中维持血流动力学平稳,维持足够的麻醉深度,维持合适的容量,防止血压过高或过低,防止心率过快或过慢,以术前基础血压及基础心率作为管理参照,减少动脉瘤破裂或扩张的危险。

(3) 采用微创连续监测心输出量监测,结合血管活性药物,同时根据伴发的心血管疾病如冠心病、主动脉瓣关闭不全等特点,进行目标性管理,精准预测麻醉和手术相关操作对血流动力学的影响,做到提前预防。

(4) 准备经食管超声心动图检查和心肺转流,做好主动脉夹层或破裂时行紧急抢救性手术的准备。

3. 术后管理　术后做好镇痛,继续控制血压、心率,早期恢复术前口服药物,并且需要在外科重症监护室监测治疗,最大程度降低瘤体破裂风险。

(二) 升主动脉瘤伴发心血管疾病

1. 伴发主动脉瓣关闭不全　关注术前心功能,结合心电图、超声心动图、脑钠肽(BNP)水平,了解患者的心功能及储备,是否合并充血性心力衰竭。围手术期需要防止血压升高,以减少主动脉反流患者的左心室后负荷,同时维持术前心率,防止过快或过慢。合并心力衰竭的患者慎用同时降低心率或心肌收缩力的抗高血压药物,如β受体拮抗剂,以免加重心力衰竭。

2. 伴发冠心病、糖尿病　术前需要根据冠心病严重程度,非急诊及限期手术需要考虑是否先实施冠脉搭桥手术或冠脉支架置入术。同时了解术前用药状况,使用双联抗血小板治疗者需要调整用药(见第一篇第一章)。糖尿病患者术前尽可能控制血糖在正常范围,必要时改用胰岛素治疗。

升主动脉瘤合并重度主动脉瓣关闭不全的患者,脉压大,同时合并冠心病,维持冠脉灌注压非常具有挑战性,血压管理要求精细,过高或过低对患者的影响均是致命性的。

六、相关知识延伸

(一) 升主动脉瘤患者的保守治疗

当升主动脉瘤直径未达到外科手术指征时(见后文),可以选择保守治疗。首先严格控制血压。β受体拮抗剂是药物疗法的主要药物,因其可以降低心率和血压,从而降低主动脉壁压力,可以减缓马方综合征患者主动脉瘤的生长速度,但合并心功能不全的患者要在监护下使用。亦可以选择血管紧张素Ⅱ受体阻滞剂降压,因其具有减缓瘤体生长的可能性。或采用联合降压的方法。同时治疗伴发疾病如冠心病、糖尿病、高血脂等,以最大程度延缓主动脉瘤的病程进展。戒烟、低脂饮食以及轻度有氧锻炼也有利于缓解病情。

(二) 升主动脉瘤的病情特点

升主动脉瘤病变凶险,是猝死原因之一。未侵及主动脉瓣瓣环的升主动脉动脉瘤,早期可无临床症状。动脉瘤扩张增大压迫喉返神经时可引起声音嘶哑,压迫上腔静脉或无名静脉,出现颈部和上肢静脉怒张、扩大。压迫食管可引起吞咽困难,压迫主气管、支气管或肺动脉引起呼吸困难、喘息、咳嗽、咳血。动脉瘤病变若导致主动脉瓣瓣环扩大、主动脉瓣关闭不全者,临床上逐渐呈现充血性心力衰竭的症状。

动脉瘤患者突然发生新部位的疼痛或疼痛加剧,提示动脉瘤的扩张和濒临破裂,动脉瘤破裂时伴有剧痛和低血压。升主动脉瘤破裂,血液可以进入心包,导致心脏压塞。如果周围组织不能牵制主动脉瘤破裂出血,患者可出现持续失血而死亡。

(三)升主动脉瘤的心外科手术指征

对于存在主动脉瘤需要接受非心脏手术的患者,尤其具备心外科手术指征的患者,均不考虑择期手术,若需要接受急诊或限期手术,需要术前明确患者病变程度,以及是否需要心外科干预以及干预方式。麻醉科医师需要了解主动脉瘤的外科干预指征。

美国胸外科学会/美国胸外科协会(STS/ATS)共同推荐(表20-1):

1. 当升主动脉扩张直径超过5.0cm,或主动脉指数(主动脉直径/体表面积)大于4.25cm/m^2,推荐考虑预防主动脉破裂的手术,同时建议结合主动脉直径增大的速度及是否合并其他增加手术风险的因素进行进一步综合评价术式及时机。

2. 主动脉瓣二瓣畸形(BAV)的患者,若超声检查发现主动脉根部或升主动脉直径超过4cm,需要进一步采用主动脉CT或磁共振来进一步评估,若直径超过5cm或生长速度>0.5cm/年,则考虑手术。曾因主动脉瓣膜狭窄或关闭不全接受过主动脉瓣置换或成形的主动脉瓣二瓣畸形患者,若主动脉直径超过4.5cm即考虑手术。

3. 对于马方综合征或其他结缔组织疾病患者,若存在升主动脉发生夹层动脉瘤的家族史、升主动脉直径每年增长2mm、合并有重度主动脉瓣关闭不全或二尖瓣关闭不全及备孕者,主动脉最大直径≥4.5cm,应考虑手术。备孕的马方综合征患者,如果影像检查主动脉直径超过4cm,可结合身高进行进一步评估,必要时考虑手术。

4. 升主动脉瘤源于夹层、外伤、溃疡破裂、壁间血肿增大等,要积极考虑手术治疗。

表 20-1　美国 STS/ATS 胸主动脉瘤手术指征推荐

	普通人群	MF 或 BAV	Loeys-Dietz	夹层
主动脉根部	5.0cm	5.0cm	4.2cm	手术
升主动脉	5.5cm	5.0cm	4.2cm	手术
降主动脉	6.0cm 或是接近动脉直径 2 倍	6.0cm	6.0cm	5.5cm

注:MF. 马方综合征;BAV. 主动脉瓣二瓣畸形;Loeys-Dietz. 洛伊 - 迪茨综合征(Loeys-Dietz syndrome)。

(赵 红　赵丽云　叶铁虎)

参考文献

[1] ERBEL R,ABOYANS V,BOILEAU C,et. al. 2014 ESC Guidelines on the diagnosis and treatment of aortic diseases:document covering acute and chronic aortic diseases of the thoracic and abdominal aorta of the adult. The task force for the diagnosis and treatment of aortic diseases of the European Society of Cardiology(ESC)[J]. Eur Heart J,2014,35(41):2873-2926.

[2] COHEN RG,ELSAYED RS,BOWDISH ME. Surgery for diseases of the aortic root[J]. Cardiol Clin,2017,35(3):321-329.

[3] GREGORY SH,YALAMURI SM,BISHAWI M,et al. The perioperative management of ascending aortic dissection[J]. AnesthAnalg,2018,127(6):1302-1313.

第九篇

合并肺动脉瘤患者
接受非心脏手术
病例分析

第二十一章 合并肺动脉瘤患者接受非心脏手术麻醉管理

引言: 肺动脉瘤(pulmonary artery aneurysm,PAA)罕见且较少确诊,肺动脉夹层和肺动脉瘤破裂是围手术期威胁生命的并发症,该类患者麻醉管理的核心是维持血流动力学的稳定,避免一切诱发瘤体破裂的因素。术前要充分评估患者呼吸循环状态的安全范围,力求围手术期最小的呼吸循环波动。

一、病例概要

(一)病史

患者,男,67岁,体质量140kg,身高180cm,BMI 43.2kg/m²。主因"四肢麻木、乏力10余年伴行走困难3年并逐渐加重"入院。患者10余年前无明显诱因出现四肢麻木乏力,可自行缓解,不影响正常生活,未予治疗。此后,四肢麻木乏力症状反复发作并逐渐加重,保守治疗无效。3年前四肢麻木乏力明显,右侧为重,双手无法完成精细动作,走路不稳,于多家医院就诊,诊断为"脊髓型颈椎病",同时发现合并有巨大肺动脉瘤,因考虑到手术麻醉中存在肺动脉瘤体破裂的风险,多家医院拒绝给予手术治疗,遂来我院就诊。平时患者需扶拐辅助方能活动,活动量极少,体型肥胖。既往有高血压病史,不规律服药,最高血压180/120mmHg。

(二)术前检查结果和体征

查体:神清,腹型肥胖体型,半坐位,戴颈托,呼吸短促,双肺呼吸音粗,血压154/81mmHg,心率81次/min,呼吸频率26次/min,指脉搏血氧饱和度(SpO₂)92%(不吸氧)。

辅助检查:

心电图ECG:不完全性右束支传导阻滞。

超声心动图示(图21-1):左心房增大48mm×50mm×61mm,室间隔增厚13mm,左心室舒张功能减低,肺动脉瘤样扩张。

肺动脉CT及三维重建如图21-2所示:主肺动脉瘤样扩张76.4mm×68.8mm,左肺动脉主干瘤样扩张66.8mm×62.9mm,右肺动脉主干增宽33.4mm×35.4mm,肺动脉瓣增厚。

肺功能测定:通气功能减退,混合型通气功能障碍,小气道功能障碍。

化验检查:血气分析:pH:7.368,PCO₂:47.7mmHg,PaO₂:69.6mmHg,SO₂:92.8%。血常规、肝功、肾功、凝血功能、电解质均在正常范围之内。BNP:15pg/ml。

入院诊断:脊髓型颈椎病,肺动脉动脉瘤,高血压。

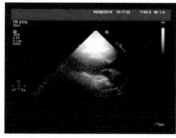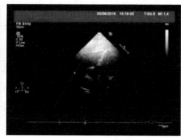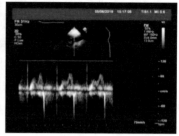

主动脉根部	35	mm	室	厚度	13	mm	左心收缩功能			左心舒张功能		
升主动脉内径		mm	间	运动幅度	8	mm	射血分数	59	%	E 波最大流速	52	cm/s
二	瓣口面积		cm²	隔	与左心室后壁向运动			缩短分数		%	A 波最大流速	74	cm/s
尖	瓣环径		mm	左	舒末内径	53	mm	E/A					
瓣	压力减半时间		ms	心	收末内径	37	mm	主动脉最大流速		141	cm/s		
肺	主干径	63	mm	室	后壁厚度	10	mm	左心室流出道流速			cm/s	肺动脉最大流速	77	cm/s
动	右肺动脉径	28	mm		后壁运动幅度	10	mm	压 力 阶 差					
脉	左肺动脉径	31	mm	右	前后径	27	mm	收缩期			舒张期		
左心房	48×50×61	mm	心	流出道	36	mm	取样部位	流速	cm/s	取样部位	流速	cm/s
右心房		mm	室	前壁左右径		mm	压差		mmHg	压差		mmHg

超声描述：

患者肥胖体重 140 公斤，体位受限，图像显示不清，仅供参考：

1. 左心房增大，余心腔内径正常范围
2. 心室室间隔增厚，余心室室壁厚度及运动正常
3. 各瓣膜形态及运动未见异常，CDF：未见异常。PW 测：舒张期二尖瓣口血流速度 A 峰>E 峰
4. 肺动脉主干及分支增宽
5. 胸骨上窝切面显示不清

超声提示：

肺动脉瘤样扩张

左心房增大

心室室间隔增厚

左心室舒张功能减低

图 21-1　术前患者心脏超声心动图

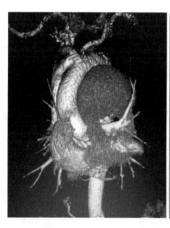

检查所见：

肺动脉瓣为三瓣结构，肺动脉瓣叶似有增厚（肺心电门控扫描）。主肺动脉及左肺动脉主干管腔呈瘤样扩张，腔内对比剂充盈均匀，主肺动脉段管径约76.4mm×68.8mm，左肺动脉主干管径约66.8mm×62.9mm，左肺动脉主干扩张以远管径约36.5mm。右肺动脉主干增宽，显影良好，未见腔内充盈缺损，右肺动脉主干管径约33.4mm×35.4mm。

两肺内叶段级分支动脉分布正常，右中上肺内分支显影较模糊，各分支腔内未见明显充盈缺损，未见明显狭窄、扩张改变

诊断意见：

主肺动脉及左肺动脉主干瘤样扩张，右肺动脉主干增宽，肺动脉瓣叶似有增厚，请结合临床进一步检查

图 21-2　术前肺动脉 CT 及三维重建

二、患者围手术期主要风险

患者骨科疾病诊断明确,手术指征确切,并且患者因颈部脊髓受压及肥胖,生活几乎不能自理,手术愿望强烈。患者同时合并有巨大肺动脉瘤,并且极度肥胖,术前启动院内多学科会诊,一致认为行颈前前入路颈椎间盘切除术,以缓解症状。围手术期风险如下:

1. 患者合并有巨大肺动脉瘤,手术和麻醉的应激刺激所引起的血流动力学波动会增加肺动脉夹层和肺动脉瘤破裂的风险,一旦发生危及生命。

2. 患者过度肥胖,增加手术操作难度,可造成前入路手术野暴露困难,暴露过程中的过度牵拉会增加手术刺激强度,引起血流动力学波动和迷走神经反射等,增加瘤体破裂风险。

3. 患者过度肥胖,颈部短粗,张口度正常,颈部活动受限(为避免颈椎脊髓受压损伤加重,术前采用颈托限制),因而存在暴露气道困难以及气管插管难以到位导致无法通气的风险。

4. 患者肺功能差,存在术后拔管困难、肺部感染等风险。

综上所述,本例患者围手术期可能发生的风险包括:肺动脉夹层、瘤体破裂,失血性休克,死亡;困难气道,无法通气;术后肺部感染。

术前 1 天再次访视患者,病房安静时血压 150/80mmHg,心率 75 次/min,以此作为术中管理血压的高限,并再次向患者交代,瘤体一旦破裂,无抢救成功机会的风险,家属理解。

三、麻醉及术中管理

(一) 麻醉前

术前 30 分钟给予患者吗啡 10mg 肌内注射。入手术室面罩吸氧,连接五导联心电图及血氧饱和度,吸氧后 SpO_2 97%,心率 92 次/min。局部麻醉下行左桡动脉穿刺置管,有创血压 ABP175/97mmHg,给予 2mg 咪达唑仑后血压为 146/83mmHg,心率 80 次/min。局部麻醉下行左股静脉穿刺,置入四腔中心静脉导管,中心静脉压 CVP 12cmH$_2$O(受腹压影响)。

麻醉前常规准备急救药品:去甲肾上腺素、山莨菪碱、硝酸甘油、氯化钙、多巴胺、肾上腺素等。

(二) 麻醉实施

面罩给氧,依次缓慢静脉滴注咪达唑仑 4mg、依托咪酯 5mg、舒芬太尼 100μg、顺阿曲库铵 20mg,5 分钟后应用视可尼喉镜经口顺利完成气管插管。呼吸参数:潮气量 600~800ml,呼吸频率 11~15 次/min,维持呼气末二氧化碳分压($PetCO_2$)在 35~45mmHg 之间。

采用持续泵入右美托咪定 0.5μg/(kg·h),丙泊酚 3mg/(kg·h),瑞芬太尼 0.2~0.3μg/(kg·min)维持麻醉,间断静脉注射顺阿曲库铵。应用 BIS 监测麻醉深度,维持 BIS 值在 40~60 之间。术中维持有创动脉血压在 130~161/71~92mmHg,心率在 70~84 次/min。

手术时间 192 分钟,术中总入液量 3 200ml,其中晶体液 2 200ml,胶体液 1 000ml。术中出血量 300ml,尿量 900ml。

术中未持续泵入血管活性药物,仅静脉推注麻黄碱 3mg 1 次,用于处理麻醉诱导后手术切皮前麻醉药物引起的血压轻微下降。手术及麻醉全程具体情况详见麻醉记录单见图 21-3。

四、术后管理及转归

患者术毕带气管插管转入 ICU,转运过程循环稳定。回 ICU 后给予呼吸机辅助呼吸,并

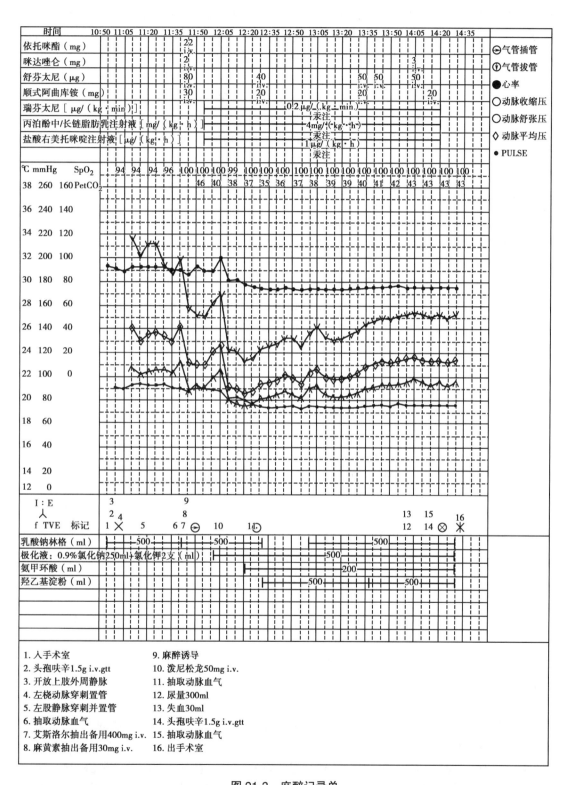

图 21-3　麻醉记录单

持续泵入右美托咪定 0.2μg/(kg·h)和瑞芬太尼 0.05μg/(kg·min)以维持一定的镇静和镇痛，使患者耐受呼吸机。回 ICU 后 1 小时，停用右美托咪定，维持瑞芬太尼 0.03μg/(kg·min)持续泵入，患者逐渐清醒并恢复自主呼吸且耐受气管导管，在持续泵入瑞芬太尼 0.03μg/(kg·min)辅助下，经脱机观察，患者自主呼吸规律且有力，遂拔除气管导管。脱机和拔管过程中，患者无呛咳、无躁动、无血流动力学波动。

拔管后停用瑞芬太尼，开始静脉应用术后自控镇痛泵（PCA）。术后镇痛方案：基础剂量舒芬太尼 3μg/h，PCA 剂量 2.5μg，锁定时间 15 分钟。

患者术后第二天转回普通病房。术后第四天患者可脱离扶拐下地行走，四肢麻木症状完全消除、乏力症状明显改善。术后第七天出院。心外科随诊。

五、合并肺动脉瘤患者接受非心脏手术围麻醉期管理要点

对于合并肺动脉瘤的患者，尤其合并巨大肺动脉瘤，围麻醉期管理的核心是减少血流动力学波动，避免肺动脉夹层及肺动脉瘤破裂。

（一）术前准备

术前访视患者，稳定情绪，告知患者需继续服用降压药至术晨，术前 8 小时禁食水。获取患者在放松平静状态下的基础血压和心率，确定术中所需维持循环数值的基础值，从而把控围手术期血压和心率的波动不超过基础值 ±10% 所在的数值范围。同时注意肺动脉瘤压迫肺脏造成的肺功能受损，术前需要行肺功能检查及血气分析，以判断术后是否能够顺利脱离机械呼吸。

（二）术中管理

1. 麻醉前　术前做好镇静，避免紧张。患者入手术室后，可用小剂量咪达唑仑(0.05mg/kg)达到一定程度的镇静，以消除患者紧张情绪，镇静的同时进行有创动脉穿刺操作，建议待患者恢复到基础血压和心率后开始麻醉诱导。

2. 麻醉诱导　给予小剂量咪达唑仑、依托咪酯镇静并给予充分肌松后，应用大剂量舒芬太尼 1~1.5μg/kg，待 3~5 分钟后，进行气管插管，实现血压近乎无波动、心率适当减慢的血流动力学状态。

3. 麻醉维持　术中持续泵入药物选择瑞芬太尼、丙泊酚和右美托咪定。注意三种药物的相互匹配引起的心率减慢。如本例患者颈前部的操作可能会刺激颈动脉窦，引起心率进一步减慢，故术中在可能刺激到颈动脉窦之前应避免心动过缓，必要时可应用阿托品或山莨菪碱适当提高心率。

4. 呼吸模式　选择容量控制模式，实施小潮气量加 PEEP 的肺保护性通气策略，并且定时手动膨肺防止肺不张的发生。以该患者体形标准体重近似值 71.3kg 计算，给予潮气量 7ml/kg 标准，约 500~600ml 进行通气，以维持呼气末二氧化碳分压在 35~45mmHg 为目标，调整呼吸频率在 11~13 次/min。

5. 容量管理　维持容量平衡，容量过多会造成肺动脉压力的升高，增加肺动脉瘤破裂风险，容量过少会导致循环波动，术中通过体位变动、中心静脉压 CVP 数值的改变、微创血流动力学监测提供的每搏变异率（SVV）、脉压变异度（PPV）等来进行容量判断。推荐使用术中经食管超声心动图（TEE）进行监测，可直接测量心室腔容量及心肌收缩力和协调性。

6. 血管活性药物　尽量避免应用正性肌力药物，可采用小剂量缩血管药物来提升血压，防止急剧升高，可选用麻黄碱、去氧肾上腺素、去甲肾上腺素等。处理高血压可选择尼卡

地平或硝酸甘油。

(三) 术后管理

为了减少术后肺部感染,宜在保证患者循环稳定的前提下尽早拔除气管导管。除麻醉诱导应用舒芬太尼外,术中持续泵入短效镇痛药瑞芬太尼。术毕在减停镇静药和肌松药并代谢完全的同时,在小剂量瑞芬太尼镇痛条件下清醒拔管。一般瑞芬太尼在 $0.03\sim0.05\mu g/(kg\cdot min)$ 时可维持患者清醒、耐管、无呛咳无躁动,并能完成指令性动作,配合脱机和顺利拔除气管导管。

六、相关知识延伸

(一) 肺动脉瘤概念

肺动脉瘤(pulmonary artery aneurysm,PAA)罕见且较少确诊,与主动脉瘤相比,发病年龄较轻,但性别无差异。多数 PAA 位于肺动脉干,少数位于肺动脉分支,累及左肺动脉较右肺动脉更为常见。目前 PAA 尚无统一定义。CT 成像中成人肺动脉干最大直径为 29mm,有学者认为肺动脉直径超过 40mm 定义为 PAA。

肺动脉瘤病因主要分为三方面:先天性、后天性和特发性。其中,先天性病因是 PAA 最为主要的病因,最为常见引起 PAA 的先天性心脏病依次为动脉导管未闭、室间隔缺损和房间隔缺损,由于左向右分流增加肺动脉血流管壁应力,导致动脉瘤形成。后天性病因主要包括感染性疾病、血管炎、肺动脉高压和慢性肺动脉栓塞、肿瘤侵蚀肺动脉等。

PAA 临床表现无特异性,大多数 PAA 患者,即使 PAA 直径达 70mm 时仍无明确主诉。PAA 常见临床表现包括呼吸困难、胸痛、声音嘶哑、心悸和晕厥发作等。PAA 压迫支气管可导致发绀、咳嗽、呼吸困难加重、肺炎、发热和支气管炎等,也可能出现咯血症状,预示动脉瘤可能即将发生破裂,一旦发生破裂,可出现窒息和猝死。

目前认为,稳定的肺动脉瘤考虑保守治疗,合并肺动脉高压者以降低肺动脉压力为主要治疗手段。当瘤体直径≥55mm 或半年内瘤体直径增加≥5mm,考虑外科手术治疗。

(二) 体重指数与体型标准体重

肥胖患者接受麻醉,常常需要根据患者的体型标准体重来计算用药量。体型标准体重是依据体重指数(body mass index,BMI)来计算。BMI 是利用身高和体重之间的比例去衡量身体状态。计算公式:体重指数(BMI)= 体重(kg)/ 身高(m)^2。BMI 的计算公式是固定的,但每个国家根据情况会对指数结果进行调整,以符合本国国民的实际情况。BMI 指数正常值为 $18.5\sim23.9kg/m^2$,≥$28kg/m^2$ 为肥胖。注意未满 18 岁、运动员、孕期或哺乳期、身体虚弱或久坐不动的老年人等,不适合采用 BMI 来衡量体型标准体重。

一般认为,男性的 BMI 指数的衡量标准是 $22kg/m^2$,女性的 BMI 指数的衡量标准是 $19kg/m^2$。由此推导,男士体型标准体重(kg)=$22kg/m^2\times$ 身高(m)^2,女士体型标准体重(kg)=$19kg/m^2\times$ 身高(m)^2。

(三) 肥胖患者麻醉特点

肥胖患者接受麻醉时,存在很多危险因素,如困难气道及容易伴发的心血管问题。肥胖患者多合并代谢综合征(metabolic syndrome,MS),伴有高血脂、高血糖或胰岛素抵抗及高血压等。呼吸系统存在功能残气量下降、肺顺应性降低,同时静息代谢率、氧耗及呼吸做功增加。肥胖是缺血性心脏病和心力衰竭的独立危险因素。此外,肥胖患者的窦房结功能紊乱和传导系统脂肪浸润可导致心律失常的发生率增加,心房颤动和心源性猝死的发生率均增加,并且随着 BMI 的增加,QT 间期延长的发生率也相应增加。

临床上,可根据体重衡量患者的肥胖程度,肥胖度 =(实际体重 − 标准体重)× 100%/ 标准体重。肥胖度 >10% 为超重,>20% 为肥胖,20%~30% 为轻度肥胖,30%~40% 为中度肥胖,>50% 为重度肥胖,>100% 为病态肥胖。本例患者(肥胖度 141%)属于病态肥胖。

肥胖患者可导致很多药物的分布、结合及消除发生改变,不同的药物以及同种药物不同给药方式所参考的体重依据并不相同,麻醉维持最好使用在脂肪组织内蓄积最少的药物,如丙泊酚持续输注或吸入性麻醉药物,其中血气分配系数低的地氟烷和七氟烷优于异氟烷。常用麻醉药物用量计算依据见表 21-1。

表 21-1　常用麻醉药物剂量计算依据

计算依据	麻醉药物
体型标准体重	丙泊酚(麻醉维持);阿曲库铵和顺阿曲库铵(麻醉维持);芬太尼 / 舒芬太尼 / 瑞芬太尼;罗库溴铵 / 维库溴铵;对乙酰氨基酚;吗啡。
实际体重	丙泊酚(麻醉诱导);阿曲库铵和顺阿曲库铵(麻醉诱导);咪达唑仑;琥珀胆碱 / 泮库溴铵。

(四)颈部活动受限所致困难气道的处理

颈部活动受限在临床中常见于颈部外伤/颈椎病(戴颈托制动)患者、强直性脊柱炎患者、颈部肿瘤患者及肥胖(颈短粗)患者。颈部活动受限所致困难气道的主要问题往往不是通气困难而是插管暴露困难,一般选择异型喉镜、普通可视喉镜、视可尼喉镜以及纤维支气管镜作为气管插管工具。其中视可尼喉镜能够做到无需搬动头部和颈部即可在可视条件下将气管导管送入气管内,可明显降低所需暴露条件和减少暴露刺激,适合于该类困难气道,如本例患者的气管插管。纤维支气管镜操作难度大,但其可靠性高,可作为所有困难插管的后备选择。

(五)肺保护性通气策略

肺保护性通气策略(lung protective ventilation strategy,LPVS)包括:小潮气量 5~7ml/kg;低平台压 25~30cmH$_2$O;适度的呼气末正压通气 PEEP 12~15cmH$_2$O;允许性高碳酸血症。其核心分为两部分:

1. 限制潮气量和气道压,即采用小潮气量进行机械通气。

2. 吸气时加用足够的压力使萎陷的肺泡复张,呼气时用适当的 PEEP 保持肺泡开放,即"肺开放"策略。

肥胖患者通常伴发肺功能不全,全麻插管术中采取肺保护性通气策略有利于肺功能的维护。但小潮气量引起 PaCO$_2$ 的增高,造成高碳酸血症可引起肺动脉压的升高,对于肺动脉瘤患者是不利的。所以术中应根据 PetCO$_2$ 监测,调整呼吸参数,维持 PetCO$_2$ 在 35~45mmHg为宜。

（车　昊　蔡成惠　赵丽云）

参考文献

[1] GREAVES SW, DYE L 3RD, ARANDA PS, et al. Perioperative management of a large idiopathic pulmonary artery aneurysm without pulmonary arterial hypertension ［ J ］. J Cardiothorac Vasc Anesth, 2018, 32 (5): 2402-2408.

[2] RUIJSINK B,DUONG P,VALVERDE I,et al. Pulmonary Artery aneurysm mimicking a patent ductus arteriosus [J]. JACC:Case Reports,2020,2(4):670-671.

[3] TARMIZA. MGARRECHI. KORTASC,et al. Conservative management of idiopathic pulmonary artery aneurysm [J]. J Egy SociCardio-Thorac Surg,2016,24(3):255-257.

[4] GALLEGO P,RODRÍGUEZ-PURAS MJ,SERRANO GOTARREDONA P,et al. Prevalence and prognostic significance of pulmonaryarteryaneurysms in adults with congenital heart disease [J]. Int J Cardiol,2018,270 (1):120-125.

[5] Tian Y,Zhou D,Zhang L,et al. Surgical management of a pulmonary arterial aneurysm via video-assisted thoracoscopic resection [J]. Ann Thorac Surg,2020,109(4):e255-e257.

第十篇

妊娠合并心脏病患者接受剖宫产围麻醉期病例分析

第二十二章 妊娠合并艾森门格综合征患者接受剖宫产麻醉管理

引言:妊娠合并肺动脉高压是妊娠合并心脏病中死亡率最高的类型,妊娠合并艾森门格综合征更是妊娠禁忌,一旦妊娠应及时终止。妊娠合并艾森门格综合征产妇就诊晚,往往已经合并心力衰竭,围产期处理极为棘手,猝死率高,围产期血流动力学目标管理原则及细节问题尤其重要,需要多学科参与诊治,麻醉管理更是重中之重。

一、病例概要

(一)病史

患者,女,26岁,57kg。主因"停经 32 周,心慌、憋气,无法平卧 2 周"入院。患者出生后发现先天性心脏病,房间隔缺损,因经济困难未行治疗。自幼无心慌、憋气等不适。停经 18 周出现咯血,超声心动检查结果:先天性心脏病,房间隔缺损修补术后残余漏,心房水平双向分流,肺动脉高压(重度),三尖瓣反流(中度),艾森门格综合征。紧急组织全院专家会诊,一致建议立即终止妊娠,但患者拒绝。孕 29 周时因活动后心慌、憋喘再次入院,超声心动图显示肺动脉收缩压(SPAP)为 112mmHg,三尖瓣重度反流,指脉搏氧饱和度(SpO₂)87%(吸氧后)。因告知立即手术中止妊娠并不能保证胎儿存活,心力衰竭纠正好转后患者及家属强烈要求出院并签字。32 周时患者心慌、憋气加重并且呈端坐状态再次入院。

(二)术前检查结果和体征

查体:神清,重病容,坐位,呼吸急促,发绀,杵状指(趾)。血压 121/82mmHg,心率 106 次 /min,呼吸 36 分 /min,SpO₂ 85%(吸氧下)。

辅助检查:

心电图(ECG)示:窦性心动过速,右心室肥厚,完全性右束支传导阻滞,ST-T 改变。

心脏超声心电图示:先天性心脏病,房间隔缺损,艾森门格综合征,肺动脉高压(重度),TI 法估测肺动脉压 155mmHg,右心左心房增大,三尖瓣反流(重度),心包少量积液(图 22-1)。

胸部 X 线:肺动脉高压,肺动脉段显著突出,两肺血增多,肺血管呈树根状增厚,右心房室增大(图 22-2)。

腹部 B 超:肝淤血,腹腔内积液。

术前血气结果:pH:7.46,PCO₂:27mmHg,PaO₂:47mmHg,SO₂:85%,Hb:17.1g/dl,Lac:1.0mmol/L,Mg²⁺:0.56mmol/L,Ca²⁺:1.25mmol/L,K⁺:3.96mmol/L。

BNP:784pg/ml,NT-proBNP:2 685pg/ml。

入院诊断:孕 32 周,合并艾森门格综合征,心功能Ⅳ级。

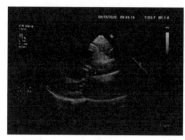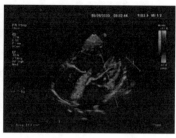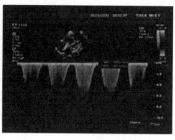

主动脉根部	27	mm	室	厚度	10	mm	左心收缩功能			左心舒张功能		
升主动脉内径	25	mm	间	运动幅度	8	mm	射血分数	67	%	E 波最大流速	88	cm/s
二尖瓣	瓣口面积		cm²	隔	与左心室后壁向运动			缩短分数	36	%	A 波最大流速	117	cm/s
	瓣环径		mm	左	舒末内径	35	mm				E/A		
	压力减半时间		ms	室	收末内径	22	mm	主动脉最大流速	90	cm/s			
肺动脉	主干径	45	mm		后壁厚度	8	mm	左心室流出道流速		cm/s	肺动脉最大流速	105	cm/s
	右肺动脉径	36	mm		后壁运动幅度	11	mm	压 力 阶 差					
	左肺动脉径	25	mm	右	前后径	46	mm	收缩期			舒张期		
左心房	47		mm	室	流出道	45	mm	取样部位	流速	cm/s	取样部位	流速	cm/s
右心房	51×64		mm		前壁厚度		mm		压差	mmHg		压差	mmHg

超声描述：

1. 左心房、右心房增大，左心室内径正常

2. 四腔切面心房房间隔中部连续中断约 33mm, 断端距二尖瓣约 12mm, 心房顶部残缘约 3mm；大动脉短轴切面房间隔中部连续中断约 34mm，距主动脉根部约 3.7mm，心房顶部残缘约 0mm；剑下切面显示不清。CDFI：心房水平可见双向分流信号

3. 心室室壁厚度及运动幅度正常。心室室间隔连续完整，肺动脉与降主动脉间未见异常通道

4. 各瓣膜形态及运动未见异常，CDFI：收缩期三尖瓣心房侧见大量反流信号，反流束面积 11.7cm², TRVmax：603cm/s, PG：145mmHg, TI 法估测 SPAP：155mmHg。收缩期二尖瓣心房侧见少至中量反流信号沿后叶走行，反流面积 3.7cm²

5. 主动脉弓、降部显示欠清。肺动脉主干及分支增宽。肺静脉汇入左心房

6. 心包腔内可探及少量液性暗区，左心室侧壁积液深 9mm

超声提示：

先天性心脏病

　　房间隔缺损（Ⅱ孔型）

　　心房水平双向分流

肺动脉高压（重度）

三尖瓣反流（重度）

二尖瓣反流（轻至中度）

肺动脉主干及分支增宽

左心房、右心房增大

心包积液（少量）

图 22-1　患者超声心动图

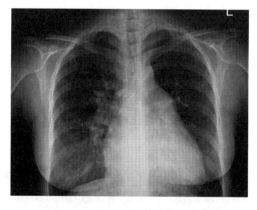

图 22-2　患者术前 X 线

二、患者围手术期主要风险

产妇合并艾森门格综合征,孕 32 周胎儿存活的可能性增加,继续妊娠产妇随时会有发生肺高压危象甚至危及生命,经全院多学科讨论,决定积极控制心力衰竭的同时尽快进行剖宫产终止妊娠。围手术期风险如下:

1. 患者多次劝说终止妊娠无果,现心力衰竭严重,围手术期任何刺激均可导致病情恶化及猝死。

2. 术前积极纠正心力衰竭的同时,需要口服药物进行降低肺动脉高压的治疗,但降低肺动脉高压治疗的同时会降低体循环压力,并且术前仰卧位低血压引起的血压降低也可使体肺循环压力倒置,出现病情恶化。

3. 拟选择连续硬膜外阻滞,硬膜外麻醉导致的低血压同样增加患者出现意外的风险。尽可能避免全身麻醉,但若椎管内麻醉效果不佳需要改为全身麻醉,或出现意外需要紧急气管插管对该类患者影响大,可因插管刺激及正压通气诱发肺高压危象,或术后难以脱离呼吸机。

4. 房间隔缺损导致的艾森门格综合征,左心室发育差,对容量的耐受性极差,术中胎儿胎盘娩出后回心血量突然增加会导致肺高压危象、急性右心衰竭和全心衰竭危及生命。

5. 分娩和产后第一周为该类产妇最脆弱的时间段,产后回心血量的增加导致容量负荷过重加重心力衰竭,特别手术过程中血流动力学不稳定或有右心衰竭的患者。

6. 该类患者高凝状态,围手术期还会出现血栓栓塞并发症。

综上,本例患者围手术期可能发生的风险包括:肺动脉高压危象,急性右心衰竭、全心衰竭、恶性心律失常、心脏停搏,猝死;重要脏器栓塞梗死;咯血、肺部感染;胎儿宫内缺氧、胎死宫内。

因此术前向家属交代患者随时猝死可能,并交代可能需要紧急使用体外膜氧合(ECMO)进行抢救。

三、麻醉及术中管理

(一)麻醉前

患者半卧位吸氧入手术室,神清合作,面罩吸氧血气结果:PO_2:50.7mmHg,SpO_2:88.7%。连接五导联心电图,半卧位在局部麻醉下行有创动脉压穿刺置管,血压 125/76mmHg,并在局部麻醉下行右颈内静脉穿刺置入四腔中心静脉导管,测定中心静脉压 8cmH$_2$O。同时放置 Swan-Ganz 导管,肺动脉压力为 122/64mmHg。中心静脉管连接去甲肾上腺素[0.03mg× 体重(kg)/50ml],肺动脉导管端连接多巴酚丁胺[0.03mg× 体重(kg)/50ml]、曲前列尼尔注射液(瑞莫杜林)[0.03μg× 体重(kg)/50ml]待用。双下肢膝关节以上置驱血带备用。

(二)麻醉实施

于 L_1~L_2 间隙穿刺行连硬外麻醉,头侧置管,2% 利多卡因 3ml 作为试验剂量,5 分钟后追加 1% 利多卡因与 0.5% 罗哌卡因合剂 10ml,血流动力学稳定再次追加合剂 5ml。同时泵注去甲肾上腺素 0.05μg/(kg·min)、多巴酚丁胺 2μg/(kg·min)、瑞莫杜林 1ng/(kg·min)。

(三)术中管理

麻醉平面确定后双侧大腿中上 1/3 扎止血带待充气,并备好吸入伊洛前列素雾化吸入装置(5μg 伊洛前列素 /10ml 生理盐水),严格控制输液速度,10 分钟后测试阻滞平面 T_6~S_4,血流动力学无明显变化手术开始。术中羊水清亮,胎儿头位娩出顺利,Apgar 评分 5-6-7 分,新生儿反应差,呼吸弱,予以气管插管辅助呼吸后转入新生儿病房。胎儿娩出后即刻置产妇头高位控制回心血量,静脉缓慢给予舒芬太尼 2.5μg,产科医师压迫下腹部约 8 分钟后娩出胎盘,行双下肢止血带充气,压力 130mmHg(稍高于主动脉压力)胎盘娩出后血压有下降趋势,并出现体肺动脉压力倒置,并增加去甲肾上腺素剂量至 0.08~0.1μg/(kg·min),加用垂体后叶素 5U/h,加大多巴酚丁胺剂量至 5μg/(kg·min),并吸入伊洛前列素,血压及肺动脉压力均增高趋势,氧饱和度 79%。待循环稳定后缓慢将双下肢止血带放气(每次每侧释放50mmHg 的压力)。术中子宫收缩好,胎盘胎膜娩出完整,未使用缩宫素。术毕血流动力学状态基本稳定,血压 131/65mmHg,肺动脉压力 136/68mmHg,$SpO_2$80%(吸氧)。血气分析同术前,吸氧状态及监测下安返监护室。

术程总入液量为 350ml,尿量 250ml,出血 200ml。

术中管理详见麻醉记录单(图 22-3)。

四、术后管理及转归

患者入监护室情况稳定,床旁胸片显示同术前,Swan-Ganz 导管位置正确(图 22-4),治疗同前,继续间断吸入伊洛前列素(5μg/d)。术后第 2 天出现血氧饱和度下降,最低时为 76%(双通道吸氧),心率增快 130 次/min 左右,体肺压力倒置,增加去甲肾上腺素剂量达 0.15μg/(kg·min),积极纠正酸中毒,利尿,镇静镇痛,并口服西地那非、地高辛,病情逐渐稳定,即刻床旁超声估测肺动脉压力 144mmHg。术后第 3 天病情逐渐好转,逐渐减量血管活性药物,确定无产科活动性出血后应用小剂量低分子量肝素抗凝。术后第 5 天循环稳定,血气值基本满意,少量去甲肾上腺素、多巴酚丁胺维持血压。第 6 天嘱患者屏气状态下拔除 Swan-Ganz导管(防止反常气栓),返回普通病房。

五、妊娠合并艾森门格综合征患者接受剖宫产围麻醉期管理要点

妊娠合并艾森门格综合征是对整体医院管理团队的考验,每一个环节的管理至关重要,总结如下:

(一)术前准备

术前吸纯氧可提高氧分压解除肺血管痉挛,降低肺血管阻力。无产科急症者,术前应首先积极抗心力衰竭治疗(强心、利尿)。无低血压者口服降低肺动脉压力的药物(西地那非),也可采用曲前列尼尔泵注。维护血气电解质平衡,防止酸中毒使肺血管收缩,防止利尿期间低钾、低镁等发生。安抚情绪。术前尽可能降低心力衰竭指标如脑钠肽(BNP)或脑钠肽前体 N 末端片段(NT-proBNP)水平。

若术前存在以下状态,提示病情极其严重:

1. BNP>300pg/ml、NT-proBNP>1 400pg/ml。
2. 右心房压 >14mmHg,CI<2.0L/(min·m^2),SvO_2<60%。
3. 右心房面积 >26cm^2,三尖瓣环收缩期位移 <1.5cm,并有心包积液。
4. 有心力衰竭症状、晕厥及 6 分钟步行试验 <165m。

(二)术中管理原则

防止低血压、避免肺血管阻力进一步增高为该类患者管理的核心。预防麻醉后外周血管阻力明显降低和心脏功能抑制;预防胎儿娩出后子宫收缩及下腔静脉梗阻解除导致的静脉回流增加;胎儿娩出后置产妇头高位,同时胎儿娩出前控制容量输入,量出为入或负平衡;

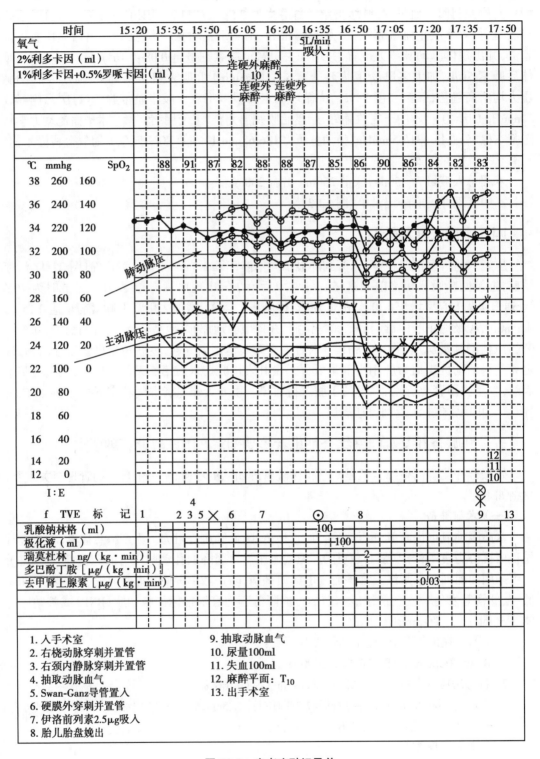

图 22-3 患者麻醉记录单

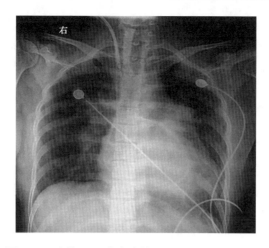

图 22-4 术毕 ICU 床旁胸片及 Swan-Ganz 位置图

及时纠正酸中毒。

（三）合理选择血管活性药物

由于硬膜外麻醉不可避免会导致外周血管阻力下降,因此几乎所有患者均需要使用血管收缩药物来维持血压。目前多使用去甲肾上腺素和/或血管升压素,但需要注意二者对肺血管阻力的影响。酌情持续泵注曲前列尼尔注射液以及吸入伊洛前列素扩张肺动脉,降低肺血管阻力,降低右心后负荷。但要注意曲前列尼尔及伊洛前列素均可降低外周血管阻力导致低血压,注意输注及吸入剂量的控制。正性肌力药多选择多巴酚丁胺,心力衰竭严重时加用肾上腺素。

（四）术中监测

此类患者的监测包括心电图（ECG）、有创动脉压（ABP）、指脉搏血氧饱和度（SpO$_2$）、中性静脉压（CVP）及 Swan-Ganz 导管。Swan-Ganz 导管可实时监测肺动脉压力,同时经 Swan-Ganz 导管可直接输入扩张肺血管的药物,利于围手术期及时进行血流动力学指标的调控,但如果置入困难或诱发心律失常严重,建议放弃 Swan-Ganz 导管放置,同时不建议测定肺动脉楔压。各医疗单位可酌情考虑是否置入 Swan-Ganz 导管。

此外,因该类患者多选择椎管内麻醉,无法进行 TEE 监测,经胸超声监测（TTE）的应用具有重要意义。其可直视心脏收缩功能,辅助判断容量状态,及时发现肺高压危象前驱症状,建议采用。

特别注意,若患者是由于动脉导管未闭导致的艾森门格综合征,因存在差异性发绀,术前需要同时监测双上肢及下肢动脉压及血氧饱和度,以判断病情严重程度。术中监测上肢血压和氧饱和度的同时,需监测下肢血压及氧饱和度。

（五）产科医师配合

手术时产科医师需要控制好胎儿及胎盘娩出的时间和速度,防止回心血量骤增使病情恶化。胎儿娩出后压迫下腹部防止回心血量骤增,待血流动力学平稳后缓慢娩出胎盘,并采用子宫按摩等促进宫缩,禁忌使用缩宫素。若有严重宫缩乏力,总量要控制在 5U 以下,并且需要经静脉缓慢滴注,发现异常立即停止应用,避免宫体直接注射缩宫素。

（六）产妇情况恶化的应急处理方案

产妇情况恶化多发生在胎盘娩出后,一方面由于胎儿胎盘娩出后回心血量增加导致心脏负荷加重,另一方面可能由于少量羊水入血导致的肺血管收缩反应或全身过敏样反应,患者多表现为憋气,主肺动脉压力倒置,氧饱和度下降等。一旦发生多需要紧急吸入伊洛前列素、加大升压药物剂量并双下肢驱血带充气,若效果不佳,多需紧急气管插管,小潮气量高频率通气,同时吸入一氧化氮,并使用血管收缩药物、正性肌力药物、扩张肺血管药物维持血流动力学平稳。如果情况继续恶化,需要紧急体外膜氧合(ECMO)维持,此时患者往往预后较差。

(七) 术后管理

术后监护室需要精准管理,缓慢撤退血管活性药,避免容量负荷过重,特别是在产后最初 72 小时之内,可针对性使用利尿剂。如果患者出现血压下降、混合静脉氧饱和度下降、右心房压力上升等均提示患者病情恶化,需要及时调整血管活性药。需要注意,产妇术后由于血容量增加会持续到产后 24 周,因此有必要对孕妇进行数月的监测以提高生存率。术后尽快恢复口服降肺压治疗。

六、相关知识延伸

(一) 艾森门格综合征(Eisenmengersyndrome)

艾森门格综合征是一组先天性心脏病发展的后果。房、室间隔缺损、动脉导管未闭等先天性心脏病,可由原来的左向右分流,由于进行性肺动脉高压(pulmonary artery hypertension,PAH)发展至器质性肺动脉病变,出现双向或反向分流,伴有肺血管扩张试验阴性的低氧血症。临床表现为呼吸困难、发绀、活动耐量下降等,即称为艾森门格综合征。艾森门格综合征最早在 1897 年被描述,Wood 在 1958 年重新定义。对于没有或已经失去手术适应证的艾森门格综合征患者,如果强行手术治疗,只会加重患者肺动脉高压的进展,术后早期会出现右心功能和全心衰竭,缩短患者寿命。因此对于此类患者,强调通过采用降低肺动脉压力的靶向药物治疗,以达到延缓肺动脉高压进展、改善症状、延长寿命的目的。

临床中特别注意,先天性心脏病动脉导管未闭的患者,连续性左向右分流,使大量血液流向肺循环而形成肺动脉高压,当肺动脉压力超过主动脉压时,左向右分流明显减少或停止,产生肺动脉血流逆向分流入降主动脉,出现差异性发绀,左上肢有轻度青紫,右上肢正常,下半身青紫,呈现双下肢紫绀重于双上肢,左上肢重于右上肢,即差异性发绀(differential cyanosis)。动脉导管未闭大都单独存在,但有 10% 的病例合并其他心脏畸形,如主动脉缩窄、室间隔缺损、肺动脉狭窄。

(二) 肺动脉高压分类

正常人静息状态下的平均肺动脉压为(14 ± 3)mmHg,正常上限为 20mmHg,静息状态下右心导管测定的平均肺动脉压≥25mmHg,即定义为肺动脉高压(PH)。2013 年法国尼斯肺动脉高压会议上对肺动脉高压的分类进行了更新,分为五类,如表 22-1。

临床中妊娠合并肺动脉高压,多以先天性心脏病导致的肺动脉高压为主,这类患者大部分是先天性心脏病未纠正仍存在解剖分流导致肺动脉高压,而小部分是解剖分流已纠正但仍存留肺动脉高压。此外,还有较小比例的妊娠合并肺动脉高压的病例是特发性肺动脉高压、左心疾病相关肺动脉高压。值得注意的是,临床中解剖分流已纠正的先天性心脏病病例和特发性肺动脉高压病例的麻醉处理更为棘手,因心腔间无分流,一旦出现肺血管阻力增高,更容易出现肺高压危象。因此这两类肺动脉高压患者的围产期管理需要更加精细,合理使用缩血管药物,防止肺血管阻力增加。

表 22-1　第五届世界肺动脉高压论坛推荐的肺动脉高压分类

分类	致病因素
1. 动脉型肺动脉高压	
（1）特发性肺动脉高压	
（2）遗传性肺动脉高压	
（3）药物和毒物相关性肺动脉高压	
（4）疾病相关性肺动脉高压	结缔组织病；人类免疫缺陷病毒感染；门静脉高压；先天性心脏病；血吸虫病
2. 左心疾病相关肺动脉高压	左心室收缩功能不全；左心室舒张功能不全心脏瓣膜病；先天性 / 获得性左心流入道 / 流出道梗阻
3. 慢性缺氧性疾病相关肺动脉高压	慢性阻塞性肺疾病；间质性肺疾病；其他限制性或阻塞性肺疾病；呼吸睡眠暂停；肺泡低通气疾病；慢性高原病；先天性膈疝；支气管肺发育不良
4. 慢性血栓栓塞性肺动脉高压	
5. 由多种未知因素导致的肺动脉高压	

（三）妊娠对肺动脉压力的影响

正常妊娠后产妇的耗氧量、血容量、心输出量、肺血容量等均增加，外周血管阻力下降。孕前左向右分流的心脏病随着妊娠的进展及血容量的增加，大量左向右分流致肺循环血流量增加，使肺动脉高压逐渐加重并加快出现双相分流或右向左分流的进程。孕妇合并肺动脉高压代偿高血容量的能力比正常人显著下降，易于发生急性右心衰竭和全心衰竭。

（四）肺动脉高压危象及防治

肺动脉高压危象是指肺动脉压力急剧增高，达到或超过主动脉压力水平，导致严重的低血压及低氧血症的严重综合征，即肺动脉高压、缺氧、心力衰竭。常见于两周内肺循环阻力尚未下降的新生儿、术前双向分流并发重度肺动脉高压者或特发性肺动脉高压患者。任何微小刺激（如缺氧、酸中毒、气管吸引等）均可诱发急性肺动脉高压危象的发生。其病理生理特点是肺小动脉痉挛引起肺小动脉前充血，压力增高，右心的血液不能顺利通过肺循环进入左心系统，从而引起左心系统缺血，低血压。

肺动脉高压危象小发作时，除肺动脉压升高外，其他表现不明显，易被忽视。肺动脉高压危象急性发作时表现为血压急剧下降，血氧饱和度降低，肺动脉压和右心室压上升，甚至猝死。为避免围手术期发生肺高压危象，要遵循一定的管理原则，具体措施如下：

1. 吸纯氧提高血氧分压解除肺血管痉挛，降低肺血管阻力。

2. 若采用全身麻醉或抢救性插管，要采用肺保护性通气策略，因潮气量对肺血管阻力（PVR）的影响呈 U 字形改变（图 22-5），过低或过高的潮气量均致 PVR 增加，同时避免吸痰刺激呛咳。患者处于功能余气量时段的肺血管阻力最低。慎用 PEEP。

3. 合理选择血管活性药物，防止体循环阻力降低及血压下降。注意血管活性药要采用能发挥作用的最低剂量，缩血管药同时增加肺动脉压力，需要精细调节。注意降低肺动脉高压治疗的同时导致的外周血管阻力降低，需要注意速度及剂量。

4. 容量治疗量出为入甚至负平衡。

5. 出现肺高压危象经上述积极治疗仍未奏效，可考虑体外膜氧合治疗暂缓病情（见后）。

（五）艾森门格综合征孕妇剖宫产时机的选择

1. 艾森门格综合征患者原则上禁止妊娠，若孕 12 周前发现应尽早终止。

2. 坚决继续妊娠的患者，应加强肺动脉高压相关治疗，以改善预后（见后）。

3. 孕 28 周以前胎儿出生后存活率极低，对于出现心力衰竭、重度肺动脉高压及血氧饱和度低下者（任何一种情况），予强心、利尿等纠正心力衰竭后，应以产妇为主，控制病情后及时终止妊娠，行剖宫取胎术，可提高孕妇存活率。

4. 妊娠晚期至孕 32 周后新生儿成活率明显提高，对难以控制的严重心力衰竭，特别是危及孕妇生命或估计胎儿能够成活时，可积极治疗，尽量降低心功能恶化程度，剖宫产结束分娩。

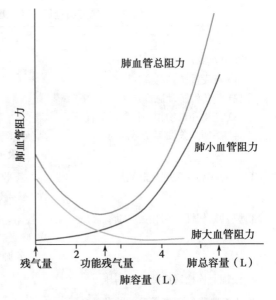

图 22-5　潮气量对肺血管阻力的影响

（六）体外膜氧合

体外膜氧合（extracorporeal membrane oxygenation，ECMO）通过将静脉血由合适插管引出体外，氧合和排出二氧化碳后泵回体内而替代心肺功能，是缓解严重心肺功能不全的有效方法。其作用是通过体外循环，对一些因心脏和肺病变导致的呼吸或循环衰竭患者进行有效支持，使心肺得以充分休息，为心肺功能的恢复赢得宝贵时间。当心肺功能逐渐恢复能承担全身的呼吸与循环功能时，再逐渐撤离 ECMO。ECMO 虽可改善低氧，降低肺动脉压力，减少血管活性药物应用剂量，促进心脏功能的恢复，但 ECMO 不能治愈严重肺动脉高压导致的肺血管不可逆的病变。因此要严格掌握其应用指征，提高 ECMO 救治的成功率（见第十一篇第四十三章）。

（七）麻醉方式的选择

目前国内外专家多倾向于椎管内麻醉。安贞医院的经验是在没有椎管内麻醉禁忌者均选择椎管内麻醉，术程精细管理，合理应用血管活性药多会安全度过手术关。为避免血流动力学的波动，重度肺动脉高压者避免采用蛛网膜下腔阻滞方式。如需要全身麻醉，应尽可能避免全麻气管插管及拔管导致的血流动力学变化，尤其避免吸痰刺激，选择深麻醉下拔除气管导管。

（八）孕产妇围手术期降低肺血管阻力的方法

孕期肺动脉高压新疗法的出现对于提高产妇生存率极其重要，但特别注意降低肺血管阻力原则上不应大幅度降低主动脉血压，治疗前若产妇血压偏低，降肺压治疗需要格外慎重，并且密切监护，根据既往史、体格检查、影像学（超声心动图）和实验室测试评价及时调整用药。

1. 前列腺素类　按世界卫生组织功能分类（FC）第Ⅳ类或有严重右心功能损害的产妇，建议使用肠外前列腺素类药物。国外目前应用最多的是静脉注射应用依前列醇（共识）。曲前列尼尔（瑞莫杜林）是一个新型稳定的前列环素类似物，可舒张肺血管，抑制血小板聚集及平滑肌细胞增生,半衰期较长,改善肺动脉高压患者心功能及降低死亡率,可在术前、术中及术后通过皮下、静脉持续应用。安贞医院对于重度肺动脉高压产妇多应用此药。也可采用吸入伊洛前列素。

2. 磷酸二酯酶 5 抑制剂　磷酸二酯酶 5 抑制剂可用于有正常右心室功能的产妇,多用西地那非,注意需要密切随访,安贞医院多采用此类药物。

3. 钙通道阻滞剂　无右心衰竭且肺血管舒张反应阳性的产妇,可采用钙通道阻滞剂治疗。

4. 一氧化氮　气管插管者可吸入低浓度一氧化氮扩张肺动脉,但需要专用的特殊装置,并且有撤离后肺高压反跳现象。

5. 正性肌力药　围手术期正性肌力药物可考虑使用多巴酚丁胺及米力农降低肺血管阻力,严重心功能不全考虑应用肾上腺素。

(九) 肺动脉高压产妇围产期抗凝治疗

特发性肺动脉高压(IPAH)、低氧性肺动脉高压(HPAH)和先天性心脏病导致的肺动脉高压如艾森门格综合征、慢性血栓栓塞性肺动脉高压(CTEPH)的患者,均需要考虑抗凝治疗,通常使用低分子量肝素接受长期抗凝治疗。所有 PAH 患者围产期均推荐预防性应用肝素,分娩时低分子量肝素可以切换到普通肝素,以方便麻醉选择。华法林由于致畸作用为妊娠期禁忌。新的口服抗凝血剂(例如达比加群酯、利伐沙班、阿哌沙班)在 PAH 患者中的使用无系统性研究,不建议使用。

(十) 肺动脉高压孕产妇血管迷走反射性晕厥

迷走反射和晕厥均可造成重度肺高压产妇致命性的心排量下降,导致猝死。

血管迷走反射性晕厥的特点是血液流向大脑和 / 或血容量分布的变化引起了突发性的低血压及心率过缓及不齐。由于肺动脉高压孕产妇代偿能力有限,一旦出现病情凶险。诱因包括血管舒张、静脉回流减少(例如蛛网膜下腔阻滞、子宫颈操作和导致疼痛和 / 或焦虑的任何程序的干预)。一旦发生,需要进行迅速和有针对性的干预如变换体位、提高血压和心率及对症处理。需要强调的是,此类产妇可能存在对处理措施不敏感或血流动力学迅速恶化的可能,因此应以预防为主。

(十一) 缩宫素对肺动脉压力的影响

缩宫素是治疗产科宫缩乏力的首选,其加强子宫收缩、迅速关闭子宫肌层创面的血窦、阻断血流的效果确切,但缩宫素有其固有的副作用,通过直接(包括反射)作用或间接作用可导致产妇显著短暂的低血压、心动过速和 / 或心律失常,缩宫素还有直接抑制心脏收缩力及导致冠脉痉挛的作用。对于心肺功能较差的产妇无相应的代偿性反应,尤其对于肺动脉高压者,往往会导致体肺压力倒置,出现肺高压危象。同时胎儿的娩出和缩宫素的应用,子宫血窦内的血液回流至体循环,回心血量骤然增加,右心难以承受前负荷的突然增加,会即刻出现右心衰竭。

缩宫素的心血管副作用同剂量相关,目前研究认为,以 <5U/ 次缓慢滴注,或以一定剂量稀释后静脉滴注,对血流动力学影响较轻。

(林多茂　赵丽云)

参考文献

[1] CANOBBIO MM,WARNES CA,ABOULHOSN J,et al. Management of pregnancy in patients with complex

congenital heart disease：a scientific statement for healthcare professionals from the American Heart Association ［J］. Circulation，2017，135（8）：e50-e87.

［2］王艳双，刘亚光，车昊，等 . 妊娠合并肺动脉高压患者行剖宫产围手术期稳定血流动力学麻醉干预与性激素水平的研究［J］. 心肺血管病杂志，2017，36（2）：114-118.

［3］车昊，赵丽云 . 妊娠合并艾森门格综合征行剖宫产手术的麻醉管理 1 例［J］. 麻醉安全与质控，2017，1（5）：257-259.

［4］HOPKINS MK，GOLDSTEIN SA，WARD CC，et al. Evaluation and management of maternal congenital heart disease：a review ［J］. Obstet Gynecol Surv，2018，73（2）：116-124.

［5］CORREALE M，D'AMATO N，D'AGOSTINO C，et al. Eisenmenger's syndrome in pregnancy ［J］. J Cardiovasc Med（Hagerstown），2013，14（5）：384-387.

［6］TROIANO NH，WITCHER PM. Maternal mortality and morbidity in the United States：classification，causes，preventability，and critical care obstetric implications ［J］. J Perinat Neonatal Nurs，2018，32（3）：222-231.

［7］HEMNES AR，KIELY DG，COCKRILL BA，et al. Statement on pregnancy in pulmonary hypertension from the Pulmonary Vascular Research Institute ［J］. Pulm Circ，2015，5（3）：435-465.

［8］GUGLIELMINOTTI J，LANDAU R，FRIEDMAN AM，et al. Pulmonary hypertension during pregnancy in New York state，2003—2014 ［J］. Matern Child Health J，2019，23（2）：277-284.

［9］VITULO P，BERETTA M，MARTUCCI G，et al. Challenge of pregnancy in patients with pre-capillary pulmonary hypertension：veno-arterial extracorporeal membrane oxygenation as an innovative support for delivery ［J］. J CardiothoracVascAnesth，2017，31（6）：2152-2155.

［10］FRANCO V，RYAN JJ，MCLAUGHLIN VV. Pulmonary hypertension in women ［J］. Heart Failure Clinics，2019，15（1）：137-145.

第二十三章 妊娠合并主动脉瓣重度狭窄患者接受剖宫产麻醉管理

引言:主动脉瓣重度狭窄是瓣膜性心脏病中对麻醉耐受性差、对围手术期管理要求相对高的一类瓣膜性心脏病。妊娠合并主动脉瓣重度狭窄,围产期处理极为棘手,猝死率高,围产期血流动力学目标管理原则及细节问题尤其重要,需要多学科进行综合评估及准备。

一、病例概要

(一)病史

患者,女,26岁,身高158cm,体质量60kg。主因"孕33周合并主动脉瓣狭窄"入院。患者自幼发现先天性主动脉瓣二瓣畸形、主动脉瓣狭窄,未手术治疗。平素偶有跑步后心慌胸闷。孕期不规律产检,无明显胸闷心悸等不适主诉。孕33周自诉有体位变动后头晕,于外院产检,行超声心动图示:主动脉瓣二瓣畸形,主动脉瓣狭窄(重度),升主动脉增宽,射血分数(LVEF)72%。遂由下级医院转入我院。

既往无手术、外伤史,无其他合并症和药物过敏史。

(二)术前检查结果和体征

查体:神清,血压90/60mmHg,心率72次/min,律齐,心脏主动脉瓣听诊区可闻及收缩期Ⅲ级以上隆隆样杂音,向颈部传导;呼吸16次/min,SpO₂98%(未吸氧),双肺未闻及干湿啰音。双下肢无水肿。

辅助检查:

ECG示:窦性心律,T波改变。

心脏超声心电图示(图23-1):主动脉瓣增厚,三窦两叶畸形;主动脉瓣重度狭窄,主动脉瓣上最大流速627cm/s,最大跨瓣压差(PPG)157mmHg,平均跨瓣压差(MPG)92mmHg,降主动脉支架术后,二尖瓣、三尖瓣轻度反流;左心房增大40mm×49mm×63mm,LVEF 79%。

胎儿超声心动图提示可能存在主动脉瓣狭窄。

血常规、肝肾功能和凝血功能未见异常。BNP:104pg/ml。肌钙蛋白(TNI)及心肌酶结果无异常。

入院诊断:孕33⁺⁶周,妊娠合并主动脉瓣重度狭窄,心功能Ⅱ级。

二、患者围手术期主要风险

患者孕33⁺⁶周,合并主动脉瓣重度狭窄,活动后无胸闷憋气,心功能Ⅱ级。但孕34周为血容量增加高峰期,并且合并主动脉增宽,随孕期进展前负荷的增加将明显影响心功能,增

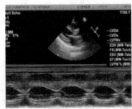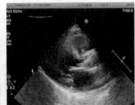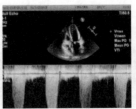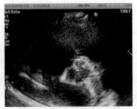

主动脉根部	31	mm	室	厚度	15	mm	左心收缩功能			左心舒张功能		
升主动脉内径	33	mm	间	运动幅度	13	mm	射血分数	79	%	E波最大流速	131	cm/s
二	瓣口面积		cm²	隔	与左心室后壁向运动			缩短分数	48	%	A波最大流速	102	cm/s
尖	瓣环径		mm	左	舒末内径	50	mm				E/A		
瓣	压力减半时间		ms	心	收末内径	26	mm	主动脉最大流速		627	cm/s		
肺	主干径	24	mm	室	后壁厚度	15	mm	左心室流出道流速		115	cm/s	肺动脉最大流速	104	cm/s
动	右肺动脉径		mm		后壁运动幅度	15	mm	压 力 阶 差					
脉	左肺动脉径		mm	右	前后径	22	mm	收缩期			舒张期		
左心房	40×49×63	mm	心	流出道	30	mm	取样部位	流速	cm/s	取样部位	流速	cm/s
右心房		mm	室	前壁左右径		mm		压差	mmHg		压差	mmHg

超声描述：

妊娠状态，剑突下切面未探查：

1. 左心房增大，左心室内径正常高限，余心房心室腔内径正常范围

2. 室间隔及左心室对称性增厚，心室室壁运动未见明显异常

3. 主动脉窦似为三窦两叶，呈前后排列，瓣缘增厚，回声增强，开放明显受限；CW：主动脉瓣上流速：Vmax 627cm/s，最大压差157mmHg，平均压差92mmHg。CDFI：舒张期主动脉瓣下可见少量反流信号。收缩期二尖瓣心房侧见少量反流信号，收缩期二尖瓣心房侧见少量反流信号，TRVmax：200cm/s，PG：16mmHg，TI 法估测 SPAP：21mmHg

4. 主动脉窦部及升主动脉内径正常，降主动脉入口前向血流速度 VImax 330cm/s PC：44mmHg。肺动脉未见异常

超声提示：

主动脉瓣二叶畸形 降主动脉缩窄支架植入术后

　　　　主动脉瓣狭窄（重度）并关闭不全（轻度）

　　　　降主动脉前向血流速度增快

左心房增大 左心室肥厚

二尖瓣反流（轻度）

三尖瓣反流（轻度）

图 23-1　术前心脏超声心电图

加围手术期急性心力衰竭、主动脉进一步增宽的风险。目前胎儿已成熟，应考虑尽快进行剖宫产终止妊娠。术前启动多学科会诊，围手术期主要风险如下：

　　1. 患者妊娠合并主动脉瓣重度狭窄，平均跨瓣压差大，病情重，并且近期出现体位变动后头晕症状，围手术期随时有猝死可能。

　　2. 由于椎管内麻醉及仰卧位造成的低血压，可导致冠脉供血不足，若对缩血管药物反应差，则可出现严重并发症如顽固性低血压甚至心室颤动，难以复苏。

　　3. 患者目前心功能尚可，应尽量避免同期行主动脉瓣置换手术，但该类患者麻醉管理的安全窗窄，若出现不可逆转的血流动力学恶化，不可避免需紧急行体外循环下心脏瓣膜手术，相应风险会增加。

　　4. 采用连续硬膜外麻醉血流动力学波动优于单次腰麻，但若术中出现意外需要行心脏手术时，肝素化会增加硬膜外出血并造成血肿的风险。

　　5. 硬膜外麻醉失败或效果不佳采用全身麻醉时，气管插管及拔管可能导致的应激反应出现的血压增高、心率增快会加重增加心肌耗氧量，前向血流进一步减少，诱发心肌缺血出现病情恶化。并且全麻药物对新生儿呼吸会产生抑制，尤其非足月儿，有产生新生儿窒息、死亡等后果。

6. 该类患者对容量治疗要求精细,因主动脉瓣开口面积狭窄,胎儿胎盘娩出后回心血量增加可导致心脏负荷过重出现心力衰竭。术中若出现产科大出血,会出现前向血流更加减少,血压降低及心率增快,进一步降低心排量,产生心内膜下心肌缺血,导致严重心肌缺血、心力衰竭、恶性心律失常等严重后果。

本例患者围手术期可能发生的风险包括:围手术期低血压、循环衰竭、猝死;硬膜外出血、血肿;新生儿窒息。

三、麻醉及术中管理

(一)麻醉前

术前访视患者,可平卧,无胸闷憋气,安静状态下血压 100/56mmHg;心率 70 次 /min,律齐,SpO_2 99%(不吸氧)。

患者入手术室吸氧,SPO_2 100%,神清合作,连接五导联心电图。在局部麻醉下行有创动脉压穿刺置管,血压 108/65mmHg,心率 75 次 /min,并在局部麻醉下行右颈内静脉穿刺置入四腔中心静脉导管,测定中心静脉压(CVP)8cmH$_2$O,中心静脉管连接去甲肾上腺素[去甲肾上腺素 0.03mg× 体重(kg)/50ml]待用。

麻醉前准备急救药品:去氧肾上腺素(10mg/100ml 生理盐水)、去甲肾上腺素(2mg/500ml生理盐水),并备单次给药。其他急救药品包括肾上腺素、多巴胺、艾司洛尔、山莨菪碱、氯化钙等。麻醉前行床旁 TTE 监测,主动脉平均跨瓣压差 85.9mmHg,主动脉瓣口面积 0.6cm^2,最大跨瓣流速 6.11m/s。体外循环及心外科医师均准备到位。

(二)麻醉实施

左侧卧位行连硬外麻醉,于 L$_{1~2}$ 间隙穿刺,头侧置管,2% 利多卡因 3ml 作为试验剂量,并摇床左侧倾斜 30 度。5 分钟后追加 1% 利多卡因与 0.5% 罗哌卡因合剂 10ml,血流动力学稳定再次追加合剂 5ml。同时泵注去甲肾上腺素 0.02~0.05μg/(kg·min)。

(三)术中管理

给予硬膜外麻醉药物的同时,泵注去甲肾上腺素 0.02~0.05μg/(kg·min),并配合间断给予少量去氧肾上腺素,维持血压在 105~115/62~68mmHg,心率为 70~80 次 /min,SpO_2 为100%,适量补液。手术开始前再次行 TTE 检查,容量适中,平均跨瓣压差为 86mmHg。待麻醉平面达 T$_6$~S、血流动力学无明显变化,手术开始。术中羊水清,胎儿头位娩出顺利,Apgar评分 9-10-10。胎盘自然娩出。产科医师予持续按摩子宫,子宫收缩好,未使用催产素。术中调节去甲肾上腺素剂量在 0.02~0.05μg/(kg·min),维持血流动力学状态稳定。术前、胎儿娩出后及术毕均行动脉血气分析,适当补充钾、镁,血电解质水平在正常状态。术毕泵注去甲肾上腺素 0.04μg/(kg·min),携带氧气及监护仪安返 ICU。

术程总入液量为 700ml,尿量 100ml,出血 200ml。术中血流动力学过程见麻醉记录单(部分),图 23-2。

四、术后管理及转归

患者术毕回 ICU 血流动力学稳定,行床旁 TTE 检查,容量负荷、心脏功能及主动脉瓣状况均与术前基本相同。去甲肾上腺素逐渐减量,维持出入平衡,循环平稳。术后 24 小时无特殊处理转回产科普通病房。产后 7 天恢复满意出院。

该患者产后 45 天接受主动脉瓣置换手术,术后恢复良好。

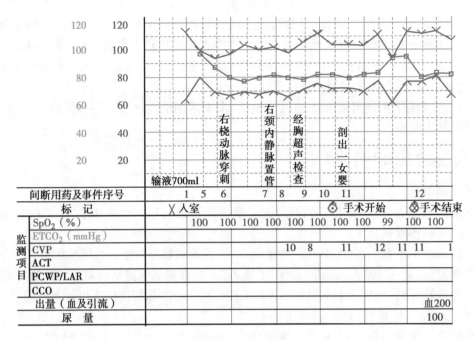

图 23-2　麻醉记录单

五、妊娠合并主动脉瓣重度狭窄患者接受剖宫产围麻醉期管理要点

妊娠合并主动脉瓣重度狭窄,风险等级属于高危。该类产妇需要医院整体管理团队的密切配合,应该尽量避免同期手术。麻醉处理的重点是预防低血压,维持心排量,防止心动过速过缓。

(一)术前准备

了解患者的活动耐量非常重要,获得患者在最舒适状态下的血压和心率,以此为患者围手术期维护血流动力学的目标值。术前心脏超声具有很好的指导治疗意义,了解主动脉瓣的瓣口面积、平均跨瓣压差、心肌肥厚情况,心肌肥厚提示可能存在心肌劳损和心肌供血不足。

注意 AS 妊娠期间失代偿心力衰竭的表现,若出现与正常妊娠无关的呼吸困难及心动过速、新发心绞痛、肺水肿、晕厥、新发 ST 段压低等,产妇可能存在心力衰竭,结合术前 BNP 结果,对患者进行必要的术前治疗,包括休息、吸氧及应用 β 受体拮抗剂,同时心电监测,关注血压变化,应用利尿剂时注意对电解质及容量的影响。采用左侧卧位防止仰卧位低血压。

(二)麻醉及术中管理

1. 麻醉实施　首选椎管内麻醉,建立有创动脉压监测及颈内静脉置管后进行麻醉,注意控制麻醉平面不宜过高。

2. 维持组织灌注压力　避免麻醉过程中出现低血压,预估血压下降趋势并提前采用缩血管药进行处理。主动脉瓣狭窄的患者往往合并心肌肥厚,一般不存在心肌收缩力问题,需慎用正性肌力药。当血压降低时,采用缩血管药如去甲肾上腺素、去氧肾上腺素、甲氧明提高外周血管阻力,保证包括心脏等重要组织的灌注压力。

注意即使存在心肌缺血,禁用硝酸酯类等扩血管药物。此类患者的左心室后负荷是由瓣膜狭窄病变本身引起的,使用扩血管药物并不降低后负荷,反会增加主动脉瓣跨瓣压差,降低冠脉灌注压,加重心肌缺血。

3. 控制心室率,维持每搏输出量　主动脉瓣重度狭窄的患者需要维持窦性心律,心室率不可过快或过缓,以维持术前平静状态心率为宜。窦性心动过速会导致舒张期缩短,每搏输出量减少;窦性心动过缓会导致左心室舒张末容积增加、左心室舒张末压力增加,诱发心内膜下心肌缺血。

4. 维持有效循环血量　此类患者由于合并左心室肥厚,导致左心室舒张末容积减小、舒张末压力增加,对前负荷非常敏感。适时调整恰当的有效循环血量至关重要,应用 CVP 监测和术中 TTE 可以起到很好的指导治疗作用。在硬膜外麻醉药起效时、胎儿胎盘娩出时以及术中出血量增加时,需要及时调整输液速度,并配合以调节体位,来控制有效回心血量。

5. 缩宫素的使用　缩宫素会导致一过性血压下降和心率加快,对于主动脉瓣重度狭窄患者的循环维护极为不利,并且缩宫素有收缩冠脉的作用,在可能的情况下应该尽量避免使用。若必须应用缩宫素,建议缓慢静脉滴注,在保证宫缩的情况下,最大程度避免血流动力学波动。

(三) 术中监测

除基本生命体征监测外,可选择 FloTrac/Vigileo 系统监测血流动力学。清醒的患者可采用 TTE 监测(如本例),全麻的病患考虑应用 TEE,不仅可以对瓣膜的状态和心脏做功的情况进行实时的检查,同时还可以掌握病患当时的容量负荷状态,从而对围手术期的循环状态维持起到其他监测无法提供的指导作用。一般不采取放置漂浮导管。

(四) 术后管理

分娩后数小时至数天,因子宫和第三间隙的液体回流体循环系统而使孕妇循环血量增加明显,对于合并主动脉瓣重度狭窄的产妇,分娩后和产后一周均应进行严密的循环监测,最好行 TTE 监测主动脉瓣跨瓣压差,如进行性增高要考虑是否予以干预治疗(主动脉瓣球囊扩张或主动脉瓣置换)。注意心功能的维护,防止心力衰竭肺水肿。分娩后请心外科医师继续评估瓣膜病治疗方案。

六、相关知识延伸

(一) 妊娠对主动脉瓣重度狭窄患者的影响

妊娠期主动脉瓣狭窄主要原因为二瓣畸形,其次为风湿性瓣膜病、主动脉瓣上及瓣下狭窄。风湿性主动脉瓣狭窄常合并二尖瓣病变。

妊娠期血容量、心输出量、心率均增加,而外周血管阻力下降,同时胎盘循环的参与,患者血压也会下降,尤其以舒张压显著。妊娠期子宫增大横膈上升、心脏向左上移位,心脏负荷增加。这些血流动力学的变化特点与主动脉瓣狭窄所要求的理想状态正好相反。因此对于合并主动脉瓣重度狭窄(瓣口面积 $<1.0cm^2$,最大跨瓣流速 $\geq4.0m/s$,平均跨瓣压差 $\geq50mmHg$)的患者,由于主动脉瓣开口面积狭窄,加之回心血量和心输出量的增加,可导致跨瓣压差增高,同时由于外周血管阻力下降,心率增加,导致心力衰竭、肺水肿、心律失常的可能性增加。产妇心力衰竭发生的中位孕周一般为 28 周。对于轻至中度的 AS 患者,尤其活动耐量正常者,往往能够耐受妊娠。

(二) 妊娠期主动脉狭窄患者运动试验

妊娠前或妊娠期 AS 运动试验的目的是判断心功能储备,从而决定患者是否能耐受继续妊娠及是否需要孕前干预。运动试验一般针对冠心病、狭窄类瓣膜病、部分心律失常、肥厚型心肌病进行,常采用平板运动试验,从低负荷开始。通过患者运动后心电图、运动量级、临床表现及血流动力学的变化,以判断是否能够耐受非心脏手术,以及是否具有心血管问题干预指征。

AS 运动试验禁忌证:有症状的重度 AS 患者;无症状、左心室收缩功能正常但最大跨瓣流速≥4.0m/s 或瓣口面积 <1.0cm² 患者;有症状的中度 AS 患者,无症状但最大跨瓣流速≥5.5m/s 者。

运动试验中测定每分钟血压,如果低负荷运动即出现疲乏、眩晕、气短并伴有血压下降者(下降幅度≥10mmHg)及 ST 段变化(≥0.1mv)时,要终止运动并视为运动试验阳性,列为高危。

(三)主动脉瓣狭窄患者的孕前及孕期干预

轻至中度 AS 无症状、心功能正常的患者往往能够耐受妊娠。对于无症状的重度 AS 患者,采用运动试验进一步评价其风险。重度 AS 但运动试验中活动耐量好并且无血压下降者,也能很好耐受妊娠,如果左心室大小及功能正常,可继续妊娠,但需要每 1~2 月进行超声评估。

AS 患者存在如下情况,AHA/ACC 指南建议孕前先行处理心脏问题:

1. 有症状的 AS;

2. AS 合并 LVEF<50%;

3. 运动试验中出现症状(class Ⅰa,C);

4. 无症状的重度 AS(class Ⅱa,C)。

孕期伴有血流动力学不稳定或存在进行性心力衰竭症状,NYHA Ⅲ~Ⅳ级,AHA/ACC 指南建议进行主动脉瓣置换或球囊主动脉瓣成形。

ESC 指南相对严格,早期推荐重度 AS 患者无论有无症状,均需要孕前干预。2018 年更新指南推荐,运动试验中存在一次血压下降的无症状重度 AS 者,建议先干预心脏问题(class Ⅱa,C),孕期重度 AS 及有症状者推荐进行主动脉瓣球囊成形(class Ⅱa,C)。

临床上,主动瓣重度狭窄孕期危险性高,要在指南指导的基础上,对合并 AS 的孕产妇进行多学科评估。一般不主张终止妊娠和瓣膜置换同期手术,除非产科手术中出现不可逆转的血流动力学恶化。如妊娠期没有出现不可控制的心力衰竭,可在严密监测下待胎儿娩出 1 周后再考虑瓣膜置换治疗。如妊娠期出现心功能不全,胎儿孕周又未足月,产妇坚决要求继续妊娠,可首先考虑进行主动脉瓣球囊扩张成形来治疗心功不全,仍不能控制心力衰竭或出现心内膜炎,则主张先行保留胎儿的瓣膜置换手术,待胎儿足月再终止妊娠。

(四)合并主动脉瓣重度狭窄孕产妇麻醉方式

麻醉方式是否能决定围产期合并主动脉瓣重度狭窄孕产妇的转归至今没有循证医学数据,存在争议。无论全麻、椎管内麻醉、神经阻滞、伤口局部浸润麻醉,均需维持循环动力学稳定,同时对胎儿影响小。围手术期必须做好紧急预案。临床上由于患者各自特点不同,需要对各种麻醉方式权衡利弊,做出合理选择。不提倡局部麻醉或不完善的神经阻滞下进行手术,因疼痛导致的血压心率的剧烈波动对重度 AS 患者来说难以耐受。

1. 全身麻醉　对有凝血功能障碍、心力衰竭极其严重及不能配合的产妇,考虑采用全身麻醉。注意药物对心肌收缩力的抑制和降低体循环阻力的作用,要合理匹配血管活性药物,将对循环影响降至最低。全身麻醉药物基本上均可到达胎盘循环,有可能对新生儿的 Apgar 评分产生影响,尤其对于非足月妊娠者,尽可能缩短全麻药物应用与胎儿娩出时间。

2. 椎管内麻醉　临床上多选用,尤其硬膜外麻醉是临床最常采用的麻醉方式,对新生儿的 Apgar 评分没有影响。Miller 麻醉学将腰麻列为重度 AS 禁忌证,但临床中尤其可能需要术中进行同期心脏手术的患者,为防止心脏手术肝素化带来的硬膜外血肿风险,对于术前心功能状态良好的患者,在密切监测加血管活性药物的辅助下,可采用单次腰麻完成手术。硬膜外麻醉相对于腰麻血流动力学更稳定,若术中因意外进行心脏手术,需要注意后期硬膜外拔管时间,若术前拟行同期手术,则直接进行全身麻醉。

可能需要同期心脏手术接受硬膜外麻醉,需要遵循以下原则:

(1) 硬膜外置管 1 小时后才可使用肝素。建议入室后建立有创动脉后先行硬膜外穿刺置管,之后进行中心静脉穿刺,尽量延长可能需要心脏手术时与肝素的间隔时间。

(2) 在下次使用肝素前 1 小时,或者在上一次使用肝素后 4 小时后拔除硬膜外导管。由于心脏手术后影响出凝血的因素较多,因此拔管前要测定 APTT、ACT 及血小板计数。

(3) 术中、术后尽可能避免联合使用其他类抗凝药物。

(4) 术后观察硬膜外导管出血情况,观察患者下肢活动情况及时发现神经麻痹等异常。

(5) 硬膜外穿刺仔细操作,需要有经验的麻醉科医师进行,如发生置管过程中出血,术后留置硬膜外导管观察,并尽量避免同期肝素化心脏手术。

(郑　清　赵丽云　郭向阳)

参考文献

[1] IOSCOVICH AM,GOLDSZMIDT E,FADEEV AV,et al. Peripartum anesthetic management of patients with aortic valve stenosis:a retrospective study and literature review [J]. Int J Obstet Anesth,2009,18(4):379-386.

[2] ORME RM,GRANGE CS,AINSWORTH QP,et al. General anaesthesia using remifentanil for caesarean section in parturients with critical aortic stenosis:a seriesoffourcases [J]. Int J ObstetAnesth,2004,13(3):183-187.

[3] MYERSON SG,MITCHELL AR,ORMEROD OJ,et al. What is the role of balloon dilatation for severe aortic stenosis during pregnancy [J]. J Heart Valve Dis,2005,14(2):147-150.

[4] BOSO EB. A case for combined spinal-epidural anesthesia for cesarean section in a patient with aortic stenosis [J]. West Virginia Medical Journal,2008,17(1):78-80.

[5] SILVERSIDES CK,COLMAN JM,SERMER M,et al. Early and intermediate-term outcomes of pregnancy with congenital aortic stenosis [J]. Am J Cardiol,2003,91(11):1386-1389.

[6] DYER RA,VAN DYK D,DRESNER A. The use of uterotonic drugs during caesarean section [J]. Int J Obstet Anesth,2010,19(3):313-319.

[7] REGITZ-ZAGROSEK V,ROOS-HESSELINK JW,BAUERSACHS J,et al. 2018 ESC Guidelines for the management of cardiovascular diseases during pregnancy [J]. Eur Heart J,2018,39(34):3165-3241.

[8] FRENCH KA,POPPAS A. Rheumatic heart disease in pregnancy:global challenges and clear opportunities [J]. Circulation,2018,137(8):817-819.

[9] ORWAT S,DILLER GP,VAN HAGEN IM,et al. Risk of pregnancy in moderate and severe aortic stenosis:from the multinational ROPAC registry [J]. J Am Coll Cardiol,2016,68(16):1727-1737.

第二十四章　妊娠合并主动脉瓣关闭不全患者接受剖宫产麻醉管理

　　引言：主动脉瓣关闭不全(aortic insufficiency,AI)导致心脏射出的血液于舒张期又回流至左心室,造成有效搏血量减少,左心室容量负荷和压力负荷增大。妊娠期间的高代谢状态和血容量的增加,则进一步加重心脏容量负荷,导致发生心力衰竭、肺水肿、心律失常的风险明显增加。如何保障此类患者的围产期安全,有赖于对病理生理学的认识及恰当的血流动力学管理理念。

一、病例概要

(一)病史

　　患者,女,20岁,身高157cm,体重59kg,主因"停经38周,活动后轻度心悸、气短2周"入院。患者2周前开始于活动后偶发心悸、气短,休息后缓解,无胸闷、胸痛、头晕、黑蒙等症状,夜间可平卧,无喘憋。既往曾于10年前因"室间隔缺损"在当地医院行"室间隔缺损修补术",自诉术后恢复良好,日常活动无受限,之后未行任何体检。妊娠以来无规律产检。

(二)术前检查结果和体征

　　患者体温36.6℃,心率80次/min,呼吸17次/min,SpO_2 98%,上肢无创血压115/50mmHg。双肺未闻及干湿啰音,心脏主动脉瓣听诊区可闻及舒张期叹气样杂音。腹软,无压痛及反跳痛,子宫松弛好,双下肢无浮肿。

　　辅助检查:

　　超声心动图示(图24-1):主动脉根部三窦四叶,舒张期主动脉瓣下大量反流信号。左心室舒张末期内径50mm,收缩末期内径36mm,左心房42mm×36mm×39mm,LVEF 59%,余心腔内径正常。各室壁厚度及运动正常,膜周部可见补片强回声,室水平未见分流。收缩期二尖瓣房侧见少量反流信号,收缩期三尖瓣房侧见少量反流信号,TI法估测SPAP 26mmHg。

　　血气分析:pH:7.409,氧分压(PaO_2):111.9mmHg,$PaCO_2$:29.7mmHg,Hb:112g/L,K^+:4.11mmol/L,Mg^{2+}:0.55mmol/L,Ca^{2+}:1.18mmol/L,血清乳酸(Lac):0.80mmol/L,BE:−4.1mmol/L。

　　血常规、生化及心肌标志物等检查未见明显异常。脑钠肽(BNP)159pg/ml。

　　术前诊断:宫内孕38周、妊娠合并先天性心脏病室间隔缺损修补术后、主动脉无冠瓣穿孔、主动脉瓣反流(重度)、心功能Ⅱ级(NYHA)。

二、患者围手术期主要风险

　　患者为足月孕产妇,合并主动脉瓣重度关闭不全,入院前未进行相关药物治疗,美国

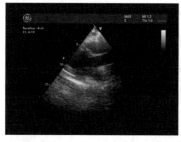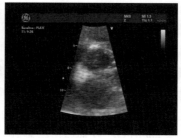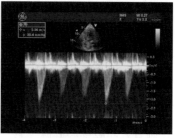

主动脉根部	22	mm	室	厚度	10	mm	左心收缩功能			左心舒张功能		
升主动脉内径	26	mm	间	运动幅度	6	mm	射血分数	59	%	E 波最大流速	72	cm/s
二	瓣口面积		cm²	隔	与左心室后壁同向运动			缩短分数	31	%	A 波最大流速	91	cm/s
尖	瓣环径		mm	左	舒末内径	50	mm				E/A		
瓣	压力减半时间		ms	心	收末内径	36	mm	主动脉最大流速	223	cm/s			
肺	主干径	24	mm	室	后壁厚度	10	mm	左心室流出道流速		cm/s	肺动脉最大流速	120	cm/s
动	右肺动脉径		mm		后壁运动幅度	9	mm		压 力 阶 差				
脉	左肺动脉径		mm	右	前后径	19	mm	收缩期			舒张期		
左心房	36	mm	心	流出道	23	mm	取样部位	流速	cm/s	取样部位	流速	cm/s
右心房		mm	室	前壁厚度		mm		压差	mmHg		压差	mmHg

超声描述：

孕 36 周，剑下切面无法显示

1. 左心室正常高限，其余心腔内径正常范围

2. 各心室室壁厚度及运动正常

3. 主动脉瓣叶个数显示欠清，似为三窦四叶，冠状动脉起源位置大致正常，主动脉瓣瓣缘增厚，回声增强，关闭欠佳，主动脉瓣环径：前后径 23mm，左右径 24mm，余瓣膜形态及运动未见异常。CDFI：舒张期主动脉瓣下见大量反流信号，缩流颈宽 5mm。收缩期主动脉瓣上血流增快，Vmax：223cm/s，PG：19mmHg。收缩期二尖瓣心房侧见少量反流信号。收缩期三尖瓣心房侧见少量反流信号，TRVmax：230cm/s，PG：2MmHg，TI 法估测 SPAP：26mmHg

4. 主动脉弓、肺动脉未见异常

超声提示：

先天性主动脉瓣四叶畸形？

主动脉瓣关闭不全（重度）

主动脉瓣上血流增快

二尖瓣反流（轻度）

三尖瓣反流（轻度）

图 24-1　患者术前超声心动图

纽约心脏病学会（NYHA）分级患者心功能为Ⅱ级。尽管目前心功能尚可，但 BNP 有升高，存在容量过负荷表现，若自行分娩，每次宫缩额外 300~500ml 回心血量会导致左心室容量负荷增加，反复多次容易诱发心力衰竭，因此多学科讨论，建议剖宫产终止妊娠。围产期风险如下：

1. 椎管内麻醉引起的外周血管扩张对 AI 患者有益，但若血压下降明显，再加足月妊娠出现的仰卧位低血压综合征，可使舒张压更低，影响冠脉供血及心功能。而使用升压药导致的血压升高过快或幅度过大，又会加重主动脉瓣反流，引发左心房压增加、呼吸困难、肺水肿和左心衰竭。

2. 麻醉平面过广及牵拉等手术刺激，可引起心率减慢，舒张期延长，加重反流，导致左心室容量负荷加重。

3. 胎儿娩出后回心血量的突然增加，使反流增加，诱发心力衰竭。

4. 若术中合并出现循环不稳定且难以逆转时，需紧急行主动脉瓣置换术，但该患者曾有心脏手术史，会使开胸抢救困难，难以实施。

本例患者围手术期可能发生的风险包括：急性左心衰竭、肺水肿；出现紧急情况无法及时开胸建立体外循环，使抢救失败。

三、麻醉及术中管理

（一）麻醉前

未予麻醉前用药,入室后将其右臀部垫高使子宫左旋减轻对下腔静脉的压迫,予面罩吸氧,常规行心电监护(窦性心律,心率 80 次 /min)及 SpO_2 监测,建立外周静脉通路,局麻下行桡动脉穿刺置管监测动脉血压(ABP),患者血压 140/55mmHg。再于局麻下行右颈内静脉穿刺置入四腔中心静脉导管,CVP 4cmH$_2$O。分别连接配制好的泵注多巴胺[3mg× 体重(kg)/50ml]和去甲肾上腺素[0.03mg× 体重(kg)/50ml]待用。

备急救药物:多巴胺(20mg/20ml)、去甲肾上腺素(2mg/500ml)、山莨菪碱(10mg/10ml)、肾上腺素(1mg/10ml)、多巴胺(180mg/50ml)、去甲肾上腺素(2mg/50ml)等。同时心外科医师、体外循环医师做好准备,体外循环装机待用,备好新生儿急救药品和设备。

（二）麻醉实施

选择在腰硬联合麻醉,于 L_3~L_4 间隙进行硬膜外穿刺,确认硬膜外间隙后应用 26G 腰麻针穿刺蛛网膜下腔并向其内注入 0.5% 布比卡因 12mg,再经硬膜外针向头侧置入硬膜外管后妥善固定。麻醉操作结束后,调节麻醉平面(T_6~S_4)以满足手术需要,并将手术床调至左倾 30° 位置直至手术开始,避免仰卧位低血压综合征。

（三）术中管理

胎儿娩出前控制输液速度,经中心静脉导管予小剂量去甲肾上腺素 0.02~0.05μg/(kg·min)泵注,以纠正麻醉引起外周血管扩张所致的血压降低,患者血压稳定在 120~130/50~60mmHg水平,心率 80~85 次 /min,SpO_2 100%。手术开始待准备取出胎儿时,经中心静脉导管泵注多巴胺 3~5μg/(kg·min),并于胎儿娩出即刻将患者调至头高脚低位,胎盘胎膜娩出完整,新生儿情况良好(Apgar 评分 9-10-10,体重 3 265g)。缓慢滴注缩宫素(10U)。此后逐渐将患者从头高脚低位恢复至平卧位,同时根据中心静脉压和术中出血量及尿量适当进行补液,监测动脉血气分析。待血流动力学稳定后逐渐减量至停用去甲肾上腺素。

术毕,患者血流动力学稳定,血压 130/52mmHg,心率 78 次 /min,SpO_2 100%,CVP 6cmH$_2$O,泵注多巴胺 3μg/(kg·min),安返监护室。

术程总入液量为 700ml,尿量 250ml,出血 200ml。

四、术后管理及转归

患者术毕血流动力学稳定,血气数值满意,循环状态平稳,4 小时后停用血管活性药物,无产科异常出血。采用硬膜外术后镇痛,效果好,产妇无不适。次日转回产科普通病房,三天后拔除中心静脉导管,各项检查指标未见明显异常,于术后第 8 天顺利出院。术后心外科定期复查,酌情行主动脉瓣置换手术。

五、妊娠合并重度主动脉瓣关闭不全患者接受剖宫产围麻醉期处理要点

妊娠合并主动脉瓣重度关闭不全,若心功能良好,产妇无症状,往往耐受性较好,但由于产科手术的特殊性,若出现相关并发症如产科大出血、羊水栓塞等,重度主动脉瓣关闭不全依然无法适应急剧的血流动力学变化,因此术前仍需要做好评估,做好围手术期准备工作,多学科协助。麻醉管理要点如下:

（一）术前准备

术前着重关注产妇有无心功能不全症状、主动脉瓣反流程度及是否同时合并主动脉根部病变，对于已经出现心功能不全的患者，应于术前进行强心、利尿等治疗纠正心力衰竭，改善心功能，同时积极准备终止妊娠。此外，主动脉瓣反流引起的左心扩大导致患者易发生室性心律失常，因此术前还应注意内环境的维护，避免出现低钾、低镁等电解质的异常。

注意，若重度主动脉瓣关闭不全合并妊娠高血压综合征，需要积极进行降压治疗，防止高血压导致的反流增加，诱发心功能不全。

（二）麻醉及术中管理

妊娠合并重度主动脉瓣关闭不全，不存在相关禁忌证时，剖宫产手术首选椎管内麻醉。如产妇症状重并且心功能较差，则硬膜外麻醉较蛛网膜下腔阻滞更合理，以避免外周血管阻力骤降引起的血流动力学剧烈波动。若患者心功能尚好，硬膜外麻醉、腰硬联合麻醉均可。

1. 监测　除基本监测外，均选用有创血压、中心静脉压监测，必要时可加用经胸超声监测。

2. 血流动力学管理目标　以患者术前生理状态为基准，维持心肌收缩力并适当减小外周血管阻力，以增加心脏的前向血流，保持"稍快"的心率，维持合适的前负荷。

（1）胎儿娩出前即开始泵注正性肌力药，如多巴胺、多巴酚丁胺，促进前向血流。心功能状态良好的患者，可应用适宜剂量的去甲肾上腺素收缩血管床，增加静脉回心血量的同时避免外周血管阻力的过度降低，以应对麻醉引起的血压下降，维护心功能。也可选用麻黄碱。避免应用去氧肾上腺素，因其升压的同时会引起反射性的心率减慢，导致心脏舒张期延长而致反流量增大。注意血压升高幅度不宜超过术前血压。

（2）注意胎儿及胎盘组织娩出后回心血量显著增多导致的容量过负荷，极易发生心功能恶化、心力衰竭等恶性心血管事件。胎儿娩出前患者血流动力学的维护应以血管活性药物的使用为主，辅以适量的容量输注，以免容量过负荷，胎儿娩出即刻即调节患者体位至头高脚低位，以减缓下腔静脉压迫解除及子宫收缩产生的"额外"容量的回心速度。但同时注意容量不足导致前向血流的减少，若有出血，应积极补充血容量。以术前测定的基础中心静脉压作为参考进行容量调整。

（3）积极处理因挤压、牵拉等手术操作引起的心率减慢，维持正常稍快的心率，必要时采用小剂量山莨菪碱预防迷走反射。

（4）妊娠合并主动脉瓣关闭不全并非缩宫素使用禁忌，术中如果出现宫缩乏力，可适量应用缩宫素，但应警惕缩宫素扩张外周血管、降低外周血管阻力以及增快心率的心血管效应，对于存在心功能不全的患者，如需使用，则应减量并经静脉缓慢给予（10U/h），以避免血流动力学的剧烈波动。

3. 产妇情况恶化的应急处理方案　胎儿及胎盘组织娩出后，其对下腔静脉的压迫解除，加之子宫强烈地收缩和复旧使来自于子宫的300~500ml血液进入体循环，导致回心血量显著增多，心脏负荷明显加重，此阶段患者易发生急性左心衰竭、肺水肿。可于胎儿娩出前泵注正性肌力药并维持稍快的心率，胎儿娩出后采取头高脚低位，通过上述方式减缓回心血量的增加，避免心功能恶化。若患者出现难以逆转的循环衰竭，应紧急行气管插管，并酌情于体外循环下进行紧急主动脉瓣置换术。

4. 术后管理　分娩后数小时至数天，因子宫内的血液及血管外液均会回流循环系统使循环血量增加，对于合并主动脉瓣关闭不全的产妇可因容量负荷过重而致心力衰竭。因此术后仍需监护室的精准管理,合理调整血管活性药物的使用,尤其缓慢停用正性肌力药,监测液体平衡,避免容量过负荷。

六、相关知识延伸

(一) AI 的主要病理生理学改变

AI 是由舒张期瓣叶不能对合或关闭不充分所致,由于瓣叶关闭不全,射出的血液又回流至左心室,血液反流造成有效搏血量减少,左心室处于压力和容量双负荷状态。多有先天性、马方综合征、心内膜炎及风湿性瓣膜病导致。

1. 急性 AI　急性 AI 多由主动脉根部夹层或心内膜炎导致,左心室没有时间代偿扩张,无法适应大量反流,即使反流量很小,左心室舒张末压也会急剧升高,当左心室不能代偿性扩张时,其有效心输出量减小,心率代偿性增快维持暂时平衡,当左心室充盈和心率发生轻微改变时,即可发生急性充血性心力衰竭。常常需要即刻进行心外科手术处理。

2. 慢性 AI　慢性 AI 的左心室可以发生离心性肥厚以适应由于血液回流引起的容量和压力的增高,因此患者左心室舒张末容积增大,左心室壁顺应性正常,心室内舒张末压力并无明显变化,与主动脉舒张压存在差异,出现较大的脉压,这是慢性主动脉瓣关闭不全的重要体征。

主动脉瓣反流使冠状动脉舒张期灌注压下降,冠状动脉血流量减小,同时由于心室舒张末容积扩大和压力升高,左心室壁张力增大,心肌需氧量增加,患者可出现胸痛症状。

主动脉瓣关闭不全的患者有很长的代偿期,处于代偿期者可以很长时间无临床症状,当大量反流导致左心室失代偿后,可出现心悸、心尖部抬举性搏动和不典型胸痛综合征。当左心室功能失代偿,主动脉瓣关闭不全的主要症状则是心力衰竭、心律失常和肺淤血。

(二) 妊娠合并 AI 心外科干预指征

1. 孕前干预(妊娠禁忌)有临床症状、左心室功能差的重度 AI,曾经有过心力衰竭病史的 AI 者,建议孕前先行处理心脏问题。

2. 孕期干预　对于主动脉瓣轻中度反流的患者,妊娠期间每三个月复诊一次,而主动脉瓣重度反流的患者,慎重考虑妊娠,一旦妊娠,需要专科医师进行评估,并增加复诊次数。若经过内科严格治疗,仍有严重心力衰竭、NHYA 评分Ⅳ级者,无论孕周,均建议先行处理心脏问题,挽救产妇生命。

有心外科手术指征者,建议妊娠足月后剖宫产终止妊娠,但需要在心外科、体外循环科充分准备下完成手术。AI 心外科干预指征如下:

(1) 重度 AI(如感染性心内膜炎)及心源性休克者。

(2) 有症状的重度 AI(class Ⅰa,C)。

(3) 重度 AI,左心室收缩功能不全,并且 LVEF<50%。

(4) 无症状的重度 AI,LVEF>50%,但存在左心室扩张:左心室收缩末期内径(LVESD)>50mm 或舒张末期内径(LVEDD)>65mm(class Ⅱa~Ⅱb,C)。

(三) 妊娠合并心脏病孕产妇心血管风险评级

临床上,对孕产妇风险评估有多种,其中以欧洲心脏病协会(ESC)评估指南更为常用,该指南于 2012 年发表妊娠合并心脏病处理指南,随着新的文献不断积累、诊断技术及产妇心血管药物应用经验的积累,ESC 于 2018 年重新对该指南进行修订,更利于临床应用,为术前评估提供了清晰思路。该指南采用改良 WHO(mWHO)分类法,分为五个级别,即

mWHOⅠ、mWHOⅡ、mWHOⅡ~Ⅲ、mWHOⅢ、mWHOⅣ，分布预示围产期产妇心血管事件发生率为 2.5%~5%、5.7%~10.5%、10%~19%、19%~27% 及 40%~100%。其中 mWHOⅣ 为妊娠禁忌（表 24-1）。

表 24-1　2018 年 ESC 妊娠合并心脏病改良 WHO（mWHO）风险评价表

mWHOⅠ	mWHOⅡ	mWHOⅡ~Ⅲ	mWHOⅢ	mWHOⅣ
• 成功修复的 ASD、PDA、肺静脉畸形引流 • 单纯二尖瓣脱垂无明显反流 • 轻度 PS、PDA • 单纯房性或室性异位搏动	• 未接受手术的 ASD 或 VSD • F4 术后 • 多数心律失常（室上性） • 无主动脉扩张的特纳综合征	• 肥厚型心肌病 • 大量左向右分流 • 无主动脉扩张的马方综合征 • 先天性组织瓣膜病（轻度 MS，中度 AS） • 主动脉瓣二瓣畸形，主动脉直径 <45mm • 矫治的主动脉缩窄 • 轻度左心室功能异常（EF>45%） • 未处理的 ASD	• 中度左心室功能损害（EF 30%~45%） • 无左心室功能损害的围生期心肌病史 • 机械瓣应用抗凝药物 • 轻度右心衰竭 • Fantan 循环（患者心功能状态良好） • 未矫治发绀型先天性心脏病 • 其他复杂心脏病 • 中度 MS/ 无症状重度 AS • 室性心动过速 • 中度主动脉扩张马方综合征主动脉直径 40~45mm ABV 主动脉直径（45~50mm）	• 肺动脉高压 • 严重心室功能异常（EF<30%，NYHAⅢ~Ⅳ级） • 有左心室功能损害的围生期心肌病史 • 重度 MS、有症状重度 AS • 中至重度右心室功能不全 • 重度主动脉扩张马方综合征主动脉直径 >45mm 主动脉瓣二瓣畸形，主动脉直径（>50mm） • 发绀型先天性心脏病 • 未矫治重度主动脉缩窄 • 有并发症的 Fantan 循环

注：ASD. 房间隔缺损；VSD. 室间隔缺损；F4. 法洛四联症；PS. 肺动脉瓣狭窄；PDA. 动脉导管未闭；ABV. 主动脉瓣二瓣畸形；MS. 二尖瓣狭窄；AS. 主动脉瓣狭窄。

（许路遥　车昊　赵丽云）

参考文献

[1] SIEGMUND AS，PIEPER PG，MULDER BJM，et al. Doppler gradients，valve area and ventricular function in pregnant women with aortic or pulmonary valve disease：Left versus right［J］. Int JCardiol，2020，306：152-157.

[2] Pessel C，Bonann C. Valve disease in pregnancy［J］. SeminPerinatol，2014，38（5）：273-284.

[3] HARUKA F，YUKO U，YUJI N，et al. A case of refractory heart failure associated with severe aortic regurgitation during peripartum period［J］. J Card Fail，2016，22（9）：S222.

[4] BAUMGARTNER H，FALK V，BAX JJ，et al. 2017 ESC/EACTS Guidelines for the management of valvular heart disease［J］. Eur Heart J，2017，38（36）：2739-2791.

[5] LANE-CORDOVA AD，KHAN SS，GROBMAN WA，et al. Long-term cardiovascular risks associated with adverse pregnancy outcomes：JACC Review Topic of the Week［J］. J Am Coll Cardiol，2019，73（16）：2106-2116.

第二十五章　妊娠合并二尖瓣狭窄患者接受剖宫产麻醉管理

引言：二尖瓣狭窄多由风湿热所致。虽然风湿热的发病率男女近似，但女性发生二尖瓣狭窄的比率约为男性的3倍。风湿性心脏病二尖瓣狭窄患者在妊娠期间可发生严重的并发症。在无任何干预治疗条件下，孕期二尖瓣狭窄心功能Ⅰ~Ⅱ级者孕产妇病死率为0.4%，心功能Ⅲ~Ⅳ者孕产妇病死率为6.8%，孕妇和胎儿均面临高度危险，为围产期的处理带来挑战。

一、病例概要

（一）病史

产妇，34岁，体重61.5kg，身高161cm。主因"停经29⁺周，心悸、乏力3天"入院。患者自幼可进行简单体育活动，可从事家务劳动，无晕厥史及心慌等不适。9年前自然分娩一活女婴。此次怀孕期间日常活动不受限，可上二楼，可平卧入睡，3天前出现乏力、心悸，就诊于当地医院，行超声心动提示二尖瓣狭窄（中度），肺动脉高压（重度），心房颤动心律，给予毛花苷C 0.2mg静脉注射两次，改善不明显，即转至我院。

（二）术前检查结果和体征

查体：神清，体温36.5℃，血压92/65mmHg，心率85次/min，律齐，呼吸20次/min，双肺呼吸音粗，$SpO_2$96%，二尖瓣面容，平卧位，口唇无明显发绀，肝-颈静脉回流征（−），四肢未见杵状指（趾），双下肢水肿（−）。

辅助检查：

ECG示：室上性期前收缩，低电位压，右心电轴偏转。

心脏超声心电图示（图25-1）：风湿性心脏病，二尖瓣狭窄（中至重度）并二尖瓣反流（轻至中度），三尖瓣反流（轻度），肺动脉高压（重度），左心房扩大，肺动脉增宽。

化验检查：血常规、肝功、肾功、凝血功能、血气分析及电解质均在正常范围之内。BNP：514pg/ml。

入院诊断：孕29⁺周；妊娠合并二尖瓣狭窄（中至重度），二尖瓣反流（轻至中度），三尖瓣反流（轻度），肺动脉高压（重度）；心功能Ⅱ级。

二、患者围手术期主要风险

本例产妇孕29⁺周，合并二尖瓣狭窄（中-重度）并二尖瓣反流（中度），肺动脉高压（重度），心功能Ⅱ级。若妊娠至32周后分娩可大大提升新生儿存活率，但为避免孕妇血容量达高峰期，兼顾孕妇病情及新生儿的存活能力，预计孕31周左右终止妊娠。术前启动多学科会诊，

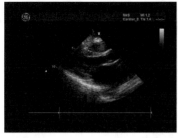
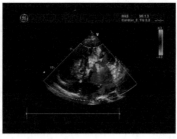
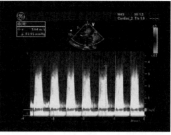

主动脉根部	23	mm	室	厚度	10	mm	左心收缩功能		左心舒张功能		
升主动脉内径		mm	间	运动幅度	6	mm	射血分数	68	%	E 波最大流速	364	cm/s
二尖瓣	瓣口面积		cm²	隔	与左心室后壁向运动			缩短分数	38	%	A 波最大流速		cm/s
	瓣环径		mm	左	舒末内径	40	mm			E/A		
	压力减半时间		ms	心	收末内径	25	mm	主动脉最大流速	175	cm/s		
肺动脉	主干径	28	mm	室	后壁厚度	9	mm	左心室流出道流速		cm/s	肺动脉最大流速	119	cm/s
	右肺动脉径		mm		后壁运动幅度	10	mm	压 力 阶 差				
	左肺动脉径		mm	右	前后径	20	mm	收缩期		舒张期		
左心房	49	mm	心	流出道	21	mm	取样部位	流速	cm/s	取样部位	流速	cm/s
右心房		mm	室	前壁厚度		mm	压差		mmHg	压差		mmHg

超声描述：

1. 左心房扩大，余心腔内径正常范围

2. 各心室室壁厚度及运动正常

3. 二尖瓣前后叶瓣尖增厚、粘连、开放受限。2D 测 MVA：1.1cm²，PHT 法测为：1.0cm²。余瓣叶形态及运动未见明显异常。CDFI：收缩期二尖瓣心房侧见轻至中量反流信号，收缩期三尖瓣心房侧见轻量反流信号，TRVmax：418cm/s，PG：70mmHg，TI 法估测 SPAP：80mmHg

4. 主动脉内径正常，肺动脉主干内径增宽

5. 检查过程中心率 114 次/分

6. 左心室侧壁心脏房室沟心包腔内见深 4.9mm 液性暗区

超声提示：

风湿性心脏病

二尖瓣狭窄（中至重度）并关闭不全（轻至中度）

左心房扩大

三尖瓣关闭不全（轻度）

肺动脉高压（重度）

肺动脉主干内径增宽

图 25-1　患者超声心动图

决定纠正心功能不全的同时，剖宫产终止妊娠。终止妊娠后复查超声心动了解心脏情况，择期行心脏瓣膜手术治疗。围手术期主要风险如下：

1. 患者合并中 - 重度二尖瓣狭窄，重度肺动脉高压，心功能不全，左心房增大明显，对孕期逐渐增加的血容量耐受性差，随时可能心功能恶化，同时心功能不全导致胎盘供血差，有出现胎儿宫内窘迫、胎死宫内的风险。

2. 患者曾有心房颤动病史，目前患者为窦性心律，不排除围产期再发心房颤动，出现血栓导致重要脏器栓塞梗死，如脑卒中等可能。

3. 二尖瓣狭窄无法代偿性增加心排量，冠脉供血高度依赖外周血管阻力，硬膜外麻醉导致的低血压及可能的仰卧位低血压，会加重该类患者的心肌缺血、心功能不全，甚至诱发恶性心律失常。

4. 产科手术过程中，胎儿胎盘娩出后回心血量的增加，会导致心力衰竭加重。

5. 产科术中发生不可逆的血流动力学恶化时，需要紧急进行同期心脏手术，会造成术后恢复困难，并发症增加。

6. 剖宫产术后仍会有回心血量的增多，对于重度二尖瓣狭窄合并肺动脉高压、肺淤血

的患者,会加重心力衰竭。

综上所述,本例患者围手术期可能发生的风险包括:急性心力衰竭;心律失常,心房颤动,血栓形成重要脏器栓塞梗死;胎儿宫内窘迫,胎死宫内。

因此术前向家属交代上述风险,做好术中可能紧急进行心脏手术的准备。

该患者经过一周的抗心力衰竭治疗,孕 30$^+$ 周时,再次进行超声心动图评估:风湿性心脏病,二尖瓣狭窄(重度)并关闭不全(中至重度),左心房扩大,三尖瓣反流(中度),肺动脉高压(重度),左心房扩大,肺动脉增宽。BNP 下降为 323pg/ml,考虑终止妊娠。

三、麻醉及术中管理

(一)麻醉前

患者平卧位入手术室,神清合作,连接五导联心电图,窦性心律,106 次 /min,开放外周静脉。局部麻醉下行有创动脉压穿刺置管,血压 102/46mmHg,同时进行动脉血气分析,结果显示:pH:7.46,PCO$_2$:26mmHg,PO$_2$:86.5mmHg,SO$_2$:96.7%,K$^+$:3.4mmol/L,Mg^{2+}:0.39mmol/L。局部麻醉下行右颈内静脉穿刺置入四腔中心静脉导管,测中心静脉压(CVP)9cmH$_2$O。中心静脉管连接去甲肾上腺素[0.03mg× 体重(kg)/50ml]和多巴酚丁胺[3mg× 体重(kg)/50ml]待用。并补充门冬氨酸钾镁注射液 30ml。

麻醉前备急救药品:去甲肾上腺素、去氧肾上腺素、肾上腺素、山莨菪碱、艾司洛尔等。

(二)麻醉实施

患者左侧卧位,经 L$_{1~2}$ 间隙行硬膜外穿刺,向头侧置管 4cm,改仰卧位后使患者向左侧倾斜 30°,同时予 2% 利多卡因 3ml 作为试验剂量,5 分钟确定效果后追加 1% 利多卡因与0.5% 罗哌卡因合剂 10ml,密切观察患者血流动力学情况,血压和心率稳定无明显改变,5 分钟后再次追加合剂 5ml,10 分钟后测定麻醉平面 T$_6$~S$_4$,麻醉效果确切,开始手术。椎管内给予麻醉药物同时开始泵注去甲肾上腺素 0.03~0.05μg/(kg·min),并根据血压情况调整去甲肾上腺素用量。

(三)术中管理

术中严格控制输液速度及入液量,术者选用横切口行子宫下段剖宫产,术中羊水清亮,胎儿臀位娩出顺利,Apgar 评分 6-9-9 分,新生儿娩出后,立即清理呼吸道,保暖,气管插管,插管气管内给予注射用牛肺表面活性剂(柯立苏)70mg,转入新生儿病房。胎儿娩出后摇置产妇头高位,产科医师压迫下腹部约 6 分钟后娩出胎盘,胎盘娩出后即刻增加去甲肾上腺素剂量至 0.08~0.1μg/(kg·min),并加用 5μg/(kg·min)多巴酚丁胺,血流动力学基本平稳。血压及心率变化见(表 25-1)。术中见子宫收缩好,胎盘胎膜娩出完整,未使用缩宫素。术毕血流动力学状态基本稳定,吸氧状态及监护下安返监护室。

本例患者总入液量为 500ml,尿量 200ml,出血 200ml。

表 25-1　术中血流动力学指标

	麻醉前	试验量后	维持量后	胎盘娩出后	术毕
血压(mmHg)	102/46	105/44	110/54	96/42	100/50
指脉搏氧饱和度(%)	97	100	100	100	100
心率(次·min^{-1})	96	84	83	85	87
中心静脉压(cmH$_2$O)	9	9	7	11	10

四、术后管理及转归

患者入 ICU 情况稳定,可平卧,治疗同前,遵循量出为入的原则,维持电解质在正常范围,并逐渐减量血管活性药物,血流动力学平稳(表 25-2),无心房颤动发生。于术后第 3 天完全停用血管活性药物,并拔除中心静脉导管,术毕第 4 天返回普通病房。

表 25-2　产妇术后监护室血流动力学变化趋势(每日晨八时)

	术后第 1 天	术后第 2 天	术后第 3 天	术后第 4 天
血压(mmHg)	104/50	104/49	93/57	102/55
指脉搏氧饱和度(%)	100	100	98	100
心率(次·min^{-1})	68	65	71	73
中心静脉压(cmH$_2$O)	11	10	9	10

五、妊娠合并二尖瓣狭窄患者接受剖宫产围麻醉期处理要点总结

(一) 术前准备

1. 术前心功能维护　重度二尖瓣狭窄合并中重度肺动脉高压为妊娠禁忌,孕晚期随着血容量的进一步增加,往往出现肺淤血加重,加重已有的心力衰竭。如本例患者,入院后一周复查心脏超声,提示病变程度进一步加重。因此该类患者如术前存在心力衰竭,并且 BNP 增高,在抗心力衰竭治疗的同时积极准备剖宫产。抗心力衰竭治疗的药物包括:地高辛、螺内酯、呋塞米,期间监测血钾、血镁、血钙浓度。

2. 预防及治疗心房颤动　重度二尖瓣狭窄左心房大,心房颤动发生率高,尤其避免快速心房颤动,因其导致舒张期缩短,减少左心室充盈,出现心排量进一步下降。术前尽可能控制室率在 100 次/min 以下,最佳心率应控制在 70~90 次/min 范围内。可采用地高辛、β 受体拮抗剂治疗。

3. 维护血容量　二尖瓣狭窄的患者前向血流有赖于足够的前负荷,但重度二尖瓣狭窄,左心房压处于引起充血性心力衰竭的边缘,输液过多过快易诱发急性肺水肿。因此,在利尿治疗的同时,要注意输液速度及入液量,保持轻微负平衡。同时保持左侧卧位,避免仰卧位低血压。

4. 胎心监测　孕产妇心功能不全会导致胎盘供血差,出现胎儿宫内窘迫、胎死宫内,在等待胎儿成熟的过程中,需要加强胎心监测,一旦发现异常,需要及时终止妊娠。

(二) 术中管理

1. 血流动力学维护

(1) 禁食和麻醉状态会进一步促发和加重低血压。术中适量补液,硬膜外麻醉起效前开始泵注去甲肾上腺素,无心功能不全者也可给予去氧肾上腺素或甲氧明,一般不考虑正性肌力药。升压药物尽可能不选择麻黄碱、多巴胺、肾上腺素等具有 β 受体效应的血管活性药,防止心率增快。

(2) 若二尖瓣狭窄合并重度肺动脉高压、心功能不全,术中可酌情考虑应用正性肌力药,如本例患者。可选用多巴胺或多巴酚丁胺,注意二者造成的心率增快,尽可能剂量小于 5μg/(kg·min)。尤其注意胎盘娩出后,回心血流增加,心脏前负荷增加而后负荷骤减,循环

往往会有波动,需根据血压心率情况,加用正性肌力药和 / 或缩血管药治疗。

（3）整个术程需要维持合适的血容量,防止液体负荷过重,尤其防止胎盘娩出后回心血量骤增,实时置产妇头高位,并结合 CVP 的动态变化,精确进行容量管理。

（4）术中若出现快速心房颤动,可考虑选择应用毛花苷 C 0.2~0.4mg。若心功能良好,也可选用小剂量 β 受体拮抗剂。

2. 术中监测   基本生命体征的监测包括心电图（ECG）、有创动脉压（ABP）、指脉搏血氧饱和度（SpO_2）、中性静脉压（CVP）。根据有无心房颤动患者还可采用微创血流动力学监测手段如 FloTrac/Vigileo 系统、Mostcare 等,尽管非机械通气状态,仍可为术中管理提供动态的血流动力学参数。也可选用经胸超声心动图监测血容量及心功能状态。

3. 术中镇静   胎儿娩出后可给予适当镇静,如小剂量咪达唑仑 1~2mg 和 / 或舒芬太尼 5μg。

4. 纠正电解质紊乱   入室后即进行血气分析,及时处理缺氧、酸中毒、电解质紊乱。

5. 与产科医师的协作   产科医师手术时需要控制好胎儿及胎盘娩出速度,及时沟通,关注血流动力学变化,根据患者子宫出血程度、血压心率及心功能状态,决定是否应用缩宫素及用法,避免一次性宫腔注射缩宫素。

（三）术后管理

重度二尖瓣狭窄尤其合并重度肺动脉高压者,产妇左心房压往往已处于充血性心力衰竭的边缘,而在胎儿娩出后数小时至数天,因子宫及血管外的液体均会回流循环系统使孕妇循环血量增加,术后仍需要严格限制入液量及入液速度,术后逐渐调整血管活性药,并尽快恢复口服抗心力衰竭治疗药物。

六、相关知识延伸

（一）二尖瓣狭窄程度、分期及相关治疗

二尖瓣狭窄程度以二尖瓣口平均面积分度,>$1.5cm^2$ 为轻度狭窄;$1.0~1.5cm^2$ 为中度狭窄;<$1.0cm^2$ 为重度狭窄。

重度二尖瓣狭窄致左心房到左心室的血流严重受限,左心室充盈不足,心脏每搏量下降,使脏器供血严重不足,同时因左心房内压力和容量显著增加而引起肺淤血、水肿及明显的呼吸困难,久之则产生淤血型肺动脉高压,并导致右心功能受损。患者往往早期无症状,出现症状往往已经达到重度。

2014 年 AHA/ACC 心脏瓣膜病患者治疗指南中关于 MS 的分期见图 25-2。

指南指出对于 A 期、B 期患者,一般无需治疗;对于 C 期无症状性重度 MS,瓣口面积 <$1.0cm^2$ 者,如瓣膜形态好或合并心房颤动可考虑行二尖瓣球囊成形术,存在肺高压也作为可考虑行球囊二尖瓣成形术的因素。D 期为有症状的重度 MS,利尿剂可降低左心房压并减轻轻度症状,症状严重和肺高压患者,解除瓣膜机械梗阻是唯一有效的治疗方法,可采用二尖瓣球囊扩张术、外科瓣膜成形术或二尖瓣置换术。

注意,凡是具有心外科手术指征的二尖瓣狭窄孕产妇,术中均需要体外循环及心外科医师准备就绪后进行产科手术。

（二）妊娠对二尖瓣狭窄患者血流动力学的影响

二尖瓣狭窄是孕期女性最常见的风湿性瓣膜病,妊娠期孕妇血容量、心输出量、肺血容量增加,外周血管阻力会下降,孕妇伴二尖瓣狭窄多会在中期妊娠出现症状。妊娠晚期,高

分期	定义	瓣膜病变程度	血流动力学结果及症状
A	有 MS 风险	● 舒张期轻度瓣膜穹隆样改变 ● 正常跨瓣流速	无
B	进展型 MS	● 跨瓣流速增高 ● MVA>1.5cm² ● 舒张期减半时间 <150ms	● 轻至重度左心房增大 ● 休息时 PASP 正常 ● 无症状
C	无症状性 重度 MS	● MVA≤1.5cm² ● (MVA≤1.0cm² 及极重度 MS) ● 舒张期减半时间≥150ms ● (舒张期减半时间≥220ms 及极重度 MS)	● 重度左心房增大 ● PASP>30mmHg ● 无症状
D	有症状 MS	● MVA≤1.5cm² ● (MVA≤1.0cm² 及极重度 MS) ● 舒张期减半时间≥150ms ● (舒张期减半时间≥220ms 及极重度 MS)	● 重度左心房增大 ● PASP>30mmHg ● 运动耐量下降 ● 劳力性呼吸困难

注：MVA. 二尖瓣瓣口面积；MS. 二尖瓣狭窄；PASP. 肺动脉收缩压。

图 25-2　MS 分期简化表

血流量、低外周阻力为其血液循环特点，且增大的子宫使膈肌上升，心脏向左、向上移动，大血管屈曲至右心室后负荷也增加，进一步增加了重度二尖瓣狭窄伴肺动脉高压患者的风险，而且造成了治疗上的矛盾，即增加的血容量可能使肺淤血加重，过分限制容量又会使左心室舒张末期容量减少，从而使左心室充盈进一步下降，每搏量下降、心率反射性增快、舒张期缩短，最后导致恶性循环衰竭。因而，对于妊娠合并重度二尖瓣狭窄的产妇，尽可能在血容量达到最高峰前终止妊娠。

（三）二尖瓣狭窄孕前干预指征及孕期处理

综合 2018ESC 及 2014AHA/ACC 有关妊娠合并心脏病评估指南，建议如下：

1. 二尖瓣狭窄患者孕前心外科干预指征（即妊娠禁忌）

（1）合并二尖瓣狭窄，瓣口面积（MVA）<1.0cm²（class Ⅰ，C）。

（2）有症状的二尖瓣狭窄，瓣口面积≤1.5cm²（class Ⅰ，C）。

（3）瓣口面积 <1.5cm² 的二尖瓣狭窄（class Ⅱa，C）。

（4）无症状的二尖瓣狭窄，瓣口面积≤1.5cm² 建议行二尖瓣球囊交界分离术（PMBC）（classIa，C）。

2. 孕期二尖瓣狭窄孕产妇外科干预指征

孕期尽可能通过 PMBC 进行干预。

（1）经过药物治疗，产妇仍然有心力衰竭症状，NYHA Ⅲ~Ⅳ级或肺动脉收缩压（PASP）>50mmHg（class Ⅱa，C）；

（2）经过治疗，仍有症状的严重二尖瓣狭窄（MVA≤1.5cm²），且 NYHA Ⅲ~Ⅳ级（class Ⅱa，B）；

（3）二尖瓣形态不适合 PMBC，经过治疗，产妇仍有心力衰竭症状，NYHA Ⅳ，且MVA≤1.5cm²，建议尽快行心外科手术干预，挽救产妇生命（class Ⅱa，C）。

（四）妊娠合并二尖瓣狭窄麻醉方式的选择

全身麻醉时患者要经历气管插管、复苏和气管拔管三个阶段，每一阶段对重度二尖瓣狭窄伴肺动脉高压患者都有较高风险，且全身麻醉药对新生儿呼吸也有不利影响。椎管内麻醉不仅可以有效减少对这类患者循环系统的刺激，也避免了全身麻醉对胎儿的可能影响。

需要注意椎管内麻醉引起阻滞平面的血管扩张,导致有效循环血量下降,对重度二尖瓣狭窄患者有一定的风险,因此需要及时采用容量治疗及缩血管药物进行纠正。

（夏　星　车　昊　赵丽云）

参考文献

[1] BENATTA NF,BATOUCHE DD,DJAZOULI MA,et al. Management of mitral valve stenosis during pregnancy at the Oran university hospital center:about 83 cases [J]. Ann Cardiol Angeiol(Paris),2018,67(4):274-279.

[2] PAN PH,D'ANGELO R. Anesthetic and analgesic management of mitral stenosis during pregnancy [J]. Reg Anesth Pain Med,2004,29(6):610-615.

[3] AHMED N,KAUSAR H,ALI L,et al. Fetomaternal outcome of pregnancy with Mitral stenosis [J]. Pak JMed Sci,2015,31(3):643-647.

[4] NANNA M,STERGIOPOULOS K. Pregnancy complicated by valvular heart disease:an update [J]. J Am Heart Assoc CardiovascCerebrovascDis,2014,3(3):e000712.

[5] NISHIMURA RA,OTTO CM,BONOW RO,et al. 2014 AHA/ACC guideline for the management of patients with valvular heart disease:a report of the American College of Cardiology/American Heart Association Task Force on Practice Guidelines [J]. Circulation,2014,129:e521-e643.

[6] CARABELLO BA. Modern management of mitral stenosis [J]. Circulation,2005,112(3):432-437.

[7] HENRIQUEZ DD,ROOS-HESSELINK JW,SCHALIJ MJ,et al. Treatment of valvular heart disease during pregnancy for improving maternal and neonatal outcome [J]. Cochrane Database Syst Rev,2011(5):CD008128.

第二十六章 妊娠合并二尖瓣重度关闭不全患者接受剖宫产麻醉管理

引言:慢性二尖瓣关闭不全一般对妊娠的耐受性相对较好,但随着孕周增加,心力衰竭是妊娠合并二尖瓣重度关闭不全患者的严重并发症。维持血流动力学的稳定和控制可能出现的心力衰竭是此类患者围产期所面临的主要问题。麻醉科医师要理解妊娠对二尖瓣关闭不全带来的不利影响,并严格遵循该类产妇围产期处理原则。

一、病例概要

(一)病史

患者,40岁,体重75kg,身高165cm。主因"停经37$^+$周,活动后憋气"入院。患者因"先天性心脏病室间隔缺损"于23年前行室间隔缺损修补术,术后体力活动不受限。孕期无心悸胸闷憋气、无头痛头晕等不适,可上三层楼。孕32$^+$周超声心动图提示:心脏增大,二尖瓣反流(重度),三尖瓣反流(中度),肺动脉高压(轻度)。孕34$^+$周患者活动后出现胸闷、憋气,夜间尚可平卧入睡,偶有憋醒。超声心动图提示:左心、右心房增大,二尖瓣反流(重度),三尖瓣反流(重度),主动脉瓣反流(轻度),肺动脉高压(轻度),自述五症状。孕37$^+$周收入院。既往无高血压、糖尿病史。

(二)术前检查结果和体征

查体:神清,血压118/62mmHg,心率78次/min,律齐,心前区胸骨左缘3~4肋间可闻及舒张期杂音,P2>A2。无双下肢水肿。

辅助检查:

心电图基本正常。

心脏超声心电图示(图26-1):心室水平未见明显残余分流;二尖瓣反流(重度),反流面积9.3cm^2,三尖瓣反流(重度),反流面积9cm^2,主动脉瓣反流(轻度),左心、右心房增大,冠状静脉窦内径增宽,永存左上腔静脉,左心室射血分数58%,肺动脉高压,SPAP46mmHg。

血常规、肝功、肾功、凝血功能、血气分析及电解质均在正常范围之内。

入院诊断:高龄初产;宫内孕37$^+$周,孕2产0,LOA;妊娠合并风湿性心脏病,二尖瓣反流(重度),三尖瓣反流(重度);心功能Ⅱ~Ⅲ级。

二、患者围手术期主要风险

患者孕37$^+$周,合并瓣膜病变,以重度二尖瓣反流为主,活动后有胸闷憋气,心功能Ⅱ~Ⅲ级,术前启动多学科会诊,考虑尽快进行剖宫产终止妊娠。围手术期主要风险如下:

207

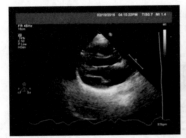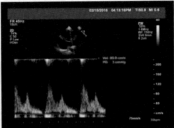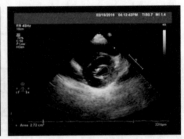

主动脉根部	26	mm	室	厚度	10	mm	左心收缩功能		左心舒张功能		
升主动脉内径	23	mm	间	运动幅度	低平		射血分数	58	%	E波最大流速	146	cm/s
二 尖 瓣	瓣口面积	2.7	cm²	隔	与左心室后壁向运动			缩短分数	31	%	A波最大流速	84	cm/s
	瓣环径		mm	左	舒末内径	54	mm				E/A		
	压力减半时间		ms	心	收末内径	37	mm	主动脉最大流速	129	cm/s			
肺 动 脉	主干径	24	mm	室	后壁厚度	9	mm	左心室流出道流速		cm/s	肺动脉最大流速	125	cm/s
	右肺动脉径		mm		后壁运动幅度	16	mm	压 力 阶 差					
	左肺动脉径		mm	右	前后径	18	mm	收缩期			舒张期		
左心房	44×41×52	mm		心	流出道	24	mm	取样部位	流速	cm/s	取样部位	流速	cm/s
右心房	41×51	mm	室	前壁左右径		mm		压差	mmHg		压差	mmHg

超声描述：

妊娠36周，部分非标准切而探查：

1. 左心室、左心房、右心房增大，右心室内径正常范围

2. 心室室壁厚度及运动幅度正常。CDFI：心室水平未见明显残余分流信号

3. 二尖瓣前后叶瓣尖增厚、钙化、粘连、部分开放受限。2D测MVA：2.7cm²。余瓣膜形态及运动未见异常，CDFI：收缩期三尖瓣心房侧可见大量反流信号，反流束面积9cm²，TR-Vmax：321cm/s，PG：41mmHg，TI法估测SPAP：46mmHg。收缩期二尖瓣心房侧可见大量反流信号，反流面积约9.3cm²。舒张期主动脉瓣下见少量反流信号

4. 主动脉、肺动脉未见异常。冠状静脉窦内径增宽，宽约24mm。降主动脉旁可见管状回声，宽约8mm，CDFI：其内为蓝色血流信号

超声提示：

室间隔缺损修补术后

　　心室水平未见明显残余分流

风湿性心脏病

　　三尖瓣反流（重度）

　　二尖瓣反流（重度）

　　主动脉瓣反流（轻度）

　　左心室、左心房、右心房增大

冠状静脉窦内径增宽

永存左上腔静脉

图26-1　患者超声心动图

1. 术前超声心动图提示，LVEF为58%，二尖瓣关闭不全的射血分数往往被高估约10%~15%，且目前患者活动后有胸闷憋气，偶有憋醒，心功能Ⅱ~Ⅲ级，尽管仍处于慢性二尖瓣反流的代偿期，但术中胎儿胎盘娩出后回心血量的突然增加，会导致左心房压力升高，甚至肺淤血、肺水肿，并会进一步影响右心功能，出现心力衰竭。

2. 患者同时存在三尖瓣重度关闭不全，同样回心血量的增加会导致右心房压升高、体循环淤血，使右心室容量超负荷会导致右心功能障碍。

3. 该产妇具备心外科手术指征，若术中出现产科并发症如大出血、肺栓塞等，若需要同期进行心脏手术挽救生命时，因患者曾经有室间隔缺损修补手术史，即刻开胸抢救难度相对大，会出现抢救困难。

4. 胎儿娩出后48小时内，回心血量持续增加，仍然容易出现心力衰竭。

综上所述，本例患者围手术期可能发生的风险主要是术中、术后由于回心血量增加引起的急性左心衰竭、全心衰竭。

三、麻醉及术中管理

（一）麻醉前

在患者入室前备好急救药品（多巴胺、肾上腺素、去甲肾上腺素、山莨菪碱、氯化钙、麻黄碱等），配置泵注多巴酚丁胺［3mg×体重（kg）/50ml］待用，并配制去甲肾上腺素 2mg/500ml 生理盐水待用。

患者入手术室吸氧，SPO_2 99%~100%，神清合作，连接五导联心电图。局部麻醉下行有创动脉压穿刺置管，血压 148/70mmHg，心率 85 次/min，并在局部麻醉下行右颈内静脉穿刺置入四腔中心静脉导管，测定中心静脉压 CVP $7cmH_2O$，将配制好的多巴酚丁胺连接到中心静脉待用。术前检测血气，均在正常范围。同时体外循环、心外科及产科医师均准备就绪。

（二）麻醉实施

左侧卧位行连硬外麻醉，于 $L_{1~2}$ 间隙穿刺，头侧置管，2% 利多卡因 3ml 作为试验剂量，产妇置 30° 左倾卧位，5 分钟后追加 1% 利多卡因与 0.5% 罗哌卡因合剂 10ml，血流动力学稳定再次追加合剂 5ml，同时泵注多巴酚丁胺 3μg/（kg·min）。

（三）术中管理

适当控制输液速度，待麻醉平面达 $T_6~S_4$、血流动力学无明显变化后手术开始，胎儿头位娩出顺利，羊水清，Apgar 评分 10-10-10，胎盘自然娩出。宫缩欠佳，出血多，适当加快输液速度，同时加大多巴酚丁胺剂量至 5μg/（kg·min）。产科医师予持续按摩子宫，缩宫素 10U 入液缓慢静滴，宫缩渐好转。加用小剂量去甲肾上腺素，术中 ABP 波动于 130~110/80~60mmHg，心率波动于 78~90 次/min。术毕血流动力学状态稳定，停用去甲肾上腺素。氧合好，血气分析满意，携带氧气及监护仪安返 ICU。

术程总入液量为 850ml，尿量 100ml，出血 400ml。

四、术后管理及转归

患者安返 ICU，生命体征平稳，无不适，持续面罩吸氧，继续多巴酚丁胺 3~5μg/（kg·min）维持，2 小时后逐渐减量，6 小时后停用，维持液体出入平衡，病情稳定。于术后第 1 天返回普通病房。继续予抗感染，补液，对症支持治疗。术后复查血常规在正常范围，BNP 78.00pg/ml，产后恢复好，体温正常。术后超声结果提示，三尖瓣瓣膜病变减轻，肺动脉压力有所下降。术后第 7 天出院。建议术后定期复查，密切注意心脏各瓣膜病变程度，择期进行心脏手术。

五、妊娠合并二尖瓣重度关闭不全患者接受剖宫产围麻醉期管理要点

（一）术前准备

通过患者活动耐量评估心功能，若术前存在心功能不全表现，建议卧床休息，限制活动，应用强心类、利尿类药物积极纠正心力衰竭，并调节血气电解质及酸碱平衡。有心外科手术指征者，术前做好应急准备。

（二）麻醉及术中管理

若无椎管内麻醉禁忌，多选硬膜外麻醉、腰硬联合麻醉或单次腰麻。管理要点如下：

1. 维护心功能

（1）维持心肌收缩力，可考虑采用正性肌力药物，增加前向血流，促进二尖瓣瓣环收缩，降低二尖瓣反流量。

（2）避免血压升高，因后负荷增加可导致反流分数增加，前向血流减少，因此，维持或适当降低后负荷，同时避免硬膜外麻醉后全身血管阻力的明显下降。

（3）维持窦性心律和术前心率水平，防止心率减慢。稍快的心率可以减少左心室容量和二尖瓣反流量。心率减慢会导致左心室容量会进一步增加，反流量也相应增加，使左心容量负担加重。因此这类患者心率应控制在正常稍高水平。如本例患者，术中维持心率在 80~90 次 /min 之间。

（4）注意胎儿胎盘娩出后回心血量骤增使病情恶化，可采用头高位调节缓解。同时防止低血容量。

2. 合理选择血管活性药物　二尖瓣关闭不全患者出现低血压，可给予适当的正性肌力药支持。目前我院多使用多巴酚丁胺和 / 或多巴胺，以维持合适的心率及心肌收缩力，并应对胎儿胎盘娩出后回心血量的增加。多巴酚丁胺和多巴胺均可增加心肌收缩力，多巴酚丁胺还可以降低肺血管阻力，对于术前合并肺动脉高压的患者有益，如本例患者。对于硬膜外麻醉导致的低血压，可根据患者当时的血流动力学状态进行选择，可采用麻黄碱、去甲肾上腺素，注意用药剂量，防止血压升高过度及过快。同时注意儿茶酚胺的肺血管收缩作用，使用不当会使病情加重，因此强调使用达到效果的最小剂量。

3. 术中监测　基本生命体征的监测包括心电图（ECG）、有创动脉压（ABP）、指脉搏血氧饱和度（SpO_2）、中性静脉压（CVP），可考虑使用 FloTrac/Vigileo 系统及 Mostcare 等微创监测提供血流动力学数据参考。不主张使用 Swan-Ganz 导管，因产妇多清醒，要尽可能减少因术前操作引起患者循环状态的恶化。必要时可选用术中经胸超声心动图监测。

4. 合理使用缩宫素　此类患者原则上缩宫素不禁忌，但要避免外周血管阻力的明显下降，主张经静脉缓慢给予并且总量要控制，避免一次性子宫注射。

（三）术后管理

分娩后数小时至数天，因子宫及血管外的液体均会回流循环系统使孕妇循环血量增加，术后仍需要监护室精准管理，缓慢撤退血管活性药，管理原则同术中，监测液体平衡和避免容量负荷过重，特别是在产后最初的 48 小时之内，可以有针对性的使用利尿剂治疗。

六、相关知识延伸

（一）二尖瓣关闭不全的主要血流动力学变化

二尖瓣关闭不全（MI）的基本病理生理改变为收缩期二尖瓣闭合不全，致使血液由左心室向左心房反流，左心房收缩期负荷和左心室舒张期负荷加重。慢性 MI 时左心室发生代偿性肥大，前向心搏血量和射血分数增加，后期失代偿时，持续严重的过度容量负荷终致左心衰竭，前向心搏血量和射血分数下降，左心室舒张期末容量和压力及左心房压力明显增加，临床上出现肺淤血和体循环灌注低下等左心衰竭的表现，晚期可致肺动脉高压和右心衰竭发生。急性 MI 时，如二尖瓣腱索断裂、乳头肌断裂或功能不全、心内膜炎等，左心室来不及代偿，左心房容量负荷骤增导致肺淤血，甚至急性肺水肿，并可致肺动脉高压和右心衰竭。

（二）妊娠期间血流动力学变化特点及对 MI 的影响

孕期血容量、红细胞压积、心率、心排量、收缩压、外周血管阻力随孕周的变化见下图（图 26-2）。血容量增加是妊娠期最主要的血流动力学改变，孕 32~34 周达高峰，平均增加 40%~50%。心排出量增加至孕 13~23 周达高峰，外周血管阻力呈现下降趋势。

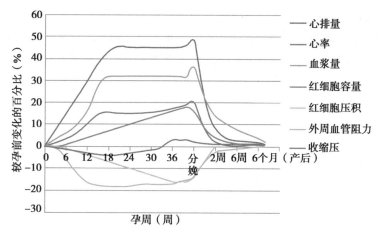

图 26-2　孕期血流动力学改变特点

慢性 MI 一般对妊娠的耐受性相对较好,随着妊娠期间血容量的增加,二尖瓣反流加重,进一步导致左心房压增高,随之肺静脉压力增高,随着时间延长,肺血管阻力增高,右心负担加重,进而出现代偿性三尖瓣关闭不全。如本例患者,由妊娠中期二尖瓣中度反流 + 三尖瓣中度反流发展为孕晚期的二尖瓣及三尖瓣均重度反流,分娩后由于膈肌下移、腹压降低、右心负担减轻,产后三尖瓣反流得到改善。

妊娠合并重度 MI 尤其伴随心力衰竭症状者属于高危妊娠,若心功能不全无法纠正,要尽快剖宫产终止妊娠,否则,随着孕期增大,心脏负担进一步加重,易出现失代偿导致心功能不全,危及母婴安全。

（三）妊娠合并二尖瓣关闭不全分娩方式的选择

1. 妊娠初期,合并 MI 患者常常可以耐受,心功能 Ⅰ~Ⅱ级并无产科手术指征时,一般主张阴道分娩。但临产后宫缩对子宫血窦的挤压,回心血量增加,对心功能是很大的冲击,每次宫缩时约有 300~500ml 血液进入血循环,第二产程时除子宫收缩外,腹肌与骨骼肌都参加活动,使周围循环阻力更为增加,在产妇用力屏气时,肺循环压力增高,同时腹压加大时,亦可使内脏血液涌向心脏,所以在第二产程中,心脏负担更重,需要密切监护,患有心脏病的产妇易在此阶段发生心力衰竭(图 26-3)。

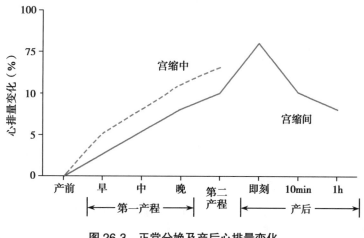

图 26-3　正常分娩及产后心排量变化

2. 对于心功能Ⅲ~Ⅳ级孕产妇或具有产科手术指征时,则主张采用剖宫产术终止妊娠。如果患者出现心力衰竭的症状,则应首先选择控制心力衰竭 24~72 小时,继而采用剖宫产手术终止妊娠。相对于正常分娩,剖宫产对患者血流动力学的变化干扰较小,通过缩短产程可降低急性肺水肿、心力衰竭出现的可能性。

（刘金金　车　昊　赵丽云）

参考文献

[1] CAULDWELL M, STEER PJ, SWAN L, et al. The management of the third stage of labour in women with heart disease [J]. Heart, 2017, 103 (12): 945-951.

[2] VAN HAGEN IM, THORNE SA, TAHA N, et al. Pregnancy outcomes in women with rheumatic mitral valve disease: results from the registry of pregnancy and cardiac disease [J]. Circulation, 2018, 137 (8): 806-816.

[3] REGITZ-ZAGROSEK V, ROOS-HESSELINK JW, BAUERSACHS J, et al. 2018 ESC Guidelines for the management of cardiovascular diseases during pregnancy [J]. Eur Heart J, 2018, 39 (34): 3165-3241.

[4] SILVERSIDES CK, GREWAL J, MASON J, et al. Pregnancy outcomes in women with heart disease: the CARPREG Ⅱ study [J]. J Am Coll Cardiol, 2018, 71 (21): 2419-2430.

第二十七章 妊娠合并三尖瓣重度反流患者接受剖宫产麻醉管理

引言：由于右心容量超负荷及三尖瓣瓣环扩大引起的功能性三尖瓣反流通常较瓣叶结构破坏或功能性损害所致三尖瓣病变更为常见。单纯三尖瓣关闭不全的临床症状多较轻微，并且出现右心衰竭多为慢性过程，通常对麻醉耐受较好，但因左心衰竭、肺动脉高压等导致的三尖瓣反流，需掌握原则，实施精准麻醉管理，预防病情恶化。

一、病例概要

（一）病史

患者，女，36岁，57kg。主因"停经 31^{+5} 周，间断心悸、憋气，夜间喘憋加重两月"入院。孕早期诊断甲状腺功能减退，予口服优甲乐治疗，动态监测甲状腺功能在正常范围。孕 12^+ 周无诱因出现间断心悸、憋气，2~3次/d，持续5~20秒后可自行缓解，无咳嗽、咳痰、呼吸困难等不适，夜间可平卧。当地医院心电图示房性期前收缩，超声心动图提示三尖瓣及二尖瓣少量反流。孕早期胆汁酸升高，当地医院诊断为妊娠期肝内胆汁淤积症。29^+ 周左右自觉夜间心悸、憋气较前加重，偶有夜间憋醒史，1~2次/周，休息后可缓解。孕 30^+ 周阴道有出血于当地医院就诊，因夜间憋气、不能平卧行超声心动检查提示：全心增大、三尖瓣中度反流、肺动脉高压轻度，遂转诊至我院就诊。

（二）术前检查结果和体征

查体：神清，精神可。血压108/63mmHg，心率108次/min，口唇无发绀，颈静脉无怒张，双肺呼吸音清，未闻及湿啰音。心界扩大，胸骨左缘可闻及收缩期杂音，腹膨隆，腹壁未见迂曲静脉，双下肢水肿（+）。

辅助检查：

24小时动态心电图示：窦性心律，间断ST-T改变，房性期前收缩3477个/24h，室性期前收缩10个/24h。

心脏超声心电图示（图27-1）：收缩期三尖瓣房侧见大量反流信号，反流面积 $12.1cm^2$，TI法估测肺动脉压力（SPAP）：49mmHg。

腹部B超示肝脏体积增大伴肝静脉增宽，肝淤血？胆囊息肉样病变，余正常。术前血常规、肝肾功能指标基本正常。BNP：334pg/ml。

入院诊断：宫内孕 31^+ 周，孕3产0，LOA；妊娠合并三尖瓣反流（重度），肺动脉高压（轻度），心功能Ⅲ级；妊娠合并房性期前收缩；妊娠期肝内胆汁淤积症。

213

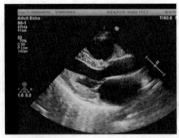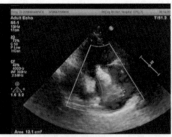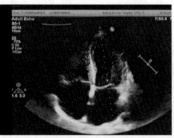

主动脉根部	32	mm	室	厚度	9	mm	左心收缩功能				左心舒张功能		
升主动脉内径	33	mm	间	运动幅度	9	mm	射血分数	67		%	E波最大流速	154	cm/s
二	瓣口面积		cm²	隔	与左心室后壁向运动			缩短分数	37		%	A波最大流速	142	cm/s
尖	瓣环径		mm	左	舒末内径	54				E/A				
瓣	压力减半时间		ms	心	收末内径	33		主动脉最大流速	205		cm/s			
肺	主干径	27	mm	室	后壁厚度	8		左心室流出道流速			cm/s	肺动脉最大流速	182	cm/s
动	右肺动脉径		mm		后壁运动幅度	10		压 力 阶 差						
脉	左肺动脉径		mm	右	前后径	33		收缩期				舒张期		
左心房	43×43×62	mm		心	流出道	36		取样部位	流速	cm/s	取样部位	流速	cm/s
右心房	49×62	mm		室	前壁左右径	41		压差		mmHg	压差		mmHg

超声描述：
孕 32 周，剑下切面显示不清：
1. 左心室左心房增大，右心室右心房增大。房间隔中部菲薄，CDFI：心房水平未见明确分流信号
2. 各心室室壁厚度及运动正常
3. 各瓣膜形态及运动未见异常，CDFI：收缩期二尖瓣心房侧见少量反流信号。收缩期三尖瓣心房侧见大量反流信号，反流面积 12.1cm²，TRVmax：349cm/s，PG：49mmHg，TI 法估测 SPAP：59mmHg
4. 主动脉、肺动脉未见异常
5. 心包腔未见明确液性暗区
6. 检查过程中心律不齐

超声提示：
左心室左心房增大，右心室右心房增大
三尖瓣反流（重度）
肺动脉高压（轻+度）
二尖瓣反流（轻度）

图 27-1　患者术前超声心动图

二、患者围手术期主要风险

该产妇孕早期即出现心悸、憋气症状，孕晚期超声心动图提示三尖瓣反流重度、全心增大，肝淤血、心力衰竭症状明显，并且病情变化进展较快。现孕 32⁺⁵ 周，进入妊娠期血容量增长的高峰时期，继续妊娠将加重患者心力衰竭程度，可能出现血流动力学恶化危及产妇生命。入院后即可启动多学科会诊，并积极进行强心、利尿、补钾等对症治疗后心功能无明显好转，决定尽快进行剖宫产终止妊娠，存在风险如下：

1. 患者目前即存在心功能不全，对症治疗效果不明显，围产期血流动力学波动，尤其术中胎儿胎盘娩出后回心血量的增加，会进一步加大三尖瓣反流量，会导致急性右心衰竭，进而波及左心，甚至强心药物无法逆转。

2. 产妇术前即存在房性及室性心律失常，围产期焦虑、疼痛及电解质异常等，会导致心律失常进一步加重。

3. 产后一周内仍为心脏负荷最重时期，除子宫收缩血液入体循环外，妊娠期组织间潴留液体亦返回体循环，会加重心力衰竭。

4. 产妇孕周不足，早产儿生存能力低，易发生新生儿窒息、呼吸窘迫综合征，死亡率高。

本例患者围手术期可能发生的风险：心力衰竭、恶性心律失常；无法耐受产科大出血导致的血流动力学波动等。术前做好产妇及新生儿抢救准备。

三、麻醉及术中管理

（一）麻醉前

患者头高位入手术室，神清合作。连接五导联心电图，血氧饱和度（SpO_2）98%（不吸氧），心率 113 次/min。局部麻醉下行右侧桡动脉穿刺置管，血压 142/70mmHg。同时局部麻醉下行右颈内静脉穿刺置入四腔中心静脉导管，中心静脉压 7~8cmH$_2$O。中心静脉管连接去甲肾上腺素（2mg/50ml）、多巴胺［3mg × 体重（kg）/50ml］待用。麻醉前急救药品准备还包括：多巴胺、去甲肾上腺素、山莨菪碱、麻黄碱、氯化钙、肾上腺素等。

（二）麻醉实施

局麻下于 L$_{3~4}$ 间隙穿刺行蛛网膜下腔阻滞，给予 0.5% 罗哌卡因 12.5mg。调整阻滞平面，同时观察血流动力学变化，置产妇适度左倾位，泵注小剂量多巴胺 2μg/(kg·min) 维护心功能，泵注去甲肾上腺素 0.02μg/(kg·min) 维持血压。

（三）术中管理

10 分钟后麻醉平面测阻滞平面 T$_6$~S$_1$，适当控制输液速度，血流动力学无明显变化后手术开始。胎儿娩出顺利，Apgar 评分 8-8-9 分，新生儿呼吸弱，予以气管插管辅助呼吸后转入新生儿病房。胎儿娩出后即刻调整产妇头高位控制回心血量。胎盘娩出后血压略有下降，子宫收缩差，予 10U 缩宫素静脉缓慢注射，同时加大去甲肾上腺素用量 0.05μg/(kg·min) 维持血压平稳。术中血压波动于 125~140/65~70mmHg 之间，心率 85~115 次/min。术毕血流动力学状态稳定，逐渐停用去甲肾上腺素，血气分析满意，监测下安返监护室（SICU）。

术程总入液量为 400ml，尿量 600ml，出血 200ml。

四、术后管理及转归

患者入监护室情况稳定，继续术中多巴胺 3μg/(kg·min) 维持，利尿、补钾等治疗同前，监测出入量、体重。入 SICU 查 BNP 252pg/ml，当日入量 1 140ml，尿量 2 520ml，逐渐停用多巴胺，血流动力学稳定。

术后第 1 天晨测 BNP 292pg/ml，当日入量 1 290ml，尿量 1 100ml，未述不适，转回病房继续治疗。术后 4 天复查 BNP191pg/ml，无胸闷憋气，可平卧。术后 5 天复查超声心动图示：二尖瓣反流（轻度），三尖瓣反流（中度），反流面积 6.5cm^2，肺动脉高压（轻度）。心外科会诊意见：三尖瓣反流较孕期明显好转，可继续应用利尿剂控制出入量，注意血钾变化，定期心外科门诊随访，决定治疗方案。术后 6 日出院。

五、妊娠合并三尖瓣重度反流患者接受剖宫产围麻醉期管理要点

原发性三尖瓣关闭不全较少见，有临床意义的三尖瓣关闭不全最常见于左侧心脏疾病和/或肺动脉高压进而导致右心室扩张所致。妊娠合并三尖瓣重度反流由于孕期生理上的变化特点，与单纯三尖瓣关闭不全的麻醉处理要点不尽相同。特点如下：

（一）术前准备

合并右心衰竭的三尖瓣重度反流产妇，如本例产妇，尽可能在完善术前检查的同时，于妊娠血容量高峰时期前终止妊娠。术前应当进行强心、利尿、补充电解质等处理，调整心功能状态，尽可能达到最佳状态接受手术。若心力衰竭纠正治疗效果不佳，应尽快剖宫

产终止妊娠。

（二）麻醉方法选择

大多数三尖瓣反流患者都能很好地耐受椎管内麻醉。实施任何区域阻滞前,都应排除由于右心衰竭导致肝功能障碍而继发的凝血功能异常。若存在椎管内麻醉禁忌,则需要选择全身麻醉。

（三）术中监测

除常规五导联心电图（ECG）、有创动脉压（ABP）、指脉搏血氧饱和度（SpO$_2$）监测外,建议持续动态监测中心静脉压（CVP）,在维护血流动力学平稳的状态下,尽可能不增加中心静脉压。由于三尖瓣的大量反流以及极度扩大的右心房,Swan-Ganz 导管很难到达肺动脉,并且导丝和导管等操作刺激右心房的过程中极易诱发恶性心律失常,故不推荐使用。术中可酌情采用经胸超声心动图监测。

（四）术中管理

1. 容量管理　单纯三尖瓣反流的处理原则主要是降低右心室压力,减少反流量,维持正常及较低的肺血管阻力,维持心率正常至稍偏快的范围,维持正常的血容量以保证足够的前负荷与右心室每搏量。但需要注意胎儿娩出后,子宫收缩及下腔静脉压迫解除后回心血量增加,会增加右心房压力,导致三尖瓣反流进一步增加而加重右心衰竭。因此胎儿娩出前一方面适当控制容量,另一方面胎儿娩出后置产妇头高位。

2. 血管活性药物应用　由于椎管内麻醉,尤其是蛛网膜下腔阻滞会导致外周血管阻力下降,该类患者建议采用去甲肾上腺素维持血压,并采用适当剂量正性肌力药如多巴胺或多巴酚丁胺维护心功能,如本例。也可采用麻黄碱,不建议采用去氧肾上腺素。

3. 缩宫素　缩宫素不禁忌,若合并右心衰竭,要预防缩宫素引起的血压下降及肺阻力升高,可采用经静脉缓慢滴注总量控制的方式给予,同时采用去甲肾上腺素应对其对血压的影响。

4. 产科医师配合　对于合并心力衰竭的三尖瓣重度反流产妇,产科医师术中需控制好胎儿及胎盘娩出的时间和速度,避免胎儿娩出后快速娩出胎盘。

（五）术后管理

术后密切监测液体出入量,避免容量负荷过重,尤其是在产后最初 48 小时之内,加强利尿治疗,同时注意监测 BNP 及电解质变化,及时补钾、补镁维持内环境稳定。依据患者情况缓慢撤退血管活性药。由于剖宫产术后血容量增加会持续至产后 24 周,因此需对患者进行数月监测动态随访。

六、相关知识延伸

（一）三尖瓣反流（tricuspid regurgitation,TR）

三尖瓣由瓣环、两个乳头肌、腱索及三个瓣叶组成。解剖上它将右心房与右心室分隔开,正常瓣口面积 6~8cm^2,跨瓣压差应小于 2mmHg。TR 依据病因可分为器质性与功能性两种,其中以功能性三尖瓣反流（functional tricuspid regurgitation,FTR）最为常见。FTR 多继发于左心瓣膜病、充血性心力衰竭、肺源性心脏病以及妊娠等,由于右心室扩张,三尖瓣瓣环扩大,导致三尖瓣瓣叶对合不良,引起 TR。器质性 TR 则较 FTR 少见,包括 Ebstein 畸形、风湿性心脏病与感染性心内膜炎侵袭三尖瓣、三尖瓣脱垂、胸部外伤、类癌综合征等。

临床上可根据超声心动图进行定性、半定量及定量评估,以明确 TR 诊断及严重程度分级。轻度 TR 三尖瓣瓣膜正常,中心反流面积 <5.0cm²;中度 TR 三尖瓣瓣膜可正常或出现轻度异常,反流中心面积 5~10cm²,无右心室扩张,无或轻度右心房、下腔静脉扩张,右心房压力正常;重度反流时可见三尖瓣瓣环严重扩张,反流中心面积 >10cm²,右心室、右心房、下腔静脉扩张,右心房压增高。

(二)单纯三尖瓣重度反流的病理生理学改变

病程早期随右心室舒张末容积的增加,代偿了反流回来的容量,同时维持了有效的前向血流。由于右心房和腔静脉顺应性较好,平均右心房压和中心静脉压仅出现轻度升高。故早期单纯三尖瓣反流时患者往往无症状。随着反流增加,右心功能无法代偿,射血功能受到明显影响,出现右心衰竭使左心充盈不足,进而导致左心衰竭。右心房与右心室的明显扩张也可使室间隔左移,进一步妨碍左心室的充盈。若合并心房颤动,则进一步降低心排量。

(三)三尖瓣反流的心外科手术指征

临床上,重度三尖瓣反流有临床症状,尤其伴有右心室扩大和/或右心功能障碍者,建议外科手术治疗。参照 2014 年美国心脏协会(AHA)/美国心脏病学会(ACC)瓣膜病治疗指南推荐:

1. TR 多为功能性且常合并左心系统疾病,对于合并中、重度 TR 的患者,应在行左心手术的同时行三尖瓣手术。

2. 对于药物治疗不能缓解症状的重度单纯 TR 患者,应行三尖瓣成形术或置换术。

3. 合并肺动脉压力增高的中度以上三尖瓣反流患者在行左心手术时,可考虑同时行三尖瓣成形术。

4. 无症状或症状轻微的重度原发性 TR、进展性中重度右心室扩张和/或右心室收缩功能障碍导致的重度 TR,应根据患者全身状况,酌情考虑是否行三尖瓣手术。

5. 左心手术后出现的持续性单纯 TR,如果患者出现 TR 导致的相关症状且患者不合并肺动脉压力增高及右心室收缩功能不全,可考虑行三尖瓣手术。

若产妇合并上述三尖瓣病变程度,同时进行剖宫产终止妊娠时,术前要进行心外科手术及体外循环备台准备。但需要与妊娠高血容量导致的三尖瓣重度反流做鉴别,如本例患者,产后反流程度明显减轻。

(四)妊娠对三尖瓣反流的影响

单纯三尖瓣反流较少,往往会与妊娠互为因果。妊娠期尤其孕晚期,血容量的增加进一步加重右心室容量,会导致原有的三尖瓣反流进一步加重。当达到右心室容量代偿的极限时,会出现急性右心衰竭甚至全心衰竭的表现,产妇往往情况危急,若积极纠正心力衰竭效果不理想,在抗心力衰竭治疗的同时,尽快终止妊娠。

(裴 馨　车 昊　赵丽云)

参考文献

[1] 黄景彬,林英忠,李香伟. 功能性三尖瓣反流研究进展[J]. 心血管外科杂志,2017,16(1):166-167.

[2] 陈宗辉,付亮,倪寅凯. 三尖瓣关闭不全的诊治进展[J]. 国际心血管病杂志,2018,45(1):20-23.

[3] TARAMASSO M,GAVAZZONI M,POZZOLI A,et al. Tricuspid regurgitation:predicting the need for intervention,procedural success,and recurrence of disease [J]. JACC:Cardiovascular Imaging,2019,12(4):605-621.

[4] HAI T,AMADOR Y,MAHMOOD F,et al. Changes in tricuspidannular geometry in patients with functional tricuspid regurgitation [J]. J Cardiothorac Vasc Anesth,2017,31(6):2106-2114.

［5］TORNOS MAS P,RODR GUEZ-PALOMARES JF,ANTUNES MJ. Secondary tricuspid valve regurgitation:a forgot tenentity［J］. Heart,2015,101(22):1840-1848.

［6］BOHBOT Y,CHADHA G,DELABRE J,et al. Characteristics and prognosis of patients with significant tricuspid regurgitation［J］. Arch Cardiovasc Dis,2019,112(10):604-614.

［7］GUÉRIN A,DREYFUS J,LE TOURNEAU T,et al. Secondary tricuspid regurgitation:do we understand what we would like to treat［J］. Arch Cardiovasc Dis,2019,112(10):642-651.

第二十八章 妊娠合并围生期心肌病患者接受剖宫产麻醉管理

引言:围生期心肌病是发生于妊娠期最后3个月至产后6个月内的扩张型心肌病,其病理生理表现类似于原发性扩张型心肌病。围产期心肌病严重危害孕产妇健康,甚至危及母婴生命。此类患者往往存在严重的心力衰竭,需要剖宫产终止妊娠,对麻醉管理具有挑战性,需要术前积极准备,并遵循相应的血流动力学目标管理要求。

一、病例概要

(一)病史

患者,女,28岁,67kg,主因"停经33⁺周,胸闷心悸加重不能平卧3天"入院。既往体健,孕20周产检时发现窦性心动过速,行超声心动图检查结果显示:左心室舒张末期内径61mm,左心室射血分数(LVEF):33%,二尖瓣轻度关闭不全,未行治疗。孕31周时,自觉活动后以及平卧时喘憋,急诊就诊,考虑心功能不全。心电图检查示快速心房颤动,遂给予强心、利尿等治疗后稍好转。近3日感胸闷心悸加重,轻微活动受限,夜间不能平卧,出现双下肢水肿,感头晕眼花。无腹痛,胎动正常。门诊以"宫内孕33⁺周,孕2产1,LOA,心功能Ⅳ级,瘢痕子宫"收入院。

(二)术前检查结果和体征

查体:神清,重病容,半坐位,呼吸浅快,双下肢凹陷性水肿。血压130/85mmHg,心率160次/min,呼吸20次/min。

辅助检查:

心电图:窦性心动过速,心率162次/min,ST-T改变,一度房室传导阻滞。

心脏彩色超声示(图28-1):全心增大,左心室舒张末期内径:68mm,收缩末期内径:59mm,LVEF:27%,二尖瓣反流(重度)。

胸部X线:心影增大,右肺内大片阴影,左肺纹理重,心影增大明显,双侧胸腔积液,右侧肋膈角变钝(图28-2)。

术前血气结果:pH:7.427,PCO_2:25.5mmHg,SaO_2:94%,PaO_2:90mmHg,Hb:109g/L,Lac:1.8mmol/L,Mg^{2+}:0.43mmol/L,Ca^{2+}:1.14mmol/L,K^+:3.56mmol/L。

术前生化检查示:轻度低蛋白血症,总蛋白63g/L,白蛋白32g/L。NT-proBNP4318pg/ml。

入院诊断:宫内孕33⁺周,孕2产0,LOA;围产期心肌病;心律失常,窦性心动过速;心力衰竭,心功能Ⅳ级。

产妇即刻进入重症监护室进一步调整心功能,强心、利尿、补钾,3天后心功能较前改

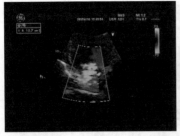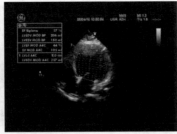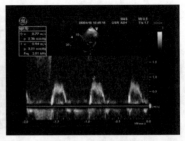

主动脉根部	30	mm	室	厚度	10	mm	左心收缩功能		左心舒张功能		
升主动脉内径	33	mm	间	运动幅度	2	mm	射血分数	27	%	E 波最大流速	94	cm/s
二	瓣口面积		cm²	隔	与左心室后壁向运动			缩短分数		%	A 波最大流速	77	cm/s
尖	瓣环径		mm	左	舒末内径	68	mm				E/A		
瓣	压力减半时间		ms	心	收末内径	59	mm	主动脉最大流速	160	cm/s			
肺	主干径	21	mm	室	后壁厚度	7	mm	左心室流出道流速		cm/s	肺动脉最大流速	96	cm/s
动	右肺动脉径		mm		后壁运动幅度	9	mm	压 力 阶 差					
脉	左肺动脉径		mm	右	前后径	22	mm	收缩期			舒张期		
左心房	38×43×50	mm	心	流出道	28	mm	取样部位	流速	cm/s	取样部位	流速	cm/s
右心房		mm	室	前壁左右径		mm	压差		mmHg	压差		mmHg

超声描述：

妊娠状态，声窗较差，切面显示欠清，仅供参考：

1. 左心室、左心房增大，右心内径正常范围
2. 除左心室侧壁稍好外，余左心室室壁运动普遍减低
3. 二尖瓣前叶收缩期对合高度减低，对合点轻微后移，余瓣膜形态及运动未见异常，CDFI：收缩期二尖瓣心房侧见大量反流信号，反流面积约 10.7cm²
4. 主动脉、肺动脉未见异常

超声提示：

左心室壁运动普遍减低

左心室、左心房增大

二尖瓣反流（重度）

左心功能明显减低

图 28-1　产妇术前超声心动图

善，血压 120/75mmHg，心率 130 次 /min。NT-proBNP2314pg/ml。床旁超声心动结果示：左心室舒张末期内径：60mm，LVEF：35%，二尖瓣关闭不全（中度），左心功能减低。全院多学科会诊，一致认为尽快手术终止妊娠。

二、患者围手术期主要风险

产妇孕 33⁺ 周，围产期心肌病，心功能Ⅳ级，病情危重，孕期血容量处于高峰，随时可能出现心力衰竭加重、恶性心律失常而威胁母婴生命，目前心力衰竭稍有好转，需要尽快实施剖宫产结束妊娠，围手术期风险大。

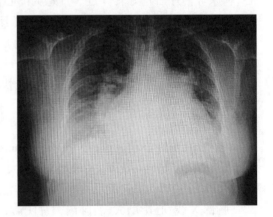

图 28-2　产妇入院时胸部 X 线

1. 产妇心功能极差，术中术后因回心血量的增加会加重左心衰竭，出现肺水肿，使心功能进一步恶化，可能需要采用心脏机械辅助，如 ECMO 及左心辅助（LVAD），有随时发生猝死的风险。

2. 患者术前心率达 160 次 /min，合并一度房室传导阻滞，并且孕早期有快速心房颤动经历，尽管经过治疗心率有下降趋势，但术中及术后仍有出现恶性心律失常可能，会进一步恶化心功能，甚至导致心室颤动。

3. 胎儿未足月,产妇血流动力学变化会波及胎儿,出现胎儿宫内窘迫,甚至胎死宫内。

4. 产后 24~72 小时是心脏病孕产妇死亡的高发期,尤其合并重症心力衰竭的产妇,由于子宫收缩及血管外液体的转移,仍会出现血容量的增加,诱发心力衰竭。

本例患者围手术期可能发生的风险包括:心力衰竭、恶性心律失常、心脏停搏,猝死;产后心力衰竭,心脏疾患不能恢复;胎儿宫内窘迫、胎死宫内。

三、麻醉及术中管理

(一)麻醉前

患者半卧位入室,神清合作,面罩吸氧,连接五导联心电图,在局部麻醉下行有创动脉压穿刺置管测压,血压 151/87mmHg,心率 123 次/min。并在局部麻醉下行右颈内静脉穿刺置入四腔中心静脉导管。中心静脉管连接多巴胺[多巴胺 3mg × 体重 (kg)/50ml]待用。

测血气结果显示:pH:7.397,PCO_2:28.5mmHg,SaO_2:98%,PaO_2:100mmHg,Hb:112g/L,Lac:1.6mmol/L,Mg^{2+}:0.53mmol/L,Ca^{2+}:1.01mmol/L,K^+:3.86mmol/L。

麻醉前备急救药品:多巴胺、去甲肾上腺素、肾上腺素、麻黄碱、氯化钙、山莨菪碱等。贴好体外除颤电极,做好紧急体外膜氧合(ECMO)治疗准备。

(二)麻醉实施

行硬膜外麻醉,于 L_{1-2} 间隙穿刺,头侧置管,2% 利多卡因作为试验量,平卧后置产妇左倾位 30°,5 分钟后追加 1% 利多卡因与 0.5% 罗哌卡因合剂 10ml,血学流动力学平稳后再追加 5ml,同时给予试验量之前开始泵注多巴胺 5μg/(kg·min)。

(三)术中管理

10 分钟后测阻滞平面 T_6~S_4,患者逐渐转为近平卧位。手术开始,术中适当控制输液速度,维持有创动脉血压于 105~130/60~70mmHg 之间,心率 102~120 次/min。剖出 1 男活婴,体重 2 010g,Apgar 评分为 8-9-9,取出胎儿后缓慢给予舒芬太尼 5μg,产科医师压迫下腹部,同时将产妇置于头高位 30°,之后缓慢剥离胎盘顺利,血流动力学较平稳。术中见子宫收缩好,胎盘胎膜娩出完整,缓慢静脉滴注缩宫素 5U。术前、胎儿娩出后及术毕均进行动脉血气分析,调整电解质在理想状态。术毕出室血压 127/62mmHg,心率 118 次/min。多巴胺剂量 5μg/(kg·min)。

术程手术时间 58 分钟,总入液量为 350ml,尿量 200ml,出血 200ml。术毕产妇无不适,安全转入重症监护病房。

四、术后管理及转归

患者术后转入重症监护病房,继续术中治疗,并吸氧,仔细调整血容量,术后第二天逐渐减少多巴胺剂量并停用,并予预防性低分子量肝素抗凝。术后继续口服地高辛、利尿剂,并加用 ACEI 类药物,补充白蛋白,心力衰竭逐渐好转。次日床旁超声心动检查,结果示:左心室舒张末期内径:62mm,LVEF:40%,二尖瓣反流(中度)、三尖瓣反流(轻度),SPAP:49mmHg,左心室收缩功能下降。床旁胸片仍显示双侧胸腔积液,测定 NT-proBNP2845pg/ml。继续强心利尿、抗感染及调整内环境等治疗,产妇渐好转,于术后第 12 天出院,门诊继续随诊。

五、妊娠合并围生期心肌病接受剖宫产围麻醉期管理要点

围产期心肌病尤其合并重症心力衰竭,母婴死亡率高,需要心内科、产科、麻醉科、重症

监护科、儿科等多科室共同参与,共同决定手术时机,以降低孕产妇及新生儿的并发症和死亡率。

(一)术前准备

指南建议,扩张型心肌病患者妊娠或围生期心肌病孕产妇,随着妊娠时间延长尤其孕晚期,心功能有恶化风险,若 LVEF<30%~35%、缩短分数 <20% 是高危预测指标,孕妇死亡率高,在积极纠正心力衰竭的同时,尽快终止妊娠。术前检测 BNP 及 NT-proBNP 基础值,并观察围产期变化趋势。

1. 术前纠正心功能状态用药包括利尿剂、地高辛、吗啡等,胎儿娩出前避免应用 ACEI 及 ARB 类降压药,建议产后使用。

2. 心力衰竭产妇术前往往合并快速性心律失常,术前纠正心律失常时,谨慎选用 β 受体拮抗剂。注意合并心房颤动患者是否有抗凝治疗,未接受抗凝治疗的患者禁止采用复律治疗,防止栓塞并发症。同时注意心功能不全产妇术前抗凝和麻醉方法之间的衔接。

3. 产妇置左侧卧位,低流量吸氧,补钾、补镁,限制液体,与心内科医师严格把关术前是否有心内置入性除颤器(ICD)及心脏再同步治疗(CRT)指征。

(二)麻醉及术中管理

1. 麻醉方法　尽量采用椎管内麻醉,避免全身麻醉。可选择硬膜外麻醉、腰硬联合麻醉、单次蛛网膜下腔阻滞。椎管内麻醉阻滞交感神经,可以降低心脏的前后负荷,有利于改善心功能。而全身麻醉气管插管后正压通气会增加右心室后负荷,全麻药物对产妇心功能也会产生抑制作用,并且对胎儿呼吸产生影响。但对于术前心力衰竭严重、呼吸急促等危重症患者,全身麻醉可降低呼吸做功,会对心功能产生有利作用。

我院的经验是,在无椎管内麻醉禁忌时,均选择硬膜外或腰硬联合麻醉,但需要做好严格的监测及治疗,预防血流动力学恶化。

2. 监测　除常规监测外,麻醉前建立有创动脉、中心静脉监测,并将配制好的正性肌力药多巴胺或多巴酚丁胺连接于中心静脉管。

3. 术中管理总体原则

(1)增强心肌收缩力:为避免胎儿胎盘娩出后因回心血量骤然增加导致心脏负担加重而诱发心力衰竭,在开放颈内静脉后即给予小剂量的正性肌力药(多巴胺或多巴酚丁胺),术中根据情况调整或加用其他强心药,如肾上腺素、毛花苷 C。若血压下降严重,同时为防止硬膜外麻醉后血管扩张性低血压导致重要脏器的低灌注,可考虑给予少量升压药物去甲肾上腺素维持血压。

(2)减轻心脏后负荷:硬膜外麻醉有利于减低心脏后负荷,降低心脏做功,减轻合并的瓣膜反流,但注意血压不能太低,以免影响冠脉灌注而影响心功能。合并妊娠高血压者,可选择硝酸酯类适当降压。

(3)维持合适的血容量:合并心功能不全,围手术期应适当限制液体入量,积极强心利尿治疗。整个术程适当控制液体输入量,术前测定基础中心静脉压作为参照,对于术中有产科出血要遵循量出为入的原则,尤其在胎儿娩出后要防止回心血量骤增导致急性心力衰竭,要及时调整头高脚低位减少回心血量,根据体位及中心静脉压及心率的变化,对容量做出正确判断,既要防止容量超过荷,又要防止血容量不足。

(4)纠正心律失常:纠正电解质紊乱,防止恶性心律失常,补钾补镁。术前合并快速心律失常者,备体外除颤电极。

（5）缩宫素：缩宫素不禁忌，但对于严重心功能不全患者，注意其导致的低血压及心率增快，可考虑缓慢静脉滴注的方式。

4. 产妇情况恶化的应急处理方案　产妇出现意外情况往往使胎儿胎盘娩出后，由于胎儿娩出后回心血量增加，或合并产科大出血、羊水栓塞等。表现为难以控制的低血压、心率减慢或增快、烦躁、憋气等。首先维持血压、心率（律），加大正性肌力药物、血管收缩药的剂量，适度镇静，并针对性应用抗心律失常药物及抗过敏药物如钙剂、苯海拉明、激素类等，对快速心律失常者可考虑电复律。若对上述治疗措施效果差并持续恶化者，需要借助体外膜氧合（ECMO）、左心室辅助装置、主动脉内球囊反搏等度过急性期（见后述）。

（三）术后管理

术后需要继续抗心力衰竭治疗，原则同术中。术后可采取硬膜外镇痛，镇痛完善。拔除硬膜外导管后根据产科出血情况，酌情采用低分子量肝素进行抗凝治疗，预防血栓栓塞，也可过渡到口服华法林。术后需要随访治疗半年。

六、相关知识延伸

（一）围产期心肌病

围产期心肌病（peripartum cardiomyopathy，PPCM）是指妊娠最后1月至产后5月内发生的收缩性心力衰竭，严重危害孕产妇健康，甚至危及母婴生命。美国妊娠围产期心肌病发病率约1/4 000，发展中国家较高。危险因素主要有：高龄孕妇（30岁）、多次妊娠、营养不良、妊娠高血压等。病因、发病机制未明。2001年美国国家心肺血液及罕见疾病研究院提出该病的四条诊断标准：

1. 围产期超声心动图左心室收缩功能减退，左心室射血分数（LVEF）<45%，缩短分数<30%，左心室舒张末期内径≥27 mm/m^2；

2. 心力衰竭发生于妊娠期最后1个月或产后5个月内；

3. 排除其他原因引起的心力衰竭；

4. 孕前无诊断先天性心脏病、心肌梗死、肺动脉高压或心脏瓣膜疾病等依据。

围生期心肌病容易合并的心律失常主要有窦性心动过速、房性心动过速、室性心动过速、心房扑动、心房颤动、室性期前收缩、预激综合征等。预后与左心室大小及产后半年左心室恢复程度有关。此外该类产妇常伴有血浆BNP或NT-proBNP升高，并且升高程度与预后相关。

（二）围产期心肌病产科分娩方式

围产期心肌病患者采用何种分娩和麻醉方式仍存在争议。自然分娩时的疼痛、Valsalva动作将增加心脏负荷，而剖宫产增加出血、产后感染、肺部并发症等的发生率。但对于急性或严重心力衰竭，药物治疗较差并且心功能Ⅲ~Ⅳ级者，以及接受抗凝治疗以防胎儿颅内出血风险者，均建议采用剖宫产完成手术。

（三）孕产妇心脏紧急状况干预

孕期常常发生的紧急心血管问题，需要紧急干预。部分产妇孕前或孕期已知有心血管病史者，部分为急症，如突发的主动脉夹层、肺栓塞、羊水栓塞、急性心肌梗死等，如果不及时处理，会危及母婴生命。常见合并或不合并心脏病孕产妇紧急状况处理方式见图28-3。

上述ECMO及心室辅助治疗均用于危及产妇生命的情况，如经过大剂量的正性肌力药及血管收缩药物治疗仍然无法维持循环稳定，气管插管机械通气后气道压偏高等，或存在急性呼吸功能衰竭，同时存在循环及呼吸功能衰竭，需要采用静脉 - 动脉 -ECMO（VA-ECMO）

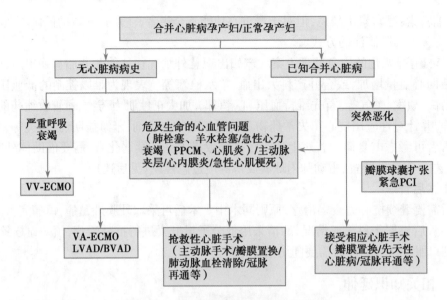

图 28-3　孕产妇心脏紧急状况干预措施

注：ECMO.体外膜氧合；LVAD.左心辅助；BVAD.双心室辅助；PPCM.围生期心肌病；PCI.经皮冠脉介入治疗。

形式辅助。需要注意的是，所有心脏机械辅助治疗只是过渡，为产妇心肺功能恢复赢得时间，无法治疗其心肺器质性病变。

（四）妊娠合并心脏病术前 CARPREG 评分、CARPREG Ⅱ 风险评分

孕产妇 CARPREG（cardiac disease in pregnancy）风险评分是由加拿大学者 Siu SC 提出，4 项高危因素各 1 分：①基础心脏功能分级 >Ⅱ级或有发绀；②妊娠前有心律失常史、心力衰竭、脑血管意外史；③心室收缩功能下降：EF<40%；④左心室流出道梗阻：超声心动图示主动脉瓣膜口面积 <1.5cm^2，左心室流出道压差 >30mmHg，或二尖瓣膜口面积 <2cm^2。计算分值为 0 分、1 分、2 分的围产期心脏并发症发生率分别为 5%、27%、75%，评分法较为粗略，但代表了妊娠合并心脏病的重症类型，简单实用。

CARPREG Ⅱ 风险评分在 CARPREG 基础上的进一步完善，与改良 WHO（mWHO）产妇心血管风险评估互为补充，临床常规使用，适合于产前、产后及产后 6 个月风险评估（表 28-1），产妇围产期心血管事件风险分别为 5%（评分 0~1 分）、10%（评分 2 分）、15%（评分 3 分）、22%（评分 4 分）和 41%（评分 >4 分）。

表 28-1　孕产妇 CARPREG Ⅱ 风险评分表

风险因素	分值	风险因素	分值
曾有过心血管事件或心律失常	3	肺动脉高压	2
基础心功能 NYHA Ⅲ~Ⅳ级或发绀	3	高危主动脉病变	2
机械瓣膜置换术后抗凝者	3	冠心病	2
心室功能不全	2	未经过治疗的心脏病	1
高危左右心室流出道梗阻	2	孕期合并心脏病就诊晚	1

（梁　翠　王慧敏　赵丽云）

参考文献

[1] SILVERSIDES C, GREWAL J, MASON J, et al. Pregnancy outcomes in women with heart disease, the CARPREG Ⅱ study [J]. J Am Coll Cardiol, 2018, 71 (21): 2419-2430.

[2] STERGIOPOULOSK, LIMA FV. Peripartum cardiomyopathy-diagnosis, management, and long term implications [J]. Trends CardiovascMed, 2019, 29 (3): 164-173.

[3] HONIGBERG MC, GIVERTZ MM. Arrythmias in peripartum cardiomyopathy [J]. Card Electrophysiol Clin, 2015, 7 (2): 309-317.

[4] FETT JD, MCNAMARA DM. Peripartum cardiomyopathy in 2015 [J]. Can J Cardiol, 2016, 32 (3): 286-288.

[5] PEARSON GD, VEILLE JC, RAHIMTOOLA S, et al. Peripartum cardiomyopathy: National Heart, Lung, and Blood Institute and Office of Rare Diseases (National Institutes of Health) workshop recommendations and review [J]. JAMA, 2000, 283 (9): 1183-1188.

[6] ASAD ZUA, MAIWAND M, FARAH F, et al. Peripartum cardiomyopathy: a systematic review of the literature [J]. ClinCardiol, 2018, 41 (5): 693-697.

[7] PACHECO LD, SAADE GR, HANKINS GDV. Extracorporeal membrane oxygenation during pregnancy and postpartum [J]. Semin Perinatol, 2018, 42 (1): 21-25.

[8] ROBBINS KS, KRAUSE M, NGUYEN AP, et al. Peripartum cardiomyopathy: current options for treatment and cardiovascular support [J]. J CardiothoracVasc Anesth, 2019, 33 (10): 2814-2825.

第二十九章 妊娠高血压综合征合并心力衰竭患者接受剖宫产麻醉管理

引言:随着高龄孕产妇的增多,妊娠期高血压发生比例逐年增加,由于妊娠高血压综合征导致的心力衰竭是增加产妇并发症和死亡率的重要原因。妊娠期高血压发生于孕20周后,表现为不同类型,尤其合并重度子痫及HELLP综合征患者,围产期风险极高,该类产妇接受剖宫产术的麻醉风险大,需要术前积极适度降压及抗心力衰竭治疗,术中维护血流动力学稳定,并做好提前预防并发症发生的准备。

一、病例概要

(一)病史

患者,34岁,体重75kg,身高160cm,主因"停经33^{+5}周,腹痛咳嗽气短2天"入院。患者既往体健,孕2产1,此次产检期间发现血压150/95mmHg,考虑为妊娠高血压综合征,但患者未予重视,未遵医嘱服药治疗。于2天前出现间断性咳嗽气短,逐渐加重,不能平卧,活动时心慌、气急,伴恶心呕吐并出现阵发性右上腹腹痛,遂急症入院。

(二)术前检查结果和体征

查体:神清,重病容,半卧位,呼吸急促。听诊:两肺闻及水泡音。血压150/100mmHg,心率125次/min,呼吸25次/min。腹部膨隆,双下肢水肿(+++)。

辅助检查:

心脏超声心电图示(图29-1):左心房左心室增大,左心室舒张末期内径58mm,左心室壁运动普遍降低,伴轻度二尖瓣、三尖瓣、主动脉瓣关闭不全,LVEF30%,肺动脉收缩压40mmHg,心包腔内见少量液性暗区。

X线:双肺纹理粗糙,双侧胸腔积液,右侧液深8.9cm,左侧液深7.5cm,心影饱满。

腹部B超:腹水少量到中量。

肝肾功能:总蛋白57.2g/L,白蛋白28.6g/L。ALT 124U/L,AST 96U/L,总胆红素(TBIL)32μmol/L,直接胆红素(DBIL)6.9μmol/L,尿素(UREA)11.2mmol/l,肌酐(CREA)116μmol/l。

血常规:血小板(PLT)48×10^9/L,Hb 101g/L,余基本正常。

心肌酶检查:乳酸脱氢酶713U/L,肌红蛋白76.5ng/ml。脑钠肽(BNP)3 627pg/ml。肌钙蛋白(TnI)0.19ng/ml。

尿常规:尿蛋白++~+++,尿蛋白2.91g/24h,RBC计数30个/μl。

主动脉根部	27	mm	室	厚度	10	mm	左心收缩功能			左心舒张功能		
升主动脉内径		mm	间	运动幅度	5	mm	射血分数	30	%	E波最大流速	80	cm/s
二	瓣口面积		cm²	隔	与左心室后壁向运动			缩短分数		%	A波最大流速	27	cm/s
尖	瓣环径		mm	左	舒末内径	58	mm				E/A		
瓣	压力减半时间		ms	心	收末内径	48	mm	主动脉最大流速	71	cm/s			
肺	主干径		mm	室	后壁厚度	10	mm	左心室流出道流速		cm/s	肺动脉最大流速		cm/s
动	右肺动脉径		mm		后壁运动幅度	4	mm			压 力 阶 差			
脉	左肺动脉径		mm	右	前后径		mm		收缩期			舒张期	
左心房	42	mm	心	流出道		mm	取样部位	流速	cm/s	取样部位	流速	cm/s
右心房		mm	室	前壁左右径		mm	压差		mmHg	压差		mmHg

超声描述：

床旁超声图像欠清，以下仅供参考：

1. 左心室、左心房增大，余心腔内径正常范围

2. 左心室室壁运动普遍减低

3. 各瓣膜形态及运动未见异常，CDFI：收缩期二尖瓣心房侧见少量反流信号。收缩期三尖瓣心房侧见少量反流信号，TRVmax：300cm/s，PG：35mmHg，TI法估测SPAP：40mmHg。舒张期主动脉瓣下见少量反流信号

4. 主动脉、肺动脉未见异常

5. 心包腔内可探及少量液性暗区，右心房顶积液深14mm

超声提示：

左心室壁运动普遍减低

左心室、左心房增大

二尖瓣反流（轻度）

三尖瓣反流（轻度）

主动脉瓣反流（轻度）

肺动脉高压（轻度）

左心室功能减低

心包积液（少量）

图 29-1　患者术前超声心动图

入院诊断：孕 33 周，子痫前期（重度），心功能Ⅲ~Ⅳ级，围生期心肌病？ HELLP 综合征。

二、患者围手术期主要风险

患者孕 33 周，重度子痫前期，多次放弃孕期高血压治疗，现心力衰竭严重，合并 HELLP 综合征，心功能Ⅲ~Ⅳ级，并且可疑合并围生期心肌病。经全院多科讨论，积极控制心力衰竭的基础上，尽快进行剖宫产终止妊娠。

1. 患者心功能差，可疑合并围生期心肌病，术前心肌酶、BNP、超敏肌钙蛋白均显著增高，可因麻醉及手术打击导致心力衰竭进一步加重，并波及胎盘血供影响胎儿。

2. 椎管内麻醉科降低外周血管阻力可缓解心力衰竭症状，但血压过低会影响心肌供血，加重心肌损害，并且妊娠高血压综合征患者血管壁对拟交感神经药物敏感，采用缩血管药提升血压时，可出现血压急剧升高，增加心脏后负荷加重心力衰竭。并且该患者血小板低，凝血功能差，剧烈增高的血压有引发脑出血的风险。

3. 术中于胎儿胎盘娩出后回心血量突然增加，可能导致急性左心衰竭、肺水肿，甚至不可逆转。

4. 由于患者术前贫血、低蛋白血症状致血浆胶体渗透压降低，围产期出血及扩容，会加重肺血管淤血、肺水肿，使肺通气/血流比例失调，肺内分流增加，出现氧合功能降低，SpO_2进行性下降，危及产妇生命。

5. 妊娠高血压综合征产妇全身小动脉痉挛，包括冠脉，缩宫素的应用会加重冠脉痉挛，使心肌缺氧缺血加重，恶化心功能。

6. 胎儿未足月，尽可能选择椎管内麻醉，但血小板 48×10^9/L，尽管同时进行血小板输

注,仍有椎管内麻醉导致血肿风险。若椎管内麻醉失败,不可避免采用全身麻醉,可能对胎儿呼吸产生影响,导致窒息。

7. 该类产妇宫缩乏力的风险大,再加血小板降低,凝血功能差,产科大出血风险高。

8. 产后仍有发生出血、心力衰竭加重、肺水肿、低氧血症、肝肾功能恶化、脑出血等风险。由于心功能较差,术后存在血栓栓塞风险。

综合分析,患者目前存在严重心力衰竭症状,术前进一步完善检查,嘱咐患者左侧卧姿势防止仰卧位低血压,低盐饮食,避免情绪紧张。适当吸氧治疗提高动脉氧分压及氧饱和度。给予以强心(毛花苷 C)、利尿(呋塞米)、解痉(硫酸镁)、降压(硝苯地平)、限制液体、纠正低蛋白血症等治疗,密切监测,尤其注意防止血压下降。术前输注血小板 1U。

本例患者围产期可能发生的风险包括:心力衰竭加重、肺水肿、低氧血症、死亡;凝血功能障碍、大出血、DIC;脑出血、脑栓塞;胎儿因宫内缺氧胎死宫内;肝、肾功能衰竭。

三、麻醉及术中管理

(一)麻醉前

患者入手术室吸氧,半卧位,神清合作,术前复查血常规,血小板计数达到 $65 \times 10^9/L$。面罩吸氧血气结果:PO_2 88.7mmHg,$SO_2$95%。连接五导联心电图,心率 109 次/min。半卧位在局部麻醉下行有创动脉压穿刺置管,血压 150/100mmHg,并在局部麻醉下行右颈内静脉穿刺置入三腔中心静脉导管,中心静脉管分别连接多巴胺[3mg× 体重(kg)/50ml]、去甲肾上腺素[去甲肾上腺素 0.06mg× 体重(kg)/50ml]待用。

麻醉前准备急救药品:多巴胺、肾上腺素、去甲肾上腺素、硝酸甘油、尼卡地平、山莨菪碱、氯化钙等。

麻醉前血气分析结果:pH:7.391,PCO_2:29.8mmHg,SaO_2:97%,PaO_2:90.2mmHg,Hb:102g/L,Lac:1.8mmol/L,Mg^{2+}:0.63mmol/L,Ca^{2+}:1.07mmol/L,K^+:3.96mmol/L。

(二)麻醉实施

患者在左侧卧位下于 $L_3\sim L_4$ 间隙行单次腰麻,成功后缓慢给予重比重 0.5% 布比卡因 12mg,给药前已启动血管活性药,即泵注多巴胺 3μg/(kg·min),并根据血压情况调整去甲肾上腺素的用量。麻醉操作结束后,调节麻醉平面以满足手术需要,并将手术床调至左倾 30° 位置直至手术开始,以避免仰卧位综合征。

(三)术中管理

麻醉平面确定后,适当控制输液速度,适当补钾。10 分钟后测阻滞平面 $T_6\sim S_4$,血流动力学无明显变化手术开始,产妇因心功能差继续头高位 30°。胎儿头位娩出顺利,Apgar 评分 7-9-10 分,术中羊水清亮,胎儿娩出后,静脉缓慢给予舒芬太尼 5μg,血压轻度下降。产科医师压迫下腹部约 5 分钟后娩出胎盘,胎盘娩出后血压下降,即刻增加去甲肾上腺素剂量至 0.05~0.08μg/(kg·min),加大多巴胺剂量至 8μg/(kg·min),维持血压于 130~150/80~100mmHg 之间,心率 90~100 次/min。术中见子宫收缩良好,胎盘胎膜娩出完整,为避免产后出血,经静脉缓慢滴注缩宫素 10U。胎儿娩出后及术毕均进行动脉血气分析,调整电解质在理想状态,术毕血流动力学状态基本稳定,体位、氧合状况基本同术前,携带氧气及监护仪安返监护室。术毕去甲肾上腺素剂量 0.03μg/(kg·min),多巴胺剂量 5μg/(kg·min)。

术程总入液量为 300ml,5% 白蛋白 150ml,输注血小板 1U。尿量 200ml,出血 300ml,未输血。术毕查血常规,血小板达到 $83 \times 10^9/L$。

四、术后管理及转归

入 ICU 血流动力学稳定,维持内环境稳定,利尿,镇静镇痛,继续原剂量应用血管活性药,病情相对稳定,无产后出血。术后第 2 天出现氧合降低,最低氧饱和度 85%,床旁心脏超声显示与术前基本相似,肌红蛋白(172.1ng/ml)、肌钙蛋白及 BNP 均较术前升高。继续补充白蛋白、限制液体、利尿、改善心功能级肺功能,继续硫酸镁解痉、镇静,氧合逐渐改善,双通道吸氧氧饱和度 95%,并予低分子量肝素 60mg/d 抗凝治疗。术后第 3 天基本可平卧,逐渐停用血管活性药,停用硫酸镁,水肿明显好转,但血红蛋白有下降趋势,缓慢输注红细胞悬液 2U,床旁胸片显示胸腔积液液深好转。术后第 4 天胸片显示无胸腔积液,肌红蛋白、肌钙蛋白及 BNP 呈现下降趋势,肝肾功能有所恢复,于术后第 5 天拔出中心静脉导管,返回普通病房。遵医嘱口服硝苯地平、螺内酯、氯化钾缓释片。术后 8 天出院,低分子量肝素用至术后 10 天。

出院前超声:LVEF 32%,无瓣膜反流及肺动脉高压,见少量心包积液,左心室壁运动普遍降低。门诊继续随诊。

五、妊娠高血压综合征合并心力衰竭孕产妇接受剖宫产围麻醉期管理要点

妊娠高血压综合征合并心力衰竭孕产妇救治是对整体医院管理团队的考验,尤其同时合并 HELLP 综合征,每一个环节的管理至关重要。

(一)术前准备

术前需积极纠正心力衰竭,维护血气电解质平衡,防止利尿期间低钾、低镁等发生。妊娠高血压综合征合并心力衰竭内科治疗措施:

1. 降压治疗　可选择的降压药有拉贝洛尔、钙通道阻滞剂、肼苯哒嗪,必要时静脉应用硝酸甘油,降低心脏前后负荷,降低心肌耗氧量,改善心肌功能。

2. 强心利尿　首选毛花苷 C 控制症状,症状好转后可改为口服地高辛。

3. 妊娠高血压综合征先兆子痫　首选硫酸镁治疗,注意硫酸镁的血管扩张作用,注意呼吸抑制、膝反射、传导阻滞等副作用。

注意术前降压力度,血压降低不宜过快过低,防止影响胎盘供血。当产妇血压≥150/90mmHg 时开始降压,当降压至与孕前持平时停止用药,即使孕前有慢性高血压。当血压再次达到 145~150/90~100mmHg 时,考虑再次开始降压。

(二)术中管理

1. 监测　除常规监测外,术中需要建立有创动脉和中心静脉监测,并将配制好的泵注血管活性药物(一般为多巴胺、去甲肾上腺素)连接于中心静脉管后开始麻醉。

2. 维护心功能　术前心功能差,可使用适量多巴胺增加心肌收缩力,同时根据血压情况酌情使用升压药或降压药。

3. 维持合适血压　该类产妇多选择椎管内麻醉,注意硬膜外麻醉尤其腰麻导致的血压降低,要提前预防低血压,一般控制在 140~150/90mmHg 为宜。对于因麻醉因素导致的血压降低,在应用正性肌力药的基础上使用缩血管药物(去甲肾上腺素)提升血压,保证心肌等重要脏器供血。特别注意部分患者对缩血管药物反应敏感,使用常规剂量会使血压增高异常,因此从小剂量开始使用。

术前存在严重高血压者,可以短期使用硝酸甘油、尼卡地平、硝普钠等,从小剂量开始并

注意降压速度，避免和麻醉降压作用重叠，避免降压过快过低影响心肌、子宫胎盘供血。若术前血压<160/100mmHg，不必采用降压药，椎管内麻醉或全身麻醉药物均会导致血压降低。

4. **容量精细管理**　液体输入量适度，胎儿娩出前适当控制液体量，防止分娩后子宫收缩和外周血迅速回心导致的回心血量增加，此时可采取头高脚低位减少回心血量，并适当加大正性肌力药用量维护心肌收缩力。根据出血量、血细胞比容、尿量、中心静脉压变化等进行容量管理。妊娠高血压综合征产妇多伴有低蛋白血症，适当输注白蛋白。产科医师控制好胎儿及胎盘娩出的时间和速度。产妇由于凝血功能障碍，可能术中有大出血风险，提前血库备血，必要时输注。

5. **HELLP 综合征**　若产妇合并 HELLP 综合征，在凝血功能允许的情况下，多选用椎管内麻醉。可考虑应用单次腰麻，降低硬膜外血肿可能性，如本例。术前血小板数量<40×10^9/L 考虑术中输注血小板。根据血红蛋白浓度、凝血功能、出血量管理输液量及液体种类，术前备好红细胞、血浆、血小板及止血药物。

6. **缩宫素**　妊娠高血压综合征合并心力衰竭者应用缩宫素时要密切注意血流动力学变化，注意用药速度，注意不可子宫直接注射，尽量减小缩宫素对血流动力学的影响，同时注意缩宫素有导致冠脉痉挛的作用。

7. **术后管理**　分娩后数小时至数天，妊娠高血压综合征合并心力衰竭孕妇仍有心力衰竭、肺水肿、低氧血症、中风、血栓、抽搐等风险，仍需要监护室精准管理，管理原则同术中，避免容量负荷过重，有针对性的使用利尿剂。术后由于麻醉作用的消退，血压可能会反弹，注意尽快恢复术前使用的降压药物，产后可加用 ACEI 类药物。先兆子痫产妇硫酸镁的使用要持续至术后 24 小时，严重的子痫及 HELLP 综合征上述风险甚至最晚可延迟到产后 4 周，要高度关注。若合并严重心功能不全，如本例，同时合并可疑围生期心肌病，术后要及时加用低分子量肝素抗凝。做好术后镇痛。

六、相关知识延伸

（一）妊娠期高血压

妊娠期高血压通常指妊娠期间血压≥140/90mmHg。根据血压升高的程度分为轻中度（140~159/90~109mmHg）及重度高血压（≥160/110mmHg）。美国妇产科学会将妊娠期高血压分为四类（图 29-2）：慢性高血压、先兆子痫-子痫、慢性高血压合并子痫前期、妊娠高血压。孕妇表现为高血压、水肿、蛋白尿，病情严重时出现抽搐（子痫）、昏迷、各脏器功能衰竭，甚至母婴死亡。先兆子痫是妊娠高血压综合征基础上伴有头痛、头晕、眼花、上腹不适、恶心等抽搐前症状，预示子痫即将发生。

妊娠高血压发生于妊娠 20 周之后，往往在产后 3 个月内血压可恢复正常。本病的病理变化主要为全身小动脉痉挛，病变可累及多个器官，严重时可导致心、肝、肾、脑等主要器官缺氧、水肿、坏死，甚至功能衰竭，部分患者还会遗留慢性高血压及肾病等后遗症。主要死因为脑出血、心力衰竭等。

（二）妊娠高血压综合征合并心力衰竭

妊娠高血压综合征合并心力衰竭是妊娠高血压综合征的严重并发症，是妊娠晚期、分娩期、产后 10 天内发生的以高血压、心肌受损为特征的心力衰竭症候群，全身小动脉痉挛为妊娠高血压综合征合并心力衰竭的基本病变。由于小动脉痉挛，外周血管阻力增大，并且冠脉痉挛造成的心肌缺血及心肌受损，再加孕期血容量增加，心脏负荷加重等，这些均为导致妊

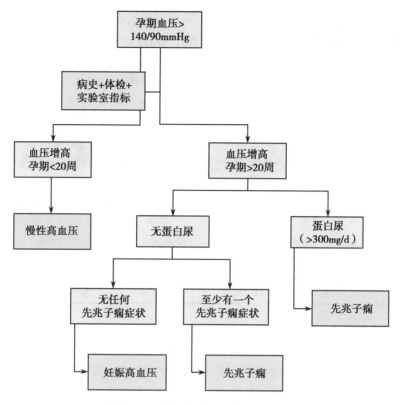

图 29-2　妊娠期高血压类型及特点

娠高血压综合征心功能不全的原因。

妊娠高血压综合征合并心力衰竭好发时间为孕 32~34 周,病情凶险,不论孕周大小,为保证孕妇安全,均应积极治疗心力衰竭同时,及时剖宫产终止妊娠。如患者入院时已经出现心力衰竭表现,先行控制心力衰竭,若治疗效果不明显,继续发展必将导致母儿死亡,可边控制心力衰竭边紧急剖宫产,减轻心脏负荷,挽救孕妇生命。

(三)妊娠高血压综合征产妇抽搐及处理

抽搐是妊娠高血压综合征重度子痫的特殊表现,同时包括水肿、高血压和蛋白尿。紧急情况时以抽搐及昏迷为特点,可并发肾功能衰竭、心力衰竭、肺水肿、颅内出血、胎盘早期剥离等。

妊娠高血压综合征抽搐治疗:初始剂量硫酸镁 4g 静脉推注(25%MgSO₄16ml+10% 葡萄糖 20ml,10~20min 推入),然后以 1g/h 静脉滴注。同时进行血镁浓度测定,使其达 2.5~3mmol/L。同时镇静。注意监测呼吸及膝腱反射,尿量每小时不少于 100ml,呼吸 16 次 /min。一般 24 小时内需硫酸镁 25~30g。

硫酸镁控制抽搐的机制在于镁离子具有生理性的钙通道阻滞剂作用,抑制钙离子进入血管内皮细胞,使血管扩张,减少接头前膜乙酰胆碱和钙离子的释放,同时降低接头后膜对乙酰胆碱的敏感性,从而干扰神经肌肉接头的正常去极化,造成肌肉的松弛。此外,作为生理性的钙通道阻滞剂还可以通过阻止 Ca²⁺ 内流,拮抗 N- 甲基 -D- 天冬氨酸(NMDA)受体而产生镇痛作用。因此对于术前使用硫酸镁控制血压及子痫的患者,可延长部分肌松药如维库溴铵、罗库溴铵的阻滞时间,全身麻醉时需要减少肌松药剂量,建议采用肌松监测。

需要注意,硫酸镁有一定的血管扩张作用,并且可导致心脏传导阻滞,如有异常,应检测血清镁离子浓度,一旦有中毒表现应该给予钙剂拮抗治疗。

(四) HELLP 综合征

HELLP 综合征(hemolysis,elevated liver enzymes and low platelets syndrome,HELLP)是妊娠高血压综合征的严重并发症,完全性 HELLP 综合征是以溶血、肝酶升高和血小板减少三联征为主要临床表现的综合征(如表 29-1),在妊娠中发生率为 0.1%~0.6%,占重度子痫前期10%~20%,死亡率高。也有产妇表现部分 HELLP 综合征。典型的临床表现为乏力、右上腹疼痛及恶心呕吐,体重骤增,脉压增宽,少数患者高血压、蛋白尿临床表现不典型。

表 29-1　HELLP 综合征三联征

标准	实验室指标	标准	实验室指标
溶血	外周血涂片异常	肝酶增高	谷草转氨酶(AST)≥70IU/L
	胆红素 >1.2mg/dl		乳酸脱氢酶(LDH)>600IU/L
	乳酸脱氢酶(LDH)>600IU/L	血小板减少	血小板计数 $<100 \times 10^9$/L

HELLP 综合征不是立即剖宫产的指征。多数患者可经阴道分娩。分娩指征是已超过妊娠 34 周或是出现危及母儿生命者。首先积极治疗妊娠高血压综合征,积极硫酸镁解痉降压治疗,并纠正凝血功能障碍和弥散性血管内凝血(DIC)。对妊娠 28~34 周母儿情况稳定者,主张静脉注射大剂量糖皮质激素促胎肺成熟,24~48h 后分娩。对母体情况恶化、胎儿宫内窘迫,应立即终止妊娠。

HELLP 综合征输注血小板指征为:经阴道分娩者血小板 $<20 \times 10^9$/L、需要接受剖宫产者血小板 $<50 \times 10^9$/L 的产妇,建议输注血小板。注意 HELLP 综合征的血小板减少是由于血小板消耗,分娩前输注提升血小板数量效果有限,若血小板降低严重($<50 \times 10^9$/L)且为产科急诊,建议全麻下完成手术。血小板计数 $>50 \times 10^9$/L,无过度失血或血小板功能异常时不建议预防性或术前输注血小板。

(五) 妊娠高血压综合征产妇麻醉方式的选择

若无禁忌,首选椎管内麻醉。硬膜外麻醉、腰硬联合麻醉既可以阻滞交感神经,使血管扩张,血压下降,缓解高血压症状,也可降低子宫 - 胎盘血管阻力,增加脐血容量和绒毛间腔血流量,改善微循环,防止或减轻胎儿宫内窘迫。即使产妇合并心力衰竭、肺水肿、先兆子痫的患者,在合理强心、利尿、镇静、降压解痉后仍可选用腰硬联合麻醉,但是需要注意控制麻醉平面,及时处理血流动力学波动。对于 HELLP 综合征患者存在凝血功能障碍,若血小板计数 $>40 \times 10^9$/L,可选择单次腰麻完成手术。

有椎管内麻醉禁忌或子痫发作、意识不清无法配合的患者,宜选用全身麻醉。合并心力衰竭的产妇,选择对循环影响小的麻醉药物,提前做好血流动力学波动的预防处理。

(六) 缩宫素

妊娠高血压综合征产妇产后宫缩乏力及大出血的发生率明显高于非病理妊娠产妇,所以剖宫产术中需要应用缩宫素,但需要兼顾缩宫素引起的短暂性血压下降和反射性心率增快。对于妊娠高血压综合征合并心力衰竭患者,视子宫收缩情况合理应用,可采用静脉滴注用药的方式,注意缩宫素的封顶效应,单日剂量最好不超过 40U,在降低其心血管副作用的同时发挥促进子宫收缩的作用。

　　缩宫素对心脏具有负性肌力和负性频率作用,与其剂量相关,当大剂量快速用药时,可表现出血管升压素的效果,使周围血管收缩,引起血压上升,同时脉搏增快,对妊娠高血压综合征心功能不全患者极为不利。同时,缩宫素还可导致冠脉痉挛,而妊娠高血压综合征患者本身已有冠脉痉挛,应用缩宫素时要密切关注心电图变化。

(杨彦伟　赵　芳　赵丽云)

参考文献

[1] 乐杰.妇产科学[M].7版.北京:人民卫生出版社,2008.

[2] BATEMAN BT,HUYBRECHTS KF,FISCHER MA,et al. Chronic hypertension in pregnancy and the risk of congenital malformations:a cohort study [J]. Am J Obstet Gynecol,2015,212(3):337.

[3] Wilkerson RG,Ogunbodede AC. Hypertensive disorders of pregnancy [J]. Emerg Med Clin North Am,2019,37(2):301-316.

[4] JAYAWARDENA L,MCNAMARA E. Diagnosis and management of pregnancies complicated by haemolysis,elevated liver enzymes and low platelets(HELLP)syndrome in the tertiary setting [J]. Intern Med J,2020,50(3):342-349.

[5] HOFMEYR R,MATJILA M,DYER R. Preeclampsia in 2017:obstetric and anaesthesia management [J]. Best Pract Res Clin Anaesthesiol,2017,31(1):125-138.

[6] BROWN MA,MAGEE LA,KENNY LC,et al. The hypertensive disorders of pregnancy:ISSHP classification,diagnosis & management recommendations for international practice [J]. Pregnancy Hypertension,2018,13:291-310.

[7] VAN LIESHOUT LCEW,KOEK GH,SPAANDERMAN MA,et al. Placenta derived factors involved in the pathogenesis of the liver in the syndrome of haemolysis,elevated liver enzymes and low platelets(HELLP):A review [J]. Pregnancy Hypertension,2019,18:42-48.

第三十章 长 QT 间期综合征孕产妇接受剖宫产麻醉管理

引言：长 QT 间期综合征(long Q-Tsyndrome,LQTS)分为获得性和先天性,先天性 LQTs 为常染色体遗传性心脏病,以反复发作晕厥、抽搐、甚至猝死为临床特征,心电图以 QT 间期和 / 或校正 QT 间期(QTc)延长为特征。该病往往容易被临床忽略,并且围手术期各种刺激触发的室性心动过速可引起尖端扭转型室性心动过速(TdP),导致猝死。因此术前要识别并做好相应的术前准备及围手术期急救。

一、病例概要

(一)病史

患者,女,34 岁,体重 67kg。主因"停经 38 周"入院。孕早期产检过程中晕厥 3 次,持续时间小于 5s,可自行缓解查。24 小时动态心电图提示 QT 间期延长,UCG 提示三尖瓣反流(轻度),曾于我院进行多科会诊,诊断长 QT 间期综合征,予口服普萘洛尔 10mg(早)、5mg(中)、10mg(晚)治疗。该患者患有甲状腺功能亢进 2 年,规律服用丙硫氧嘧啶 50mg,每日两次,定期监测甲状腺功能,基本正常。孕期血压正常,偶有胸闷、心慌、休息后可缓解。日常活动不受限,可上三楼,夜间可平卧。

既往史:孕早期 3 次晕厥史。余正常。

(二)术前检查结果和体征

神清合作,面容正常,双肺呼吸音清,心脏听诊律齐,未闻及杂音,血压 112/70mmHg,心率 71 次 /min,呼吸 20 次 /min。

辅助检查:

超声心动示:左心室射血分数 68%,左心室舒张末期内径 44mm,三尖瓣反流(轻度),余正常。

术前心电图:QT 间期延长(QT$_C$ 542ms),见图 30-1。

术前动态心电图:窦性心动过缓、过速,偶发房性期前收缩、室性期前收缩,长 QT 间期,最快心率 141 次 /min,最慢心率 48 次 /min。

术前血气结果:pH:7.390,PCO$_2$:31.8mmHg,PO$_2$:121.4mmHg,K$^+$:3.8mmol/L,Ca^{2+}:1.04mmol/L,Mg^{2+}:0.45mmol/L,Glu:6.1mmol/L,Hb:108g/L,BE:-4.1mmol/L。

心肌酶:BNP112pg/ml,肌酸激酶 193U/L。余实验室检查均正常。

入院诊断:宫内孕 38$^+$ 周,孕 1 产 0,LOA;长 QT 间期综合征,心功能 II 级;甲状腺功能亢进。

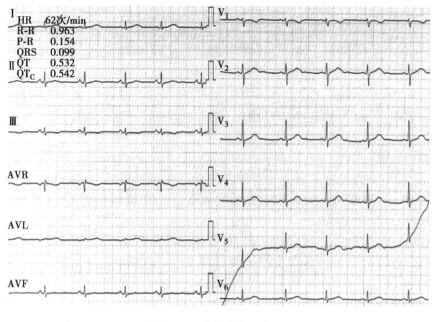

图 30-1　术前患者心电图

二、患者围手术期主要风险

该产妇足月妊娠,心功能正常,规律口服 β 受体拮抗剂,术前启动多学科讨论,继续目前药物治疗,积极补钾补镁,暂时不考虑心脏辅助治疗,但围产期需要积极预防可能出现的恶性心血管事件。

1. 术前患者 QTc 达到 542ms,有晕厥史 3 次,属于高危(见后述),口服普萘洛尔,未安放起搏器或置入式心脏转复除颤器(implantable cardioverter-defibrillators,ICD),围手术期紧张、焦虑等均会导致产妇交感神经兴奋,诱发恶性心律失常如尖端扭转型室性心动过速(TdP),导致猝死。

2. 患者术前禁食水及术中失血补液,会存在电解质紊乱如低钾、低镁,有诱发室性心律失常的风险,尤其合并产科大出血,更容易导致内环境紊乱,诱发心血管事件。

3. 采用椎管内麻醉易造成阻滞平面过低、阻滞不全导致镇痛不完善,诱发交感神经兴奋,甚至椎管内麻醉失败需要全身麻醉完成手术,均会对患者造成进一步刺激,出现恶性心律失常。

4. 胎儿娩出后,回心血量的增加及缩宫素的应用,会引发血流动力学波动,诱发恶性心律失常的发生。

5. 手术牵拉子宫和腹膜,易导致迷走反射影响心率,甚至引发心脏停搏。

综合会诊意见,围手术期可能出现的主要风险:围手术期恶性心律失常,TdP,猝死;围产期大出血抢救困难。

三、麻醉及术中管理

(一)麻醉前

嘱口服普萘洛尔至术晨。患者入室后,面罩吸氧,迅速监测五导联心电图,脉搏血氧饱和度,贴体外除颤电极,开放粗大外周静脉。局麻下行左桡动脉穿刺置管监测有创动脉血压,局麻下行右侧颈内静脉穿刺置管(避免导丝过深诱发心律失常)。监护仪监测示:窦性心律,心率 52 次 /min,血压 143/78mmHg,中心静脉压 8mmHg,吸空气指脉搏氧饱和度(SpO_2)99%。于桡动脉抽动脉血进行血气分析,结果示:pH:7.410,PCO_2:33mmHg,PO_2:129.3mmHg,K^+:4.33mmol/L,Mg^{2+}:0.61mmol/L,Ca^{2+}:1.26mmol/L,Glu:3.72mmol/L,Hb:125g/L,BE:−1.4mmol/L。

麻醉室前准备急救药物,包括艾司洛尔、去甲肾上腺素、硫酸镁、异丙肾上腺素、氯化钙、麻黄碱、肾上腺素等。术前贴体外除颤电极。

(二) 麻醉实施

患者右侧卧位(自述右侧卧位比左侧卧位更舒适),于 L_2~L_3 间隙行腰硬联合麻醉,蛛网膜下腔穿刺,行单次腰麻,给予 0.375% 重比重布比卡因 10mg。测麻醉平面 T_6~S_4。左侧 30° 卧位,避免仰卧位综合征。3 分钟后血压 105/72mmHg(并有下降趋势),心率 55 次 /min,呼吸 18 次 /min,SpO_2 100%。予以麻黄碱 10mg 中心静脉推注,加快输液速度,血压回升为 131/77mmHg,心率 67 次 /min,$SpO_2$100%。手术开始。并于中心静脉缓慢补充 30ml 门冬氨酸钾镁注射液。

(三) 术中管理

切皮时转为平卧位。8 分钟后娩出一活婴,待胎盘剥除,于外周静脉给予 20U 缩宫素(10U 入壶,10U 入 500ml 林格液)。术中维持血压 105~140/72~80mmHg,心率 55~72 次 /min 之间。

手术历时 1 小时,尿量 300ml,出血 200ml,输入林格液 1500ml,麻黄碱总用量 30mg,未使用其他血管活性药。术毕监护下安返外科监护室(SICU)。

术毕血气:pH:7.430,PCO_2:37mmHg,PO_2:133.1mmHg,K^+:4.76mmol/L,Mg^{2+}:0.63mmol/L,Ca^{2+}:1.24mmol/L,Glu:4.39mmol/L,Hb:118g/L,BE:−2.1mmol/L。

四、术后管理及转归

术后镇痛采用硬膜外自控镇痛(PCEA)。监测示:窦性心律,心率 60 次 /min,血气值满意,余实验室检查基本正常。患者术后 24 小时转回普通病房,恢复普萘洛尔口服,无心血管系统相关并发症。术后第 3 天顺利出院,门诊随诊。

五、长 QT 间期综合征患者接受剖宫产围麻醉期管理要点

长 QT 间期综合征患者接受非心脏手术,首先明确导致 LQTS 的原因及其分型,明确治疗手段。对于术前是否需要安装临时起搏器或置入式心脏转复除颤器(ICD),需请心脏电生理医师进行评估。遵循一定的管理原则:

(一) 术前准备

1. 请心内科电生理医师明确长 QT 间期综合征的类型(肾上腺素能依赖型或心跳骤停依赖型),从而做好相应的应对治疗准备。肾上腺素能依赖型以 β 受体拮抗剂治疗为主,心跳骤停型以提高心率为主如异丙肾上腺素或起搏治疗。

2. 术前积极纠正导致 QT 间期延长的因素,纠正电解质异常,尤其是镁、钾和钙离子的异常,保证处于正常范围高限。如本例患者,术前及入室后均进行补钾、补镁。

3. 避免应用导致 QT 间期延长的任何药物。避免紧张、激动等交感神经兴奋因素,术前采用咪达唑仑等适当镇静。

4. 避免及纠正任何原因导致的心动过缓,因为心动过缓通常是 TdP 的前兆。

5. 明确起搏器及 ICD 指征,预防 TdP 发作,防治心源性猝死。接受 β 受体拮抗剂治疗后仍有症状(伴晕厥史)者,可辅以永久性起搏器,如经 β 受体拮抗剂抑制心室率仍然出现症状或反复发作 TdP 时,应考虑应用 ICD。

6. 接受 β 受体拮抗剂持续至手术当天并维持整个围手术期。如本例患者,一直规律口服普萘洛尔。接受起搏器治疗的患者,术前需对起搏器进行相应的调整及检查,防止起搏器失灵。

7. 术前贴好体外除颤电极,并做好心肺复苏准备。

(二)麻醉及术中管理

1. 麻醉方式　在满足手术需求的基础上且无区域阻滞及椎管内麻醉禁忌者,尽可能避免全麻,以减少全麻药物对胎儿的影响,同时避免气管插管的刺激。椎管内麻醉时,局麻药中不加肾上腺素,阻滞平面不宜超过 T_6,但避免阻滞平面过低或阻滞不全导致的镇痛不全而出现交感神经兴奋,诱发 TdP。

2. 监测　除常规监测外,选择多导联心电图监测,可发现并监测长 QT 间期综合征(LQTS)。必须采用有创动脉血压监测,中心静脉置管适用于术前未安置起搏器的重症 LQTS 患者,不仅可用于术中快速给药,还可在紧急状况下,由导管内置入导丝安置心内起搏器或除颤电极。其余轻症病例可酌情考虑是否进行深静脉穿刺置管。特别注意深静脉置管的深度,不可触碰心脏。

3. 维护血流动力学稳定　维持合适的灌注压、容量及心率,及时补充容量,必要时结合血管活性药物,但注意去氧肾上腺素及甲氧明的心动过缓作用,尽可能避免使用。

4. 药物　避免应用导致 QTc 延长的任何麻醉药物(见后)。

5. 避免心动过缓　积极纠正任何原因导致的心动过缓,避免任何原因引起的迷走反射,如内脏牵拉、腹膜牵拉、按压颈动脉窦等。当发生心动过缓时(心率 <50 次 /min),可考虑应用小剂量麻黄碱及异丙肾上腺素进行纠正。安装起搏器的患者可在术前将起搏器起搏频率设定到较高的水平,既可防止心动过缓导致 TdP 的发生,还能终止心律失常。

6. 发生意外应对　预防为主,一旦发生尖端扭转型室性心动过速,处理方法如下:

(1) 如患者血流动力学不稳定,应立即电复律(1~2J/kg)。

(2) 如血流动力学稳定,肾上腺素能型 QT 延长可静脉用 β 受体拮抗剂作为首选药物,利多卡因可作为辅助用药。

(3) 若 TdP 恶化为心室颤动或出现血流动力学障碍,应紧急电除颤。对紧急除颤无效者,也可给予硫酸镁。顽固性心室颤动者禁忌应用胺碘酮。

(4) 静脉补钾(氯化钾,使血钾水平达到 4.5mmol/L 以上)、补镁(硫酸镁或门冬氨酸钾镁)可抑制触发激动。

(5) 对于心跳骤停型 QT 延长,无论患者血清镁高低,都应立即静脉给予硫酸镁,首选缓慢静脉推注硫酸镁 2g,无效时追加 2g,若仍无效,可静脉滴注异丙肾上腺素或临时心脏起搏提高心率,使心室率维持在 70~100 次 /min。

注意大剂量硫酸镁可能发生中毒反应,膝反射丧失是镁中毒的信号,随着血镁浓度的升高,可发生低血压、昏睡、传导阻滞甚至心脏停搏,需要有经验的麻醉科医师进行处理。

7. 内环境　保证足够通气,充分供氧,避免酸中毒、高钾血症等提高心肌起搏阈值的因素,同时避免缺氧和低钾血症降低心肌起搏阈值而诱发心室颤动。

8. 注意避免术中低温　低温可导致心率减慢、传导阻滞。

（三）术后管理

麻醉结束后注意镇痛衔接,若选择全麻,要避免气管导管拔出刺激,采用深麻醉下拔管(见第二篇第三章),禁忌术后肌松药拮抗。术后采用多模式镇痛,安装患者自控镇痛装置,降低术后疼痛等应激。术前口服β受体拮抗剂术后继续服用,可考虑口服门冬氨酸钾镁片。

六、相关知识延伸

（一）QT 间期、长 QT 间期综合征（long Q-T syndrome，LQTS）

QT 间期代表心室的除极和复极全过程。QT 间期的测量是从 QRS 波群起点至 T 波终点,取 QT 间期最长的导联中 3~5 个测量值的平均值,通常选 Ⅱ 或 V₅ 导联。因为 24 小时动态心电图的长 QT 间期没有相关诊断标准,因此动态心电图不作为 LQTS 的诊断评估标准。由于 QT 间期受心率影响较大,故 QT 间期延长定义取心率校正后的指标,称为校正 QT 间期（QTc）。

长 QT 间期综合征是一种常染色体遗传性心脏病,分为获得性和先天性。先天性长 QT 间期综合征以反复发作晕厥、抽搐、甚至猝死为临床特征。心电图(通常在 Ⅱ 和 V₅)出现校正QT 间期（QTc）延长(女性 QTc>480ms,男性 QTc>470ms),T 波双向,双峰,切迹及宽大等表现(图 30-2)。QTc>500ms 者为高危象,QTc>600ms 者为极高危。LQTS 使复极延长导致心肌细胞不应期的不均一,可引起后除极化触发的室性心动过速,在一定情况下,触发的室性心动过速引起折返性心室节律,表现为多形性室性心动过速,也叫尖端扭转型室性心动过速（TdP）,并可能恶化为心室颤动。诊断依据为心电图表现、病史(晕厥、耳聋)及家族史,部分静息心电图没有表现。

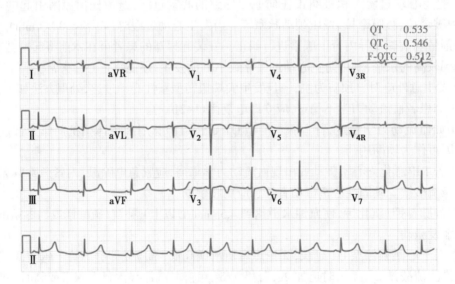

图 30-2　典型长 QT 间期综合征心电图

（二）LQTS 分型

1. 原发性长 QT 间期综合征　包括能产生离子通道功能障碍的基因突变及先天性长QT 间期综合征,发病年龄多为(21±15)岁,女性多见,常有晕厥或猝死家族史。该类长 QT 间期综合征多为肾上腺素能型。根据基因类型,又可分为 LQT1、LQT2 和 LQT3。LQT1 患者

T 波呈单峰状,非对称性高耸,基底部宽大,LQT2 患者多个导联 T 波呈双峰,电压偏低,LQT3 患者 ST 段相对较长,T 波延迟出现,T 波尖锐 / 双向,非对称,振幅高,基底部较窄。不同分型的 LQTS 心电图表现如图 30-3。根据 40 岁之前首次出现心血管事件(晕厥、心源性休克、猝死)的可能性,三种不同类型的风险如表 30-1。高风险、中风险、低风险首次心血管事件发生率分别为 >50%、30%~50%、≤30%。

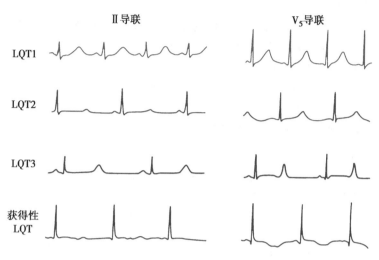

图 30-3　不同分型的 LQTS 心电图表现

表 30-1　不同基因类型 LQTS 风险

基因类型	500<QTc<550ms		QTc≥550ms	
	男性	女性	男性	女性
LQT1	低风险	低风险	高风险	高风险
LQT2	低风险	中风险	高风险	高风险
LQT3	中风险	中风险	高风险	高风险

2. 继发性(获得性)长 QT 间期综合征　可由代谢异常(如急性低钾血症、甲状腺功能减退)、疾病(如心肌炎、蛛网膜下出血)和药物所引起。

（三）围手术期导致 QT 间期延长的药物

围手术期相关用药会导致 QT 间期延长,尽可能避免使用,防止诱发恶性心血管事件。

1. 抗心律失常药:普鲁卡因胺、胺碘酮等。

2. 抗菌药:红霉素、克拉霉素、莫西沙星、氟康唑、酮康唑等。

3. 抗精神病药:氯丙嗪、氟哌啶醇等。

4. 止吐药:甲氧氯普胺、昂丹司琼、格拉司琼等。

5. 抗组胺药。

6. 麻醉药物:杜冷丁、羟考酮、丁丙诺啡、氯胺酮禁忌使用。吸入麻醉药,尽可能不采用,但对于围手术期接受 β 受体拮抗剂者,可以考虑使用。

7. 抗胆碱脂酶和抗胆碱能药物,尤其阿托品。该类患者应避免在手术结束后应用新斯的明和阿托品进行肌松拮抗。

(四) 长 QT 间期综合征治疗原则与方法

根据临床表型的特点和危险分层,LQTS 患者需要进行个体化治疗。无论是先天性的还是获得性的 LQTS 患者都必须停止服用一切有延长 QT 间期作用的药物。

1. 长期治疗　减少诱发,如纠正低血钾。LQT1、LQT2 及大多数基因型阴性 LQTS 患者,β 受体拮抗剂应作为一线治疗,应用至患者可耐受的较大剂量,首选普奈洛尔,注意要逐渐加量,避免 β 阻滞剂突然停用。

2. 心脏起搏治疗　起搏治疗一般不作为单一治疗,需与 β 受体拮抗剂联合应用,预防心率过慢及心脏停搏,可使用临时心脏起搏和永久起搏。

3. 左心交感神经切除术(LCSD)　可减少心脏事件。

4. 置入式心脏复律除颤器(ICD)　适用于充分剂量的 β 受体拮抗剂治疗后仍有晕厥发作。对于药物不耐受或无效及心脏停搏后存活的患者,应用 ICD 作为二级预防治疗。对有 β 受体拮抗剂禁忌证的患者,应考虑使用 ICD。

LQTS 治疗方法见表 30-2。

表 30-2　LQTS 治疗总结

类型	治疗方法	治疗指征
先天性	β 受体阻滞剂	无论有无症状(禁用于支气管痉挛)
	颈胸交感神经切除术	有难治性症状者,尤其儿童
	心脏起搏	与心动过缓及停搏有关的难治性症状
	植入型心律转复除颤器(ICD)	心脏骤停、难治性晕厥、中高危患者(表 30-1)
获得性	去除诱因	所有患者
	硫酸镁(即使血镁正常)	非持续性室速、间断扭转型室颤
	补钾至血清 K^+>4.5mEq/L	血清 K^+<4.5mEq/L
	增加心率(心脏起搏或异丙肾)	心动过缓,硫酸镁难治性心律失常

(崔博群　梁　翠　赵丽云)

参考文献

[1] JOEL A. KAPLAN,DAVID L. REICH,CAROL L. LAKE,et al. 卡普兰心脏麻醉学[M]. 岳云,于布为,姚尚龙,译. 5 版. 北京:人民卫生出版社,2008.

[2] ROBERTA L. Stoelting's Anesthesia And Co-Existing Disease[M]. 6th ed. Singapore:Elsevier Pte Ltd,2017.

[3] GIUDICESSI JR,RODEN DM,WILDE AAM,et al. Classification and reporting of potentially proarrhythmic common genetic variation in long qt syndrome genetic testing[J]. Circulation,2018,137(6):619-630.

[4] ROHATGI RK,SUGRUE A,BOS JM,et al. Contemporary outcomes in patients with long QT syndrome[J]. J Am Coll Cardiol,2017,70(4):453-462.

[5] BOHNEN MS,PENG G,ROBEY SH,et al. Molecular pathophysiology of congenital long QT syndrome[J]. Physiol Rev,2017,97(1):89-134.

[6] GolovinaGA,Duplyakov DV. Key points of the 2017 ACC/AHA/HRS Guideline for the evaluation and management of patients with syncope[J]. Kardiologiia,2018(8):89-100.

第三十一章 妊娠合并阵发性室上性心动过速患者剖宫产麻醉管理

引言:阵发性阵发性室上性心动过速属于快速心律失常的主要类型,而妊娠合并阵发性室上性心动过速临床上尽管不常见,但对孕妇及胎儿影响大,部分呈持续性发作者可导致母体及胎儿缺氧,出现严重后果,处理不及时会危及母婴安全甚至生命。该类患者行剖宫产手术时,麻醉科医师不仅要对阵发性室上性心动过速分类和病理生理改变有充分的认识,还需做到积极预防和及时有效的处理。

一、病例概要

(一)病史

患者,35 岁,身高 170cm,体重 60kg,孕 1 产 0,孕 34+ 周,因"反复发作心悸不适 1 月余"入院。患者妊娠前曾诊断"阵发性室上性心动过速",口服普罗帕酮自觉症状好转。妊娠 20 周后感觉心慌加重,发作数次,急诊心电图见图 31-1,行动态心电图检查,诊断"阵发性室上性心动过速,房性期前收缩成串,心房扑动,心率最快达 220 次 /min",外院行射频消融手术,未成功。自述发作时有眩晕感,并自行进行刺激呕吐的方法可缓解。近 1 月发作频繁,遂入院。

本次住院予维拉帕米 5mg 加入 5% 葡萄糖溶液 10ml 内缓慢静脉注射后,并予拉贝洛尔 10mg 口服,1 次 /d,维生素、ATP、葡萄糖等心肌营养药物静脉滴注,口服普罗帕酮,维持相对平稳。曾发作两次快速心律失常,分别予以普罗帕酮 70mg 缓慢静脉推注后好转,心率可恢复至 90~110 次 /min。

(二)术前检查结果及体征

查体:神清,双肺呼吸音清,心律不齐。血压:115/70mmHg,心电监护显示心率:125~145 次 /min,呼吸 16 次 /min。

辅助检查:

ECG 示:阵发性室上性心动过速,ST 段改变,室率 123 次 /min。24 小时动态心电图示:阵发性室上性心动过速,偶发房性期前收缩、短阵房性心动过速,平均心率 114 次 /min,最快 204 次 /min,最慢 96 次 /min。

心脏超声心电图示(图 31-2):左心房增大,二尖瓣反流(轻度),三尖瓣反流(轻度);左心室收缩功能减低,LVEF 48%。

X 线:双肺纹理略增重。

实验室检查:术前血气结果:pH:7.310,PCO_2:30.8mmHg,PO_2:101.4mmHg,K^+:3.9mmol/L,

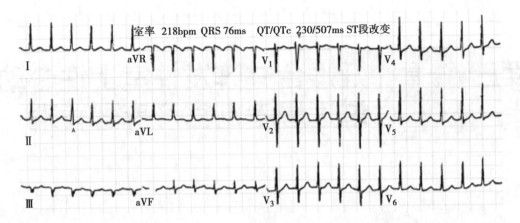

室率　218bpm　QRS 76ms　QT/QTc 230/507ms　ST段改变

图 31-1　孕 20 周阵发性室上性心动过速发作时心电图

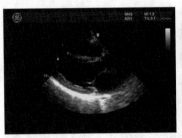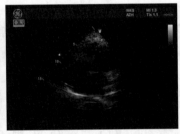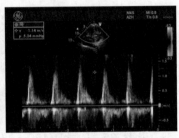

主动脉根部	28	mm	室	厚度	8	mm	左心收缩功能				左心舒张功能		
升主动脉内径	26	mm	间	运动幅度	3	mm	射血分数	48	%		E 波最大流速	130	cm/s
二	瓣口面积		cm²	隔	与左心室后壁向运动			缩短分数	24	%		A 波最大流速	41	cm/s
尖	瓣环径		mm	左	舒末内径	44	mm	E/A					
瓣	压力减半时间		ms	心	收末内径	33	mm	主动脉最大流速	108	cm/s			
肺	主干径	26	mm	室	后壁厚度	9	mm	左心室流出道流速				肺动脉最大流速	74	cm/s
动	右肺动脉径		mm		后壁运动幅度	7	mm	压 力 阶 差					
脉	左肺动脉径		mm	右	前后径	19	mm		收缩期			舒张期	
左心房	36×36×41	mm	心	流出道	25	mm	取样部位	流速	cm/s	取样部位	流速	cm/s
右心房		mm	室	前壁厚度		mm		压差	mmHg		压差	mmHg

超声描述：
剑下切面图像显示欠清
1. 各心腔内径正常范围
2. 各心室室壁厚度及运动正常
3. 各瓣膜形态及运动未见异常，CDFI：收缩期二尖瓣心房侧见少量反流信号，反流面积 3.9cm²。收缩期三尖瓣心房侧见少量反流信号，反流面积 1.9cm²，TRVmax：206cm/s，PG：16mmHg，TI 法估测 SPAP：21mmHg
4. 主动脉、肺动脉未见异常
5. 检查过程中患者心律不齐

超声提示：
二尖瓣反流（轻度）
三尖瓣反流（轻度）
左心室功能轻度减低

图 31-2　术前超声心电图

Ca^{2+}：1.12mmol/L，Mg^{2+}：0.49mmol/L，Glu：6.06mmol/L，Hb：118g/L，BE：−2.5mmol/L；BNP：152pg/ml。余实验室检查均正常。

入院诊断：1. 宫内孕 34[+] 周，孕 1 产 0，LOA；2. 阵发性室上性心动过速，并频繁发作；3. 心功能Ⅱ~Ⅲ级；4. 射频消融术后，未成功。

二、患者围手术期主要风险

产妇宫内孕 34$^+$ 周，合并阵发性室上性心动过速并频繁发作，目前心脏超声心电图提示左心功能有降低，心功能Ⅱ~Ⅲ级。术前启动多学科讨论，一致认为应尽快终止妊娠，围手术期可能发生如下风险：

1. 产妇术前阵发性室上性心动过速发作频繁，自述发作时有眩晕感，射频消融手术未能成功，并且超声心动图显示有左心衰竭表现，随着孕期增加，心脏负担进一步加重，会导心律失常多次发作，从而导致急性左心衰竭。

2. 患者基础室率快，椎管内麻醉导致的低血压及相对容量不足，会诱发心率进一步增快，从而诱发阵发性室上性心动过速发作。若出现产科出血，也会因血容量一过性不足而诱发阵发性室上性心动过速。

3. 胎儿娩出前阵发性室上性心动过速发作若不能及时扭转，会导致胎盘血供不足，引起新生儿缺氧窒息。

4. 胎儿胎盘娩出后回心血量的增加及缩宫素的应用，均会引发血流动力学波动，有诱发阵发性室上性心动过速及导致心力衰竭加重的可能。

5. 术中发生阵发性室上性心动过速药物及电复律均无法逆转，出现恶性心律失常危及生命。

综合会诊意见，围手术期可能出现的主要风险包括：阵发性室上性心动过速发作，对药物及电复律不敏感，猝死；心力衰竭加重；围产期大出血；新生儿窒息。

三、麻醉及术中管理

（一）麻醉前

患者入室，可平卧，神清合作，连接五导联心电图，血氧饱和度探头。不吸氧时 SpO$_2$ 98%，心率 116 次/min。建立外周静脉通路后，局部麻醉下行有创动脉压穿刺置管，基础血压 123/65mmHg。局麻下行右侧颈内静脉穿刺置管（避免导丝过深诱发心律失常），中心静脉压 5cmH$_2$O。

患者入室前准备急救药物，包括去氧肾上腺素、去甲肾上腺素、腺苷、普罗帕酮、氯化钙、艾司洛尔、肾上腺素等。配制泵注去甲肾上腺素（2mg/50ml 生理盐水）、多巴胺（210mg/50ml），并连接于中心静脉管待用。贴好体外除颤电极。麻醉前测定血气，基本正常范围。

（二）麻醉实施

麻醉方式选择单次腰麻，选择 L$_{2-3}$ 间隙行蛛网膜下腔穿刺，采用布比卡因 12.5mg 腰麻，麻醉阻滞平面 T$_6$~S$_4$。麻醉后间断给予去氧肾上腺素 20~100μg 纠正外周血管阻力降低，同时摇床加手法置子宫左倾 30° 位，防止仰卧位综合征引起的血压降低心率增快，同时泵注去甲肾上腺素 0.02μg/（kg·min）。同时补钾、补镁。

（三）术中管理

麻醉阻滞平面满意，手术开始，胎儿顺利娩出，胎盘娩出后突然出现血压下降，最低 57/34mmHg，心率 220 次/min，立即给予去氧肾上腺素 100μg，并加大去甲肾上腺素剂量，同时经中心静脉缓慢推注普罗帕酮 70mg，心率逐渐下降至 80~90 次/min 之间，血压回升，考虑术前心功能差，遂加用多巴胺 5μg/（kg·min），血压维持在 110~130/60~70mmHg 之间。产科采用手法按摩子宫并宫腔内置水囊压迫止血，未使用缩宫素，之后血压心率维持平稳。

手术时间 1 小时 10 分钟, 术毕血压 125/67mmHg, 心率 85 次 /min。血气值 pH: 7.410, PCO_2: 34.8mmHg, PO_2: 136.4mmHg, K^+: 4.9mmol/L, Ca^{2+}: 1.22mmol/L, Mg^{2+}: 0.59mmol/L, Glu: 8.83mmol/L, Hb: 108g/L, BE: –4.5mmol/L。继续应用血管活性药多巴胺 $5\mu g/(kg \cdot min)$, 去甲肾上腺素 $0.05\mu g/(kg \cdot min)$, 安返监护室。

术程尿量 50ml, 出血 150ml, 总入量 500ml (含门冬氨酸钾镁注射液 50ml)。

四、术后管理及转归

术毕继续术中治疗, 常规心电监护, 吸氧。术后镇痛采用静脉自控镇痛 (PCA): 舒芬太尼 $2\mu g/h$。术后 6 小时逐渐停用血管活性药, 产妇无不适, 未再出现阵发性室上性心动过速发作。次日心肌酶正常, BNP 有升高, 达 322pg/ml, 余等未见异常。恢复口服普罗帕酮, 并适当利尿, 补充电解质。术后第 3 天转回产科病房, 第 5 天出院。出院时超声心动图结果显示, 左心室射血分数恢复为 60%, 左心房较术前缩小, 心内科随诊。

术后随访患者, 出院后发作 1 次, 自行缓解, 后再次行心内科射频消融治疗, 成功转复。

五、妊娠合并阵发性室上性心动过速患者接受剖宫产围麻醉期管理要点

妊娠合并阵发性阵发性室上性心动过速产妇行剖宫产手术时, 围手术期应着重注意预防快速阵发性室上性心动过速发作引起的血流动力学变化, 尤其胎儿娩出前, 会直接影响胎盘血供, 导致胎儿缺氧窒息, 麻醉管理要点如下:

(一) 术前准备

妊娠合并阵发性室上性心动过速产妇行剖宫产手术前需要仔细采集病史, 记录孕产妇阵发性室上性心动过速发作次数、频率、持续时间、是否晕厥和妊娠终止方式等。应完善必要术前检查, 包括血气电解质分析、心肌酶谱、BNP 等。术前 24 小时动态心电图提供异常节律、预激、QT 间期、窦性心动过速、ST 段异常等可能存在问题。心脏超声检查可排除心脏器质性病变引起的阵发性室上性心动过速及心律失常性心肌病。

注意产妇术前采用的抗心律失常药物, 术前准备可能阵发性室上性心动过速发作所需药物 (利多卡因、腺苷、普罗帕酮、维拉帕米、β 受体拮抗剂等), 并准备其他急救药物 (去甲肾上腺素、肾上腺素、多巴胺、去氧肾上腺素、山莨菪碱等)。术前贴好体外除颤电极。

(二) 麻醉监测

麻醉监测包括五导联心电图、血氧饱和度、有创动脉血压。若术前超声提示有心脏结构性问题和 / 或阵发性室上性心动过速发作频繁的产妇, 建议麻醉前建立深静脉通路 (特别注意在深静脉置管时, 避免深静脉管触碰心脏诱发心律失常)。若发作较轻, 可考虑开放两条外周静脉通路, 备阵发性室上性心动过速发作时分别进行药物治疗及补液。

(三) 麻醉实施及管理

1. 麻醉方式　麻醉方式多采用椎管内麻醉, 无心功能不全者可选择腰硬联合麻醉或单次腰麻, 注意局麻要不加肾上腺素。椎管内麻醉禁忌者采用全身麻醉, 但确保麻醉深度, 避免气管插管及拔管时的强刺激。

2. 避免心动过速　无论哪种麻醉方式, 均需要预防心动过速, 因部分室上性心动过速的诱发是由于原位的自律性增高诱发的, 因此窦性心动过速可能诱发室上性心动过速, 需要高度重视。术中注意补充容量, 避免贫血, 防止因容量不足及贫血导致的心动过速。

3. 血管活性药物　推荐选择 α 受体拮抗剂类药物如去氧肾上腺素或甲氧明进行纠正

由麻醉导致的外周血管阻力降低和仰卧位综合征引起的血压降低心率增快。麻黄碱类药物有诱发室上性心动过速可能,故不推荐该类产妇使用。若患者合并有心功能不全,可考虑酌情使用去甲肾上腺素升高血压,但需要从小剂量开始,防止去甲肾上腺素的β1受体效应引起的心动过速。

4. 缩宫素　缩宫素的应用也是导致出现阵发性室上性心动过速的重要原因,需要高度警惕,建议采用缓慢静脉滴注的方式给予。

5. 电解质维护　麻醉前及术中进行血气分析,维护电解质在正常范围,保持血钾、血镁、血钙在正常范围,避免缺氧酸中毒。

（四）术中室上性心动过速发作的治疗

室上性发作重在预防,若不可避免出现,尤其对学血流动力学有影响者,需要尽快转复,必要时紧急电复律。

1. 若术中出现室上性心动过速发作,首先在抢救的同时,紧急娩出胎儿,解除子宫对下腔静脉的压迫,利于保证回心血量及产妇阵发性室上性心动过速发作的终止。

2. 若为窄 QRS 波形的阵发性室上性心动过速,伴有血压下降者,首先采用去氧肾上腺素提升血压,部分阵发性室上性心动过速可由于去氧肾上腺素反射性心率减慢而使发作终止,如本例患者。若同时术前合并心功能不全者,适当加用正性肌力药,如本例,加小剂量多巴胺。同时紧急采用迷走神经刺激(如颈动脉窦按摩)。若上述方法无效,血压尚可接受,即采用药物治疗,如下:

（1）腺苷(6mg 快速静脉注射,无效时可再次给予 12mg 静脉推注)为首选。

（2）也可选用钙通道阻滞剂维拉帕米(2.5~5mg 静脉注射,必要时重复给予)。

（3）普罗帕酮(1.5~2mg/kg 缓慢静脉推注,不低于 10 分钟内给予)。

（4）β 受体拮抗剂［艾司洛尔 0.5mg/kg,静脉注射时间大于 1 分钟,之后 0.05~0.25mg/(kg·min)维持,或 2 分钟以上静脉注射美托洛尔 2.5~5mg］。

应注意上述药物的低血压和心动过缓等副作用,应适当采用药物处理低血压及心动过缓状态。若以上治疗无效,尽快采用直流电转复(方法及能量见后述)。

3. 若为宽 QRS 型室上性心动过速发作,血流动力学不稳定者,立即行直流电转复。若血流动力学尚稳定,可选用抗心律失常药物,无器质性心脏病可选用普罗帕酮、β 受体拮抗剂。对左心室功能损害或有心力衰竭征象者,胎儿娩出后可考虑胺碘酮。

（五）术后管理

术后仍需要密切监测,预期注意血容量的变化,术后因用药不受限制,可请心脏电生理医师进行详细评估,决定进一步药物治疗或心内消融治疗。

六、相关知识延伸

（一）成人室上性心动过速概念及处理流程

室上性心动过速(supraventricular tachycardia,SVT)是指起源于房室束分支以上部位的快速性心律失常,发病机制多为折返。折返涉及心房、房室交界、房室束及心室。绝大多数的室上性心动过速表现为窄 QRS 波室上性心动过速,少数表现为宽 QRS 波心动过速。种类包括房性心动过速、房室折返性心动过速及房室结折返性心动过速,心房颤动和心房扑动也属于阵发性室上性心动过速范畴,但由于其明确的心电图特点,临床上往往单独叙述。

室上性心动过速治疗的目的是中止折返。对于发作性室上性心动过速,首先评估血流动力学状态,若出现血流动力学不稳定,立即采用电复律治疗。若血流动力学稳定,窄 QRS 波室上性心动过速,首先使用迷走神经刺激法,如果无效可以给予腺苷,也可考虑静脉应用 β 受体拮抗剂或钙通道阻滞剂,但注意外周血管扩张和负性肌力作用导致的血压下降。宽 QRS 波心动过速,不选择 β 受体拮抗剂、钙通道阻滞剂及毛花苷 C 等,可以静脉给予普罗帕酮。处理流程见图 31-3。

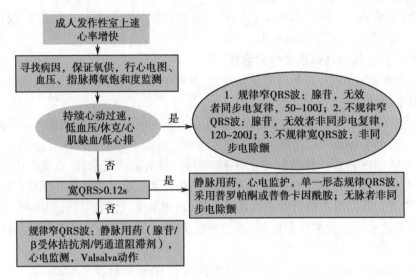

图 31-3　室上性心动过速处理流程图

(二) 妊娠对 SVT 发作的影响及处理

妊娠期随雌 / 孕激素、血浆儿茶酚胺、血容量及心率的增加,导致心肌的应激性增高,可能会改变了折返环路上的不应期,同时情绪紧张导致的交感张力增高亦增加了心肌的自律性和传导性。因此妊娠期可使原有的 SVT 的发作频率和程度加重,或诱发出现心律失常。

2018 年 ESC 妊娠合并心血管疾病指南指出:

1. 对于静息状态下不合并预激的 SVT,应用 β1 选择性受体拮抗剂或维拉帕米预防发作(Class Ⅰ,C)。

2. 对于合并预激综合征的 SVT,应用氟卡尼和普罗帕酮预防发作(Class Ⅰ,C)。

3. β 受体拮抗剂用于心房颤动 / 心房扑动患者的心率控制(Class Ⅰ,C),如地高辛、美托洛尔等房室结阻滞药物无效时,可应用氟卡尼、普罗帕酮和索他洛尔预防 SVT、心房颤动、心房扑动(Class Ⅱa,C)。

4. 对药物无效持续性发作或不能耐受的 SVT,在有经验的中心应考虑应用心脏电解剖标测系统进行导管消融(Class Ⅱa,C)。新指南重新强调了导管消融在室上性心动过速治疗中的重要地位。

5. SVT 急性发作时推荐物理方法如迷走神经刺激,或静脉注射腺苷(Class Ⅰ,C),血流动力学不稳定或预激综合征合并心房颤动时,直接电复律(Class Ⅰ,C)。

6. 妊娠合并心房颤动者,采用如图 31-4 流程处理。注意还需要考虑抗凝治疗。推荐 $CHA_2DS_2\text{-}VASc$ 积分≥2 项危险因素的孕产妇接受抗凝治疗,2018 年 ESC 妊娠合并心血管疾病指南及 2016ESC 心房颤动管理指南建议,孕早期(前 3 月)采用低分子量肝素,孕中 - 晚

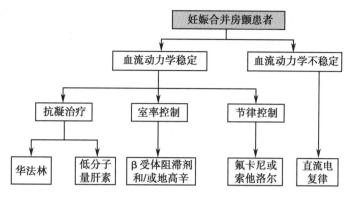

图 31-4　妊娠合并心房颤动患者处理方法

期(3~9 个月)采用华法林,孕晚期(最后 1 个月)改为低分子量肝素。不推荐应用新型口服抗凝药(NOAC)如达比加群、利伐沙班等。

（三）妊娠期间心脏电复律考虑

妊娠期期间各个阶段直流电复律都是安全的,孕产妇血流动力学不稳定时直接行电复律,不影响胎儿血供,但需要注意以下问题:

1. 因子宫肌层和羊水都是电流良导体,妊娠晚期行电复律可能诱发早产,需同时行胎心监护,部分产妇电复律后出现明显的子宫张力增加,胎儿心动过缓,严重者胎儿可出现心室颤动。

2. 电极板在肋骨上的位置向下不要超出心尖范围,否则电流容易到达增大的子宫,造成胎儿窘迫。

3. 电复律时产妇置于子宫体左倾体位以免主动脉和腔静脉受压。

（四）妊娠期间心律失常类药物的选择

孕期抗心律失常药物的选择受到限制,尤其早期,由于药物对胎儿的致畸等不确定作用,往往给治疗选择带来困难。

1. 孕期安全或相对安全的抗心律失常药物:地高辛、腺苷、利多卡因、β 受体拮抗剂,氟卡尼、普罗帕酮临床应用相对安全,但都可轻易通过胎盘,氟卡尼有致胎儿死亡的报道,需谨慎使用。

2. 孕期相对不安全抗心律失常药物:胺碘酮可通过胎盘,用后胎儿不良反应发生率较高,如胎儿发生宫内发育迟缓、早产、心动过缓、胎儿甲状腺功能减退等,因此只有危及生命的情况下才能使用。钙通道阻滞药维拉帕米对胎儿无不良反应,地尔硫草在怀孕 3 个月应用可能导致新生儿缺陷。

（五）心律失常性心肌病

心律失常性心肌病是指因心动过速、心动过缓、节律不规整及心脏收缩不同步等心律失常引起的左心室结构或功能受损,经控制心室率或转复心律后,心脏功能大多可以逆转的一组心肌病。心律失常性心肌病又分为快速性和缓慢性两种,前者由心房颤动、心房扑动、阵发性室上性心动过速、室性心动过速等快速性心律失常引起,与扩张型心肌病的临床表现极为相似。

快速性心律失常会导致心动周期缩短,尤其是心室舒张期缩短更为显著,心输出量减少,从而造成心肌缺血,心肌血流储备量锐减。心脏在持续快速起搏后,会出现左右心室每搏输出量降低、左心室舒张期充盈压增高、左右心房压力增加、射血分数下降,导致心脏循环阻力增大、心腔扩大,进一步引发心力衰竭。氧化应激、心肌能量代谢异常、离子通道改变等均与病情加重有关。ASA 将有与持续性快速心律失常导致的心肌病归类为原发性心肌病中的获得心肌病。临床表现为活动耐力下降、心房扩大、左心室射血分数降低,BNP 及 NT-proBNP 增高。如本例患者,终止妊娠及治疗后心功能明显好转。

积极处理原发快速性心律失常有助于防止该类心肌病的发生。一旦发生,常常需要在采用药物纠正心力衰竭及快速心律失常的同时,选择电复律或心内科消融进行纠正。

（侯宇希　赵　芳　赵丽云）

参考文献

［1］ JOGLAR JA,CALDWELL MA,et al. 2015 ACC/AHA/HRS guideline for the management of adult patients with supraventricular tachycardia:a report of the American College of Cardiology/American Heart Association task force on clinical practice guidelines and the Heart Rhythm Society ［J］. J Am Coll Cardiol,2016,67（13）:e27-e115.

［2］ HELLENKAMP K,WEIL MB,ASCHKA C,et al. Fetal heart rate during termination of maternal supraventricular tachycardia with adenosine ［J］. Clin Res Cardiol,2014,103（5）:413-416.

［3］ YILMAZ F,BEYDILLI I,KAVALCI C,et al. Successful electrical cardioversion of supraventricular tachycardia in a pregnant patient ［J］. Am J Case Rep,2012,13:33-35.

［4］ LINK MS. Clinical practice. Evaluation and initial treatment of supraventricular tachycardia ［J］. N Engl J Med,2012,367（15）:1438-1448.

［5］ MAHTANI AU,NAIR DG. Supraventriculartachycardia ［J］. Med ClinNorth Am,2019,103（5）:863-879.

［6］ SONESSON SE,HEDLUND M,AMBROSI A,et al. Factors influencing fetal cardiac conduction in anti-Ro/SSA-positive pregnancies ［J］. Rheumatology（Oxford）,2017,56（10）:1755-1762.

［7］ GHOSH N,LUK A,DERZKO C,et al. The acute treatment of maternal supraventricular tachycardias during pregnancy:a review of the literature ［J］. J ObstetGynaecol,2011,33（1）:17-23.

［8］ CAPONE CA,GEBB J,DAR P,et al. Favorable neurodevelopmental outcome in a hypothyroid neonate following intracordal amiodarone for cardioversion of refractory supraventricular tachycardia in a fetus ［J］. J Neonatal Perinatal Med,2014,7（4）:305-309.

［9］ SARICAM E,MUTLU MF,OZKAN M,et al. The treatment for maternal supraventricular tachyarrhythmia in pregnant patients in ED practice ［J］. Am J Emerg Med,2016,34（8）:1702-1704.

第三十二章 妊娠合并三度房室传导阻滞患者接受剖宫产麻醉管理

引言：三度房室传导阻滞又称完全性房室传导阻滞，全部冲动不能下传，症状取决于是否建立了心室自主节律及心室率。严重心动过缓的患者，可出现急性心源性脑缺氧综合征（即阿-斯综合征），甚至猝死。妊娠合并三度房室传导阻滞接受剖宫产手术面临巨大的手术和麻醉风险，处理不当会造成母婴的严重并发症。因此术前需要充分评估传导阻滞的原因及继发性心脏改变，认识起搏器在该类产妇中应用的特殊性。

一、病例概要

（一）病史

患者，女，28岁，"停经38⁺周，发现心律失常23⁺周，见红一日"入院。患者平素月经规律，停经40天查尿hCG（+），阴道少量出血，口服保胎药物治疗。停经2月出现早孕反应。孕早期B超符合孕周。孕15⁺周产检，动态心电图提示：窦性心律，交界性心律，三度房室传导阻滞，偶发室性期前收缩，阵发ST-T改变。孕前无头晕、胸闷、气短、晕厥等不适，日常活动及体育活动无影响，未进行特殊处置。自觉近一周胎动减少，阴道少量出血，外院因"三度房室传导阻滞"而转入我院进一步治疗。

患者6年前年因右踝骨骨折住院，手术前发现心律缓慢，最低38次/min，诊断房室传导阻滞一至二度，当时安装临时起搏器完成手术。无冠心病、高血压、糖尿病病史。

（二）术前检查结果和体征

查体：神清，体温36.5℃，体重58.5kg，血压115/70mmHg，脉搏62次/min，呼吸16次/min。心音有力、律齐，心前区未闻及杂音。双肺呼吸音清。宫高36cm，腹围116cm，胎心140次/min。

辅助检查：

心电图（图32-1）示：窦性心律，心率62次/min，三度房室传导阻滞，交界区逸搏心律，ST-T改变。

动态心电图：窦性心律，三度房室传导阻滞伴结性逸搏心律，室性期前收缩，可见成对，二联律。

超声心动图示：左心室假腱索，射血分数及各心腔内径正常。

实验室检查基本正常。

入院诊断：宫内孕38⁺周，孕2产0，妊娠合并三度房室传导阻滞，心功能Ⅰ~Ⅱ级。

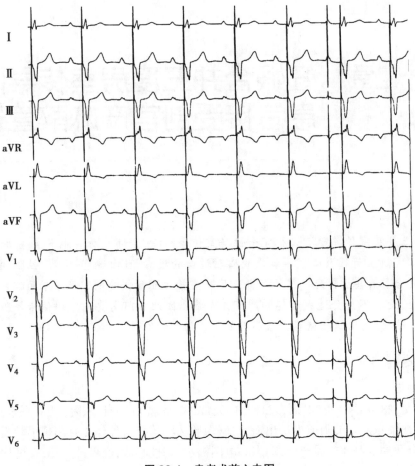

图 32-1　患者术前心电图

二、患者围手术期主要风险

产妇孕 38$^+$ 周,合并三度房室传导阻滞,血容量处于高峰期,若临产后先露下降压迫盆底,胎儿娩出时腹压突然下降,均会通过迷走神经的反射,使产妇心率更慢,导致阿-斯综合征,甚至猝死。因此需要尽快剖宫产术结束妊娠。风险如下:

1. 产妇合并三度房室传导阻滞,孕产期血容量明显增加时,失去了心脏代偿性心率增加的调节机制,会波及心功能,容易发生心力衰竭。

2. 该患者曾经接受骨折手术,当时最慢心率 36 次 /min,并且是在临时起搏器保驾下完成。本次手术相对血流动力学波动更大,更容易出现心血管意外事件,建议安置临时起搏器后进行手术。

3. 椎管内麻醉对交感神经的阻滞、手术操作时的迷走反射刺激、胎儿胎盘娩出时回心血量的增加等均会导致心室率的减慢,诱发不可控制的心脏停搏。因此术前确保临时起搏器工作正常及起搏稳定。

多学科共同会诊决定,先行心脏临时起搏器安置术,然后行剖宫产术。经与家属沟通,家属同意治疗方案并签字。

围手术期可能出现的不良事件包括:心力衰竭;低血压、恶性心律失常;临时起搏器失灵、猝死;胎儿宫内窘迫;产科相关并发症。

三、麻醉及术中管理

(一)麻醉前

产妇术前在局部麻醉下先行临时起搏器置入。采用经皮左侧锁骨下静脉穿刺的方法,在X线透视下,将起搏导管置入右心室心尖部。确认电极导管接触右心尖满意后,测定起搏阈值<1V,将导管的尾部与起搏器连接,以3倍阈值电压行按需起搏。将静脉鞘退出皮肤外,穿刺处缝针并以消毒胶布固定导管,加压包扎。过程顺利。心内科设定起搏器起搏心率60次/min,输出电压5V。

备急救药物:异丙肾上腺素(1mg/250ml)、多巴胺(20mg/20ml)、去甲肾上腺素(2mg/500ml)、山莨菪碱(10mg/10ml)、肾上腺素(1mg/10ml)。

产妇进入手术室后将其右臀部垫高使子宫左旋,减轻对下腔静脉的压迫,予面罩吸氧,迅速监测五导联心电图、脉搏氧饱和度。面罩吸氧5L/min,自主心率为63次/min,SpO$_2$为97%。建立外周静脉通路,缓慢输注林格液。局麻下行左桡动脉穿刺置管,建立直接动脉测压,血压为125/73mmHg。同时局麻下右颈内静脉置入中心静脉管,置管深度12cm。并进行血气分析。

(二)麻醉实施

麻醉选择单次腰麻。穿刺点:L$_{3~4}$间隙,穿刺过程顺利,脑脊液回抽良好后缓慢推注混合液2.5ml(1%罗哌卡因1.5ml+10%葡萄糖1.5ml),推注时间10秒,麻醉平面满意。

(三)术中管理

产妇腰麻操作完成后,指导患者迅速躺平,随即测量麻平面T$_4$~S,立即摇床左倾30°,同时分次给予麻黄碱3mg+6mg,血压无明显波动,患者自述轻微憋气,面罩吸氧,此时ECG显示:起搏心律,心率60次/min,血压92/61mmHg,SpO$_2$:100%,立即经中心静脉给予麻黄碱10mg,ECG提示心率提高到78次/min,血压123/67mmHg,并转为窦性心律,产妇憋气症状缓解。麻醉镇痛效果良好。手术开始后10分钟娩出一男婴,新生儿Apgar评分9-10-10分,缩宫素10U缓慢入壶,手术经过顺利。术中采用间断给予去甲肾上腺素、山莨菪碱及补液维持血压110~130/60~70mmHg、心率60~70次/min、CVP于6~8cmH$_2$O之间,未再出现心率减慢及起搏心率状况。

手术共历时105分钟,输液1000ml,出血量200ml,尿量150ml,止血充分,术毕血气值满意,安全送返病房。

四、术后管理及转归

术毕患者转运至病房,生命体征平稳,血压:117/61mmHg,心率64次/min,窦性心律,血氧饱和度为100%。术后持续心电监护,控制输液速度,避免诱发心力衰竭,保持电解质正常范围。术后采用静脉自控镇痛(PCA):舒芬太尼2μg/h减轻应激反应。使用广谱抗生素预防产后感染及并发感染性心内膜炎可能。正常哺乳。

术后随访患者,一般状态良好,术后8小时患者即可下床活动,无恶性心律失常、心力衰竭、临时起搏器脱位等不良事件发生。于术后第3天拔除临时起搏器,术后第5天出院。患者要求门诊心内科随诊,拒绝安装永久起搏器。

五、妊娠合并三度房室传导阻滞接受剖宫产围麻醉期管理要点

妊娠合并三度房室传导阻滞者,分娩方式以剖宫产为宜。部分接受带频率应答起搏器(VVIR)治疗的孕妇,除产科因素外,在严密监测下可选择自然分娩。其余仍以剖宫产为安全。

(一)术前准备

1. 严格产妇术前安装起搏器指征(见后述):术前若明确诊断三度房室传导阻滞者,并伴有心动过缓(心率 <50 次 /min)、晕厥史、家族史、心脏手术史之一者,建议术前安置临时或永久起搏器。

2. 术前关注心脏超声是否有心功能不全,术前尽可能予以纠正。

3. 术前贴好体外除颤电极,必要时经胸体外起搏应急。

4. 术前准备急救药物:异丙肾上腺素。

安置起搏器的患者,参考第五篇第十五章节注意要点。

(二)麻醉管理

1. 监测 除五导联心电图、血氧饱和度等,还需要有创动脉压监测,及时处理低血压。建议进行中心静脉穿刺置管监测中心静脉压,并便于血管活性药在紧急情况下及时到位。但特别注意穿刺部位,要避开放置起搏器的通路,并且注意放置导丝及置管深度,避免触碰起搏电极。若术前产妇一般状态良好,可不予进行中心静脉置管,可开放外周双静脉通路,便于及时药物治疗。

2. 麻醉实施及管理 控制椎管内麻醉平面,防止交感神经广泛阻滞而发生低血压以及房室传导抑制,注意腰麻剂量并减慢注药速度,配合左倾体位及血管收缩药维护血流动力学平稳。注意血管活性药可选择麻黄碱、去甲肾上腺素,慎用或不用去氧肾上腺素及甲氧明。

3. 监测血气 保证血气电解质在正常范围,防止高钾、低钾影响起搏器起搏功能。

4. 容量管理 胎儿胎盘娩出前适当控制容量,维持一定水平的心室率。注意术中胎儿及胎盘娩出后,血液大量进入体循环,回心血量急剧增加,特别防止心动过缓导致的左心室容量过负荷,要适当增加心率,积极处理心动过缓,可选用阿托品、山莨菪碱等药物,必要时可采用小剂量异丙肾上腺素,并采用头高脚低位防止回心血量骤增,待患者逐渐适应后缓慢恢复体位。

5. 手术操作 防止产科医师手术操作强刺激,避免牵拉腹膜及盆腹脏器引起迷走神经兴奋导致心率降低甚至停搏。严格遵循放置起搏器后电刀电凝使用规则(见第五篇第十五章节)。

(三)术中紧急情况处理

当产妇发生严重心动过缓而起搏器工作状态不佳时最为棘手,首先术前做好预防,其次采用相关药物提升血压及心率。

(1)采用阿托品、山莨菪碱、异丙肾上腺素等正性心率药物纠正低心率。注意异丙肾上腺素的剂量,首次可给予 1~4μg,无效时逐渐加大剂量,并注意异丙肾上腺素降低血压的作用。

(2)采用麻黄碱、多巴胺、肾上腺素或去甲肾上腺素纠正低血压及慢心率状态,必要时经中心静脉泵注。

(3)纠正酸中毒及电解质紊乱。

(4)紧急经胸外起搏并启动心肺复苏(见第五篇第十三章)。

（四）术后管理

对于未安置起搏器的三度房室传导阻滞者产妇，心血管事件也会发生在产后，可能与手术打击及术后回心血量的增加等有关。因此，术后仍需要仔细管理，注意液体出入量及酸碱平衡，镇痛完善。对于放置起搏器的患者，需要请心内科医师调整起搏模式，决定是否撤除临时起搏器及撤除时机。

六、相关知识延伸

（一）房室传导阻滞的分类

房室传导阻滞（AVB）是指冲动在房室传导过程中受到阻滞。分为不完全性和完全性两类。前者包括一度和二度房室传导阻滞，后者又称三度房室传导阻滞，阻滞部位可在心房、房室结，房室束及双束支。

二度房室传导阻滞又分为莫氏Ⅰ型（文氏型，传导时间进行性延长，直到一次冲动不能传导）和莫氏Ⅱ型（间歇出现的传导阻滞）。三度房室传导阻滞指全部冲动不能被传导，其症状取决于是否建立了心室自主节律及心室率和心肌的基本情况，如心室自主节律未及时建立则出现心室停搏。自主节律点较高如恰好位于房室束下方，心室率较快达 40~60 次/min 者，患者可能无症状。有双束支病变者，心室自主节律点甚低，心室率慢在 40 次/min 以下者，可出现心功能不全和阿 - 斯综合征或猝死。

房室传导阻滞主要靠心电图诊断，主要特征为：

1. 一度房室传导阻滞：PR 间期 >0.20s，无 QRS 波群脱落。

2. 二度Ⅰ型房室传导阻滞特征：PR 间期逐渐延长，直至 P 波后 QRS 波群脱落，之后 PR 间期又恢复以前时限，如此周而复始。二度Ⅱ型房室传导阻滞的 PR 间期固定（正常或延长），每隔 1~2 个或 3 个 P 波后有 QRS 波群脱落。

3. 三度房室传导阻滞的心房和心室独立活动，P 波与 QRS 波群完全脱离关系，PP 距离和 RR 距离各自相等，心室率慢于心房率。

各类型房室传导阻滞的心电图特点见图 32-2。

（二）妊娠对 AVB 患者影响

无器质性心脏病孕妇的三度 AVB 多为先天性，其阻滞部位多在房室束上，没有症状或以前未诊断的完全心脏传导阻滞的患者一般可以很好地耐受妊娠。研究报道，妊娠合并三度 AVB 围生期出现心血管事件的发生率高达 14.3%。

该类孕妇早期心率通常会增加 10~20 次/min，随着孕期增加，孕妇循环血容量相应增加，子宫增大使横膈抬高，心脏向左移位，右心室压力增大，心脏负荷增加，但心率却不再增加。因此，心功能好的孕妇，能代偿性地增加心率及每搏量来满足身体需求，而患有严重心动过缓、三度 AVB 的孕妇若不能相应地提高心率及增强心脏舒缩功能，可使心功能恶化，容易导致心力衰竭，甚至加重已有的传导阻滞，出现意外。

（三）AVB 患者妊娠期干预

三度 AVB 者心房、心室各按自身节律搏动，出现意外情况时如产科大出血、仰卧位低血压、羊水栓塞等，代偿能力有限，会出现严重心动过缓、低血压，并且对药物治疗反应差等，以致引起子宫缺血缺氧，导致母体及胎儿的一系列并发症。并且临产后先露下降，压迫盆底以及胎儿娩出时，腹压突然下降，均会通过迷走神经反射作用，使三度 AVB 患者心率更慢，导致阿 - 斯综合征发生，甚至猝死。因此，对于产妇心电图（ECG）或动态心电图（DCG）提示有

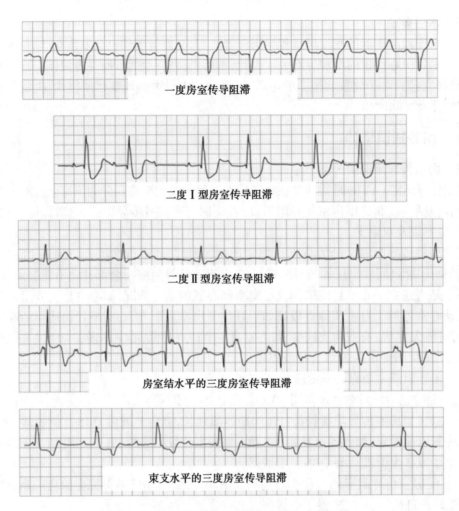

一度房室传导阻滞

二度Ⅰ型房室传导阻滞

二度Ⅱ型房室传导阻滞

房室结水平的三度房室传导阻滞

束支水平的三度房室传导阻滞

图 32-2　各类型房室传导阻滞典型心电图特征

较严重的心动过缓、房室传导阻滞尤其三度 AVB 者，需要考虑是否安置临时起搏器作为预防性或保护性起搏，以提高围产期安全性，尤其临产时。

临时性起搏安置指征见第五篇第十五章。伴有心动过缓的二度Ⅱ型或三度 AVB 行剖宫手术前的产妇，需要安置临时起搏器，若伴晕厥、阿-斯综合征或心力衰竭，用药物治疗无效的持久性二度Ⅱ型或三度 AVB 产妇，或有心脏手术史的高度 AVB，考虑安装永久性起搏器。对已妊娠的有症状的严重心动过缓孕产妇，建议尽早安置心脏起搏器，使心功能改善后有利于继续妊娠至足月后终止妊娠。对于早期发病的高度传导阻滞的育龄妇女，尤其伴有症状，建议安装起搏器，改善心功能后再考虑妊娠较为安全。

（四）临时起搏器置入及注意事项

临时起搏为非永久性置入起搏电极的一种起搏方法，通常使用双极起搏导管电极，起搏电极放置时间一般不超过 4 周。起搏器连续发放脉冲的频率一般为 40~120 次 /min，通常取 60~80 次 /min 为基本频率。起搏阈值即引起心脏有效收缩的最低电脉冲强度，要求电流 3~5mA，电压 3~6V。起搏器心室感知灵敏度值一般为 1~3mV。注意事项如下：

1. 放置临时起搏器的患者可有起搏器导管移位，心电图表现为不起搏或间歇性起搏。

此外放置起搏器还会导致心肌穿孔、导管断裂、心律失常及穿刺并发症(锁骨下静脉、颈内静脉、股静脉),需要有一定经验的医师操作。

2. 已经安置临时心脏起搏器者,搬动患者要小心,防止电极脱开或刺破右心室。

3. 避免应用琥珀胆碱,避免高钾血症、代谢性酸中毒等因素,以防提高心肌起搏阈值,减弱起搏效果。缺氧和低钾血症,可降低心肌起搏阈值,从而可诱发心室颤动,应预防。

4. 手术中应尽量不用电灼,以免干扰起搏器。如必须使用,应用非同步心脏起搏,缩短每次使用电刀时间,降低电刀的电流强度,并备好异丙肾上腺素,以防起搏器失效。

目前术前临时起搏多采用体表心电图指引下应用漂浮电极导管进行床旁心脏起搏,简单适用省时,并且不需要应用肝素,不影响麻醉方式的选择,但需要麻醉科医师熟悉临时起搏器管理环节,发挥其在围手术期中保驾护航的作用。

(邱　莉　车　昊　赵丽云)

参考文献

［1］黄慧华,林其德,章隆泉.严重心动过缓患者安置心脏起搏器后经历分娩和妇科手术的临床疗效观察［J］.中国实用妇科与产科杂志,2004,20(3):179-180.

［2］杨慧霞.妊娠合并症［M］.北京:人民卫生出版社,2006.

［3］杨晔.妊娠合并三度房室传导阻滞的临床分析及个体化治疗［J］.中国医刊杂志,2013,48(3):109.

［4］HIDAKA N,CHIBA Y,FUKUSHIMA K,et al. Pregnant women with complete atrioventricular block:perinatal risks and review of management［J］. Pacing Clin Electrophysiol,2011,34(9):1161-1176.

［5］HIDAKA N,CHIBA Y,KURITA T,et al. Is intrapartum temporary pacing required for women with complete atrioventricular block? An analysis of seven cases［J］. BJOG,2006,113(5):605-607.

［6］THAMAN R,CURTIS S,FAGANELLO G,et al. Cardiac outcome of pregnancy in women with a pacemaker and women with untreated atrioventricular conduction block［J］. Europace,2011,13(6):859-863.

［7］ONUKI T,SHOJI M,NAKAMURA Y,et al. Predictors of mortality,rehospitalization for syncope and cardiovascular events in patients with cardiovascular syncope［J］. Circ J,2017,81(10):1395-1402.

［8］NAKASHIMA A,MIYOSHI T,AOKI-KAMIYA C,et al. Predicting postpartum cardiac events in pregnant women with complete atrioventricular block［J］. JCardiol,2019,74(4):347-352.

第三十三章 妊娠合并冠心病患者接受剖宫产麻醉管理

引言：妊娠期急性心肌梗死（AMI）发生率为 3/10 万 ~100/10 万，产妇病死率高达 11%，与之相关的胎儿死亡率为 9%。国内有关妊娠合并缺血性心脏病的报道少，国外报道相对较多。随着我国二孩政策的开放，高龄产妇随之增多及冠心病的年轻化，妊娠合并缺血性心脏病会逐渐增多。妊娠期冠心病有其自身特点，以冠状动脉夹层发生率最高，病情凶险，处理棘手，为临床医师带来挑战。该类患者往往需要剖宫产终止妊娠，麻醉科医师要对其有足够的认识，做好相应的术前准备，并遵循其管理原则。

一、病例概要

（一）病史

患者，女，33 岁，体质量 56kg，身高 156cm。主因"孕 31 周，间断胸闷胸痛 12 周，加剧 4 小时"急诊入院。31 周前，患者于国外行胚胎移植，早孕期超声检查示双胎发育良好且符合孕周。12 周前（孕 20 周左右），饱餐后出现胸闷胸痛症状，每次持续 30 分钟可自行缓解，未予治疗。4 小时前患者餐后再次出现明显胸闷、胸骨后绞痛持续不缓解，伴大汗，遂即急救车送至就近医院。查 ECG 示 Ⅱ、Ⅲ、aVF、V_{3R}~V_{5R}、V_7~V_9 导联 ST 段抬高，给予吗啡 3mg 静脉注射后患者胸痛症状缓解，转诊我院。我院急诊查 ECG 示 Ⅱ、Ⅲ、aVF 导联 ST 段回落基线水平，V_{3R}~V_{5R} 呈 QS 型，心肌标志物升高，诊断"孕 31 周，冠心病、急性心肌梗死"并收住入院。

既往体健，否认高血压、冠心病、糖尿病病史。

（二）入院检查结果和体征

查体：神清合作，急性面容，左侧卧位，血压 110/82mmHg，心率 95 次 /min，律齐，无双下肢水肿。

辅助检查：

超声心动图示（图 33-1）：节段性室壁运动异常，二尖瓣轻度反流，三尖瓣中度反流。

双股动脉超声检查未见异常。

心肌损伤指标：肌酸激酶（CK）：2924U/L，乳酸脱氢酶（LDH）：558U/L，肌酸激酶同工酶（MMB）：239.9ng/ml，肌钙蛋白（TNI）：47.7ng/ml。BNP：172pg/ml。血常规、肝功、肾功、血气分析均在正常范围。

患者于重症监护室先行保守治疗，给予一次阿司匹林 100mg 和氯吡格雷 300mg 双联抗血小板治疗，之后衔接短效抗血小板药物替罗非班持续泵注，以备随时进行急诊产科手术，并密切监测心电图、超声心动图及各项生化指标变化。启动全院会诊，一致认为，病情稳定

主动脉根部		31	mm	室间隔	厚度		mm	左心收缩功能				左心舒张功能			
升主动脉内径		30	mm	室间隔	运动幅度		mm	射血分数	58	%		E 波最大流速		cm/s	
二尖瓣	瓣口面积		cm^2	室间隔	与左心室后壁向运动			缩短分数		%		A 波最大流速		cm/s	
二尖瓣	瓣环径		mm	左心室	舒末内径	48	mm					E/A			
二尖瓣	压力减半时间		ms	左心室	收末内径	32	mm	主动脉最大流速		cm/s					
肺动脉	主干径	27	mm	左心室	后壁厚度		mm	左心室流出道流速		cm/s		肺动脉最大流速		cm/s	
肺动脉	右肺动脉径		mm	左心室	后壁运动幅度		mm	压力阶差							
肺动脉	左肺动脉径		mm	右心室	前后径		mm	收缩期				舒张期			
左心房		41×36×54	mm	右心室	流出道		mm	取样部位	流速		cm/s	取样部位	流速		cm/s
右心房		40×52	mm	右心室	前壁左右径		mm		压差		mmHg		压差		mmHg

超声描述：

床旁超声图像欠清，测值仅供参考，以测量心功能观察有无心包积液为主

1. 左心房右心房均轻度增大，余心腔内径正常范围

2. 左心室下后壁基底段至中间段、后间隔中间段心肌变薄，回声增强，运动及增厚率减低，余各心室室壁厚度及运动尚可

3. 各瓣膜形态及运动未见明显异常，CDFI：收缩期二尖瓣房侧见少量反流信号。收缩期三尖瓣房侧见中量反流信号，TRVmax：254cm/s，PG：26mmHg，TI 法估测 SPAP：36mmHg

4. 心包腔未见明确液性暗区

超声提示：

节段性左心室室壁运动异常

左心房右心房轻度增大

二尖瓣反流（轻度）

三尖瓣反流（中度）

图 33-1　术前超声心动图

2 周后行剖宫产手术终止妊娠。

术前 1 天查体（入院调整 2 周）：神清，平卧位，血压 115/85mmHg，心率 82 次 /min，律齐。辅助检查：超声心动图，较之前无明显变化。心肌损伤指标：MMB 2.1ng/ml，TNI 0.78ng/ml。BNP 115pg/ml。血常规、肝功、肾功、血气分析结果均在正常范围。

术前诊断：宫内孕 33 周，双胎、珍贵儿；妊娠合并冠心病，急性心肌梗死；心功能Ⅱ级。

二、患者围手术期主要风险

患者孕 31 周收入院，合并冠心病急性心肌梗死。拟于孕 33 周行剖宫产手术，防止孕晚期血容量进一步增加导致心肌梗死再次发作。拟安排杂交手术室进行手术，产科术后即行冠脉造影，以确立进一步治疗方案。围手术期主要风险如下：

1. 患者已发生急性心肌梗死，虽然患者症状明显缓解，但由于冠脉情况尚未证实，围手术期仍存在再发心肌梗死的风险，并可导致急性心力衰竭，引起恶性心律失常、心源性休克及猝死。

2. 目前给予患者双联抗血小板治疗，之后衔接短效抗血小板药物持续泵注，有导致自发性出血如脑出血、眼底出血等风险，并且产科手术出血风险增加。同时椎管内麻醉存在硬膜外及蛛网膜下腔出血问题。

3. 围手术期尤其术中因麻醉等因素导致的低血压，会加重冠脉供血不足，引发急性冠脉综合征。产妇仰卧位低血压综合征会进一步加重低血压的发生，可能会导致突发心肌缺血，导致意外发生。

4. 若术前凝血功能不符合要求，需要选择全身麻醉，麻醉诱导插管及术后拔管等，均可诱发机体应激引起心肌耗氧的增加，从而引发及加重心肌缺血。

5. 术中宫缩乏力需要使用缩宫素,可诱发血压降低及心率快,并且缩宫素具有导致冠脉痉挛及心肌抑制的作用,会加重心肌缺血。

6. 若术前再发心肌梗死,不可避免需要接受冠脉造影,若患者为冠脉夹层病变,冠脉造影可能会导致冠脉夹层病变的进一步扩大,并且无法实现冠脉再通,母婴结局差。

综上所述,本例患者围手术期可能发生的风险主要是:围手术期再发心肌梗死、心律失常、心泵功能衰竭、猝死;抗血小板治疗引发产科大出血;脑出血、蛛网膜下腔出血。

三、麻醉及术中管理

（一）麻醉前

患者术前 6 小时停用替罗非班。

术晨凝血功能检查结果:凝血酶原时间(PT)13.7s,凝血酶原活动度(PT%)66%,国际化标准比值(INR)1.21,纤维蛋白原 4.01g/L,活化部分凝血活酶时间(APTT)34.5s,凝血酶时间(TT)17.3s。同时进行血栓弹力图检查,符合单次腰麻的要求。

患者入室前备好急救药品(去氧肾上腺素、肾上腺素、山莨菪碱、利多卡因、氯化钙、硝酸甘油、尼卡地平等),并配制多巴胺[多巴胺 3mg× 体重(kg)/50ml]、去甲肾上腺素[去甲肾上腺素 0.03mg× 体重(kg)/50ml]待用。

患者接入杂交手术室,吸氧,SPO$_2$ 100%,神清合作,连接五导联心电图。在局部麻醉下行有创动脉压穿刺置管,血压 128/72mmHg,心率 85 次 /min,并在局部麻醉下行右颈内静脉穿刺置入四腔中心静脉导管,测定中心静脉压(CVP)为 8cmH$_2$O。将配制好的多巴胺和去甲肾上腺素分别连接到中心静脉待用。同时体外循环备主动脉内球囊反搏(IABP)机器,心内科、心外科及产科医师均做好准备。

（二）麻醉实施

取左侧卧位,于 L$_{2-3}$ 间隙穿刺,行单次腰麻,给予 0.5% 布比卡因 12mg。同时泵注去甲肾上腺素 0.02~0.05μg/(kg·min),维持血流动力学稳定。麻醉操作结束后,调节麻醉平面(T$_6$~S$_1$)以满足手术需要,并将手术床调至左倾 30° 位置直至手术开始,以避免仰卧位综合征。血压无波动。

（三）术中管理

胎儿娩出前,持续泵注去甲肾上腺素以纠正麻醉引起外周血管扩张所致的血压降低,患者血压稳定在 120~130/60~70mmHg 水平,心率 80~85 次 /min,SpO$_2$ 100%。手术开始胎儿取出时,血压及心率轻微下降,在泵注去甲肾上腺素的基础上,泵注多巴胺 2μg/(kg·min),以应对胎儿胎盘娩出后回心血量的增加。顺利剖出胎儿,双胞胎(一男一女),新生儿 Apgar 评分均为 9-10-10。子宫收缩欠佳,给予静脉缓慢滴注缩宫素 10U,宫缩渐好转。术中根据中心静脉压和出血量及尿量适当进行补液,监测动脉血气分析。待血流动力学稳定后逐渐减量至停用去甲肾上腺素。

产科手术结束后,重新消毒铺巾行冠脉造影检查,提示:右冠状动脉开口处 90% 狭窄,冠脉血流正常(心肌梗死溶栓治疗试验 TIMI 分级为 3 级,即完全再灌注),未予处理。拟于 2 周后心内科行介入治疗。

术毕携带氧气及监护仪安返 CCU。术程总入液量为 1 500ml,尿量 500ml,出血 700ml。血压 127/68mmHg 水平,心率 82 次 /min,SpO$_2$ 100%。术毕行血气分析,均在正常范围。

四、术后管理及转归

患者安返重症监护室,生命体征平稳,无不适,持续面罩吸氧,继续泵入多巴胺 $2\mu g/$ $(kg\cdot min)$,2 小时后停药,维持出入平衡,病情稳定。术后无产科出血,12 小时开始口服阿司匹林和氯吡格雷双联抗血小板治疗。第 2 天加用阿伐他汀和 β 受体拮抗剂。复查 ECG 和超声心动图较前无变化。心肌损伤指标:MMB 1.0ng/ml,TNI 0.07ng/ml,BNP 75pg/ml。术后 3 天回产科病房,术后 7 天出院。

患者术后 2 周来院复诊,收入心内科行冠脉介入治疗,于右冠状动脉开口处置入支架一枚,术后规律口服双联抗血小板治疗,门诊随诊。

五、妊娠合并冠心病患者接受剖宫产围麻醉期管理要点

妊娠合并缺血性心脏病产妇行剖宫产手术麻醉,需要多学科参与,包括麻醉科、心内科、心外科、产科、重症监护室,要严格把控各个环节,保证母婴安全,要点如下:

(一) 麻醉前评估

术前明确冠脉病变程度,并确定是否需要术前冠脉再通及再通方式,了解患者术前心功能状态,若为急性心肌梗死,且非产科急症,建议尽可能 2 周后考虑分娩。

1. 若采保守治疗,尽可能采用药物改善心功能状态,>20 周者尽可能采用左侧卧位,减少子宫对下腔静脉的压迫。

2. 药物保守治疗包括阿司匹林、氯吡格雷、肝素、硝酸甘油和适当剂量的 β 受体拮抗剂。注意各类药物与麻醉的协同作用,尤其注意抗血小板药物与椎管内麻醉的冲突,术前做好衔接(见后述)。

3. 术前行股动脉超声,以备围手术期使用 IABP 进行辅助。

4. 通常以椎管内麻醉作为首选,尽量避免全麻。若产妇心功能状态良好,可考虑进行单次腰麻,以减少后续抗血栓治疗带来硬膜外血肿的风险,如本例。注意局麻药液不可加肾上腺素。

5. 关注术前肌钙蛋白及高敏感肌钙蛋白的升高程度,若有升高趋势,需高度警惕,尽可能推迟分娩时间。

(二) 术中管理

1. 监测　所有产妇接受剖宫产手术均要进行直接动脉测压,需要多导联心电图,以便发现心肌缺血,同时建议置入中心静脉导管,便于监测及急救时血管活性药物的应用。不推荐置入 Swan-Ganz 导管,尤其产妇多为椎管内麻醉,操作刺激较大。可考虑经胸超声监测。

2. 维持灌注压,防止低血压　无论全麻还是椎管内麻醉,预防低血压时整个围手术期管理的核心。严重低血压降低心肌氧供,血压需要维持在基础值 ±20% 范围内。同时防止血压过高导致左心室舒张末期压力增加,增加心肌氧耗,诱发心内膜下心肌缺血。

3. 防止心动过速　保持心率在较低及正常范围内(50~80 次 /min),慎用缩宫素,因其可导致血压降低心率增快,并且可能导致冠脉痉挛,需要做好预防。

4. 维持合适的血容量　孕晚期产妇血容量增多,在保证正常灌注的基础上防止液体负荷过重导致的左心室过度扩张而增加收缩期室壁压力及心肌氧耗,术中采用连续观察中心静脉压变化趋势判断容量状态,尤其注意胎儿胎盘娩出后导致回心血量增加对心功能的影响。及时补充血液制品,若合并产科出血,要积极输血,防止产科大出血导致的心肌氧供不

足,尽可能维持血红蛋白含量≥100g/L以维持心肌氧供。维持血钾、血镁、血钙在正常范围,

5. 血管活性药物的应用　产妇多选择椎管内麻醉,不可避免出现血压下降,多选用缩血管药物提升血压,如去甲肾上腺素、去氧肾上腺素、甲氧明。若存在低心排,可谨慎选择小剂量正性肌力药物包括多巴胺、肾上腺素,并与去甲肾上腺素联合使用。若出现血压增高或明显 ST 段改变,可酌情输注硝酸酯类及钙通道阻滞剂,如硝酸甘油、尼卡地平、地尔硫草等,但需要注意其导致的低血压。本例患者由于术前存在瓣膜中度关闭不全,因此在胎儿胎盘娩出时,采用去甲肾上腺素维持血压的同时,加用小剂量多巴胺,防止心率减慢。

6. 出现紧急状况预案　重在预防,术前即确定出现意外的干预策略。若术中出现不可逆转的血流动力学状态恶化,即刻采取的措施包括:

(1) 紧急气管插管全麻,紧急加用各种急救药物,紧急 IABP 辅助。术前心功能差者,可预先置入股动脉鞘管。

(2) 若术前确定心内科干预,产科手术结束即刻进行冠脉造影及冠脉再通。

(3) 若术前为左主干、复杂的多血管疾病或 PCI 冠脉再通失败,需要进行冠状动脉旁路移植(CABG)手术者,应即刻开胸进行抢救性手术。

(4) 若心血管意外发生在胎儿娩出前,紧急心外按压同时快速娩出胎儿,利于产妇进一步抢救,后行冠脉再通治疗。

(三) 术后管理

术后心血管事件多发生在术后 24~72 小时,尤其产后血容量急性增多,心肌耗氧量增加,需要格外注意。

1. 术后镇痛完善　要避免因术后疼痛导致的交感兴奋而诱发心血管事件。提倡多模式镇痛,如术后伤口局部应用长效局麻药加用静脉 PCI,慎用或禁用非甾体类消炎药物(NSAIDs),尤其选择性环氧合酶-2(COX-2)抑制剂。

2. 术后加强监测　持续监测心电图及血压,必要时进行十二导联心电图监测,及时发现并处理心肌缺血、心律失常和低血压,尤其防止低血压。术后床旁心脏超声有助于早期发现心肌缺血表现。早期检测肌钙蛋白及 BNP 动态变化,做到早期发现和治疗。

3. 尽快恢复术前用药　术前接受双抗桥接者,尽可能早期恢复双抗治疗,无产科出血,尽可能术后 24 小时内恢复 DAPT,恢复其他术前口服用药如 β 受体拮抗剂、硝酸酯类等。

六、相关知识延伸

(一) 妊娠期冠心病的特点

妊娠期出现急性心肌梗死可能与高龄产妇、口服避孕药、雌孕激素改变、妊娠期高血压等因素有关系,其中冠状动脉自发性夹层的发生占比最大,其次是冠状动脉粥样硬化、栓塞和痉挛,部分产妇的冠脉检查正常,还有极少数应激性心肌病表现为心肌缺血症状。其中妊娠期自发性冠脉夹层的风险大、处理棘手、死亡率高,常常发生心力衰竭或心源性休克及室性心律失常,波及母婴安全。

孕期由于冠脉夹层及冠脉痉挛导致的急性心肌梗死多发生在妊娠晚期及产后,有动脉硬化导致者可发生在孕期任何时间,冠脉血栓者多发生在孕中期及产后。

(二) 妊娠合并冠心病处理流程及终止妊娠时机

1. 检查手段　若产妇发生急性冠脉综合征,尤其明显为 ST 段抬高型心肌梗死(STEMI)及非 ST 段抬高型心肌梗死(NSTEMI),即刻需要专科医院进行冠脉造影。但要考虑孕期冠

脉心导管检查医源性冠脉夹层风险相对高,据报道达 2%~4%。此外,冠状动脉造影采用的碘化造影剂有导致胎儿先天性甲状腺功能减退症的临床风险,分娩第一周内需要对胎儿甲状腺功能进行评估。若产妇情况稳定,可先行考虑冠脉 CT 或多巴酚丁胺应激试验。

2. 溶栓　尽管溶栓药组织纤溶酶原激活物不通过胎盘,但会导致胎盘出血,除非危及生命,一般不选择。并且因孕产妇冠脉自发夹层发生的概率较大,盲目溶栓会使夹层范围更大。

3. 药物治疗　孕期冠心病的药物治疗如阿司匹林、β 受体拮抗剂及抗血小板治疗同非孕期,其他药物如吗啡、硝酸甘油、肝素等均可在孕期应用。不推荐母乳喂养期间服用氯吡格雷。血管紧张素转换酶抑制剂(ACEI)、血管紧张素受体拮抗剂(ARB)、肾素抑制剂、盐皮质激素受体拮抗剂属妊娠期禁忌用药。血管紧张素转换酶抑制剂可以在产后哺乳期间应用。他汀类药物由于具有抑制 DNA 合成的可能性,与胎儿先天性消化道异常有关,目前孕期和哺乳期禁忌。

4. 冠脉再通　冠脉再通指征同非孕妇,但孕期支架置入种类要考虑分娩时间,距离分娩 3~6 月者,可考虑药物洗脱支架。临近分娩者,可考虑金属裸支架或药物球囊支架,双抗时间较短,但再狭窄风险高,目前无系统性研究。若为冠脉夹层导致的心肌梗死,慎重接受 PCI 治疗。若为左主干或右主干病变或冠脉开口近端狭窄,酌情考虑外科冠脉搭桥实现再通。

5. 分娩时机及方式　孕产妇合并冠心病,目前尚未有指南明确何种分娩方式更好,需要根据产妇心功能、冠脉病变严重程度等具体情况进行个体化处理。若产妇冠心病状况稳定,尽可能心肌梗死后 2 周考虑分娩,但对于心肌梗死严重,尤其由于冠脉夹层导致的反复发作不稳定型心绞痛者,建议提前终止妊娠,经阴道分娩者避免应用米索前列醇和地诺前列酮促进宫缩,因其可致冠脉痉挛。

妊娠合并冠心病处理流程如图 33-2。

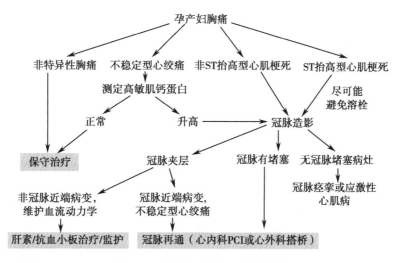

图 33-2　妊娠合并冠心病诊治流程

(三)妊娠期抗血小板药物应用的特殊考虑

妊娠期急性冠脉综合征或心肌梗死均需要进行抗血小板治疗,但需要兼顾孕周及对胎儿的影响,同时还要考虑分娩时机。

1. 肝素　　肝素对孕产妇是最安全的抗凝药,静脉应用普通肝素(UFH)通过胎盘很微量,大大降低了胎儿畸形及出血风险,起效快、半衰期短、易于剂量调整,常用于妊娠期。妊娠会导致肝素药代动力学参数的改变,因此建议通过测量 ACT 时间来调整肝素的剂量,个别有子宫胎盘交界处出血的报道。依诺肝素(低分子量肝素)抗Xa因子/Ⅱ因子的比值最高,与普通肝素相比,抗凝作用强,同时起到抗血栓作用,生物利用度高,是桥接双联抗血小板治疗(DAPT)最常用的方法。但妊娠影响低分子量肝素的药物动力学,孕妇体重、肾脏清除率和妊娠期低分子量肝素分布体积的增加会导致显著的剂量 - 反应变异,应用时可根据抗Xa因子活性目标水平进行监控和调整剂量,与 UFH 相比,其在妊娠期的安全性研究较少。

2. 抗血小板药物　　孕产妇阿司匹林每日剂量 80~150mg 未报道相关副作用,应用优势大于风险。氯吡格雷仍旧是孕期抗血小板药物的最广泛用药,替格瑞洛(C 级)及普拉格雷(B级)由于较高的出血风险,应用较少。不推荐应用比伐芦定。短效抗血小板药物糖蛋白受体拮抗剂如替罗非班、阿昔单抗等,在产妇应用中未报道有相关副作用,属于 B 类用药,但由于其高出血风险,应用中要特别慎重,除非是接受了复杂类型 PCI 或存在高血栓风险。

3. 围产期停止双抗治疗措施　　对于接受 PCI 治疗后孕产妇分娩期中断 DAPT 治疗目前尚无指南,一般需要沿用非孕产妇中断双抗治疗的原则,即接受椎管内麻醉的剖宫产孕产妇,氯吡格雷术前停药 5~7 天,低分子量肝素 24 小时,普通肝素 12 小时。目前常采用的方式为分娩前停止氯吡格雷 5 天,继续应用阿司匹林并加肝素抗凝,或存在支架内高血栓风险者,采用短效抗血小板药物替罗非班替代(见第一篇第一章节),术前 4~6 小时停药,分娩后根据产妇出血状态个体化调整。建议 24 小时内经多学科评估后尽快恢复氯吡格雷治疗。

需要注意,目前对于肝素替代治疗的抗栓作用及短效抗血小板药物在孕产妇应用中的出血风险无系统性评价结果,据报道,阿昔单抗替代较替罗非班出血风险更小,但术前需要停药 24~48 小时。

（四）孕期影像学检查辐射考虑

美国放射学会(ACR)和美国儿童影像学会(SPR)共同指南认为,电离辐射可能产生不良影响,始终需要在必要的辐射诊断造影的益处和不执行辐射诊断造影的风险间进行权衡。辐射剂量 <50mGy 的检查对先天畸形、智力发育、生长迟缓及流产无直接风险,但 >100mGy一定会导致对胎儿的伤害,50~100mGy 属于不安全范围。但绝大多数常规诊断成像(包括核医学成像)通常对子宫辐射剂量远低于 20mGy。胸部 X 线片辐射量为 0.01mGy,胸部 CT 为0.3mGy,冠脉 CT 在 1~3mGy 之间,孕妇冠脉造影胎儿受到的辐射量为 1.5mGy,接受 PCI 为3mGy。

孕产妇是否可以接受有电离辐射的影像学检查如胸部 X 线或造影等,要权衡疾病风险,如与产妇安全有关则必须检查,无论孕周,以考虑产妇安全为主。若非急症,要考虑孕周及胎儿可承受的辐射剂量,尽可能在孕 12~24 周后接受相关有辐射的检查,尤其在孕 14 天至12 周之间应尽可能避免。孕期超声波及磁共振检查是安全的。

（侯宇希　蔡成惠　赵丽云）

参考文献

[1] ROTH A,ELKAYAM U. Acute myocardial infarction associated with pregnancy [J]. J Am Coll Cardiol,2008,52(3):171-180.

[2] BURCHILL LJ,LAMEIJER H,ROOS-HESSELINK JW,et al. Pregnancy risks in women with pre-existing

coronary artery disease, or following acute coronary syndrome [J]. Heart, 2015, 101 (7): 525-529.

[3] ELKAYAM U, JALNAPURKAR S, BARAKKAT MN, et al. Pregnancy-associated acute myocardial infarction: a review of contemporary experience in 150 cases between 2006 and 2011 [J]. Circulation, 2014, 129 (16): 1695-1702.

[4] HIGGINS GL, BOROFSKY JS, IRISH CB, et al. Spontaneous peripartum coronary artery dissection presentation and outcome [J]. JAmBoard Fam Med, 2013, 26 (1): 82-89.

[5] VIJAYARAGHAVAN R, VERMA S, GUPTA N, et al. Pregnancy-related spontaneous coronary artery dissection [J]. Circulation, 2014, 130 (21): 1915-1920.

[6] EDUPUGANTI MM, GANGA V. Acute myocardial infarction in pregnancy: current diagnosis and management approaches [J]. Indian Heart J, 2019, 71 (5): 367-374.

[7] RAVICHANDRAN J, WOON SY, QUEK YS, et al. High-sensitivity cardiac troponin I levels in normal and hypertensive pregnancy [J]. Am J Med, 2019, 132 (3): 362-366.

[8] ISMAIL S, WONG C, PRIYA R, et al. ST-elevation acute myocardial infarction in pregnancy: 2016 update [J]. Clin Cardiol, 2017, 40 (6): 399-406.

第三十四章　妊娠合并 Ebstein 畸形患者接受剖宫产麻醉管理

引言：Ebstein 畸形即三尖瓣下移畸形，是一种较为罕见的先天性心脏畸形，存活到成年比较常见，部分女性患者可存活到育龄期，但妊娠过程会加重已经存在的血流动力学异常，从而导致右心衰竭而出现严重的母婴并发症。病情危重的患者常需要剖宫产终止妊娠，因此麻醉科医师需要熟悉该类疾病的循环特点，以预防及处理术中可能发生的问题。

一、病例概要

（一）病史

患者，女，26 岁，57kg，主因"停经 37+6 周，超声提示羊水偏少 4 日"入院。患者平素月经规律，停经 40+ 天自测尿 hCG（+），并出现轻微恶心、呕吐等早孕反应。停经 12+ 周常规筛查超声心动图示：先天性心脏病，Ebstein 畸形，右心增大，三尖瓣反流（轻度）。门诊多学科会诊建议：动态观察病情变化，每两月复查超声心动图，孕晚期评估分娩方式。孕 22+ 周复查超声心动图显示先天性心脏病，Ebstein 畸形，右心增大，三尖瓣反流（中度）。全院多学科会诊，产妇无心力衰竭症状，心功能 I 级，建议继续妊娠至足月后行剖宫产术。

（二）术前检查结果和体征

查体：神清，自主体位，正常面容，其余未见异常。体温：36.3℃，血压 121/85mmHg，心率 112 次/min，呼吸 18 次/min，氧饱和度（SpO_2）98%。

辅助检查：

心脏超声心动图示（图 34-1）：先天性心脏病，Ebstein 畸形，三尖瓣后叶下移约 47mm，隔叶下移约 35mm，造成收缩期房化右心室约 50mm × 33mm，固有心房约 48mm × 43mm，功能右心室约 53mm × 43mm，三尖瓣关闭不全，右心显著增大，收缩期三尖瓣房侧大量反流信号，反流束面积 13.9cm²，TI 法估测肺动脉收缩压 35mmHg。

术前血气结果、BNP 及心肌酶均正常。

心电图示完全性右束支传导阻滞。

入院诊断：宫内孕 37+6 周，孕 1 产 0，LOA；妊娠合并 Ebstein 畸形，妊娠合并三尖瓣关闭不全（重度），心功能 II 级。

二、患者围手术期主要风险

该产妇合并 Ebstein 畸形，右心增大，三尖瓣重度关闭不全，目前心功能状态尚可，但围产期仍存在一定风险，具体如下：

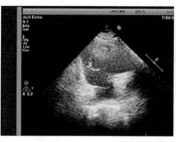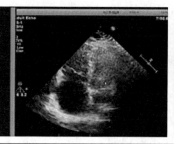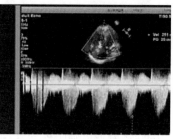

主动脉根部	27	mm	室	厚度	10	mm	左心收缩功能			左心舒张功能		
升主动脉内径	28	mm	间	运动幅度	6	mm	射血分数	67	%	E 波最大流速	57	cm/s
二尖瓣	瓣口面积		cm²	隔	与左心室后壁向运动			缩短分数	37	%	A 波最大流速	57	cm/s
	瓣环径		左	舒末内径	41	mm				E/A		
	压力减半时间		ms	心	收末内径	26	mm	主动脉最大流速	125	cm/s			
肺动脉	主干径	18	mm	室	后壁厚度	8	mm	左心室流出道流速		cm/s	肺动脉最大流速	91	cm/s
	右肺动脉径				后壁运动幅度	10	mm		压 力 阶 差				
	左肺动脉径			右	前后径	37	mm	收缩期			舒张期		
左心房	28	mm	心	流出道	42	mm	取样部位	流速	cm/s	取样部位	流速	cm/s
右心房		mm	室	前壁左右径		mm	压差		mmHg	压差		mmHg

超声描述：
1. 右心室显著增大，左心室内径正常
2. 各心室室壁厚度及运动未见异常
3. 三尖瓣前叶体冗长，隔叶及后叶下移并附着于右心室室壁，后叶下移约 47mm，隔叶下移约 35mm，造成收缩期房化右心室约 33mm×33mm，固有心房约 48mm×43mm，功能右心室约 53mm×43mm，收缩期三尖瓣关闭可见明显裂隙，CDFI：收缩期三尖瓣房侧可见中至重度反流，反流束面积 13.9cm²，占固有心房和房化右心室总面积 40%，TRVmax：251cm/s，PG：25mmHg，TI 法估测 SPAP：35mmHg。余瓣叶形态未见异常
4. 主动脉、肺动脉未见异常

超声提示：
先天性心脏病
　　Ebstein 畸形
右心室增大
三尖瓣关闭不全（中至重度）

图 34-1　患者术前超声心动图

1. 目前产妇尽管没有心力衰竭表现，但 Ebstein 畸形患者功能右心室较小，多有程度不同的右心室收缩功能障碍，对循环波动的耐受性较差。胎儿胎盘娩出后回心血量的增加，前负荷突然增高可诱发急性右心衰竭甚至波及左心，加重病情。同时腹腔内压的消失可使腹主动脉压迫突然解除，后负荷突然降低导致血压下降，不利于右心功能的维护。

2. Ebstein 畸形患者近 10%~20% 合并存在右侧预激旁路，该产妇合并右束支传导阻滞，术前无室上性心动过速发作，但 Ebstein 畸形患者对心律失常发作的耐受性差，剖宫产过程中发生产科出血或给予缩宫素后出现低血压时均容易诱发，应及时予以纠正，否则易诱发预激综合征、阵发性室上性心动过速发作，甚至室性心动过速，需要高度重视。

3. 产后仍有回心血量增加导致右心容量负荷过重诱发心力衰竭的可能。

患者目前尚无心外科手术指征。围手术期可能发生的风险包括急性右心功能不全、全心衰竭、室上性和室性恶性心律失常。术前向家属充分交代风险，做好相应抢救准备。术毕视情况回监护室进一步治疗。

三、麻醉及术中管理

（一）麻醉前

患者入室后，神清合作，开放上肢静脉通路，面罩吸氧 $SpO_2$98%。连接五导联心电图，心率 98 次 /min。在局部麻醉下行有创动脉压穿刺置管，血压 145/85mmHg。右颈内静脉置入四腔中心静脉管,置管深度 12cm,并连接去甲肾上腺素(200μg/50ml)备用。粘贴体外除颤电极。

麻醉前备急救药品:去氧肾上腺素(10mg/100ml)、普罗帕酮、腺苷、胺碘酮、利多卡因、艾司洛尔、去甲肾上腺素、肾上腺素等备用。

(二)麻醉实施

局麻下行腰硬联合阻滞,$L_{2~3}$ 间隙穿刺,脑脊液顺畅流出后缓慢给予 0.5% 布比卡因 12mg,之后置入硬膜外导管用作术后镇痛。

(三)术中管理

适当控制输液速度,10 分钟后测麻醉阻滞平面 $T_6~S_4$,间断泵注小剂量去甲肾上腺素(5~10ml/h)维持血压。手术开始,术中羊水清亮,胎儿顺利剖出,Apgar 评分 10 分,转入病房。胎儿娩出后即刻置产妇头高位控制回心血量,并静脉缓慢给予舒芬太尼 5μg。产科医师压迫下腹部约 5 分钟后缓慢娩出胎盘,胎膜完整。术中子宫收缩乏力,缩宫素 10U 缓慢静脉滴注,后子宫收缩好转。逐渐停用去甲肾上腺素,术毕血流动力学状态稳定,血压 138/62mmHg,$SpO_2$100%,安返病房。

手术时间 1 小时,术程总入液量为 350ml,尿量 50ml,出血 250ml。

四、术后管理及转归

患者入普通病房后情况稳定,术后采用硬膜外自控镇痛(罗哌卡因 0.15%+ 舒芬太尼 0.2μg/ml 共 100ml)维持剂量 6ml/h,PCA 剂量 2ml/ 次,锁定时间 20 分钟,最大剂量 12ml/h,镇痛效果好。术后无 BNP 增高及不适,无快速心律失常发作。术后第 5 天顺利出院。

五、妊娠合并 Ebstein 畸形患者接受剖宫产围麻醉期处理要点

(一)术前准备

产妇术前若有心力衰竭并且无产科急症者,需要积极纠正心力衰竭,注意有无心律失常,维护血气电解质正常范围,术前相关抗心律失常药物应用原则及注意要点见后述。术前粘贴体外除颤电极。

术前需要判断是否具有心外科处理适应证(见后述),麻醉前需心外科准备,体外循环管路预充。若产妇围手术期无血流动力学恶化,选择度过围产期后择期进行心脏手术。

(二)麻醉及术中管理

1. 尽可能选择椎管内麻醉。需要多导联心电图(ECG)、指脉搏血氧饱和度(SpO_2)监测,建立有创动脉压、中心静脉压监测。注意中心静脉置管深度,导丝不触碰心脏,以免诱发心律失常。麻醉前行血气分析。

2. 避免胎儿胎盘娩出后回心血量迅速增加,胎儿娩出后置产妇头高位,同时胎儿娩出前适当控制容量输入。产科医师控制好胎儿及胎盘娩出的时间和速度,防止回心血量骤增。

3. 避免外周阻力明显降低和心脏功能抑制,该类患者椎管内麻醉导致的低血压多采用去甲肾上腺素提升血压,若术前心功能状态尚可,并且出现血压降低心率增快状况,可采用去氧肾上腺素处理。存在低心排者加用正性肌力药多巴胺或多巴酚丁胺,维护右心功能。

4. 预防和处理术中可能发生的心律失常,术中给予门冬氨酸钾镁,保持血钾血镁正常

范围高限。麻醉效果要确切,胎儿娩出后给予适当镇静,避免因紧张因素诱发交感神经兴奋出现心律失常。

5. 避免宫腔注射缩宫素,需要时静脉缓慢应用并注意剂量。

(三)术中出现心律失常的处理

Ebstein 畸形患者房室结和房室束位置正常,但右束支因常受到增厚的心内膜的压迫而发生传导阻滞,如本例患者。部分患者因合并房室旁路而容易出现预激综合征。术中出现预激综合征急性发作需要紧急处理。若为窄 QRS 波群心动过速并且血流动力学稳定,推荐首先尝试迷走神经刺激法及药物治疗(腺苷、普罗帕酮、艾司洛尔)。如果出现阵发性室上性心动过速合并低血压,采用去氧肾上腺素往往可以逆转,无效时需要紧急同步直流电复律。

(四)术后管理

术后做好术后镇痛。监护室需要监测液体平衡,避免容量负荷过重,针对性使用利尿剂,密切监测中心静脉压的变化幅度。产妇术后由于血容量增加会持续到产后 24 周,因此有必要对孕妇进行数月的监测以及时把控病情,提高生存率。

六、相关知识延伸

(一)妊娠对 Ebstein 畸形产妇的影响

孕晚期与妊娠前期相比,血容量增加 30%~50%。前负荷的增加可加重本已存在的三尖瓣反流,使右心房压更加增高,血液通过未闭的卵圆孔或缺损的房间隔出现右向左分流增加,会导致或加重发绀,或出现自发性反常栓塞。Valsalva 动作也可诱发合并房间隔缺损或动脉导管未闭畸形患者右向左分流,增加自发性栓塞风险。如果出现显著发绀,则胎儿低体重及流产的风险相应增加。持续增大的右心会压迫左心室从而导致全心衰竭的发生。同时随着孕期增加,产妇血容量和心率的增加,易诱发心律失常如预激综合征发作。

右心衰竭的产妇无法很好地耐受妊娠和分娩的并发症,由于麻醉或出血等原因导致的低血压会迅速恶化产妇病情,因此,术前应做好相应处理的准备。

(二)Ebstein 畸形心外科手术适应证

手术矫正 Ebstein 畸形的目的是消除三尖瓣反流,去除房化心室反常运动的不利影响,并矫正其他合并畸形,恢复三尖瓣位置和功能。产妇术前均要确定是否具备心外科手术适应证,以做好术前准备。Ebstein 畸形心外科适应证包括:

1. 患者有明显症状如运动不耐受,包括严重的心律失常;

2. 发绀加重;

3. 胸片提示心脏进行性增大(心胸比 >65%);

4. 超声心动图提示三尖瓣反流大于中度,右心室扩张明显。

(三)麻醉方式的选择

妊娠合并 Ebstein 畸形接受剖宫产的麻醉方式多倾向于椎管内麻醉,术中精细管理,合理应用血管活性药,绝大多数母婴预后较好。如有椎管内麻醉禁忌需要全身麻醉时,应尽可能采用低气道压和小潮气量的肺保护性通气策略,避免气道压增高及采用 PEEP 模式,避免全麻气管插管及拔管刺激导致的血流动力学变化及诱发心律失常,尤其避免吸痰刺激,采用深麻醉下拔除气管导管(见第二篇第三章)。

(齐择优　车昊　赵丽云)

参考文献

［1］ HOLST KA,CONNOLLY HM,DEARANI JA. Ebstein's anomaly［J］. Methodist Debakey Cardiovasc J, 2019,15(2):138-144.

［2］ KATSURAGI S,KAMIYA C,YAMANAKA K,et al. Risk factors for maternal and fetal outcome in pregnancy complicated by Ebstein anomaly［J］. Am J Obstet Gynecol,2013,209(5):451-452.

［3］ BALCI A,SOLLIE KM,MULDER BJ,et al. Associations between cardiovascular parameters and uteroplacental Doppler(blood) flow patterns during pregnancy in women with congenital heart disease:Rationaleand design of the Zwangerschap bij　Aangeboren HARtAfwijkingen(ZAHARA)Ⅱ study［J］. Am Heart J,2011,161(2): 269-275.

［4］ RAO S,GINNS JN. Adult congenital heart disease and pregnancy［J］. Semin Perinatol,2014,38(5):260-272.

［5］ KANOH M,INAI K,SHINOHARA T,et al. Influence of pregnancy on cardiac function and hemodynamics in women with Ebstein's anomaly［J］. Acta Obstet Gynecol Scand,2018,97(8):1025-1031.

［6］ MAINWARING RD,ROSENBLATT TR,LUI GK,et al. Surgical repair of Ebstein's anomaly using a bicuspidization approach［J］. AnnThorac Surg,2019,108(6):1875-1882.

第三十五章 妊娠合并大动脉转位患者接受剖宫产麻醉管理

引言：完全型大动脉转位即心房与心室连接一致,心室与大动脉连接不一致,即主动脉发自右心室,接受体循环的静脉血,而肺动脉发自左心室,接受肺循环的动脉血。成年患者多依靠合并的心内分流如室间隔缺损或房间隔缺损得以存活。该类型患者合并妊娠状态罕见,病情极其危重,麻醉风险大,猝死率高。因此,需要充分的评估,掌握相关管理原则,方能保证此类患者度过围手术期。

一、病例概要

(一) 病史

患者,女,34岁,体质量60kg,身高160cm。主因"发现先天性心脏病30余年,胎动消失2日"入院。患者出生后即诊断先天性心脏病,发育差,未治疗。自幼活动后胸闷心悸、活动耐量较同龄差,休息后可缓解。平素上三楼后气短,夜间可平卧入睡。2月前自觉活动后胸闷、心悸、憋气较前稍加重,休息后缓解,偶伴咳嗽,并自觉腹部有包块,于当地医院行B超提示宫内妊娠如孕16周。孕期未产检。2天前,自觉胎动消失,于当地医院就诊B超提示胎死宫内。遂来我院门诊以"中期妊娠,死胎"收入院。

(二) 术前检查结果和体征

查体:神清,重病容,半卧位,呼吸急促,杵状指(趾),甲床发绀。血压113/71mmHg,心率76次/min,呼吸25次/min,SpO_2 88%(未吸氧)。

辅助检查:

ECG示:窦性心动过速,右心室肥厚,完全性右束支传导阻滞,ST-T改变。

心脏超声心动图示:(图35-1):先天性心脏病,完全型大动脉转位(SSD),完全性肺静脉异位引流(心内型),室间隔缺损,室水平双向分流(右向左为主),房间隔缺损,房水平右向左分流,肺动脉瓣二叶畸形。LVEF 72%。

胸部X线:双肺纹理粗重,双肺野透过度减低,主动脉结构大致正常,心影大。

术前血气分析:pH:7.420,PCO_2:26.1mmHg,PaO_2:50.7mmHg,SO_2:86.8%,Hb:179g/L,K^+:3.32mmol/L。BNP:113pg/ml。

凝血五项:PT:11.8s,PT%:94.0%,INR:1.04,APTT:31.3s,FBG:3.25g/L,D-Dimer:239ng/ml,FDP:2.98μg/ml。

入院诊断:中期妊娠,死胎;妊娠合并先天性心脏病,完全型大动脉转位,完全性肺静脉异位引流,室间隔缺损,房间隔缺损;妊娠合并三尖瓣关闭不全(重度);妊娠合并低氧血症;

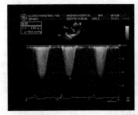 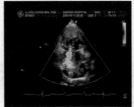 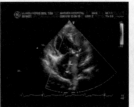 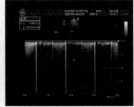

主动脉根部		mm	室	厚度	6	mm	左心收缩功能			左心舒张功能		
升主动脉内径	32	mm	间	运动幅度	5	mm	射血分数	72	%	E波最大流速		cm/s
二	瓣口面积	cm²	隔	与左心室后壁向运动			缩短分数	40	%	A波最大流速		cm/s
尖	瓣环径	mm	左	舒末内径	38	mm		E/A				
瓣	压力减半时间	ms	心	收末内径	23	mm	主动脉最大流速	118	cm/s			
肺	主干径	34	mm	室	后壁厚度	7	mm	左心室流出道流速			肺动脉最大流速	345	cm/s
动	右肺动脉径	25	mm		后壁运动幅度	11	mm	压 力 阶 差					
脉	左肺动脉径	22	mm	右	前后径	37	mm	收缩期			舒张期		
左心房	31×20×35	mm	心	流出道			取样部位	流速	cm/s	取样部位	流速	cm/s
右心房	59×61	mm	室	前壁左右径	45×5	mm		压差	mmHg		压差	mmHg

超声描述：

1. 右内脏正位，心房正位，心室右袢，房室连接一致，上、下腔静脉汇入右心房，左心房壁光滑，未见肺静脉开口。左上、左下、右上、右下四支肺静脉均直接开口于右心房顶部。右心室、右心房增大，左心室、左心房内径偏小

2. 右心室肥厚，左心室室壁略薄

3. 两条大动脉平行走行，主动脉完全起自右心室，肺动脉完全起自于左心室，主动脉瓣位于右前上，肺动脉瓣位于左后下，肺动脉瓣与二尖瓣之间为纤维连续，主动脉瓣与三尖瓣之间可见圆锥肌相隔。室间隔膜部膨向左心室侧，随心动周期摆动，紧邻膜部室间隔右心室流入道肌部室间隔回声中断7mm，CDFI：心室水平可见双向分流信号（以右向左为主），CW测右向左最大分流速度：420cm/s，PG：71mmHg。房间隔中部可见回声中断12mm。CDFI：心房水平可见右向左分流信号

4. 肺动脉呈三窦两叶，呈左前右后排列，右后瓣可见融合嵴回声，瓣叶开放轻度受限，CDFI：舒张期肺动脉瓣可见少量反流信号。CW：肺动脉瓣上血流速度轻快，Vmax：300cm/s，PG：36mmHg。三尖瓣瓣缘略厚，CDFI：收缩期三尖瓣心房侧可见大量反流信号，TRVmax：503cm/s，PG：103mmHg，TT法估测SPAP：103+15-71-36=11mmHg。余瓣膜形态活动未见异常，CDFI：未见异常

5. 胸骨上窝切面探查：主动脉为左弓左降，主动脉内径正常。肺动脉主干及左右分支增宽，CDFI：大动脉水平未见异常分流信号。未见永存左上腔静脉

6. 冠状静脉窦开口于右心房，内径正常

超声提示：

先天性心脏病
　　　　完全型大动脉转位（SDD）
　　　　完全型肺静脉异位引流（心内型）
　　　　室间隔缺损（流入道肌部）
　　　　　　　心室水平双向分流（右向左为主）
　　　　房间隔缺损（Ⅱ孔）
　　　　心房水平右向左分流
　　　　肺动脉瓣二叶畸形
　　　　肺动脉瓣狭窄（轻度）并反流（轻度）
　　　　肺动脉主干及左右分支增宽
　　　　右心室、右心房增大，左心室、左心房内径偏小
　　　　右心室肥厚
三尖瓣关闭不全（重度）

图 35-1　患者术前超声心动图

心功能Ⅲ~Ⅳ级。

二、患者围手术期主要风险

患者胎死宫内，且目前处于先天性心脏病终末期，考虑尽快进行剖宫产终止妊娠。术前启动多学科会诊，围手术期主要风险如下：

1. 患者中期妊娠胎死宫内，应尽早手术清除死胎，避免死胎引起宫内感染及引发DIC的风险。

2. 患者重病容、半卧位、呼吸急促,处于先天性心脏病终末期,心功能Ⅲ~Ⅳ级,随时有发生心脏失代偿(泵功能衰竭)、急性心力衰竭、恶性心律失常及死亡的风险。

3. 该患者是复杂性先天性心脏病,由于合并多个解剖异常,不同患者心内血流走向不尽相同。该患者的体肺循环血流走向如图35-2,具体如下:

(1) 主动脉—体循环—腔静脉—右心房—右心室—主动脉;

(2) 肺动脉—肺循环—肺静脉—右心房—右心室(室间隔缺损,右向左分流)—左心室—肺动脉—肺循环;

(3) 房间隔缺损:右心房(房间隔缺损,右向左分流)—左心房—左心室—肺动脉—肺循环。

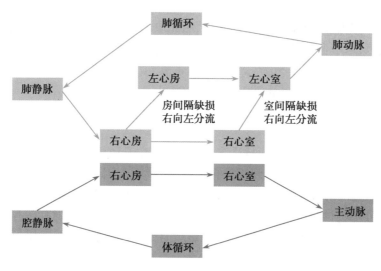

图 35-2　本例患者体肺循环走向示意图

患者存在室水平双向分流(右向左为主)、房水平右向左分流是其存活的根本。术中任何原因导致的低血压将会减少右向左分流,减少静脉血被氧合的机会,增加全身组织缺氧的风险。故全麻诱导期、硬膜外药物起效时、胎儿胎盘娩出、应用缩宫素等,均会给患者带来风险。但若出现高血压或血压超过术前,又会增加右心室后负荷,导致急性右心衰竭。

4. 胎儿胎盘娩出后回心血量的增加加重右心负担,导致急性右心衰竭。

综上所述,本例患者围手术期可能发生的风险包括:急性右心衰竭、恶性心律失常;体循环压力的降低,全身组织缺氧;回心血量增加导致急性心力衰竭;胎死宫内,感染中毒性休克和 DIC。

三、麻醉及术中管理

(一) 麻醉前

患者半卧位入手术室,神清合作,面罩吸氧 SpO_2 90%,连接五导联心电图,窦性心律,95次/min。局部麻醉下行有创动脉压穿刺置管,血压 115/68mmHg。局部麻醉下行右颈内静脉穿刺置入四腔中心静脉导管。中心静脉管连接去甲肾上腺素[去甲肾上腺素 0.03mg × 体重(kg)/50ml]、多巴酚丁胺[多巴酚丁胺 3mg × 体重(kg)/50ml]待用。备好急救药品(去甲肾上腺素、肾上腺素、山莨菪碱、多巴胺、氯化钙等)。

(二) 麻醉实施

患者头高脚低左侧卧位,经 L_{1-2} 间隙连硬外穿刺,头侧置管,2% 利多卡因 3ml 作为试验剂量,5 分钟确定效果后追加 1% 利多卡因与 0.5% 罗哌卡因合剂 10ml,血压和心率稳定无明显改变,10 分钟后再次追加合剂 5ml,测定麻醉平面 T_6~S_1,麻醉效果确切,开始手术。

(三) 术中管理

麻醉平面确定后,控制输液速度,适当限制入液量。在硬膜外给药同时,持续泵注去甲肾上腺素 0.04~0.1μg/(kg·min),多巴酚丁胺 2~5μg/(kg·min),以维持血流动力学稳定,血压和心率无明显变化。胎儿娩出后,产科医师压迫下腹部约 5 分钟后娩出胎盘。胎盘娩出后血压有所下降,为 98/55mmHg,心率 102 次/min,加大去甲肾上腺素剂量至 0.15μg/(kg·min),多巴酚丁胺维持 5μg/(kg·min),血压缓慢回升,维持在 110/60mmHg 左右。术中见子宫收缩好,胎盘胎膜娩出完整,未使用缩宫素。术前、胎儿取出后及术毕均进行动脉血气分析,电解质在正常范围内,术毕血流动力学状态基本稳定,氧合基本同术前,持续泵入去甲肾上腺素 0.1μg/(kg·min) 和多巴酚丁胺 5μg/(kg·min),携带氧气及监护仪安返监护室。

术中总入液量为 300ml,尿量 200ml,出血 200ml。

四、术后管理及转归

患者入 ICU 情况稳定,予双联抗生素抗感染治疗,子宫复旧好,阴道出血不多,可暂不予缩宫素促宫缩治疗。术后采用硬膜外自控镇痛(罗哌卡因 0.15%+ 舒芬太尼 0.2μg/ml 共100ml)维持剂量 6ml/h,PCA 剂量 2ml/ 次,锁定时间 20~30 分钟,最大剂量 12ml/h,镇痛效果好。予血管活性药物治疗维持血压稳定,予回奶、强心利尿、祛痰等对症治疗。逐渐减少血管活性药物的剂量,术后第 4 天返回普通病房。门诊心外科随诊,但家属拒绝进一步手术治疗。

五、妊娠合并大动脉转位患者接受剖宫产围麻醉期管理要点

(一) 术前准备

术前吸纯氧可提高氧分压,强心利尿积极纠正心力衰竭,密切监护血流动力学指标,防止低血压发生。同时维护血气电解质平衡,防止利尿期间低钾、低镁等发生,防止缺氧酸中毒使肺血管收缩。

(二) 术中管理

维持心率和心肌收缩力、避免增加肺血管阻力、避免体循环阻力降低是麻醉管理的核心,尤其注重维持术前血压心率状态。肺血管阻力增加会减少肺血流量,体循环阻力降低会使右向左分流减少而降低了静脉血氧合的机会,两者都会引起组织的缺氧,动脉氧饱和度的降低。

1. 血压维护　在不增加或不明显增加肺血管阻力的同时,维持原有的体循环阻力不降低(即维持患者平时的基础血压)最为理想。硬膜外麻醉起效时和胎儿胎盘娩出时,均会发生外周血管阻力的下降,可采用去甲肾上腺素处理血压下降。在去甲肾上腺素 0.1~0.2μg/(kg·min)无法维持体循环压力时,可加用血管升压素 2~5U/h。本例患者胎死宫内,可能存在感染中毒因素导致的血管扩张,出现麻醉后需要较大剂量去甲肾上腺素维持血压的状况。

需要注意防止血压高于术前,血压增高会加重右心射血负担,会导致急性右心衰竭,出

现体循环供血不足的情况。

2. 容量管理　该类患者对容量变化敏感,防止容量过多导致的右心负荷过重,导致右心衰竭,也防止容量不足导致的右向左分流减少,出现氧合血减少,加重发绀。术中以基础中心静脉压作为参考,并结合基础心率作出判断。

3. 维持氧饱和度　氧饱和度的维持有赖于右向左分流后通过肺循环的氧合,因此血压维持平稳时,氧饱和度基本会维持术前水平。

4. 心功能的维护　正性肌力药常规选择多巴酚丁胺维护心功能,必要时可加用肾上腺素,尽可能使用最小剂量。注意避免过量使用血管活性药物,因其会导致外周动脉血压过高,心率过快,会造成肺血增多、肺淤血,同时会引起肺动脉压力的升高,导致右心衰竭。

5. 合理使用缩宫素　缩宫素可引起体循环压力的下降,此类患者缩宫素应慎用。若有严重宫缩乏力,使用总量要控制在 5U 以下,并且需经静脉缓慢滴注,不可子宫注射。

（三）术后管理

分娩后数小时至数天,因子宫及血管外的液体回流循环系统,使循环血量增加,孕妇分娩和产后第一周仍是脆弱时间段,需要监护室精准管理。管理原则同术中,监测液体平衡和避免容量负荷过重,特别是在产后最初的 48 小时之内,可以有针对性的使用利尿剂治疗,缓慢撤退血管活性药。同时考虑产科出血、脓毒症引起的低心排。如果患者出现血压下降、氧饱和度下降、右心房压力上升等均提示患者病情恶化,需要及时寻找原因,及时调整血管活性药。

六、相关知识延伸

（一）大动脉转位

大动脉转位(transposition of the greatarteries,TGA)分为完全型大动脉转位及矫正型大动脉转位。

完全型大动脉转位又称为右旋大动脉转位(D-TGA),占大动脉转位的 80%,占先天性心脏病发病率的 7%~9%,定义为心房与心室连接一致,而心室与大动脉连接不一致,即主动脉发自右心室,而肺动脉发自左心室,这样主动脉内接受的是体循环的静脉血,而肺动脉接受的是肺循环的动脉血。患儿出生后即青紫,严重低氧血症,绝大部分患儿必须及时手术,否则 50% 左右在 1 个月内夭折。大多数 D-TGA 合并房间隔缺损、室间隔缺损、动脉导管未闭等可得以存活(图 35-3),如本例产妇。部分患者还伴有冠状动脉畸形。

大动脉转位为妊娠禁忌,对于孕妇和胎儿均为高危,甚至母婴均无法存活,需要早期及时终止妊娠。

矫正型大动脉转位也称左旋大动脉转位(L-TGA),约占 20%,主动脉发自右心室,

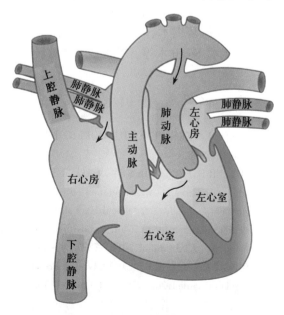

图 35-3　完全型大动脉转位示意图

肺动脉发自左心室,血流从右心房通过二尖瓣进入左心室,进而进入肺循环,进入右心房直至右心室,进入体循环(图35-4),同时合并室间隔缺损、肺动脉狭窄及三尖瓣畸形。患者可无发绀及相关症状,但右心承担体循环直至出现右心衰竭。

（二）完全型大动脉转位的病理生理特征

大动脉转位的病理生理学特点是肺动脉的血氧饱和度高于主动脉,是两个并行循环导致的结果,其主要病理生理改变包括如下特征:

1. 肺血管病变　大动脉转位伴有室间隔缺损时,由于高流量、高压力和高肺动脉氧饱和度,很快导致不可逆的肺血管疾病,如果不进行治疗,很快发生肺动脉高压,出生后 6 个月时就可能失去手术机会。

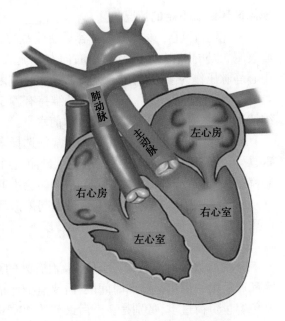

图 35-4　矫正型大动脉转位示意图

2. 左心室流出道梗阻　如存在左心流出道梗阻,类似于法洛四联症,肺血流减少,低氧血症,心力衰竭症状较轻。

3. 差异性发绀　伴有主动脉弓狭窄或中断时,下半身的血流必须靠动脉导管供给。但从左心室经动脉导管流到下半身的血流是含氧血,而流到上半身的血流是静脉血,这就导致来临床上出现的下趾端粉红,而手指端呈蓝色。

（三）完全型大动脉转位心外科手术适应证

大动脉转位诊断本身就是外科手术的适应证。完全型大动脉转位根据其解剖条件、患者年龄、伴发的其他心内畸形来决定手术方法。姑息性手术包括房间隔造口术或房间隔切除术、肺动脉环缩术、体肺动脉分流术;根治手术包括 Mustard 术、Senning 术、Rastelli 术、大动脉转换术、Swith 术等。矫正型大动脉转位手术常常是对合并心内畸形的矫正。

（骆菲菲　车　昊　赵丽云）

参考文献

［1］CAROL L. LAKE,PETER D. BOOKER. 小儿心脏麻醉学［M］. 4 版 . 晏馥霞,李立环,译 . 北京:人民卫生出版社,2008.

［2］TOBLER D,FERNANDES SM,WALD RM,et al. Pregnancy outcomes in women with transposition of the great arteries and arterial switch operation ［J］. Am J Cardiol,2010,106(3):417-420.

［3］Horiuchi C,Kamiya CA,Ohuchi H,et al. Pregnancy outcomes and mid-term prognosis in women after arterial switch operation for dextro-transposition of the greatarteries-Tertiary hospital experiences and review of literature ［J］. J Cardiol,2019,73(3):247-254.

［4］BIRGIT P,GNALINIS,JASMINE G,et al. Preventing complications in pregnant women with cardiac disease ［J］. J Am CollCardiol,2020,75(1231):1443-1452.

引言：右心室双出口（double-outlet right ventricle，DORV）是一种复杂型先天性心脏病，形态学上介于室间隔缺损合并主动脉骑跨和大动脉转位（TGA）合并室间隔缺损之间。不同类型的 DORV 畸形，麻醉管理理念不同，尤其妊娠合并右心室双出口的患者行剖宫产术，麻醉风险大，术前首先要了解所合并右心室双出口的类型，了解不同类型的血流动力学特点，以做到有针对性的管理。

一、病例概要

（一）病史

患者，女，27 岁，46kg。主因"宫内孕 29$^+$ 周，感下腹发紧 1 天"入院。患者自幼易感冒，诊断为先天性心脏病，具体不详，未经治疗。平素无心悸、胸闷等不适，可爬 3 层楼。患者孕 24$^+$ 周因"妊娠合并先天性心脏病"来我院就诊。超声心动检查结果提示：先天性心脏病，右心室双出口，室间隔缺损，心室水平双向分流，肺动脉高压（重度），二尖瓣前叶脱垂并关闭不全（重度）。经全院相关专家会诊，建议立即终止妊娠，但患者拒绝，遂门诊服药随诊。患者孕 27$^+$ 周时因活动后胸闷、憋气收入我院，入院后全院会诊再次建议终止妊娠，患者仍拒绝终止妊娠并要求出院，坚持在门诊随诊，继续口服他达拉非 5mg 降肺动脉压治疗，每日一次。患者孕 29$^+$ 周，自觉下腹发紧 1 天自行入院。自述无心悸、胸闷等不适，夜间可平卧，无憋醒。

（二）术前检查结果和体征

查体：神清，四肢发绀，杵状指（趾）。血压 108/64mmHg，心率 91 次 /min，呼吸 20 次 /min，SpO$_2$ 85%（吸氧状态下）。

辅助检查：

心电图示（图 36-1）：室性期前收缩二联律，不完全性右束支传导阻滞，轻度右心室肥大和左心房肥大。

心脏超声心动图示（图 36-2）：先天性心脏病，右心室双出口，室间隔缺损，室水平双向分流，二尖瓣前叶脱垂并关闭不全（重度），三尖瓣反流（轻度），肺动脉高压（重度），左心、右心房增大，肺动脉主干及分支增宽，右心室壁增厚，卵圆孔未闭。

胸部 X 线（图 36-3）：肺血多，双肺淤血；心影呈二尖瓣型；主动脉结变宽；肺动脉段突出，左、右心室增大。

实验室检查：血气结果：pH：7.427，PCO$_2$：35.5mmHg，PaO$_2$：50.2mmHg，SO$_2$：85.3%，Hb：

心率：85次/min   T轴：48°   诊断结论：
P波时限：103ms   QRS-T：32°   窦性心律
PR间期：133ms   SV1振幅：0.24mV   室性期前收缩呈二联律
QRS时限：88ms   RV5振幅：0.97mV   ST-T改变
QT间期：420ms
QTc间期：450ms
P轴：61°
QRS轴：80°

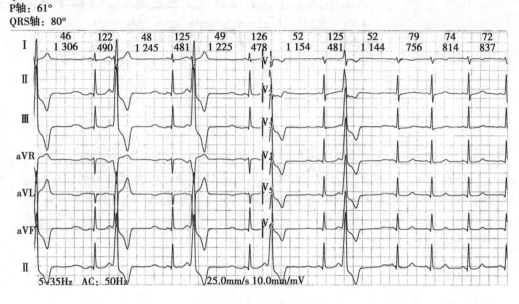

图36-1　患者术前心电图

139g/L，HCT：42%，Lac：1.3mmol/L，Mg^{2+}：0.48mmol/L，Ca^{2+}：1.14mmol/L，K^+：3.56mmol/L。肝肾功能基本正常范围，心肌酶结果正常，脑钠肽（BNP）98pg/ml。

入院诊断：孕29$^+$周，合并先天性心脏病右心室双出口（肺动脉高压型），心功能Ⅱ~Ⅲ级。

二、患者围手术期主要风险

患者孕29$^+$周，因先兆早产，同时胎儿超声示S/D值进行性增加，提示胎儿宫内窘迫可能，若继续妊娠，胎死宫内风险增加，故考虑及时行剖宫产术终止妊娠。患者合并右心室双出口，心功能尚可，术前启动多学科会诊，围手术期主要风险如下：

1. 患者右心室双出口（肺动脉高压型），室间隔缺损大，远离双动脉，肺动脉高压重度，术前因早产，无法进行完善的术前准备，因此围手术期随时可能出现肺高压危象，甚至猝死。

2. 患者合并严重的心律失常，可因术中血流动力学的剧烈变化出现室性心动过速甚至心室颤动。

3. 术中于胎儿娩出后回心血量的突然增加会导致急性右心衰竭及全心衰竭，同时患者合并有二尖瓣重度关闭不全及心律失常，会加重可能出现的心力衰竭。

4. 该产妇对术中可能出现的产科并发症如大出血、羊水栓塞等无法耐受，对抢救措施效果差，可能危及生命。

5. 硬膜外麻醉不可避免的低血压会加重肺循环血通过室间隔缺损进入体循环，会使患者出现发绀而导致重要脏器缺氧。同时低血压会波及右心功能，出现心功能不全及急性心力衰竭、肺高压危象等。此外，硬膜外麻醉效果不佳或无效时，全身麻醉机械通气会增加肺血管阻力，并且气管插管及拔管对患者的刺激极可能诱发肺动脉压增高甚至危象发生。同

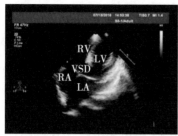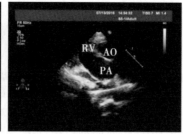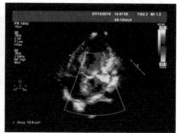

主动脉根部	27	mm	室	厚度	7	mm	左心收缩功能		左心舒张功能	
升主动脉内径	26	mm	间	运动幅度	3	mm	射血分数	73 %	E 波最大流速	cm/s
二尖瓣	瓣口面积	cm²	隔	与左心室后壁向运动			缩短分数	43 %	A 波最大流速	cm/s
	瓣环径	mm	左	舒末内径	47	mm			E/A	
	压力减半时间	ms	心	收末内径	27	mm	主动脉最大流速	138 cm/s		
肺动脉	主干径	32	mm	室	后壁厚度	8	mm	左心室流出道流速	cm/s	肺动脉最大流速	197 cm/s
	右肺动脉径	24	mm		后壁运动幅度	16	mm	压　力　阶　差			
	左肺动脉径	21	mm	右	前后径	mm		收缩期		舒张期	
左心房	45×48×59	mm	心	流出道	mm		取样部位	流速 cm/s	取样部位	流速 cm/s
右心房	32×45	mm	室	前壁左右径	33	mm	压差	mmHg	压差	mmHg

超声描述：

孕 29 周

1. 内脏正位，心房正位，心室右襻，左心房增大。右心室前壁增厚，最厚处约 9.5mm。CDFI：房间隔中部可见宽约 2mm 左向右分流信号

2. 心室室间隔上段可见回声中断：27mm，十字交叉下方未见室间隔残缘。室间隔肌部缺损情况见前次报告。CDFI：心室水平可见双向低速分流信号。室间隔缺损远离双动脉，两条大动脉均起自右心室，两者并列走行，主动脉位于右前，肺动脉位于左后，双动脉下均可见肌性圆锥

3. 二尖瓣及三尖瓣几乎位于同一水平，二尖瓣前后叶瓣叶增厚，回声稍强，收缩期均脱向左心房侧，超过瓣环连线 6mm，余瓣膜形态、结构未见异常。CDFI：收缩期二尖瓣心房侧见大量偏心性反流信号，反流面积约 10.8cm²。收缩期三尖瓣心房侧可见微量反流信号

4. 主动脉弓、降部未见异常，肺动脉主干及分支增宽。四条肺静脉入左心房，未见永存左上腔静脉

5. 心包内未见明显积液

超声提示：

先天性心脏病

　　　　右心室双出口（SDD）

　　　　室间隔缺损（远离大动脉，心内膜垫型）；室间隔肌部缺损情况见前次报告

　　　　肺动脉高压（重度）

　　　　二尖瓣前后叶脱垂并关闭不全（重度）　肺动脉主干及分支增宽

　　　　左心房增大　右心室壁增厚

卵圆孔未闭

图 36-2　患者术前超声心动图

时该产妇早产，全麻药物可能会导致新生儿呼吸抑制及窒息。

6. 患者孕 29⁺ 周，属于早产，新生儿可能发生窒息、呼吸窘迫综合征、缺血缺氧性脑病等风险大大增加。

7. 产后产妇血容量会继续增加，仍有容量负荷过重导致急性心力衰竭可能。产妇高凝状态可能使肺高压产妇产生栓塞并发症。

综上所述，本例患者围手术期可能发生的风险包括：肺动脉高压危象，急性右心衰竭或全心衰竭，猝死；心律失常；术中大出血；新生儿窒息。术前充分向家属交代可能风险。

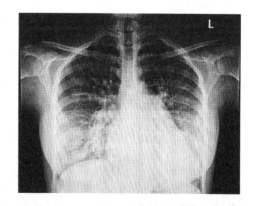

图 36-3　患者术前胸部 X 线

三、麻醉及术中管理

（一）麻醉前

患者吸氧状态下入手术室,神清合作,改面罩吸氧,指脉搏血氧饱和度(SpO$_2$)89.1%。连接五导联心电图。在局部麻醉下行有创动脉压穿刺置管,血压131/79mmHg,心率97次/min。在局部麻醉下行右颈内静脉穿刺置入四腔中心静脉导管,中心静脉压8cmH$_2$O。中心静脉管各管路分别连接去甲肾上腺素(1.5mg/50ml)、曲前列尼尔(150μg/50ml)、多巴酚丁胺(150mg/50ml)待用。同时备急救药品。

（二）麻醉实施

局麻下行连硬外麻醉,于L$_{1-2}$间隙穿刺,头侧置管,2%利多卡因3ml作为试验剂量,5分钟后追加1%利多卡因与0.5%罗哌卡因合剂10ml,血流动力学稳定再次追加合剂5ml。同时泵注去甲肾上腺素0.05μg/(kg·min),多巴酚丁胺2μg/(kg·min),曲前列尼尔1ng/(kg·min)。

（三）术中管理

麻醉10分钟后测阻滞平面T$_6$~S$_1$,血流动力学无明显变化手术开始。术中控制输液速度,术中胎儿头位,娩出顺利,Apgar评分5-6-7分,新生儿反应差,呼吸弱,予以气管插管辅助呼吸后转入新生儿病房。胎儿娩出后,产科医师压迫下腹部约5分钟后娩出胎盘,胎盘娩出前即刻增加去甲肾上腺素剂量至0.1~0.2μg/(kg·min),并加用垂体后叶素5U/h,加大多巴酚丁胺剂量至5μg/(kg·min),并于10分钟内吸入伊洛前列素5μg,术中血压变化情况见表36-1。术中见子宫收缩好,胎盘胎膜娩出完整,未使用缩宫素。术前、胎儿娩出后及术毕均进行动脉血气分析,调整电解质在理想状态,术毕血流动力学状态基本稳定,氧合基本同术前,携带氧气及监护仪安返监护室。

表36-1　术中血流动力学指标变化

参数	麻醉前	试验量后	维持量后	胎儿娩出后	术毕
BP（mmHg）	131/79	113/72	123/74	101/56	135/77
SpO$_2$（%）	89	90	90	86	91
HR（次/min）	97	105	101	124	118
CVP（cmH$_2$O）	8	7	8	10	11

注:BP.血压;SpO$_2$.指脉搏氧饱和度;HR.心率;CVP.中心静脉压。

手术时间1小时5分钟,术程总入液量为500ml,尿量100ml,出血150ml。手术全程麻醉记录单详见图36-4。

四、术后管理及转归

患者入ICU情况稳定,持续泵入去甲肾上腺素、垂体后叶素、多巴酚丁胺及曲前列尼尔,间断吸入伊洛前列素,口服西地那非12.5mg Q8h,严格检测控制出入量,病情相对稳定,逐渐减量血管活性药物,术后第2天停止垂体后叶素,并加用低分子量肝素抗凝。术后采用硬膜外自控镇痛(罗哌卡因0.15%+舒芬太尼0.2μg/ml共100ml)维持剂量6ml/h,PCA剂量2ml/次,锁定时间20~30分钟,最大剂量12ml/h,镇痛效果好。术后第4天停用去甲肾上腺

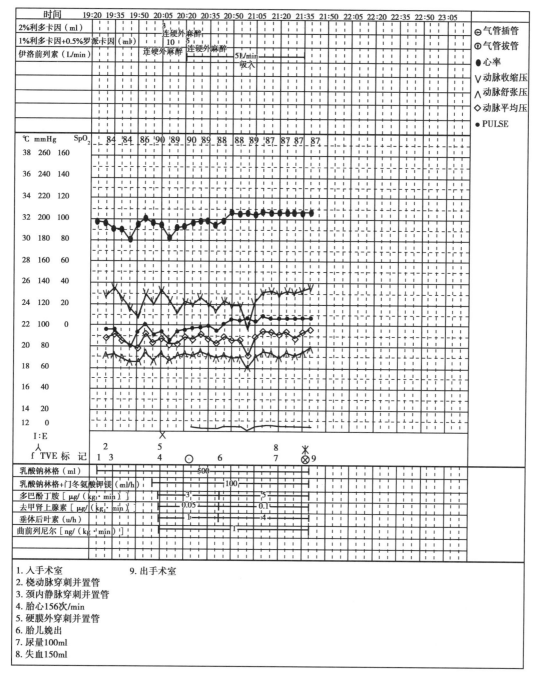

图 36-4　麻醉记录单

素及多巴酚丁胺,维持曲前列尼尔和西地那非治疗,于术后第 5 天返回普通病房。术后第 8 天出院。产妇术后血流动力学变化趋势见表 36-2。

五、妊娠合并右心室双出口患者接受剖宫产患者麻醉管理要点

妊娠合并右心室双出口患者需要根据不同的分型来进行围手术期的管理。从病理生理学改变的角度可分为肺动脉高压型和法洛四联症型。合并肺动脉高压的右心室双出口,围

表 36-2　产妇术后血流动力学变化趋势（每日晨八时）

参数	第 1 天	第 2 天	第 3 天	第 4 天	第 5 天
BP（mmHg）	121/69	112/67	121/68	124/66	119/62
SpO_2（%）（吸氧）	86	88	90	88	87
HR（次/min）	122	127	112	120	121
CVP（cmH_2O）	12	10	9	11	10

注：BP. 血压；SpO_2. 指脉搏氧饱和度；HR. 心率；CVP. 中心静脉压。

手术期麻醉管理与妊娠合并肺动脉高压的患者有很多相近之处，但略有不同，如本例患者。总结如下：

（一）肺动脉高压型右心室双出口

1. 术前准备　术前吸纯氧可提高氧分压，缓解患者缺氧状态。积极纠正心力衰竭，选择合适体位，防止仰卧位低血压，否则会加重肺循环血进入体循环，从而使患者出现发绀，加重缺氧。同时维护血气电解质平衡，防止利尿期间低钾、低镁等发生，注意心律失常导致血流动力学状况的恶化。

2. 术中管理

（1）避免体循环阻力的进一步降低，维持体肺循环压力平衡是整个围手术期管理的核心，同时避免体循环压力过度增高导致肺循环血量的增加。

（2）避免肺血管阻力进一步增高，避免静脉回流的突然增加而加重右心负担。尤其胎儿胎盘娩出前适当控制血容量。胎儿娩出后采取头高位减低回心血量，之后缓慢恢复体位，同时产科医师手法压迫下腹部，控制好胎儿及胎盘娩出的时间和速度，防止回心血量骤增使病情恶化。

（3）避免心脏功能抑制，尤其该产妇合并重度二尖瓣反流，需要适当强心治疗，并避免心率减慢。

（4）胎儿娩出后给予小剂量舒芬太尼（2.5~5μg）适当镇静镇痛，有助于肺动脉压力的控制。

3. 合理选择血管活性药物

（1）对抗硬膜外麻醉不可避免导致的外周血管阻力下降，要使用血管收缩药物来维持血压，防止体循环阻力下降，并且需要预防性用药，始终保持血压于术前水平。

（2）去甲肾上腺素和/或血管升压素是该类产妇的首选，但需要采用滴定式方法，既要防止血压下降，同时防止血压超出术前水平。

（3）由于去甲肾上腺素不可避免会同时升高肺动脉压力，对于合并重度肺动脉高压者，需要酌情持续静脉泵注曲前列尼尔注射液，并吸入伊洛前列素扩张肺动脉，降低肺血管阻力，降低右心后负荷，维护右心功能。

（4）正性肌力药多选择多巴酚丁胺，利于右心功能的维护。如心功能进一步恶化，可加用肾上腺素。注意儿茶酚胺是强烈的肺血管收缩剂，使用不当会使病情加重，同时右心过度做功会导致肺动脉压力进一步增高，因此强调使用达到效果的最小剂量。

4. 合理使用缩宫素　该类患者谨慎使用缩宫素，尤其重度肺动脉高压，若有严重宫缩乏力，总量要控制在 5U 以下，并且需要经静脉缓慢给予，同时对抗缩宫素导致的低血压，发现异常立即停止应用。禁忌子宫注射。

　　5. 术后管理　分娩后数小时至数天,因子宫及血管外的液体均会回流循环系统使孕妇循环血量增加,对于有严重肺高压孕妇可致血流动学波动而致心肺衰竭或猝死。因此术后仍需要监护室精准管理,缓慢撤退血管活性药,管理原则同术中。同时监测 BNP,及时纠正液体过负荷。

　　6. 体外膜氧合(ECMO)的应用　因费用相对较高,术前需要和家属沟通是否同意使用,并且对此类患者预后评价无循证医学依据,但可延长生命。

(二)法洛四联症型右心室双出口

　　法洛四联症型 DORV 围手术期遵循的管理原则与肺动脉高压型有相同之处,如避免缺氧酸中毒,避免仰卧位低血压,慎用缩宫素等。管理的核心为维持体循环阻力,防止低血压,但在应用血管活性药物时,需要避免使用增加心率和增加心肌收缩力的药物,主要应用去甲肾上腺素和/或去氧肾上腺素维持外周循环阻力,一般不使用正性肌力药物。同时要保持足够的血容量。

六、相关知识延伸

(一)右心室双出口定义及分型

　　1. 右心室双出口(double-outlet of right ventricle,DORV)定义为两大动脉完全或主要起源于右心室的一种心室动脉连接,室间隔缺损(VSD)为左心室的唯一出口,约占先天性心脏病患者的 0.72%。1982 年,Van Praagh 等人基于室间隔缺损与大血管的解剖位置关系,正式建立了当前最为广泛应用的分类基础,被认为是对 DORV 最经典的分类方式,但该分类方法对手术治疗方式指导有限。因此,2000 年美国胸外科医师协会和欧洲心胸外科医师联合会(the Society of Thoracic Surgeons and the European Association for Cardio-Thoracic Surgery,STS/EACTS)公布了一项全新的分类方法,更多考虑了 DORV 的临床表现和治疗方式,分型如下(图 36-5):

　　(1) DORV+VSD 型(主动脉瓣下 VSD,不合并肺动脉狭窄(PS)):即主动脉下和双动脉相关型 VSD 且无右心室流出道梗阻(图 36-5A);

　　(2) DORV+ 法洛四联症型(主动脉下 / 双动脉下 VSD 合并 PS):主动脉下和双动脉相关型 VSD 且合并右心室流出道梗阻(图 36-5B);

　　(3) DORV+TGA 型:肺动脉下 VSD,Tassig-Bing 畸形(图 36-5C);

　　(4) DORV,远离型 VSD:即双动脉无关型 VSD 合并或不合并右心室流出道梗阻(图 36-5D)。

　　2. DORV 的临床表现决定于有无右心室流出道和肺动脉瓣狭窄以及主肺动脉的位置和关系,患者可表现为类似室间隔缺损合并肺动脉高压或法洛四

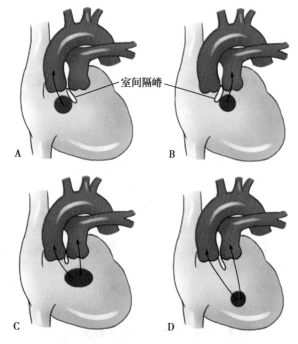

图 36-5　右心室双出口分型

联症。

（1）室间隔缺损肺动脉高压型：由于存在大量的左向右分流，患者主要表现为充血性心力衰竭，易于患肺部感染，较早出现肺动脉高压，患儿生长发育往往会受到影响，表现为体重不增，生长发育迟滞。

（2）法洛四联症型：患儿合并右心室流出道狭窄和或肺动脉瓣狭窄，临床上表现类似法洛四联症，患者口唇发绀，有杵状指（趾），发绀症状进行性加重。

（3）Taussig-Bing 畸形：VSD 位于肺动脉下，表现类似完全性大血管错位，患者生后即出现青紫症状，易于出现肺动脉高压。

（4）VSD 远离大动脉临床表现类似室间隔缺损型。

（二）右心室双出口血流动力学特点及诊断

右心室双出口的血流动力学变化主要取决于室间隔缺损的位置和大小，以及是否合并肺动脉狭窄及其程度。室间隔缺损大，左心室排血无阻碍，左、右心室内压力相等。室间隔缺损小，左心室排血受阻，左、右心室间存在压力阶差，左心室压力高于右心室。

1. 室间隔缺损位于主动脉瓣下而无肺动脉狭窄时，左心室血流大部分经缺损直接进入主动脉，而右心室血液主要进入肺动脉，肺血流量增多，临床与单纯性室间隔缺损合并肺动脉高压相似。

2. 室间隔缺损位于肺动脉瓣下而无肺动脉狭窄时，左心室血液主要经缺损直接进入肺动脉，而右心室血液主要进入主动脉，临床与完全性大动脉错位合并室间隔缺损相似，有肺充血和严重发绀。

3. 无论室间隔缺损位置和大小，若有肺动脉狭窄时，临床类似严重的法洛四联症的血流特点，有肺缺血和严重发绀。

右心室双出口临床表现多样，与病变类型、心室间隔缺损的大小及其与主动脉、肺动脉的关系等有关，同时因室间隔缺损大小、左心室血流方向、肺循环血流量以及是否伴有其他心脏畸形而异。依靠体格检查表现或 ECG 标准往往难以区分临床表现相似的右心室双出口和其他先天性心脏畸形。超声心动图是右心室双出口诊断的主要手段。

（三）DOVR 心外科手术时机及术式

DORV 有室间隔缺损而不合并其他心脏畸形者，手术指征同室间隔缺损合并肺动脉高压，应尽早手术，特别是室间隔缺损位于肺动脉下方发生肺动脉高压更早，应在 2 岁以内手术。如合并肺动脉瓣和右心室流出道狭窄，亦应尽早手术，手术指征同法洛四联症。右心室双出口的手术有如下方式：

1. 室间隔缺损型　手术当中需行心内隧道修补术，将主动脉隔入左心室。

2. 法洛四联症型　类似法洛四联症，术中需根据肺动脉发育情况决定行根治或姑息手术。

3. Taussig-Bing 型　病情不允许根治，可先行姑息手术，即肺动脉环缩术，患者术后 4~5 年可再行 Rastelli 心外管道手术或心房内转流加室间隔缺损修补手术。如病情允许，应尽可能于半岁前行室间隔缺损修补加大动脉调转手术（Switch 术）。

4. VSD 远离大动脉　需术中探查 VSD 位置决定术式，如实施心内隧道修补（根治：保留双心室）或者肺动脉环缩（姑息：单心室，以后再行 Glenn 和 Fontan 术）。

（四）妊娠对 DOVR 的主要影响

临床上妊娠合并未经治疗的 DOVR 比较少见。本例产妇合并肺动脉高压型 DOVR，室间隔缺损大,远离双动脉,妊娠的影响类似大室间隔缺损合并肺动脉高压的血流动力学改变,随着妊娠进展,血容量的增加会出现右心衰竭等充血性心力衰竭的症状。若为合并法洛四联症型 DOVR 者,妊娠体循环压力降低会进一步加重该类患者发绀程度并影响胎儿发育。此外,部分产妇是经过姑息治疗后存活到成年的 DOVR 患者,包括接受过 Glenn 和 Fontan 手术的法洛四联症型 DOVR,若手术效果好,患者往往能够很好耐受孕期的高血容量过程,部分甚至可以自然分娩。

(车　昊　梁　翠　赵丽云)

参考文献

[1] DRENTHEN W,PIEPER PG,VAN DER TUUK K,et al. Fertility,pregnancy and delivery in women after biventricular repair for double outlet right ventricle [J]. Cardiology,2008,109(2):105-109.

[2] BHARUCHA T,HLAVACEK AM,SPICER DE,et al. How should we diagnose and differentiate hearts with double-outlet right ventricle? [J]. Cardiol Young,2017,27(1):1-15.

[3] ARAVINDAN A,SUBRAMANIAM R,TALAWAR P,et al. Anesthetic management of a unique case of double-outlet right ventricle with Glenn shunt for cesarean delivery:A case report [J]. AANA J,2018,86(5):408-411.

[4] AIELLO VD,SPICER DE,ANDERSON RH,et al. The independence of the infundibular building blocks in the setting of double-outlet right ventricle [J]. Cardiol Young,2017,27(5):825-836.

[5] EBADI A,SPICER DE,BACKER CL,et al. Double-outlet right ventricle revisited [J]. J Thorac Cardio vasc Surg,2017,154(2):598-604.

第三十七章　妊娠合并右心室双腔心患者接受剖宫产麻醉管理

引言：右心室双腔心（double chambered right ventricle，DCRV）是一种少见的先天性心脏病，以右心室被分隔成近三尖瓣侧的高压流入腔和近肺动脉侧的低压流出腔为主要特点。此类病患通常幼年被诊断并手术，预后良好，少部分患者由于病变隐匿到成年后才诊断。这些患者接受非心脏手术尤其产科手术，需要术前充分评估右心室流出道压差以及右心功能状况，并且兼顾合并心脏畸形的类型。

一、病例概要

（一）病史

患者，女，31岁，58kg。因"孕 36^{+5} 周心慌、憋气"入院，超声心动图提示：先天性心脏病，右心室双腔心。患者自幼无不适，孕 18 周时因憋气转诊我院，就诊于心外科及产科门诊，超声心动图检查结果：先天性心脏病，右心室双腔心，右心室流出道肌性狭窄，狭窄处最大流速604cm/s，压差 171mmHg，因无明显缺氧表现，建议口服药物治疗并密切观察随访，待足月后终止妊娠。

（二）术前检查结果和体征

查体：神清，血压 123/71mmHg，心率 92 次/min，呼吸 17 次/min，指脉搏氧饱和度（SpO$_2$）99%。

辅助检查：

术前心电图：电轴右偏，右心室肥大，ST-T 改变。

超声心动图（图 37-1）：右心室流出道增厚约 8.9mm，肌性狭窄，宽约 7mm，狭窄处流速661cm/s，压差 174mmHg；三尖瓣中量反流；右心室壁增厚；心包腔微量积液。

术前胸部 X 线：心影增大，两肺纹理增重（图 37-2）。

胸腹部超声未见明显积液及异常。

术前血气及心肌酶基本正常，BNP 286pg/ml。

入院诊断：孕 36^{+5} 周；右心室双腔心，三尖瓣中度反流；心功能 II～III 级。

二、患者围手术期主要风险

产妇孕 36^{+5} 周，胎儿足月，合并右心室双腔心病及右心室流出道严重狭窄梗阻，已经具备心外科手术指征，继续妊娠患者有可能发生急性右心衰竭及左心衰竭，经全院多科讨论，决定尽快进行剖宫产终止妊娠。围产期风险如下：

1. 该患者为合并右心室流出道狭窄的类型，右心室腔梗阻程度重，右心室心肌肥大受损明显，心功能较差，并且左心室发育相对差，可因术中胎儿胎盘娩出回心血量的增加而出

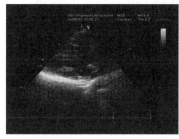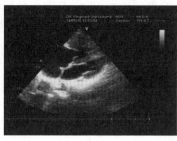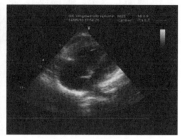

主动脉根部	34	mm	室	厚度	8	mm	左心收缩功能				左心舒张功能		
升主动脉内径	25	mm	间	运动幅度	9	mm	射血分数	68	%		E 波最大流速	90	cm/s
二尖瓣	瓣口面积		cm²	隔	与左心室后壁向运动			缩短分数	38	%		A 波最大流速	60	cm/s
	瓣环径		mm	左	舒末内径	33	mm					E/A		
	压力减半时间		ms	心	收末内径	15	mm	主动脉最大流速		120	cm/s			
肺动脉	主干径	18	mm	室	后壁厚度	9	mm	左心室流出道流速			cm/s	肺动脉最大流速	230	cm/s
	右肺动脉径		mm		后壁运动幅度	9	mm	压 力 阶 差						
	右肺动脉径		mm	右	前后径	18	mm	收缩期				舒张期		
左心房	34		mm	心	流出道		mm	取样部位	流速	cm/s		取样部位	流速	cm/s
右心房	41×52		mm	室	前壁左右径	42	mm		压差	mmHg			压差	mmHg

超声描述：

患者妊娠状态下检查

1. 右心室、右心房增大，左心室、左心房内径偏小，左心室收张末容积 57ml，收缩末 7ml。CDFI：心房水平可见细小过隔血流信号，宽约 2mm

2. 右心室室壁增厚，右心室前壁厚约 12mm，左心室室壁厚度及运动正常

3. 右心室流出道可见一厚约 8.9mm 肌性结构，致右心室流出道局部狭窄，宽约 7mm，CDFT：该处可见五彩血流，CW：狭窄处 Vmax：661cm/s，压差：174mmHg

4. 各瓣膜形态及运动未见异常。CDFI：收缩期三尖瓣心房侧可见中量反流信号，TRVmax：291cm/s，PG：34mmHg，TI 法估测右心室收缩压 44mmHg。PW 肺动脉瓣上流速增快

5. 主动脉、肺动脉未见异常

心包腔内可探及少最液性暗区，左心室后壁积液深 6mm，左心室侧壁积液深 5mm

超声提示：

先天性心脏病

右心室双腔心（右心室流出道肌性狭窄）

肺动脉瓣上流速增快

右心室室壁增厚

右心室、右心房增大，左心室、左心房内径偏小

三尖瓣反流（中度）

心包积液（少量）

图 37-1　患者术前超声心动图

现右心衰竭甚至全心衰竭。

2. 麻醉导致的低血压及仰卧位低血压均可使低压腔血容量更少，导致肺血减少，发绀加重，并且低血压会加重右心衰竭。

3. 患者右心室流出道梗阻严重，梗阻部位主要由肥大的乳头肌形成，属 I 型右心室双腔心，右心室流出道压差 172mmHg，围手术期可能会因缺氧、急性应激、不恰当应用正性肌力药等，加重右心室流出道梗阻而出现急性缺氧，危及生命。

4. 产后血容量仍会继续增加，仍有发生急性右心衰竭的风险。

5. 出现产科并发症如大出血、羊水栓塞等对抢

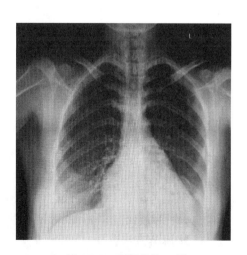

图 37-2　患者术前 X 线

救措施效果不佳,需要考虑紧急心外科干预,术后并发症相应增加。

该产妇围手术期主要风险:急性右心衰竭或全心衰竭;急性缺氧发作;产科并发症需要急救。

三、麻醉及术中管理

(一)麻醉前

患者仰卧位入手术室,神清合作,予面罩吸氧,五导联心电图,无创氧饱和度100%。局部麻醉下右桡动脉穿刺并置管,血压140/72mmHg,心率72次/min。局部麻醉下行右颈内静脉穿刺置入四腔中心静脉导管。中心静脉管连接去甲肾上腺素[去甲肾上腺素0.03mg×体重(kg)/50ml]备用。

该患者右心室流出道狭窄程度严重,压差大,具备心外科手术指征,因此麻醉前体外循环管道预充,以备心外科紧急开胸抢救。

(二)麻醉实施

于L_{3-4}间隙行蛛网膜下腔穿刺,见清亮脑脊液流出后,缓慢推注0.5%布比卡因12.5mg,将患者调整至轻微左倾卧位并以减少子宫对下腔静脉压迫。腰麻作用起效同时泵注少量去甲肾上腺素防止血压下降。胎心150次/min,麻醉平面固定于T_6~S_4后开始手术。

(三)术中管理

术中严格控制输液速度和总量,术中羊水清亮,胎儿头位娩出顺利,Apgar评分9-9-10分。胎儿娩出后即刻置产妇头高位控制回心血量,产科医师压迫下腹部约5分钟后娩出胎盘,子宫收缩尚可,经外周静脉缓慢滴注催产素10U,同时单次给予去氧肾上腺素50μg对抗缩宫素降低血压的作用。术毕血流动力学状态基本稳定,未用血管活性药物。术毕血压138/67mmHg,心率68次/min。

手术时间1小时10分钟,术程总入液量为500ml,尿量200ml,出血200ml。术中麻醉管理见记录单(图37-3)。

四、术后管理及转归

患者术后返回普通病房,血压130/62mmHg,心率60次/min,氧饱和度100%。采用静脉PCA术后镇痛。术后第二天复查超声心动图:右心室流出道肌性狭窄部压差136mmHg,最大流速583cm/s,压差及流速均较术前明显降低。术后第3天复查BNP较术前降低,无右心衰竭症状,术后恢复良好,术后第4天出院。

五、妊娠合并右心室双腔心患者接受剖宫产围麻醉期管理要点

(一)术前准备

该类患者术前适当限制液体入量,可使用利尿剂,改善右心功能,心率偏快者可适当使用β受体拮抗剂减少梗阻,使用利尿剂的同时需维护血气电解质平衡。同时嘱产妇左侧卧位防止仰卧位低血压。做好患者宣教,安抚情绪避免紧张。

本例患者在孕18周就诊时,加用美托洛尔及利尿剂等,心力衰竭症状明显好转,BNP明显降低,直至孕32周产妇血容量明显增加时BNP再次呈现增高趋势,直至分娩(图37-4)。

(二)麻醉方法选择

对于绝大多数DCRV患者,无论哪种类型,如果没有椎管内麻醉禁忌,均选择椎管内麻

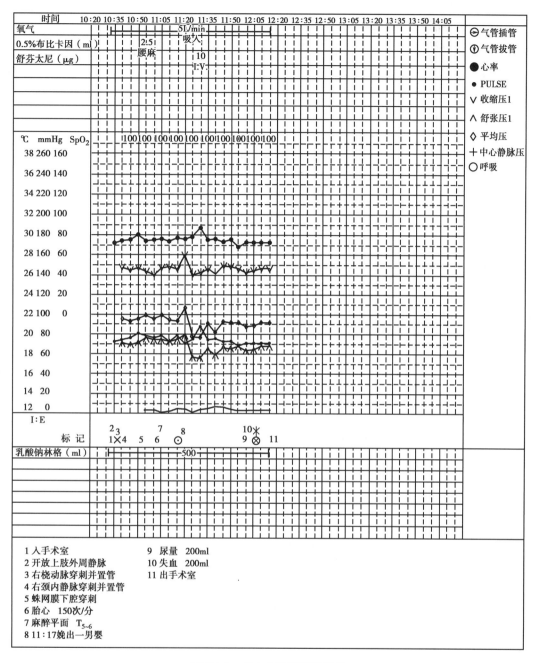

图 37-3　术中麻醉管理记录单

醉和/或神经阻滞。若由于术式要求或椎管内麻醉禁忌而不可避免需要选择全身麻醉时，要避免气道压力过高，建议采用压力控制模式通气，避免采用 PEEP。因正压通气及 PEEP 均会加重右心后负荷，尤其对于术前右心衰竭的患者，会诱发心力衰竭。

（三）术中管理

1. 常规监测包括心电图、有创动脉压、指脉搏血氧饱和度、中心静脉压。

2. 胎儿娩出前适当控制容量输入，预防胎儿胎盘娩出后静脉回流增加导致的血容量增加。因此胎儿胎盘娩出后置产妇头高位，量出为入或负平衡。同时产科医师控制好胎儿及

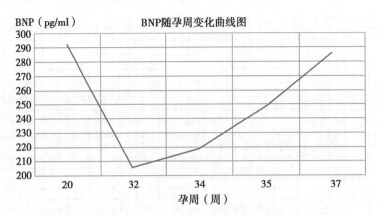

图 37-4　患者 BNP 随孕周变化曲线

随后胎盘娩出的时间和速度,以尽可能不增加中心静脉压为管理目标。

3. 右心室双腔心根据合并畸形的类型不同,麻醉管理原则不同。

(1)合并室间隔缺损者须维持合适的体循环压力,防止体循环阻力增加和血压过度增高,以免增加左向右分流量,加重右心室前负荷。若同时合并肺动脉高压,需要避免低血压,避免使用缩宫素等增加肺循环阻力的药物。

(2)合并右心室流出道狭窄的产妇,要防止各种原因导致的血压降低及心率增快,如本例产妇。

4. 血管活性药物的选择

由于硬膜外或蛛网膜下腔麻醉不可避免会导致外周血管阻力的下降,因此几乎所有患者均需要使用血管收缩药物来维持血压。一般可使用去甲肾上腺素、去氧肾上腺素、甲氧明。合并不同的心脏畸形,血管活性药选择略有不同。

(1)合并室间隔缺损者,升高血压幅度不宜超过术前血压。

(2)存在肺动脉高压者,避免应用去氧肾上腺素。

(3)合并肺动脉狭窄者,应避免低血压及心率增快,可酌情选用去甲肾上腺素及去氧肾上腺素 / 甲氧明,避免使用多巴胺、多巴酚丁胺、肾上腺素、麻黄碱等强心药,以免加重右心流出道梗阻。合并肺动脉瓣狭窄者,若出现心率增快和 / 或血氧饱和度下降趋势,可适当使用 β 受体拮抗剂改善右心室流出道梗阻,增加肺血改善氧合。

(4)若右心室双腔心合并右心衰竭和 / 或全心衰竭,正性肌力药以选择多巴酚丁胺和 / 或肾上腺素为宜。

(四)术后管理

术后镇痛完善,仍应避免容量负荷过重,需要严格监测患者出入量,针对性使用利尿剂。产妇术后继续监测超声心动图变化及 BNP 等指标,心外科追踪随诊。

六、相关知识延伸

(一)右心室双腔心

右心室双腔心是一种少见的先天性心脏病,绝大多数与其他类型的心脏病并存,其主要特点是右心被分隔为近三尖瓣的高压腔和近肺动脉瓣的低压腔,形成梗阻的隔膜通常是肥大的心肌组织或肌小梁,偶尔也由异常的腱索形成。根据梗阻部位组织学来源的不同,DCRV 分为两型:

1. Ⅰ型(肌隔型)　在高压流入腔和低压流出腔之间形成肌性隔膜,把右心室分隔为两个腔室,两腔之间有狭窄的孔道互通(图37-5)。

2. Ⅱ型(肌束型)　肌束型的特征是异常肥厚的肌束之间纵横交错,分隔右心室腔,肌束之间以及肌束与右侧的心室漏斗皱襞之间,可形成裂隙相通。

(二)右心室双腔心并存心脏畸形及主要病理生理学改变

右心室双腔心常与其他先天性心脏病并存,90%病例合室间隔缺损,尚可合并肺动脉瓣狭窄,或主动脉瓣或瓣下狭窄等心脏畸形。右心室双腔心合并室间隔缺损以膜部室间隔缺损最常见。由于室间隔缺损的存在,早期以左向右分流为主,肺循环血量增多,由于肺血增多出现肺动脉高压,随着病变持续存在,会导致右心肥厚,进一步加重右心功能的损害。

右心室双腔心约有23%的患者合并肺动脉瓣狭窄

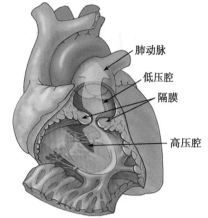

图 37-5　右心室双腔心解剖学改变
示意图(Ⅰ型肌隔型)

或肺动脉瓣关闭不全,如合并肺动脉瓣狭窄者则肺血减少,狭窄严重时可有患者可出现发绀,合并肺动脉瓣关闭不全会加重右心负荷,加重右心衰竭。

(三)右心室双腔心心外科手术的适应证

右心室双腔心的病理生理学改变和临床表现取决于心内阻塞程度,并受合并心脏畸形的影响。DCRV右心室压力负荷较重,且右心室梗阻随年龄有继发加重倾向,又往往伴有其他心内畸形,多伴有不同程度的心功能不全。

1. 当高压腔和低压腔的压差大于40mmHg或者合并其他需要手术的心内畸形时,需要进行外科手术治疗;

2. 合并右心室流出道狭窄的患者,使用β受体拮抗剂可以改善这部分患者的心功能,监测随访过程中如果出现心功能不全或心力衰竭时应及时入院手术治疗。

本例患者右心室流出道狭窄程度严重,压差大,具备心外科手术指征,因此麻醉前需要做好相应准备。

(车　昊　赵　芳　赵丽云)

参考文献

[1] LOUKAS M,HOUSMAN B,BLAAK C,et al. Double-chambered right ventricle:a review [J]. Cardiovasc Pathol,2013,22(6):417-423.

[2] KAHR P C,ALONSO-GONZALEZ R,KEMPNY A,et al. Long-term natural history and postoperative outcome of double-chambered right ventricle—Experience from two tertiary adult congenital heart centres and review of the literature [J]. Int J Cardiol,2014,174(3):662-668.

[3] MCNEIL JS,VERGALES JE,BECHTEL AJ,et al. Double-chambered right ventricle [J]. Anesthesiology, 2019,130(1):150-151.

[4] AMANO M,IZUMI C,HAYAMA Y,et al. Surgical outcomes and postoperative prognosis beyond 10 years for double-chambered right ventricle [J]. Am JCardiol,2015,116(9):1431-1435.

[5] STOUT KK,DANIELS CJ,ABOULHOSN JA,et al. 2018 AHA/ACC guideline for the management of adults with congenital heart disease. A report of the American College of Cardiology/American Heart Association Task Force on clinical practice guidelines [J]. J Am Coll Cardiol,2019,73(12):e81-e192.

第三十八章　妊娠合并完全性肺静脉异位引流患者接受剖宫产麻醉管理

引言：完全性肺静脉异位引流（total anomalous pulmonary venous connection，TAPVC）是指全部肺静脉不进入左心房，而直接进入右心房或体循环的静脉系统。此类患者实施非心脏手术时，麻醉管理要综合考虑患者肺静脉有无梗阻、并存的心脏畸形、心肺系统发育情况以及计划施行的外科术式。

一、病例概要

（一）病史

患者，女，30岁，体重71kg。主因"停经34⁺周，胸闷、气短2周余，不规律腹痛半日"急诊入院。患者自幼发现"先天性心脏病，房间隔缺损"，自诉无症状，未行治疗。停经30⁺天查hCG阳性，孕期于当地医院产检。孕早期无心慌、胸闷、气短等不适。2周前行走200m后感胸闷、憋气，休息后可缓解，未就诊。1周前出现夜间不能平卧入睡，需高枕卧位，有憋醒，伴双下肢水肿，就诊于当地医院查超声心动提示"先天性心脏病，房间隔缺损（中央型），房水平右向左分流为主，右心室流出道增宽，三尖瓣关闭不全（重度），肺动脉高压（重度），心包积液（中量）"。为进一步诊治入我院。孕期体重增长10kg，饮食及大小便正常。

5年前行剖宫产手术分娩一子，诉孕晚期出现胸闷、憋气，因"产后出血"有输血史，具体不详，术后5天出院。2015年人工流产1次。

（二）术前检查结果和体征

患者神清，感胸闷、气短，不能平卧，上肢袖带血压141/88mmHg，心率103次/min，律齐，呼吸23次/min。外周血氧饱和度95%（鼻导管吸氧3L/min），45°高枕卧位，口唇发绀，甲床无发绀，下肢水肿++，未见明显杵状指（趾），肝-颈静脉回流征（−），双肺呼吸音清，未闻及干湿啰音。心前区可闻及杂音。腹部无压痛、反跳痛，可及不规律宫缩。产科检查：宫底高度33cm，腹围87cm，羊水正常，宫缩不规律，胎心140次/min，胎儿估重2 200g。

辅助检查：

超声心动图（图38-1）：先天性心脏病，房间隔缺损（Ⅱ孔），房间隔连续中断19mm，房水平右向左分流，完全型肺静脉异位引流（心上型），右心扩大，右心室壁增厚，肺动脉高压（重度），TI法估测肺动脉收缩压（SPAP）：79mmHg，三尖瓣反流（中度），反流束面积6.2cm²，肺动脉主干及分支增宽，心包大量积液。

实验室检查结果：血气分析（吸氧状态）：氧分压（PaO$_2$）71mmHg，氧饱和度（SpO$_2$）95%，余基本正常结果。脑钠肽（BNP）205pg/ml。

主动脉根部	29	mm	室间隔	厚度	8	mm	左心收缩功能			左心舒张功能		
升主动脉内径	23	mm		运动幅度	5	mm	射血分数	70	%	E 波最大流速	110	cm/s
二尖瓣	瓣口面积		cm²		与左心室后壁运动			缩短分数	40	%	A 波最大流速	82	cm/s
	瓣环径		mm	左心室	舒末内径	32	mm				E/A		
	压力减半时间		ms		收末内径	19	mm	主动脉最大流速	117	cm/s			
肺动脉	主干径	35	mm		后壁厚度	8	mm	左心室流出道流速		cm/s	肺动脉最大流速	176	cm/s
	右肺动脉径		mm		后壁运动幅度	7	mm	压力阶差					
	左肺动脉径		mm	右心室	前后径	39	mm	收缩期			舒张期		
左心房	33×27×32	mm		流出道	37	mm	取样部位	流速	cm/s	取样部位	流速	cm/s
右心房	60×73	mm		前壁左右径	56	mm	压差		mmHg	压差		mmHg

超声描述：

1. 右心室、右心房增大，左心室、左心房小。左心房壁光滑，未见肺静脉开口，四支肺静脉在左心房后方汇合为共同肺静脉腔，大小约 67mm×21mm，并经宽约 34mm 的垂直静脉汇入无名静脉及右侧上腔静脉。房间隔中部可见回声中断 19mm，CDFI：心房水平见右向左分流信号

2. 各心室室壁厚度大致正常，室间隔连续完整，与左心室后壁同向运动，余心室壁运动幅度正常。CDFI：心室水平未见分流信号

3. 各瓣膜形态活动未见异常。CDFI：三尖瓣口可见中量反流信号，反流束面积 6.2cm²，CW 测 TRVmax：414 cm/s，PG：69 mmHg。TI 法估测 SPAP 79 mmHg。肺动脉瓣上血流速度轻快，Vmax：176cm/s

4. 肺动脉内径及左右分支增宽，主动脉内径正常。CDFI：大动脉水平未见异常分流信号

5. 胸骨上窝切面探查主动脉弓、降部形态、内径未见异常

6. 心包腔内可探及大量液性暗区，左心室后壁积液深 25mm，左心室侧壁积液深 14mm，右心房顶积液深 16mm

超声提示：

先天性心脏病

　　　完全型肺静脉异位引流（心上型）

　　　房间隔缺损（Ⅱ孔中央型）　心房水平右向左分流

肺动脉高压（重度），肺动脉主干及分支增宽

右心室、右心房增大，左心室、左心房偏小

三尖瓣反流（中度）

心包积液（中量）

图 38-1　患者术前超声心动图

尿常规：尿蛋白 ++，余正常。D-Dimer：762ng/ml。

双下肢彩色多普勒超声检查结果示深、浅静脉血流正常，未见阻塞。

入院诊断：孕 34⁺ 周，合并先天性心脏病，完全性肺静脉异位引流（心上型）；重度肺动脉高压；心功能Ⅳ级。

二、患者围手术期主要风险

患者合并复杂性先天性心脏病，心功能Ⅳ级，病情极危重，目前有不规律腹痛，需急诊剖宫产终止妊娠，围产期风险极大，多学科会诊意见如下：

1. 产妇完全性肺静脉异位引流，重度肺动脉高压，围产期随时会因紧张、情绪波动、疼痛刺激等导致肺动脉高压危象。

2. 母体长期缺氧，胎儿亦处于缺氧状态，可能出现胎儿窘迫、胎死宫内。

3. 连续硬膜外麻醉导致血压下降，会加重右向左分流，使发绀加重，并进一步恶化右心功能。若椎管内麻醉失败，全身麻醉药物对心功能的抑制及正压机械通气加重右心后负荷，并且全身麻醉气管插管及拔管的刺激，可能导致肺动脉压力的急剧上升，诱发肺高压危象、死亡。

4. 该类患者左心血量依靠房间隔缺损而来，产科出血导致容量不足会导致回心血量减少，经房间隔缺损流入左心房血量减少，进而使左心室进入体循环血容量减少，会出现低血压及脏器灌注不足。而胎儿胎盘娩出后回心血量增加，又会加重右心负担，出现急性右心衰竭甚至全心衰竭。容量管理需要精准。

5. 术后 24~72 小时回心血量的增加，产妇仍存在急性右心衰竭及肺高压危象可能。

综上,产妇围产期风险包括:发绀加重、顽固性低血压;急性右心衰竭及全心衰竭;肺动脉高压危象、心脏停搏和猝死。

三、麻醉及术中管理

（一）麻醉前

产妇入手术室之前准备急救药物(去甲肾上腺素、多巴酚丁胺、山莨菪碱、氯化钙、曲前列尼尔、血管升压素等),并备好伊洛前列素吸入装置,备好新生儿急救药品及气管插管物品。

产妇入室后持续吸氧,神清合作,连接五导联心电图,局部麻醉下完成桡动脉测压,血压 145/82mmHg。右颈内静脉穿刺置入四腔中心静脉导管,并将待泵注的血管活性药物(去甲肾上腺素、曲前列尼尔、多巴酚丁胺)分别连接于中心静脉管。麻醉前面罩吸氧血气结果:PO_2 64.9mmHg,SO_2 91.2%,余正常。

（二）麻醉实施

局麻下行连硬外麻醉,于 L_1~L_2 间隙穿刺,头侧置管,2% 利多卡因 3ml 作为试验剂量,5 分钟后追加 1% 利多卡因与 0.5% 罗哌卡因合剂 10ml,血流动力学稳定再次追加合剂 5ml。同时泵注去甲肾上腺素 0.02μg/(kg·min)。曲前列尼尔剂量为 1ng/(kg·min)。适当控制输液速度,15 分钟后测阻滞平面 T_6~S_4,血流动力学无明显变化手术开始。

（三）术中管理

术中持续泵注去甲肾上腺素,术程维持血压在 130~150/80~85mmHg 之间,心率 90~118 次/min 之间,SpO_2 93%~100%(持续吸氧)。手术顺利,术中羊水清亮,胎儿头位娩出顺利,Apgar 评分 10-10-10 分。胎儿娩出后,产科医师压迫下腹部约 5 分钟后娩出胎盘,术中见子宫收缩好,胎盘胎膜娩出完整,未使用缩宫素。手术过程中以输注晶体液为主。

术中总入量 600ml,尿量 400ml,失血 200ml。胎儿娩出后及术毕均进行动脉血气分析,调整电解质在理想状态。术毕血流动力学状态稳定,氧合满意,携带氧气及监护仪安返监护室(SICU)。

四、术后管理及转归

术毕继续面罩吸氧 3L/min,心率 80 次/min,血压 131/74mmHg,SpO_2 100%。子宫收缩好,阴道出血少,仍持续泵注去甲肾上腺素 0.05μg/(kg·min),曲前列尼尔剂量 1ng/(kg·min)。术后第 1 天主诉无不适,可平卧,鼻导管吸氧 3L/min,心率 86 次/min,血压 143/87mmHg,SpO_2 93%~97%,双下肢轻度水肿,去甲肾上腺素减量至 0.02μg/(kg·min),曲前列尼尔 1ng/(kg·min)。

术后采用硬膜外自控镇痛(罗哌卡因 0.15%+ 舒芬太尼 0.2μg/ml 共 100ml)维持剂量 6ml/h,PCA 剂量 2ml/ 次,锁定时间 20~30 分钟,最大剂量 12ml/h,镇痛效果好。术后第 2 天无不适,停用去甲肾上腺素,开始口服西地那非 12.5mg,每 8 小时一次,并持续泵入曲前列尼尔 1ng/(kg·min)。术后第 3 天转回普通病房,并拔除硬膜外导管及尿管,产科无出血,予低分子量肝素抗凝。术后第 4 天口服西地那非 20mg,每 8 小时一次,改为皮下持续泵注曲前列尼尔,拔除中心静脉置管。患者术后第 8 天出院,门诊随诊。

五、妊娠合并完全性肺静脉异位引流患者接受剖宫产围麻醉期管理要点

（一）术前准备

TAPVC 病情严重,尤其孕晚期产妇血容量的增加,容易加重肺动脉高压并诱发及急性

右心衰竭。术前若产妇有心功能不全表现,并且无产科急症,尽可能先纠正心力衰竭,包括口服地高辛、利尿剂,并纠正电解质紊乱。术前心外科明确提示有手术指征者,要做好心外科及体外循环备台准备。做好新生儿复苏抢救准备。

(二) 麻醉方式及监测

尽可能选择椎管内麻醉,尤其合并重度肺动脉者,以选择硬膜外麻醉较稳妥。术中及术后需要有创动脉及中心静脉进行持续监测。非心脏手术不考虑漂浮导管放置。若接受TAPVC 心脏矫正手术,则可于术前将漂浮导管置于上腔静脉,待畸形校正后由心外科医师直视下置入肺动脉,以便于术后指导治疗。

(三) 术中管理原则

TAPVC 肺静脉血全部回到右心,相当于大型左向右分流改变,会导致不同程度的肺动脉高压。接受剖宫产术中管理原则除遵循肺动脉高压的一般管理原则外,还要考虑肺静脉引流的梗阻程度和房间隔缺损大小。

1. TAPVC 若完全无梗阻或梗阻较轻(通常为心上型和心内型),管理原则与大型左向右分流导致的肺动脉高压管理原则相同,即维持一定的灌注压,防止肺动脉压力的增高等(见第十篇第二十二章节)。需要注意的是,成年 TAPVC 患者,往往合并存在心房之间相对较大的通道来满足左心系统血供,因此该类患者对低容量的耐受性极差,因左心的血量完全依靠心房间右向左分流而来,因此需要及时纠正低血容量。

2. 若存在肺静脉血流回流梗阻,术前的肺淤血及肺动脉高压对容量负荷要求严格,容易加重肺动脉高压、肺水肿及充血性心力衰竭,术中管理要精细,补充容量原则为量出而入或负平衡,尤其注意胎儿胎盘娩出后回心血量增加后对循环的冲击,产科缓慢娩出胎盘并压迫下腹并采取头高脚底位,使患者逐渐适应容量的变化。

3. 该类患者尽可能避免使用缩宫素,可选择按摩子宫促进宫缩或宫腔水囊压迫止血。

4. 血管活性药物应用考虑

(1) 无肺静脉梗阻的 TAPVC,若无肺动脉高压,麻醉及术中可采用缩血管药物去甲肾上腺素防止低血压;若合并肺动脉高压,尤其重度肺动脉高压,如本例,按照肺动脉高压的管理原则进行用药,即硬膜外给药前泵注升压药(去甲肾上腺素和/或血管升压素),待血管活性药物起效后缓慢进行硬膜外给药,防止硬膜外麻醉导致血压的进一步下降。同时备好降低肺血管阻力药(曲前列尼尔) + 吸入治疗(氧气 + 伊洛前列素) + 适当强心(多巴酚丁胺)。若患者有肺静脉梗阻,往往病情更为严重,需要增加强心药物。

(2) 若存在肺静脉回流梗阻,仍需要防止低血压,减少右向左分流,根据患者是否合并肺动脉高压及心力衰竭,进行血管活性药的合理匹配。

(四) 术后管理

术后 24~72 小时内仍是该类产妇的危险期,尤其注意容量变化。术后产妇回心血量的增加仍存在急性右心衰竭甚至全心衰竭可能。加强术后疼痛管理,防止疼痛刺激继发肺动脉压力增高。

六、相关知识延伸

(一) 完全性肺静脉异位引流 (TAPVC)

完全性肺静脉异位引流指所有肺静脉都不直接与左心房连接,而直接或借道体静脉间接入右心房,左心房只接受房间隔缺损或未闭卵圆孔分流来的混合血。TAPVC 约占先天性心脏病的 2%,大多数婴儿期即有严重症状,80% 死于 1 岁之内。

(二)完全性肺静脉异位引流的分型

根据胚胎学基础将完全型肺静脉异位引流进分为 4 个类型(图 38-2):

1. 1 型　肺静脉连接到右心房。

2. 2 型　肺静脉连接到原始上腔静脉(SVC)/奇静脉(右总主静脉系统)。

3. 3 型　肺静脉连接到左 SVC/冠状静脉窦(左总主静脉系统)。

4. 4 型　肺静脉连接到门静脉/静脉导管(脐卵黄静脉系统)。

(三)完全性肺静脉异位引流的病理生理学特点

体静脉回流和肺静脉回流之间存在交通是患者出生后得以存活的条件。TAPVC 的临床表现取决于两个关键因素:肺静脉引流的梗阻程度和代偿性右向左分流的梗阻程度。

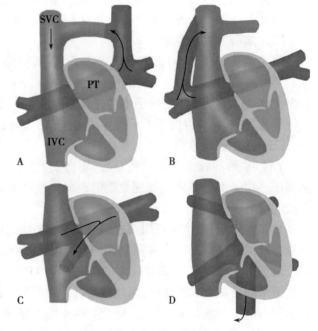

图 38-2　完全性肺静脉异位引流分型图
A.1 型;B.2 型;C.3 型;D.4 型;SVC,上腔静脉;IVC.腔静脉。

1. 肺静脉引流梗阻　肺静脉回右心房受阻,使血流瘀滞在肺内产生肺水肿,肺循环阻力高,致肺动脉高压,右心室压力上升,右心房压亦高,通过房间隔入左心房的血流增多,出现青紫;

2. 代偿性右向左分流梗阻　体静脉和肺静脉血流右心房会合后,并自右心房进入右心室及通过房间隔缺损、卵圆孔入左心房左心室。如房间隔缺损小,右心房容量增多压力上升,肺循环血流量可 1.5~5 倍于体循环,右心室扩大,肺动脉压明显升高,左心容量少及室间隔左移,体循环心输出量降低,导致体循环供血供氧不足。

该类患者一旦确诊需尽快手术,尤其房间隔缺损较小及肺静脉回流受阻的患者。如房间隔缺损足够大,可以存活到成年,会出现心力衰竭和肺动脉高压,如本例产妇。

(四)妊娠对完全性肺静脉异位引流患者的影响

孕期血容量随孕周的增长逐渐增加,至 32~34 周时达最高峰,可增加 30%~40%。血容量的增加会进一步导致右心容量负荷的增加,对于 TAPVC 合并较大房间隔缺损的产妇尚可耐受,但对于房间隔缺损较小、右向左分流不足的产妇,会导致急性右心衰竭甚至全心衰竭。同时容量的增加,进一步加重肺淤血,尤其对于存在肺静脉回流梗阻的产妇,会诱发急性肺水肿,加重肺动脉高压,进而出现循环衰竭。因此对于 TAPVC 患者,术前要评估患者对妊娠的耐受性,若术前即存在心功能不全者,应在调整心力衰竭的同时尽快终止妊娠。

(何 琛　车 昊　赵丽云)

参考文献

[1] HART EM,MAHARAJ R,MUSHAMBI MC,et al. Uncorrected total anomalous pulmonary venous drainage in pregnancy [J]. Int J Obstet Anesth,2007,16(2):160-164.

[2] TIOURIRINE M,BAUM VC,BATTLE RW,et al. Case 5-2013:Pregnant patient with uncorrected,undiagnosed total anomalous pulmonary venous return and severe pulmonary hypertension [J]. J CardiothoracVasc Anesth, 2013,27(5):1041-1047.

[3] WHITEBR,HODY,FAERBERJA,et al. Repair of total anomalous pulmonary venous connection:risk factors for postoperative obstruction [J]. Ann Thorac Surg,2019,108(1):122-129.

[4] AKAMOTO T,NAGASHIMA M,UMEZU K,et al. Long-term outcomes of total correction for isolated total anomalous pulmonary venous connection:lessons from 50-years' experience [J]. Interact Cardiovasc Thorac Surg,2018,27(1):20-26.

[5] SAXENA A,RELAN J,AGARWAL R,et al. Indian guidelines for indications and timing of intervention for common congenital heart diseases:revised and updated consensus statement of the working group on management of congenital heart diseases [J]. Ann Pediatr Cardiol,2019,12(3):254-286.

[6] CAROL L. LAKE,PETER D. BOOKER. 小儿心脏麻醉学 [M]. 4 版. 晏馥霞,李立环,译. 北京:人民卫生出版社,2008.

[7] CONSTANTINE MAVROUDIS,CARL L. BACKER. 小儿心脏外科学 [M]. 4 版. 刘锦纷,孙彦隽,译. 上海:上海世界图书出版公司,2014.

第三十九章　妊娠合并 A 型主动脉夹层患者同期手术麻醉管理

引言：妊娠合并主动脉夹层发病率低，但病情凶险，母婴死亡率高，尤其 A 型夹层是产妇猝死的原因之一。主动脉夹层可以发生于孕早期、孕中期、孕晚期与产后 42 天之内，大多数发生于孕晚期与产后一周之内。妊娠合并 A 型主动脉夹层多急诊入院，需要紧急进行主动脉手术，若需要同期进行剖宫产手术，对麻醉极具挑战性，既要保证麻醉深度，防止瘤体破裂，又要保证麻醉药物对胎儿影响最小。同时也是对医院多学科团队救治能力的重大考验。

一、病例概要

（一）病史

患者，女，27 岁，70kg，174cm。主因"宫内孕 32^+ 周，主动脉夹层，胸部持续剧烈疼痛，伴大汗、恶心、呕吐 1 天"急诊入院。患者孕 28 周时，因胸痛在当地医院行心脏超声检查发现为"主动脉夹层"，予镇痛、止吐等治疗，症状逐渐缓解，建议进一步检查治疗，患者本人拒绝，自动出院。本次入院前一天，患者突发胸痛，再次入当地医院就诊，诊断为："宫内孕 32^+ 周，急性主动脉夹层"，即刻转入我院治疗。否认高血压、冠心病、糖尿病史。

（二）术前检查结果和体征

查体：自主体位，痛苦面容。血压 100/41mmHg，心率 92 次 /min，律齐，呼吸 20 次 /min，呼吸音清，未闻及干湿性啰音，氧饱和度（SpO_2）100%（吸氧状态）。

辅助检查：

心电图（ECG）示：窦性心动过速，ST-T 改变。

超声心动图（图 39-1）：主动脉根部内径明显增宽，约 52mm，主动脉根部可见撕脱内膜回声，舒张期主动脉瓣下可见反流信号。主动脉瓣二叶畸形。胸骨上窝切面可见主动脉弓内撕脱内膜回声，由主动脉根部撕脱至头臂干内，降主动脉内可见剥脱内膜回声。左心室舒张末期内径 44cm，LVEF：60%。心包腔未见明显游离液性暗区。提示：主动脉夹层（A_3），主动脉瓣轻度反流。

主动脉 CTA 三维成像：主动脉全程扩张，升主动脉管径约 52.3mm，可见内膜破口，自主动脉窦、升主动脉至主动脉弓、降主动脉、腹主动脉、左侧髂总动脉管腔内均可见内膜片，主动脉分为真假两腔，真腔受压变扁。冠状动脉起自真腔。右无名动脉、左侧颈总动脉受累，可见游离内膜片，左颈总动脉、左锁骨下动脉起自真腔（图 39-2）。

实验室检查：术前血常规：白细胞增高，$14.32×10^9$/L，余正常。心肌酶及肌钙蛋白、血生化、血气检查基本正常。

主动脉根部	34	mm	室	厚度		mm	左心收缩功能			左心舒张功能		
升主动脉内径	52	mm	间	运动幅度		mm	射血分数	60	%	E 波最大流速		cm/s
二尖瓣	瓣口面积		cm²	隔	与左心室后壁向运动			缩短分数		%	A 波最大流速		cm/s
	瓣环径		mm	左	舒末内径	44	mm				E/A		
	压力减半时间		ms	心	收末内径	31	mm	主动脉最大流速	180	cm/s			
肺动脉	主干径		mm	室	后壁厚度		mm	左心室流出道流速		cm/s	肺动脉最大流速		cm/s
	右肺动脉径		mm		后壁运动幅度		mm	压　力　阶　差					
	左肺动脉径		mm	右	前后径		mm	收缩期			舒张期		
左心房	34	mm	心	流出道		mm	取样部位	流速	cm/s	取样部位	流速	cm/s
右心房		mm	室	前壁左右径		mm	压差		mmHg	压差		mmHg

超声描述：
床旁图像不清，报告仅供参考：以探查心功能及心包积液为主，待病情好转后到超声诊室进一步检查：
1. 各心房心室腔内径正常范围
2. 各心室室壁运动未见明显异常。室间隔连续完整。CDFI：心室水平未见分流信号
3. 主动脉窦为两窦两叶，呈左右排列，CDFI：舒张期主动脉瓣下可见微量反流信号
4. 升主动脉扩张，其内可见剥脱内膜回声

超声提示：
主动脉夹层（A 型）
先天性主动脉瓣二叶畸形

图 39-1　患者术前超声心动图

检查所见：

非心电门控扫描
升主动脉可见内膜破口，自主动脉窦、升主动脉至主动脉弓、降主动脉、腹主动脉、左侧髂总动脉主动脉管腔内均可见内膜片，主动脉分为真假两腔，真腔受压变扁，假腔面积较真腔面积大，假腔内未见血栓形成。
主动脉全程管腔扩张，升主动脉管径约 52.3 mm，主动脉弓部直径约 23.6 mm，降主动脉膈段内径 22.2mm。
主动脉窦部、窦管交界处可见内膜片，冠状动脉起自真腔。
右无名动脉管腔内可见内膜片。左颈总动脉、左锁骨下动脉起自真腔。
腹腔干、肠系膜上动脉、右肾动脉起自真腔，左肾动脉起自假腔。右肾灌注减低。右侧髂总动脉起自真腔左侧髂总动脉管腔内可见内膜片。
心包内可见积液。
孕晚期，胎儿臀位。

诊断意见：

主动脉夹层A型，请与原片比较，请随诊
孕晚期，胎儿臀位

图 39-2　胸部大血管 CTA 结果

凝血五项：凝血酶原时间（PT）9.3s，凝血酶原活动度（PT%）140.0，国际化标准比值（INR）0.81，活化部分凝血酶时间（APTT）26.7。纤维蛋白原定量（FBG）6.09g/L，D-Dimer（D- 二聚体 HS）1 081ng/ml，FDP（纤维蛋白降解产物）9 250μg/ml。

入院诊断：宫内孕 32^+ 周，主动脉夹层 A_3C，主动脉瓣关闭不全。

二、患者围手术期主要风险

本例产妇孕 32^+ 周，主动脉夹层 A_3C，主动脉瓣关闭不全，目前胸痛频繁发作，考虑主动脉内膜剥脱的范围在加大，动脉瘤破裂风险增加，考虑尽快进行剖宫产终止妊娠，同期进行主动脉夹层手术。术前紧急启动多学科会诊，围手术期主要风险如下：

1. 患者为 A_3C 型主动脉夹层,任何疼痛刺激、情绪波动、体位改变等因素造成的循环波动,均会有导致瘤体破裂可能,即使是安静平卧状态下,随时会有瘤体破裂风险。瘤体一旦破裂,危及生命,抢救成功率极低。

2. 患者孕 32^+ 周,终止妊娠胎儿可存活,先行全麻下剖宫产手术终止妊娠,之后同期行心外科手术。全麻诱导造成的血流动力学波动会造成瘤体破裂,会导致胎儿无法存活,同时全麻用药对非足月胎儿可造成呼吸抑制及窒息可能,出现新生儿后续一系列并发症。

3. 剖宫产术中按压腹部娩出胎儿,也会造成主动脉夹层瘤体破裂。

4. 该产妇合并主动脉瓣反流,胎儿胎盘娩出回心血量突然增加,反流量增加,有诱发急性心功能不全的风险。

5. 胎盘娩出后,尽管采取宫内水囊压迫止血,但后续体外循环肝素化、低体温引发的凝血功能异常,仍有产后大出血、休克的风险。

6. A_3C 型主动脉夹层手术复杂,体外循环时间长,且需要深低温停循环,重要脏器容易出现功能受损,如急性肺损伤,术中脑灌注不足及脊髓供血不足可出现脑梗或脊神经功能受损。

综上所述,本例患者围手术期可能发生的风险包括:主动脉破裂,猝死;急性心力衰竭;胎儿因宫内窘迫;凝血功能异常,大出血;重要脏器功能受损,如肺损伤、脊髓功能异常、脑梗死。术前充分向家属交代可能风险。

三、麻醉及手术过程

(一)麻醉前

产妇入室前备好急救药品(硝酸甘油、硝普钠、尼卡地平、肾上腺素、去甲肾上腺素、艾司洛尔、山莨菪碱),并配置多巴胺 200mg/50ml 待用。

未用术前药,术前备血的同时快速入手术室,缓慢移位于手术床,面罩吸氧,氧饱和度(SpO_2)99%,神清合作,连接五导联心电图,心率 82 次 /min。采用 16G 静脉针开放肘静脉,给予丙泊酚 20mg 静脉注射镇静,局部麻醉下行右桡动脉穿刺置管,显示有创血压 131/51mmHg。迅速在局部麻醉下行右颈内静脉穿刺置入四腔中心静脉导管,测定中心静脉压(CVP)为 $6cmH_2O$。将提前配制好的多巴胺连接到中心静脉待用。同时体外循环装机完毕、心外科及产科医师均准备就绪。

(二)麻醉实施及术中管理

1. 剖宫产手术　胸腹部同时消毒铺单后,于剖宫产下腹部切皮前,依次缓慢给予丙泊酚 70mg、罗库溴铵 20mg、瑞芬太尼 20μg,意识消失后面罩辅助给氧,并吸入 2MAC 的七氟烷,胎儿娩出前顺利进行气管插管。为尽量减少全麻用药与胎儿娩出的时间间隔,在麻醉诱导给药的同时,产科医师于腹部正中切口给予 1% 的利多卡因进行局部浸润麻醉并快速进入腹腔,气管插管后即刻剖宫取出胎儿,女婴体重 1 080g,轻度窒息,吸痰、胸外按压、气管插管,Apgar 评分 5-8-9 分,之后转入新生儿病房。

胎儿娩出后即刻给予产妇舒芬太尼 50μg、罗库溴铵 30mg、咪达唑仑 3mg 加深麻醉,血流动力学无明显变化,维持血压 125/58mmHg,心率 80 次 /min 左右。胎儿娩出后置产妇头高位,缓慢剥离胎盘。术中见子宫收缩欠佳,胎盘胎膜娩出完整,子宫体注射缩宫素 10U,子宫收缩加强,宫腔内放置球囊,注水 170ml 压迫止血,逐层缝合。

麻醉维持采用持续丙泊酚 0.2g/h、舒芬太尼 1μg/(kg·h)输注,复合吸入 1~1.5MAC 七氟烷,维持 BIS 值在 34~56 之间。间断静脉给予罗库溴铵。手术时间 50 分钟,术中出血 300ml,入液 900ml,尿量 300ml。未用血管活性药。

2. A 型夹层手术　剖宫产手术完成后,血流动力学平稳,血压 115/58mmHg,心率 84 次/min,维持原麻醉状态。重新消毒胸部正中切口,铺单,头枕冰帽,在深低温停循环下行"全主动脉弓置换+降主动脉支架象鼻"手术。考虑到需要快速开胸肝素化,未进行自体血采集及血液分离。开胸及建立体外循环过程顺利。体外循环前 5 分钟给肝素 210mg,ACT 达 446s,采用右腋动脉插管。患者在深低温停循环、选择性脑灌注下实施了 Bentall + 全弓置换 + 降主动脉支架置入术。静脉给予甲泼尼龙,静脉持续滴注氨甲环酸。

体外循环时间 182 分钟,心肌血运阻断时间 81 分钟,鼻咽温最低 23.6℃,低流量时间 (即选择性脑灌注与下半身停循环时间)15 分钟。术毕鼻咽温复温至 36.8℃,肛温 36.5℃,调整离子及酸碱平衡,血气值满意,血流动力学状态稳定,多巴胺 5μg/(kg·min)持续泵入,顺利停止体外循环。止血关胸,携带氧气及监护仪安返监护室。

手术时间共 525 分钟。术中共输悬红 6U,血浆 800ml,机采血小板 1U,输洗涤红细胞 500ml。输注纤维蛋白原 2.0g,凝血酶原复合物 800IU。术中输液 2 600ml,尿量 1 800ml,出血 800ml。

四、术后管理及转归

患者入 ICU 情况稳定,床旁胸片显示气管导管、中心静脉导管位置正确,两肺正常,心影不大。双下肢穿弹力袜,预防静脉血栓形成。患者术后 3 小时清醒,术后 8 小时拔除气管导管。术后第 1 天胸腔引流 450ml,腹腔引流 20ml,宫腔引流量少,取出填塞纱布及水囊(压迫通常不超过 24 小时)。神志清醒,双下肢肌力正常,无脊髓缺血表现。积极补液治疗,血流动力学状态稳定,逐渐停止多巴胺泵注。术后第 3 天床旁超声提示:Bentall+Sun's 术后,人工机械瓣功能正常,未见瓣周漏,人工血管血流通畅,返回普通病房。术后每日检测凝血指标 PT、APTT、INR。第三天开始口服华法林抗凝,鼓励产妇下肢活动,预防静脉血栓形成。术后产妇恢复顺利,无心、肺、脑、脊髓等并发症发生,于术后第 9 天痊愈出院。

五、主动脉夹层手术同期施行剖宫产围麻醉期管理要点

妊娠晚期合并主动脉夹层病变凶险,施行同期手术,即先行剖宫产娩出胎儿,之后再行大血管手术,血压波动大,开胸手术前主动脉随时有破裂的可能,造成产妇、胎儿的死亡。而麻醉过程不平稳,尤其麻醉诱导期,极易导致主动脉破裂而出现恶性事件。因此围麻醉期需要遵循一定的管理原则,总结如下:

(一)术前准备

此类患者明确诊断后,应缩短病房术前准备时间,尽快手术,做好多科室协调工作。避免可能导致产妇血压升高的任何刺激,充分安抚,必要时使用硝普钠 0.3~2μg/(kg·min)、硝酸甘油 0.5~2μg/(kg·min)、或尼卡地平 0.5~2μg/(kg·min)、艾司洛尔 50~200μg/(kg·min)等进行控制性降压,但需要注意对胎儿的相关影响(详见第四十一章节)。采用小剂量咪达唑仑(1mg)适当镇静,维持收缩压在 100~120mmHg 之间,心率 70~80 次/min,以防止血压过高致夹层撕裂加剧或夹层破裂等意外发生。

该类患者大血管手术需在上肢、下肢同时监测动脉压力以及中心静脉压力,为减小对产妇的刺激,入室后即镇静,防止患者紧张导致血压升高及心率增快。麻醉前可先行监测

上肢压力,同时局麻醉下置入中心静脉导管,待全麻插管胎儿娩出后再进行下肢动脉置管测压。

麻醉前准备抢救药品,并预约血浆、血小板、红细胞等。建立外周粗大静脉。准备变温毯、冰帽、冰袋,监测鼻温、肛温、膀胱温。备血液分离装置以及血液回收装置。备好抢救新生儿的吸引器、氧气及紧急插管等设备。术前监测胎儿心率。麻醉前体外循环装机待用,产科及心外科医师均准备就绪。

(二) 产科手术麻醉管理

整个术程预防的核心问题是避免血流动力学波动导致的动脉瘤破裂。

1. 麻醉诱导   采用静吸复合麻醉,应用 BIS 监测麻醉深度。

(1) 同时进行胸腹部术野消毒铺巾,在产科切皮即刻时开始麻醉。麻醉用药及操作要精准,既要避免麻醉过浅血压升高,又要避免麻醉过深导致的胎儿宫内窘迫和呼吸抑制。因此类产妇胎儿多不足月且发育不良,胎儿娩出前尽可能少用阿片类药物,或选择短效阿片类药物,辅以气管表面麻醉、腹部切口采取局部麻醉等方法。常用诱导药物包括小剂量丙泊酚、依托咪酯、利多卡因,辅以低浓度吸入麻醉药物如异氟烷、七氟烷等。可以辅助小剂量氯胺酮 0.5~1mg/kg、瑞芬太尼 10~40μg 静脉注射,并泵注瑞芬太尼 0.1μg/(kg·min)维持。肌松药采用小剂量罗库溴铵。

(2) 气管插管时可根据有创动脉压力监测采用硝酸甘油、艾司洛尔单次应用或联合注射控制血压,使气管插管时收缩压控制在 100~130mmHg 之内,以避免血压过高导致夹层撕裂加重或夹层破裂致孕妇死亡。尤其避免超过术前血压值。

(3) 夹层累及主动脉根部时常常引起主动脉瓣环扩张,导致主动脉瓣重度反流,麻醉诱导及术中应注意维持心率,以不低于术前心率为宜。若术前左心室增大,射血分数降低,考虑经中心静脉泵注小剂量多巴胺 3~5μg/(kg·min)后再开始麻醉诱导。

2. 术中管理

(1) 胎儿娩出后可常规加深麻醉,出现血压搏动时,可首选体位调节,通过改变产妇体位的方式调节回心血量,从而达到在一定范围内调节血压的目的,必要时辅助血管活性药物,但调节需谨慎,防止血压骤升骤降。

(2) 胎儿娩出后,产科医师轻柔操作,缓慢娩出胎盘,防止回心血量增加过快。催产素可以使用,注意其导致的循环波动。胎儿胎盘娩出后彻底清除子宫内膜,让子宫充分收缩复原,然后经阴道将球囊导管置入子宫腔内,球囊内注入 150~170ml 生理盐水压迫止血。产科术后注意观察阴道出血情况。

3. 多学科联合抢救应急预案   此类患者主动脉破裂最容易出现在麻醉诱导期间、气管插管刺激及胎儿娩出压迫腹部时。一旦破裂,外科医师即刻开胸并建立体外循环为首要处理,是挽救产妇生命的关键。紧急情况可采取股动、静脉体外循环方式,之后可采选择性脑灌注。麻醉科医师迅速静脉注射肝素 3mg/kg,全速开放液体,维护血流动力学水平,同时进行脑保护,头枕冰帽、激素、脱水等治疗。产科医师快速取胎完成产科手术。体外循环医师需密切关注 ACT 数值的变化,防止血栓形成。

(三) 剖宫产术后大血管手术麻醉管理

1. 体外循环前

(1) 产科手术结束后,若产妇血流动力学稳定,要重新消毒铺巾。

(2) 及时完善麻醉监测,需要进行左侧足背动脉置管或左侧股动脉置管,便于监测主动脉夹层以远端的循环状况。适度加深麻醉,稳定循环状态。

(3) 头枕冰帽,达到降低脑耗氧,给予甲泼尼龙 500mg 进行脑保护。

(4) 酌情进行血液保护,可采用等容血液稀释或血液分离技术,同时开始持续泵入氨甲环酸 10~30mg(kg·h)抑制纤溶亢进。

(5) 进行鼻咽温及肛温监测。使用导尿管同时膀胱温度监测更加准确,但是应注意尿量对膀胱温度监测的影响。

(6) 注意急诊手术术前禁食时间的不确定,以及不能进行肠道准备,防止呕吐误吸。

(7) 肝素化 ACT 达到 400s 后,尽可能快速建立体外循环。

2. 体外循环中　A 型夹层多需要深低温停循环下完成手术,术中选择性脑灌注,鼻咽温最低 22~24℃。术中维持电解质及内环境稳定,维持血钾 4.5mmol/L 左右,血镁与血钙正常范围内,血红蛋白浓度达到 70g/L。手术主要步骤完成后缓慢复温,防止气栓形成。术毕鼻咽温、肛温复温至 36℃ 左右,循环稳定后停机,停机后血红蛋白浓度维持 80g/L 以上均较安全。

3. 体外循环后

(1) 血流动力学维护:妊娠合并主动脉夹层的孕产妇常常合并主动脉瓣急性重度反流,夹层累及左右冠脉开口,导致冠脉受累,加上体外循环下心脏停搏时间长,心肌缺血再灌注损伤等,导致心脏复跳后容易发生心功能低下,需要使用血管活性药物辅助心功能。一线血管活性药物常用小剂量多巴胺或多巴酚丁胺,常用剂量为 2~5μg/(kg·min),二线血管活性药物常用肾上腺素或去甲肾上腺素,常用剂量为 0.02~0.1μg/(kg·min)。如果停机后在血容量已补足、上述药物仍不能维持收缩压达 90mmHg 时,可能存在外周血管麻痹状态,可以加用垂体后叶素 2~5U/h 泵注。扩血管药物常常使用硝酸甘油。

(2) 凝血功能:体外循环停机后,鱼精蛋白拮抗肝素后,ACT 应恢复到生理值 ±30 秒范围,同时需要补充外源性凝血因子制剂,如凝血酶原复合物、纤维蛋白原、冷沉淀、新鲜冰冻血浆、维生素 K₁、氨甲环酸等制剂,必要时静脉输注异体血小板。术前自体血小板分离也可以起到较好的止血作用。在鱼精蛋白中和肝素后检测血常规、出凝血时间以及血栓弹力图,可以明确术中出血原因,有针对性地进行治疗。

(3) 维持电解质及内环境稳定:维持离子在正常范围内。由于主动脉夹层患者的下半身血压一般较低,导致下半身处于灌注不良状态,术中容易发生乳酸增高性代谢性酸中毒,需酌情补充碳酸氢钠,使术中 BE 值维持在 0~±3mmol/L 为宜,有利于纠正外周血管麻痹状态。注意尿量监测。

(四) 术后处理

1. 注意产后出血,术后第一天取出填塞纱布及水囊(压迫通常不超过 24 小时),如果宫腔引流过多,部分需考虑子宫切除。

2. 原则上应尽早使患者清醒,观察患者意识水平,注意双下肢肌力情况,及早发现脊髓缺血表现。

3. 术后早期患者收缩压可维持于 100~120mmHg,中心静脉压维持 6~8cmH₂O。等待胸腔引流较少后,可将收缩压维持于 130~140mmHg,以预防脊髓缺血并发症。

4. 注意术后实验室指标,如心肌酶、肌钙蛋白、BNP 等指标的变化趋势,及时进行针对性处理。

5. 复查超声心动图,观察机械瓣功能及人工血管血流情况。

6. 建议双下肢穿弹力袜,鼓励产妇下肢活动,预防静脉血栓形成。术后应用小剂量肝素[0.5mg/(kg·d)]抗凝,第 3 天开始根据凝血指标检查结果进行口服华法林衔接治疗。

7. 出院前复查胸主动脉磁共振。

六、相关知识延伸

(一)主动脉夹层概念

主动脉夹层(aortic dissection)即主动脉动脉壁夹层形成,系指由各种原因造成的主动脉壁内膜破裂,血流进入主动脉壁内,导致血管壁分层,剥离的内膜片分隔形成"双腔主动脉"。主动脉中层囊性变性导致主动脉反复屈曲、高血压施加于主动脉的血流动力学作用及外伤等因素,使主动脉内膜撕裂形成夹层血肿。

主动脉夹层的自然经过十分凶险,如果未能及时诊断治疗,病死率极高。临床表现主要为突发剧烈疼痛,难以忍受,疼痛为前胸部及肩胛间区。促使夹层血肿扩展的是脉搏陡度(dp/dt)即心肌收缩力及血压。因此急性主动脉夹层药物治疗首先是降压并适当减低心率。需要注意,夹层分离可导致心脏压塞、胸膜腔或腹膜腔破裂,会出现低血压及休克。注意夹层累及头臂血管可使肢体动脉损害或闭塞时,则不能准确测定血压而出现假性低血压。

(二)主动脉夹层的分型

国际上临床经典且常用的两种分型:DeBakey 分型和 Stanford 分型(图 39-3)。

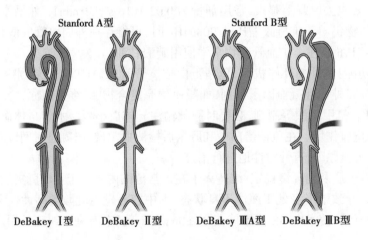

图 39-3　DeBakey 分型和 Stanford 分型

1. DeBakey 分型有 3 型:

(1)Ⅰ型　胸主动脉夹层起源于升主动脉并向远端延伸,至少累及主动脉弓部;

(2)Ⅱ型　胸主动脉夹层起源并局限于升主动脉;

(3)Ⅲ型　胸主动脉夹层起源于降主动脉,很少向近端延伸,但可能会累及血管远端,DeBakey ⅢA 仅累及胸主动脉,DeBakey ⅢB 累及胸腹主动脉。

2. Stanford 分型分为 A 型和 B 型,并且分为多种亚型,临床上更为常用。

(1)A 型:主动脉夹层涉及升主动脉和 / 或主动脉弓,降主动脉也有可能累及。此分型相当于 DeBakey Ⅰ型、DeBakey Ⅱ型和逆行 DeBakey Ⅲ型(主动脉夹层起源于降主动脉并向近端延伸,累及到升主动脉)。

（2）B 型：主动脉夹层涉及降主动脉和 / 或延伸至腹主动脉，但不累及升主动脉和主动脉弓。此分型相当于 DeBakey Ⅲ型未逆行累及升主动脉的病例。

我院孙立忠教授团队根据主动脉根部病变特点，提出针对对应式的主动脉夹层分类方法，临床更为实用。

1. 根据主动脉根部病变特点分为 3 型，A_1 型（主动脉窦部正常型）；A_2 型（主动脉窦部轻度受累型）；A_3 型（主动脉窦部重度受累型）。再根据主动脉弓部病变分为 2 型：C 型（复杂型）；S 型（单纯型）。因此，临床的组合诊断可以有：A_1C、A_2C、A_3C（如本例）、A_1S、A_2S 等类型。

2. B 型夹层根据主动脉扩张的范围分为 3 型，B_1 型：降主动脉无扩张或仅有近端扩张；B_2 型：全部胸降主动脉扩张；B_3 型：全部胸降主动脉及腹主动脉扩张。再根据左锁骨下动脉和远端主动脉弓部是否受夹层累及分为 2 型：C 型（复杂型，受累）；S 型（单纯型，不受累）。因此临床组合有：B_1C、B_2C、B_1S 等。

（三）主动脉夹层对孕产妇及胎儿的影响

孕产妇发生 A 型主动脉夹层后，升主动脉与窦管交界急性扩张可以导致主动脉瓣急性大量反流、急性左心衰竭及肺水肿。累及升主动脉根部时，可以累及左右冠状动脉开口，导致冠状动脉夹层、冠状动脉开口狭窄、血栓形成或闭塞，导致急性大面积心肌梗死，血性渗出液可渗出到心包腔内，影响心脏的收缩与舒张功能，母婴常常预后不良。若出现心脏压塞，如果不及时缓解心脏压塞症状并急诊手术，往往造成严重后果。

子宫动脉由双侧髂内动脉供血。主动脉夹层累及胸主动脉或腹主动脉时，尤其当真腔细小，假腔巨大，真假腔没有足够的交通通道时，容易发生下半身血压低于上半身血压现象，上下肢血压倒置，子宫动脉灌注不足及胎儿缺血缺氧症状。如果夹层累及髂内动脉，可以导致死胎发生。

（四）孕妇合并主动脉夹层终止妊娠时机、方式的选择

2010 年美国心脏病学会基金会及心脏协会等共同制定了胸主动脉疾病诊治指南。2014 年欧洲心脏病学会发布了新的主动脉疾病诊治指南。妊娠期主动脉夹层的治疗在遵循非孕期疾病诊疗指南的基础上，需要综合考虑对胎儿造成的风险。

妊娠合并 A 型主动脉夹层患者一般需要实施大血管手术。需要根据夹层的类型、孕龄选择。

1. 如果胎龄小于 28 周，胎儿娩出后不易存活，需要实施保留胎儿的大血管手术。对于胎龄大于 28 周的孕妇，胎儿可存活，一般在全麻下先剖宫产娩出胎儿，再实施同期大血管手术。

2. 如果胎龄在 16~24 周，家属术前要求放弃胎儿者，可以实施同期剖宫取胎术 + 大血管手术，或先实施体外循环下的大血管手术，之后再根据情况实施同期或择期剖宫取胎。

3. 要求保留胎儿者，可先行大血管手术后，部分胎儿仍正常存活，可予足月后进行剖宫产娩出胎儿。但需要告知随时有胎死宫内、早产等风险。

对于 B 型主动脉夹层孕产妇，可以在局麻强化、硬膜外麻醉、腰麻、腰硬联合麻醉、全身麻醉下实施剖宫产、剖宫取胎术，酌情同期或分期经股动脉进行胸主动脉或腹主动脉腔内覆膜支架置入术。

（五）主动脉夹层病变与妊娠禁忌

妊娠期间由于激素水平、血管壁微结构、血流动力学以及血液流变学改变，主动脉内膜本身有发生撕裂产生夹层的风险。

1. 若产妇合并有马方综合征、先天性主动脉瓣二瓣畸形伴升主动脉扩张、高血压、Ehlers-Danlos 综合征、Loeys-Dietz 综合征、Turner 综合征等,更容易在妊娠期发生主动脉夹层。妊娠前需要干预,指征见表 39-1,也为妊娠禁忌。

表 39-1   妊娠前需要干预的主动脉病变

主动脉病变	升主动脉直径
马方综合征,家族性主动脉夹层	40~45mm
Loeys-Dietz 综合征	42~45mm
Ehlers-Danlos 综合征	≥45mm
主动脉瓣二瓣畸形	≥50mm
Turner 综合征	升主动脉直径指数 25~27mm/m^2
主动脉瓣膜手术后	≥45mm
主动脉瘤	≥55mm
其他原因	≥50mm

2. 若是妊娠后发现主动脉病变,尤其为 A 型夹层,需要立即终止妊娠,并且依据妊娠时间决定具体手术方案,如上述。

3. 若妊娠期短时间主动脉直径增加 5mm 者,也应考虑终止妊娠。坚决要求继续妊娠者,要采用药物控制血压,同时密切监测血压及心率。每 4~12 周进行主动脉超声检查,有主动脉弓、胸腹主动脉扩张者,建议行 MRI 检查。

4. 服用 β 受体拮抗剂者,建议行胎儿超声检查。

5. B 型夹层建议进行规律的 MRI 检查。

6. 合并 Ehlers-Danlos 综合征、Loeys-Dietz 综合征、马方综合征者,若主动脉直径 >45mm,主动脉瓣二瓣畸形 >50mm 者,需要剖宫产终止妊娠。

（刘亚光   赵丽云）

参考文献

［1］孙立忠.主动脉外科学［M］.北京:人民卫生出版社,2012.

［2］王国林,徐铭军,王子千.产科麻醉学［M］.2 版.北京:科学出版社,2012.

［3］JOHN AS,GURLEY F,SCHAFF HV,et al. Cardiopulmonary bypass during pregnancy［J］. Ann ThoracSurg, 2011,91(4):1191-1196.

［4］SAWLANI N,SHROFF A,VIDOVICH MI. Aortic dissection and mortality associated with pregnancy in the United States［J］. J Am Coll Cardiol,2015,65(15):1600-1601.

［5］WANGA S,SLIVERSIDES C,DORE A,et al. Pregnancy and thoracic aortic disease:managing the risks［J］. Can J Cardiol,2016,32(1):78-85.

［6］YUAN SM. Aortic dissection durin pregnancy:a difficult clinical scenario［J］. Clin Cardiol,2013,36(10): 576-584.

［7］ZHU JM,MA WG,PETERSS S,et al. Aortic dissection in pregnancy:management strategy and outcomes［J］. Ann Thorac Surg,2017,103(4):1199-1206.

第四十章 合并右心房黏液瘤产妇接受剖宫产并同期心脏手术麻醉管理

引言：心脏黏液瘤占心脏原发良性肿瘤的 30%~50%，多为女性，而妊娠期合并黏液瘤的发生率低，但黏液瘤会出现瘤体组织坏死、脱落，形成体肺循环栓塞，并且随着瘤体的长大，可能随时堵塞心脏瓣膜，造成心脏泵血功能障碍，发生猝死。体外循环下行黏液瘤切除是非妊娠患者的主要治疗手段，但对于合并妊娠的患者来说，需要根据黏液瘤的特点及孕期综合考虑手术时机，并将体外循环下心脏手术对母婴影响的风险降至最低。

一、病例概要

（一）病史

孕妇，34 岁，66kg，160cm。主因"停经 38 周，发现心房黏液瘤 5 天"入院。患者 5d 前于当地医院行孕期常规检查，超声心动提示"右心房内强回声"，遂来我院复查超声发现"右心房内占位性病变，黏液瘤可能性大"。孕期患者无不适，可平卧入睡，活动自如，血压正常。既往体健。

（二）术前检查及体征

查体：神清，血压 121/82mmHg，心率 80 次 /min，律齐，未闻及杂音。呼吸 20 次 /min，双肺呼吸音清，未闻及干湿啰音。

辅助检查：

心脏超声心动图示（图 40-1）：右心房内占位性病变，黏液瘤可能性大。右心房内可见中低不均匀回声，质地柔软，形态可变，边缘见较多分叶，与三尖瓣无粘连，可见宽约 4.7mm，长约 6.4mm 蒂部与卵圆窝右心房面相连，大小约 41mm×32mm。

心电图示：窦性心律，不完全性右束支传导阻滞，T 波改变。

实验室检查：血气分析、肝肾功能及电解质均在正常范围之内。

入院诊断：宫内孕 38 周，孕 3 产 1，LOA；妊娠合并右心房黏液瘤；心功能 I~Ⅱ级。

二、患者围手术期主要风险

本例产妇孕 38 周，合并右心房黏液瘤，虽然无症状，但有发生肿瘤组织脱落及阻塞三尖瓣瓣口等危险，无法进行自然分娩，经全院多科会诊，应尽快进行剖宫产手术终止妊娠，并同期进行心脏手术。围手术期主要风险如下：

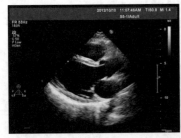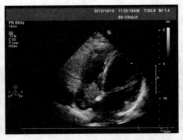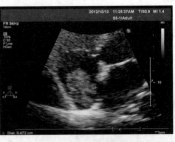

主动脉根部	29	mm	室	厚度	9	mm	左心收缩功能		左心舒张功能		
升主动脉内径	29	mm	间	运动幅度	8	mm	射血分数	60	%	E 波最大流速	52	cm/s
二尖瓣	瓣口面积		cm²	隔	与左心室后壁向运动			缩短分数	32	%	A 波最大流速	65	cm/s
	瓣环径		mm	左心室	舒末内径	49	mm			E/A		
	压力减半时间		ms		收末内径	33	mm	主动脉最大流速		90	cm/s	
肺动脉	主干径	27	mm		后壁厚度	9	mm	左心室流出道流速		cm/s	肺动脉最大流速	77	cm/s
	右肺动脉径		mm		后壁运动幅度	9	mm	压 力 阶 差				
	左肺动脉径		mm	右心室	前后径	18	mm	收缩期			舒张期	
左心房	32	mm		流出道	21	mm	取样部位	流速	cm/s	取样部位	流速	cm/s
右心房		mm		前壁厚度		mm	压差		mmHg	压差		mmHg

超声描述:
1. 各心腔内径正常范围。右心房内可见一 41mm×32mm 中低回声团块,借蒂附着于心房房间隔,蒂宽 4.7mm,长 6.4mm,该团块形态极不规则,呈分叶状,结构松散,随心动周期摆动及变形,心脏舒张期达三尖瓣瓣口,心脏收缩期回纳入右心房,PW 测:三尖瓣瓣口血流速度 E 峰 38cm/s,A 峰 63cm/s
2. 各心室室壁厚度正常,运动不协调
3. 各瓣膜形态及运动未见异常,CDFI:未见异常
4. 主动脉、肺动脉未见异常。上腔静脉内径 11mm,下腔静脉内径 12mm,其内未见明确异常团块回声

超声提示:
右心房占位(黏液瘤可能性大)

图 40-1　患者术前超声心动图

1. 该产妇右心房黏液瘤,并且超声提示黏液瘤瘤体在舒张期经三尖瓣口可甩入右心室,随时会有黏液瘤组织脱落风险,可导致肺动脉栓塞及黏液瘤阻塞三尖瓣瓣口出现严重的血流动力学波动,甚至猝死。患者体位变动、入手术室情绪紧张、麻醉诱导、胎儿及胎盘娩出时及娩出后等均可诱发。

2. 患者进行中心静脉穿刺置管时,会因导丝及置管过深直接触碰瘤体,引发瘤体组织脱落,需注意。

3. 胎盘娩出后,回心血量突然增加会直接对瘤体造成冲击,导致瘤体堵塞嵌顿到三尖瓣口。

4. 尽管采取宫内水囊压迫止血,但仍有体外循环肝素化后子宫出血风险。若为难治性出血,可能需要切除子宫。

综上所述,本例患者围手术期可能发生的风险包括:黏液瘤组织脱落导致急性肺栓塞、三尖瓣口瘤体嵌顿;体外循环导致凝血功能异常,产科大出血。

三、麻醉及术中管理

(一)麻醉前

患者安静入手术室,神清合作,面罩吸氧,氧饱和度(SpO₂)99%,连接五导联心电图,在局部麻醉下行有创动脉压穿刺置管,血压 128/78mmHg,心率 82 次 /min,并在局部麻醉下行右颈内静脉穿刺,顺利置入四腔中心静脉导管,置管深度 12cm,中心静脉压 CVP 6cmH₂O。胎心监护显示胎心率 136 次 /min。配制多巴胺[多巴胺 0.03mg× 体重(kg)/50ml]待用。

同时准备急救药品(肾上腺素、去甲肾上腺素、艾司洛尔、多巴胺、氯化钙、山莨菪碱、硝酸甘油等)。体外循环、心外科及产科医师均准备就绪。

(二)麻醉实施

胸腹切口均消毒铺巾(以备临时可能开胸抢救),产科即将切皮时,静脉推注丙泊酚60mg、氯胺酮30mg、罗库溴铵40mg、瑞芬太尼20μg,意识消失后面罩给氧,并吸入2MAC七氟烷,同时开始手术,2分钟后行气管插管,5分钟后娩出一女活婴,过程顺利。胎儿娩出后给予舒芬太尼50μg、罗库溴铵50mg、咪达唑仑2mg加深麻醉,并采用持续泵注丙泊酚3~5mg/(kg·h)、舒芬太尼1μg/(kg·h)维持镇静镇痛,罗库溴铵间断静脉推注维持肌松,间断吸入1~2MAC的七氟烷。

(三)术中管理

剖宫取出胎儿顺利,Apgar评分9-10-10分,体重3 250克,身长50cm。胎儿娩出后,缓慢娩出胎盘,置患者轻度头高位,子宫腔内放置球囊,宫腔内放置球囊,注水160ml压迫止血,予缩宫素10U入100ml生理盐水中,缓慢静滴,促进子宫收缩。待产科止血充分后关腹腔,心外科医师重新进行胸部正中手术野消毒铺巾,开胸行黏液瘤摘除术。

维持原麻醉方式,心外科开胸后,给予肝素3mg/kg,测肝素后ACT值443s,追加肝素50mg后,复测ACT值613s,顺利建立体外循环,切开右心房,完整切除右心房内肿瘤。体外循环时间45分钟,阻断33分钟,复跳后给予多巴胺3μg/(kg·min),平稳脱离体外循环。术前、胎儿娩出后及术毕均进行动脉血气分析,调整水电解质在理想状态,术毕血流动力学平稳,携带氧气及监护仪安返监护室。

整个手术时间5小时,术程总入液量为2 410ml,尿量1 200ml,出血450ml。未输异体血。

四、术后管理及转归

患者入ICU情况稳定,静脉滴注缩宫素20U,宫腔引流量少。术后5小时患者清醒,胸腹伤口敷料无渗出,给予镇静观察病情。术后8小时复查动脉血气满意,拔除气管导管,胸部引流管通畅,腹软,子宫轮廓清晰,宫底脐下一指,阴道引流量50ml,逐步减少宫腔内水囊液量。术后采用静脉PCA镇痛。次日转出ICU返回病房。术后第二天,在确定无产科活动性出血的情况下,皮下注射低分子量肝素5 000U,12小时一次。经复查心脏超声心动图及腹部彩超,恢复满意,伤口愈合良好,于术后1周出院。

五、妊娠合并心脏黏液瘤患者接受剖宫产并同期心脏手术麻醉管理要点

妊娠合并心脏黏液瘤患者行同期手术是对多科室协作的一个考验,注意每一个环节的紧密联系及相互影响,其中任何一个环节的疏忽都可能对母婴造成很大的影响。

(一)术前准备

术前管理的核心问题是合理选择手术时机。根据肿瘤的位置、瘤体大小及形状、有无碎片脱落以及全身有无自身免疫反应等不同情况,结合孕妇的孕期,合理选择手术时机(见后述),尽量调整患者术前达最佳状态。术前了解患者体位变化与临床症状的关系。同时关注胎儿发育情况,做好新生儿抢救准备。

(二)术中管理

1. 体外循环前　在行心脏手术和建立体外循环前,先行剖宫产手术,此时麻醉管理核心问题是避免黏液瘤瘤体嵌顿及脱落。注意要点如下:

(1) 运送患者和麻醉摆放体位时,避免患者体位的急剧变化;

(2) 患者入手术室后需要局麻下行有创动脉、中心静脉穿刺置管,要充分安抚情绪,必要时可适度镇静,避免情绪紧张导致血压升高、心率增快冲击瘤体;

(3) 中心静脉穿刺置管时,避免导丝及中心静脉管过深触及瘤体;

(4) 麻醉诱导时力求平稳,避免患者出现呛咳和循环波动;

(5) 胎儿及胎盘娩出之后,适当并缓慢调节产妇头高位,避免回心血量增加过快对瘤体的冲击。对于心房巨大黏液瘤并且超声提示舒张期瘤体甩入心室的患者,尽可能避免头高左侧位,以防嵌顿。胎儿娩出后产科医师轻柔适度压迫下腹部,减缓血液回心速度;

(6) 心脏手术前尽可能不使用正性肌力药物,避免心肌收缩过强冲击瘤体脱落。

2. 体外循环中　体外循环中麻醉管理核心问题是停跳时的心肌保护,复跳后的心功能维护。由于黏液瘤手术操作时间相对较短,但灌注心脏停跳液时仍不能忽视心肌保护的重要性。由于切除黏液瘤时可能会损伤部分心脏肌肉组织,复跳后酌情给予泵注正性肌力药如多巴胺作为辅助,待评估心脏泵功能完全恢复后逐渐减停。如本例,体外循环停机前即辅助多巴胺 $3\sim5\mu g/(kg\cdot min)$。

3. 体外循环后　体外循环后要监测出血情况和恢复患者凝血功能,并密切观察子宫收缩情况和出血情况,尤其注意术野看不到的阴道出血,必要时补充血浆、凝血酶原复合物和纤维蛋白酶原,严重出血者,需要产科医师共同评估是否需要行子宫切除手术。

(三) 术后管理

返回监护室后需要兼顾产科及心脏外科两种术式后的各类情况,密切监测胸部伤口引流量和阴道出血量,注意子宫收缩强度。同时,复查凝血功能指标,结合产科及胸腔引流情况,适时开始术后抗凝治疗。

六、相关知识延伸

(一) 心脏黏液瘤

心脏黏液瘤是原发于心腔内最多见的一种真性肿瘤,常有家族遗传倾向,绝大多数为单发肿瘤,也可为多发。典型黏液瘤为孤立的单个,表面光滑,大小各异,可发生于心脏各房、室腔,最常见于左、右心房,约占75%。多数肿瘤有瘤蒂与心房壁相连,瘤体可随心脏的收缩、舒张而活动。其主要危害是肿瘤组织坏死、脱落,形成循环栓塞。随着瘤体的长大,可能随时堵塞瓣口,造成心脏泵血功能障碍,发生猝死。超声心动图为诊断心脏黏液瘤的首选方法。

心脏黏液瘤尤其息肉状或葡萄状瘤体,其表面部分大小不等,易形成碎片脱落构成瘤栓。右心黏液瘤栓进入肺动脉可引起肺梗死,左心动脉瘤栓可引起身体任何部位的栓塞,较常见的是脑栓塞、股动脉栓塞、肾动脉栓塞、肠系膜栓塞等。

目前对产妇合并黏液瘤无指南性推荐,临床上常需要根据瘤体具体位置及活动度,结合产妇孕周及是否有临床症状,判断手术时机及是否同期手术。但临床上为防止瘤体组织脱落及嵌顿,常常选择产科及心脏黏液瘤同期手术。

(二) 不同部位心脏黏液瘤的特点

根据心脏黏液瘤的发生部位,分为左心房黏液瘤、右心房黏液瘤、心室黏液瘤及心脏多发性黏液瘤。因肿瘤位置、瘤体大小及形状、单发或多发、有无碎片脱落、瘤体内有无出血、变性和坏死以及全身有无自身免疫反应等不同情况,心脏黏液瘤所引发的病理生理改变及临床表现个体差异极大。

1. 左心房黏液瘤　瘤体位于左心房者,舒张期瘤体移向二尖瓣口,并经瓣口脱入左心室,收缩期回入左心房,故左心房黏液瘤舒张期阻塞二尖瓣口,从而引起不同程度的肺淤血和心慌、气短等自觉症状,临床上表现与风湿性二尖瓣狭窄相似。若瘤体过大,于收缩期不能全部回入左心房而卡在瓣口会出现晕厥,甚至猝死。若瘤体一部分附着于二尖瓣环或瓣叶,阻塞二尖瓣活动,影响其关闭,则引致二尖瓣关闭不全,可表现为二尖瓣狭窄兼关闭不全的病理生理学改变,长期会导致左心房压力升高,出现肺动脉压力增高及右心衰竭。左心房黏液瘤患者尽可能避免头高左侧卧位,一旦怀疑嵌顿,立即置患者头低右侧位。

2. 右心房黏液瘤　黏液瘤异常回声团在右心腔内,收缩期在右心房,舒张期随三尖瓣向右心室方向移动达三尖瓣口,或通过三尖瓣口入右心室腔,甚至突入右心室流出道。右心房黏液瘤的风险在于嵌顿及脱落导致的肺栓塞,严重者致猝死。

3. 心室黏液瘤　瘤体位于心室者,收缩期异常回声团突入左心室流出道或右心室流出道,舒张期在左心室腔内或在右心室腔内,可见异常回声团在心室腔内随血流方向有规律的摆动。瘤体位于左心室者,可于收缩期阻塞左心室流出道或主动脉瓣口,表现为主动脉瓣狭窄相关临床表现。

（三）心脏内黏液瘤患者手术时的肝素耐药

心脏黏液瘤患者接受心脏手术,常会出现肝素耐药现象,与该类患者体内多有血浆抗凝血酶(AT)Ⅲ含量和活性降低有关,近年来又有许多报道肝素耐药与血小板计数增高存在明显关系。血小板本身有黏附、聚集、释放等功能,对止血、凝血和血栓形成都有重要作用,所以术前对心脏黏液瘤患者,尤其是血浆抗凝血酶Ⅲ缺乏和血小板计数增高者应高度重视。

术中肝素化后必须使ACT>350s,才能行升主动脉及上下腔静脉插管,ACT>480s方可进行体外循环,及时监测ACT,追加肝素用量。若肝素用量大于600IU/kg时,ACT仍然达不到体外循环要求,应采取以下措施:

1. 补充血浆抗凝血酶Ⅲ制剂;

2. 输入新鲜冰冻血浆400~600ml;

3. 输入相当量的全血;

4. 合用低分子量肝素,因其阻断凝血过程,无需血浆抗凝血酶Ⅲ的参与;

5. 血小板增高者,在肝素抗凝的同时采用抑制血小板活性的药物,也可收到良好的抗凝效果。

6. 转流期间应缩短ACT监测间期,特别在复温后肝素代谢快,要尤为重视。

（四）妊娠合并黏液瘤手术后抗凝

静脉血栓形成的三大因素包括血流滞缓、血管内膜损伤及血液高凝状态。由于心脏黏液瘤患者易出现肝素耐药的特殊性,同时孕产妇在孕期、产时和产后其凝血、纤溶系统的生理性改变,存在高凝状态的特点,并且胎盘剥离后的创面也为静脉血栓提供了机会。所以妊娠合并心脏黏液瘤患者术后抗凝极其重要,一般常采用低分子量肝素。

（五）孕期需要体外循环下接受心血管手术的干预时机

部分妊娠合并重症心血管疾病,无法安全度过围产期,常常需要孕期干预。妊娠期母体循环处于高排低阻的状态,体外循环不符合妊娠生理,因此体外循环对母体的影响依然高于非妊娠期。

1. 妊娠早期,由于药物和体外循环本身可导致胎儿致畸或流产,此时胎盘尚未发育成熟,故妊娠早期接受体外循环对胎儿不利。

2. 妊娠中期,胎盘发育成熟,胎儿成形,生活在宫内适宜的环境内,与母体体外循环不发生直接接触,体外循环对其影响相对较小。

3. 妊娠晚期,胎儿接近成熟,体外循环后即使早产,在符合条件的新生儿监护室中存活率高,但妊娠晚期母体心脏负担加重,分娩前后心血管生理变化急剧,危险性增加。

因此,孕期需要体外循环下干预的心血管问题,综合对母体及胎儿的影响,应选择妊娠中期,即孕 12~28 周(图 40-2)。

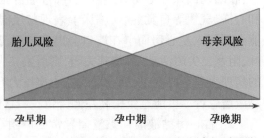

图 40-2　孕期接受心脏手术胎儿与母亲相对风险

(六) 妊娠合并心脏病同期心脏手术指征

目前尚无循证医学方面支持,结合国内外文献报道及我国多家医院经验,对于危及产妇生命的心脏疾病,酌情考虑同期行心脏手术:

1. 主动脉病变,尤其 A 型夹层(见第十篇第三十九章)。

2. 重度主动脉瓣狭窄致晕厥,和 / 或心功能 NYHA 分级Ⅲ~Ⅳ级者。

3. 风湿性心脏病二尖瓣重度狭窄 + 重度肺动脉高压,心力衰竭症状严重,心功能 NYHA 分级Ⅲ~Ⅳ级者,首选经皮二尖瓣球囊扩张术,无法行经皮二尖瓣球囊扩张术者,考虑同期进行瓣膜置换术。

4. 心内膜炎有赘生物脱落危险者也可考虑同期手术。

5. 心脏肿瘤影响流出道并且有脱落风险者,如心脏黏液瘤患者。

(吕誉芳　车　昊　赵丽云)

参考文献

[1] JOHN AS, CONNOLLY HM, SCHAFF HV, et al. Management of cardiac myxoma during pregnancy：A case series and reviewof the literature [J]. Int J Cardiol, 2012, 155(2)：177-180.

[2] 董秀华, 卢家凯, 程卫平, 等. 保留妊娠孕妇心脏手术的麻醉处理 [J]. 心肺血管病杂志, 2017, 36(2)：123-124.

[3] 王焕英, 张军, 李斌, 等. 妊娠期体外循环下心脏手术孕妇的母儿结局分析 [J]. 中华妇产科, 2014, 49(2)：104-108.

[4] ARUMUGAM CG, RAJU SV, VARMA S, et al. Anaesthetic management of a pregnant patient with left atrialmyxoma and myxoma excision of lower segment caesarean [J]. Apollo Med, 2008, 5(1)：71-73.

[5] CAULDWELL M, JOHNSON M, JAHANGIRI M, et al. Cardiac interventions and cardiac surgery and pregnancy [J]. Int J Cardiol, 2019, 276：43-47.

第四十一章　妊娠期保留胎儿接受心脏手术麻醉管理

引言:育龄妇女合并心脏病的发生率约为 1%~3%,其中个别孕妇需要在体外循环下实施保胎的心脏手术。保胎孕妇行心脏手术的麻醉处理原则是在尽最大可能保障母亲生命安全的前提下保障胎儿的生命安全。保胎孕妇需要在体外循环下行心脏手术时,应考虑孕妇孕龄、合并心脏病的病理生理变化、麻醉药物、手术刺激、体外循环以及医疗环境对母亲及胎儿的影响,母婴结局与围手术期整体管理理念密切相关。

一、病例概要

(一) 病史

孕妇,26 岁,体质量 54kg,身高 164cm,主因"孕 26 周,间断发热 2 月余"急诊入院。患者既往体健,孕早期出现不间断低热,自觉无不适症状,未予重视,此次发热程度加重,并伴有胸闷,活动耐量尚可,就诊当地医院,急查心脏超声心动图示"二尖瓣大量反流、赘生物形成",遂急诊转入我院。

(二) 术前检查结果和体征

查体:神清,血压 118/64mmHg,心率 101 次 /min,呼吸 20 次 /min,吸氧下脉搏氧饱和度(SpO_2)95%。

辅助检查:

超声心动图示(图 41-1):二尖瓣腱索断裂,并有多个赘生物附着,较大者 9mm×7mm,二尖瓣大量反流,左心室舒张末期内径 52mm,射血分数 57%,少量心包积液。

胎儿超声检查:示单胎头位,胎心好,胎儿双顶径 6.9mm,股骨长 4.6mm。

实验室检查:贫血,血红蛋白 92g/L。脑钠肽(BNP)197pg/ml。肝功、肾功及电解质均在正常范围之内。

入院诊断:"孕 26 周,感染性心内膜炎,二尖瓣关闭不全(重度),赘生物形成,心包积液(少量)"。

二、患者围手术期主要风险

考虑患者存在多个二尖瓣赘生物,随时可脱落至周身动脉,导致不同部位的栓塞。启动多学科会诊,因患者孕 26 周,胎儿尚未发育成熟,征得患者家属同意,拟接受急诊保留胎儿体外循环下二尖瓣成形术。围手术期主要风险如下:

1. 术前及手术过程中,均有二尖瓣赘生物脱落导致脑梗死、心肌梗死或周身动脉栓塞

主动脉根部	24	mm	室	厚度	8	mm	左心收缩功能			左心舒张功能		
升主动脉内径		mm	间	运动幅度	9	mm	射血分数	57	%	E波最大流速	176	cm/s
二尖瓣 瓣口面积		cm²	隔	与左心室后壁运动			缩短分数	30	%	A波最大流速	154	cm/s
瓣环径		mm	左	舒末内径	52	mm				E/A		
压力减半时间		ms	心	收末内径	36	mm	主动脉最大流速	123	cm/s			
肺动脉 主干径	24	mm	室	后壁厚度	7	mm	左心室流出道流速			肺动脉最大流速	90	cm/s
右肺动脉径		mm		后壁运动幅度	10	mm	压力阶差					
左肺动脉径		mm	右	前后径	22	mm	收缩期			舒张期		
左心房	39	mm	心	流出道			取样部位	流速 cm/s		取样部位	流速 cm/s	
右心房		mm	室	前壁厚度				压差 mmHg			压差 mmHg	

超声描述：

床旁图像欠清，测值仅供参考

1. 左心室增大，余心腔内径正常范围
2. 各心室室壁厚度及运动正常
3. 二尖瓣前、后叶增厚、回声增强，其上可见多个点状强回声附着，另可见多条条索状回声与前叶相连，收缩期甩入左心房侧，其上可见多个团块状强回声附着，较大者 9mm×7mm，前叶 A3 区收缩期脱入左心房侧。CDFI：收缩期二尖瓣心房侧见大量偏心性反流信号，沿后叶走行。其余瓣膜形态及运动未见异常。CDFI：收缩期三尖瓣心房侧见少量反流信号，TRVmax：224cm/s，PG：20mmHg，TI 法估测 SPAP：25mmHg
4. 主动脉、肺动脉未见异常
5. 心包腔内可探及少量液性暗区，右心室前壁积液深 11mm，左心室侧后壁积液深 8mm，右心房顶积液深 10mm
6. 检查过程中患者心率偏快

超声提示：

二尖瓣前叶腱索断裂可能性大

二尖瓣前叶脱垂并反流（重度）

二尖瓣瓣叶及断裂腱索赘生物形成

三尖瓣反流（轻度）

左心室增大

心包积液（少量）

图 41-1　孕妇术前超声心动图

的风险。

2. 患者二尖瓣成形术不理想，需要行二尖瓣置换术，术后抗凝治疗可能造成胎儿颅内出血等并发症。并且在优先保障母亲生命安全的前提下，围手术期存在胎儿宫内窘迫、胎死宫内、早产等风险。

3. 手术及体外循环可能造成母体感染、出血、心力衰竭、多脏器功能受损等风险。术后产妇心脏负荷会随着孕期水钠潴留而迅速增加，有出现急性左心衰竭并进一步影响胎儿的风险。

综上所述，本例患者围手术期可能发生的风险包括：赘生物脱落、动脉栓塞；胎儿宫内窘迫、死胎、早产；急性左心衰竭；术中后多脏器功能受损。

三、麻醉及术中管理

（一）麻醉前

未用术前药。产妇入室前备好急救药品，并配置多巴胺 150mg/50ml 待用。常规准备抢救药品（山莨菪碱、氯化钙、利多卡因、去甲肾上腺素、苯海拉明等）。

患者入手术室吸氧，神清合作，连接五导联心电图。开放外周静脉，在局部麻醉下行有创动脉压穿刺置管，血压 111/63mmHg，心率 101 次 /min。同时体外循环、心外科及产科医师均准备就绪。

（二）麻醉实施

麻醉诱导采用咪达唑仑 2mg、依托咪酯 10mg、罗库溴铵 100mg、舒芬太尼 75μg 顺序静脉注射。麻醉诱导插管顺利，血压、心率维持稳定。呼吸参数：潮气量 400ml，频率 10 次 /min，

I∶E 为 1∶2,流量 2L/min,吸入氧浓度为 50%。监测胎心率为 143 次 /min。之后行右颈内静脉穿刺置入四腔中心静脉导管,测定中心静脉压为 7cmH₂O,将配制好的多巴胺连接到中心静脉。麻醉维持采用舒芬太尼 1μg/(kg·h)持续输注,复合吸入 1~1.5MAC 七氟烷维持麻醉,维持 BIS 值在 40~56 之间。间断静脉给予罗库溴铵。

（三）术中管理

麻醉后将孕妇右侧臀部垫高 15°,减少增大的子宫对孕妇下腔静脉的压迫,避免仰卧位低血压发生。将手术托盘前移并固定于孕妇下腹部一定高度,以避免胎儿受到术者及手术器械的压迫,并预留足够的高度以便调节手术床。

1. 体外循环前　转机前维持灌注压于术前水平,防止胎盘灌注不足影响胎儿血供。麻醉后动脉血气示患者 BE 为 −4.2mmol/L,血钾 3.1mmol/L,余正常。经静脉滴注 5% 碳酸氢钠 50ml,并补钾,转机前患者 BE 为 1mmol/L,血钾浓度上升到 3.9mmol/L。同时产科医师持续胎心监测。常规给予肝素 3mg/kg 抗凝,ACT 达 465s。

2. 体外循环中　常规建立体外循环,采用常温高流量体外循环技术,转中最低鼻咽温 36.1℃,最低直肠温 35.9℃,灌注流量为 4.0~5.7L/min。体外循环开始后,平均动脉压降至 54mmHg,胎心率降至 124 次 /min。考虑到常温下低平均动脉压可能导致胎盘血流灌注不足,经体外循环机器中给予阿托品 0.5mg,胎心率升至 164 次 /min,同时采用去甲肾上腺素 0.1~0.2μg/(kg·min)泵注,将平均动脉压提升至 73~77mmHg。维持血红蛋白浓度 80g/L 左右。血钾浓度维持于 4.5mmol/L,BE 维持于 1~3mmol/L 左右。患者尿量偏少,给予呋塞米 20mg 处理。手术顺利,主动脉开放后,采用 20J 电击除颤一次,成功复跳,辅以多巴胺 5~8μg/(kg·min)维持循环功能。

体外循环转机时间 75 分钟,主动脉阻断时间 61 分钟,并行辅助 20 分钟,顺利停机。停机后收缩压维持在 100~120mmHg,心率 90~100 次 /min,去甲肾上腺素于停机时逐渐停用。患者转中尿量为 150ml。停机后经食道超声心动图示二尖瓣活动良好,收缩期左心房侧仅见微量反流。测胎心率 159 次 /min。

3. 体外循环后　停机后继续泵注多巴胺 5μg/(kg·min),维持上述血压心率范围,维持 CVP 于 7~10cmH₂O。通气模式采用小潮气量、快频率及呼吸末正压(PEEP 6~8cmH₂O)通气模式。输体外循环余血 300ml,维持血红蛋白浓度 100g/L 以上。停机后孕妇尿量偏少(转后尿量 100ml),再次给予呋塞米 10mg 后尿量逐渐增多。术毕送返 ICU。

手术时间共 196 分钟,术中输液 1 000ml,输注悬红 4U,洗涤红细胞 300ml,血浆 400ml,全程尿量 400ml。

产妇手术全程进行胎心监测,维持胎心率于正常范围(表 41-1)。

表 41-1　术中胎心率变化

时间	诱导后	切皮后	转机 15 分钟	转机 16 分钟至停机	术毕	术后 1 天
胎心率(次 /min)	143	145	124	140~160	150	150~160

四、术后管理及转归

孕妇安全返回监护室,桡动脉血压 123/80mHg,心率 112 次 /min,CVP 9cmH₂O,SpO₂ 100%。2 小时后清醒,5 小时后拔除气管导管。胎心监测示胎心率 151 次 /min。患者循环逐步改善,24 小时尿量达 1 810ml,血气值满意。次日晨转出 ICU 回到病房,ICU 停留时间为 18 小时。

术后患者恢复顺利,顺利拔除胸腔、纵膈引流管及尿管。每日肌内注射黄体酮 20mg 保胎,连用 1 周。胎儿超声示胎儿发育正常。患者于术后 11 天痊愈出院。出院时复查超声心动图示:二尖瓣瓣叶活动良好,二尖瓣少量反流(2cm²),LVEF 62%。胎儿超声示胎心良好,胎儿双顶径 7.1cm,股骨长 5.1cm。

患者于孕 38 周时在腰麻下行剖宫产术,顺娩一男活婴,身高 51cm,体重 3 740g,Apgar 评分 8-9-10 分。目前随访母亲活动正常,幼儿发育良好。

五、保留胎儿接受体外循环下心脏手术麻醉管理要点

(一) 术前准备

该类产妇术前需要多学科会诊,评估患者的心功能及肺功能状态,了解是否有仰卧位低血压发生情况及胎儿发育情况。术前需要心外科明确术式,产科医师明确术中可能出现产科状况时的处理,麻醉科医师需要有详细的术中管理计划,包括体外循环期间的特殊管理,术后监护室做好应对可能出现的产科危急状况的处理措施。缓解患者紧张焦虑情绪,酌情应用术前药,注意心功能差尤其需要一定交感张力维持心肺功能的产妇,避免应用术前药,以免影响母婴安全。

(二) 麻醉管理

1. 麻醉诱导　诱导前在局麻下行桡动脉穿刺置管测压,心功能低下孕妇可局麻下行中心静脉置管,并适当泵注血管活性药如多巴胺 3~5μg/(kg·min)辅助后再开始麻醉诱导。诱导时应注意维持收缩压在 100~120mmHg,以维持胎盘满意的血流灌注。尽可能采取对循环影响较小的药物。本例采用小剂量咪达唑仑、依托咪酯、舒芬太尼与肌松药进行缓慢诱导。

2. 麻醉维持　采用大剂量阿片类药物(如本例,术中持续输注舒芬太尼)及低浓度七氟烷吸入麻醉维持。体外循环转机前及停机后维持患者收缩压在术前水平,如本例在 100~120mmHg,转机中维持患者平均动脉压在 70mmHg 左右,以维持胎盘满意的血流灌注。维持患者血气酸碱电解质在正常范围之内,注意及时纠正酸血症及低钾,维持 BE 于 0~3mmol/L,血钾 4.0~4.5mmol/L 较为合适。注意避免过度通气,防止脐血管痉挛影响胎盘血流灌注。维持血红蛋白浓度在正常范围。

3. 预防性使用抗生素　为控制患者术中及术后感染,规范应用抗生素。本例患者术前具有 2 个月发热与抗生素使用病史,诊断合并心内膜炎并赘生物形成,因此术中、术后均使用第三代头孢菌素注射用头孢哌酮钠舒巴坦钠合剂,剂量为 1.5g,术中 3 小时后追加,术后每 8 小时一次静脉滴注。

4. 体外循环后管理　根据术前心血管病的特点,在并行循环期间及体外循环后选用合适的血管活性药维持灌注压,保证胎盘血供。本例患者由于术前合并感染性心内膜炎,在经历心脏手术与体外循环时,可加重并放大全身炎性反应,发生血管麻痹综合征及灌注肺。本患者采取的预防措施为在麻醉诱导后及体外循环中各静脉滴注甲泼尼龙 500mg,体外循环过程中采用去甲肾上腺素维持灌注压。体外循环后采用小潮气量、快频率加呼吸末正压(PEEP)的通气模式,并降低吸入氧浓度(50%)。

(三) 体外循环方式及管理

保胎孕妇实施体外循环下的心脏手术时,一般采用常温高流量体外循环灌注技术,以改

善母婴结局。孕周较小者,可以采用轻度低温体外循环方法,病情需要时也可以采取深低温停循环,如孕妇合并主动脉夹层时。美国心脏病协会(AHA)建议,接受体外循环下保留胎儿的心脏手术时,提高母婴结局的措施如下:

1. 孕期达 24 周及以上者进行胎心监测。

2. 孕期超过 20 周的孕妇需将右臀垫高 15°,或将手术床左倾 15°,预防仰卧位低血压。

3. 转中孕妇血细胞比容需高于 25%,维持孕妇高氧合状态。

4. 采用常温体外循环(>35℃)、高灌注流量[>2.5L/(min·m²)]、高灌注压(>70mmHg)模式,尽可能减少体外循环灌注时间。采用搏动性灌注技术,采用 α 稳态进行血气管理。

5. 进行子宫张力监测,酌情使用子宫解痉剂(硫酸镁、β₂ 受体激动剂、孕酮)。

6. 维持血钾浓度正常,避免波动,尤其注意灌注停跳液的正确处理。

7. 手术现场需要有产科专家,中晚期妊娠者还需新生儿专家,以备紧急分娩。

本例患者采用常温体外循环高流量搏动性灌注,但转机初期,由于感染性心内膜炎大量炎症介质的释放,导致灌注压一过性偏低,应用了较大剂量的去甲肾上腺素维持灌注压,尽可能达到 70mmHg,可能是停机后少尿的原因之一。

(四)胎儿安全性维护

母体血流动力学平稳是维护胎儿安全的首要保证,以维持孕妇平均动脉压 70mmHg 左右为目标,保证胎盘血流灌注。手术托盘置于孕妇腹部之上,避免将手术器械置于孕妇腹部,以免压迫胎儿。整个围手术期进行胎心监护。麻醉药物以简单、安全、有效为原则,尽量避免麻醉药物、心血管活性药物及其他辅助用药对胎儿发育造成的影响(见后述)。

六、相关知识延伸

(一)孕妇保留胎儿手术期间的胎心监测

孕期达 24 周及以上者,建议在麻醉及手术过程中持续或间断监测胎心变化。

采用胎心监测仪经腹连续或间断监测胎心变化。较小胎儿在子宫内容易变换位置,只能间断监测胎心,较大的胎儿胎位较为固定,可以在术中连续监测胎心变化。也可以使用经阴道超声探头连续监测胎心搏动、脐动脉血流速度、搏动指数与阻力指数,有利于尽早发现胎儿血供变化及胎儿宫内窘迫,但需要超声科医师完成。

术中胎儿心动过缓是胎儿对子宫 - 胎盘血流灌注减少以及子宫收缩的反应,体外循环开始时常常会伴发胎心率减慢,体外循环结束后胎心率一般会恢复到正常。此外,导致胎儿心率减慢的原因还与母体血氧含量过低、母体低血糖以及能透过胎盘屏障的药物的作用有关。术中若胎心低于 100 次 /min,有可能发生胎儿宫内窘迫,需要分析原因,立即予以下措施进行处理:

1. 维持较高血红蛋白水平,术中体温不低于 35℃,提高灌注流量及平均动脉压（≥70mmHg),维护血糖正常水平。可以使用阿托品或山莨菪碱提升胎儿心率,如本例。去甲肾上腺素及拟交感胺类药物如麻黄碱及去氧肾上腺素可以用于提升血压,保证胎盘灌注压,但应注意这些药物在升高母体血压的同时,可以增加子宫动脉及脐动脉的血管阻力,注意用药剂量。

2. 如考虑子宫动脉痉挛,可以使用硝酸甘油及硫酸镁解痉,避免采用硝普钠,因其可以导致胎儿发绀。硝酸甘油是有效的缓解子宫张力的药物,在妊娠期间可以安全使用。

注意,胎儿代偿性心动过速也是胎儿低氧导致胎儿宫内窘迫所致,也需要分析原因,及时处理。

(二) 妊娠分期与用药原则

妊娠不同分期对麻醉药物及围手术期心血管用药有不同要求。

临床上根据孕龄将妊娠分为孕早期、孕中期及孕晚期3个时期:妊娠开始至12周末为孕早期,第13周至27周末为孕中期,第28周至40周末为孕晚期。

1. 孕早期 是受精卵向胚胎、胎儿分化的重要时期。妊娠8周时可见胎心搏动,妊娠12周时胎儿长约6~7cm,手脚趾及指甲可见,可初步分出男女性别,此期胎儿对外界环境变化、病毒感染及药物非常敏感,容易导致胎儿畸形、流产发生,选用药物格外谨慎。

2. 孕中期 胎儿重要器官均已发育完毕,孕期使用药物的致畸性大大减小,且由于胎儿体格较小,妊娠对孕妇血流动力学的影响也小,故此期是实施保胎体外循环下心脏手术的最佳时期,术后胎儿较易存活。

3. 孕晚期 各种围手术期用药对胎儿发育的影响相对最小,但此期胎儿体格发育加速,妊娠对母体血流动力学的影响达到最大,术中孕妇仰卧位时增大的子宫容易压迫下腔静脉,导致孕妇盆腔及下肢水肿,回心血量减少,并影响胎儿血流灌注,故在手术前应垫高孕妇臀部,使子宫离开下腔静脉,避免下腔静脉受压。孕晚期血容量增加多,容易加重原有心脏病病情,导致围手术期心力衰竭发生。

临床上许多围手术期用药在孕期使用可对胎儿产生严重影响。

(1) 吸入麻醉药物如氟烷、异氟烷等具有胚胎毒性,应尽量避免在孕早期使用。吸入麻醉药同时又是较强的子宫松弛剂,能拮抗子宫平滑肌收缩,因此可以在孕晚期保留胎儿手术中应用,以避免宫缩。如本例产妇,全程使用吸入七氟烷维持麻醉。

(2) 所有的阿片类药物均能透过胎盘屏障,导致胎儿呼吸抑制,心动过缓,并丧失心率变异性。因此应尽可能避免使用或使用小剂量短效阿片类药物,如瑞芬太尼。

(3) 依托咪酯对子宫血流及胎儿的影响最小,其血流动力学稳定,常用于心脏病孕产妇患者的麻醉诱导。

(4) 需要抗凝的孕妇,华法林可以导致先天畸形、流产、死胎以及胎儿颅内出血,孕13周内避免使用,改用低分子量肝素或普通肝素抗凝。

孕期心血管类常用药使用原则见表41-2。

表41-2 孕期心血管用药对胎儿的影响

药物	证据等级	胎儿副作用	胎盘透过	乳汁分泌
抗心律失常类				
腺苷	C	呼吸困难、心动过缓	×	未知
美托洛尔	C	心动过缓、低血糖、低体重	√	√
普萘洛尔	C	不明	未知	未知
地高辛	C	低体重	√	√
利多卡因	B	不明	未知	未知
维拉帕米	C	早熟、宫内迟缓、心动过缓、新生儿抽搐	√	未知
地尔硫䓬	C	早熟、宫内迟缓、心动过缓、新生儿抽搐、先天性畸形	×	未知

药物	证据等级	胎儿副作用	胎盘透过	乳汁分泌
普鲁卡因酰胺	C	狼疮样综合征、QT 间期延长	√	√
索他洛尔	B	心动过缓、低血糖、低体重	√	√
氟卡尼	C	心动过缓	√	√
普罗帕酮	C	资料有限	√	√
胺碘酮	D	先天性甲状腺肿、甲状腺功能减低、QT 间期延长、神经系统发育异常、早产	√	√
美西律	C	资料有限	√	√
奎尼丁	C	血小板减少、QT 延长	√	√
抗心力衰竭类				
卡维地洛	C	心动过缓、低血糖、低体重	√	√
呋塞米	C	羊水过少、电解质异常、体重大	√	√
布美他尼	B	不明	未知	未知
多巴胺	C	血管活性作用、动物生殖实验中显示有副作用	未知	未知
多巴酚丁胺	B	血管活性作用	未知	未知
肾上腺素	C	子宫收缩、胎儿低氧	√	未知
去甲肾上腺素	C	血管活性作用	√	未知
硝酸甘油	C	子宫舒张	未知	未知
硝酸异山梨酯	C	动物生殖实验中显示有副作用	未知	未知
托拉塞米	B	不明	未知	未知
左西孟旦	—	不明	未知	未知
米力农	C	不明	未知	未知
螺内酯	D	对男性胎儿可能具有抗雄激素作用	未知	未知
抗凝类				
华法林	D	孕早期胚胎病（鼻与肢体发育不良、斑纹骨骺）、神经系统异常、出血风险	√	极少
肝素	C	肝素诱导性血小板减少	×	未知
低分子量肝素	B	骨质疏松	×	未知
阿加曲班	B	不明	未知	未知
比伐芦定	B	不明	未知	未知
阿司匹林	N	宫内迟缓、出血、新生儿酸中毒、大剂量可致动脉导管早闭	√	√
氯吡格雷	B	不明	未知	未知
普拉格雷	B	不明	未知	未知
替卡格雷	C	不明	未知	未知
链激酶	C	出血风险、胎儿丢失、早产		未知

续表

药物	证据等级	胎儿副作用	胎盘透过	乳汁分泌
抗高血压类				
拉贝洛尔	C	心动过缓、低血糖、低体重、宫内迟缓、小胎盘	√	√
硝苯地平	C	早熟、宫内迟缓、心动过缓、新生儿抽搐	√	√
α-甲基多巴	B	肝损伤	√	√
肼苯达嗪	C	狼疮样综合征、反射性心动过速、胎儿血小板减少	√	√
硝普钠	C	胎儿发绀、硫氰酸盐中毒	√	√
氨氯地平	C	早熟、胎儿宫内迟缓、心动过缓、新生儿抽搐	√	√
氢氯噻嗪	B	羊水过少、胎儿电解质异常、新生儿黄疸、血小板减少	√	√
可乐定	C		√	√
肺动脉高压类				
伊洛前列素	C	资料有限	未知	未知
依前列醇	B	不明	未知	未知
西地那非	B	资料有限	未知	√
曲前列尼尔	C	资料有限、动物生殖实验中显示有副作用	未知	未知
其他类				
阿托品		不明	未知	未知
麻黄碱		不明	未知	未知
苯妥英钠	D	致畸性	未知	未知
妊娠禁用类				
阿替洛尔	X	显著的宫内发育迟缓	√	√
血管紧张素转化酶抑制剂	X	羊水过少、宫内发育迟缓、胎儿肾功能下降、肺发育不全、骨骼畸形	√	√
血管紧张素受体拮抗剂	X	羊水过少、宫内发育迟缓、胎儿肾功能下降、肺发育不全、骨骼畸形	√	√
醛固酮拮抗剂	X	不明	未知	未知
他汀类	X	资料有限，先天性异常、动物实验可致骨骼异常，增加胎儿及新生儿死亡率	√	未知
内皮素受体拮抗剂	X	出生缺陷包括下颌畸形、先天性心脏病	未知	未知

注：证据等级．美国食品与药品管理局（FDA）证据 ABCDX 等级分级。A：充足的临床资料及严谨的临床对照研究均未证实对胎儿有影响；B：动物生殖实验没发现对胎儿的影响；C：动物实验已证实对胎儿的不利影响，临床上缺乏孕期使用的充足的资料及严谨的对照研究，孕妇在某种情况下使用有可能获益；D：临床使用已发现对胎儿有风险的阳性证据，孕妇使用该药可能获益；X：动物实验及临床发现可以导致胎儿异常，或临床使用已发现了对胎儿有风险的阳性证据，孕妇使用该药的风险大于益处。N：未分类。

近年来随着医学的发展,早产儿存活率相对提高,故孕晚期孕妇较少选择保胎的体外循环下心脏手术,可以选择先实施同期的剖宫产手术娩出胎儿,再进行体外循环下的心脏手术,以避免药物及体外循环对胎儿产生影响。因此,在确保孕妇病情稳定、延长妊娠时间对孕妇生命安全无威胁的前体下,尽可能等待胎儿发育较成熟(胎龄达 32~34 周)后,再实施同期的剖宫产及心脏手术,可能更利于母婴整体安全。

(三)体外循环对胎盘供血的影响

体外循环对胎盘血流灌注及胎儿具有显著影响。目前保胎孕妇实施心脏手术一般采用常温高流量体外循环灌注技术,大血管手术采用改良低温停循环选择性脑灌注技术(鼻咽温 $>22\,^\circ\text{C}$)。体外循环中由于血流从搏动性血流变为平流,同时由于低温、血栓、气栓、血压降低、血液稀释、pH 及 $PaCO_2$ 变化,内环境及电解质尤其血钾浓度波动,均可以影响胎盘血流灌注及胎儿的心率及心律,诱发子宫收缩,导致胎盘早剥及早产、胎儿应激、胎心变慢,甚至胎儿心脏停搏。体外循环的血液稀释可以导致孕妇体内孕激素、雌激素等妊娠激素水平显著降低,诱发子宫收缩,减少子宫及胎盘血流灌注,导致流产或早产发生。因此需要遵循该类患者体外循环管理中的原则。

1. **灌注压**　妊娠期间,胎盘的血管系统一般处于最大的扩张状态,胎盘血流量没有自主调节能力,其灌注量直接与母体平均动脉压成正比,与子宫血管阻力成反比。体外循环开始时可以出现母体血压降低,可以导致胎盘血流灌注显著降低。因此需要积极提升血压。

2. **温度**　孕妇体温降低时可以导致脐动脉血管痉挛,导致胎盘血流灌注减少。体外循环时孕妇体温变化对胎心具有显著影响,胎心率可随孕妇体温降低而减慢,出现心律失常。如果孕妇温度过低,可以诱发胎儿心室颤动及心脏停搏。故最好维持孕妇体温于正常范围之内,常规使用常温高流量体外循环灌注技术。

3. **灌注方式**　与常规非搏动性体外循环灌注技术相比,妊娠期间实施心脏手术时使用搏动性体外循环灌注技术可以抑制子宫收缩,增加子宫及胎盘血流供应,对胎儿灌注有利。搏动性灌注还可以保留母体血管内皮细胞一氧化氮的合成能力,并减少胎儿肾素-血管紧张素系统的激活,从而提高子宫胎盘的血流灌注。

4. **血钾浓度**　钾离子可以自由透过胎盘屏障,胎儿血钾浓度与母体血浆浓度可以迅速达到平衡。因此胎儿血钾浓度一般与孕妇血钾水平完全一致,孕妇血钾变化容易导致胎儿心率变化及心律失常。

高钾停跳液一般需要每 20~30 分钟灌注一次,应在右心房切开后在冠状静脉窦口用心外吸引尽量吸尽灌流出的心肌停跳液。如果高钾停跳液被吸入体内,可以导致孕妇血钾浓度升高,血钾高到一定程度可以导致胎儿心脏停止于舒张期。停跳液可以选用 HTK 低钠心肌停跳液,其一次性足量灌注的有效心肌保护时间长达 3 小时,避免了手术时间长需要多次灌注高钾停跳液所产生的风险。

体外循环中补充氯化钾时也应注意少量分次补充,避免氯化钾注射液一次性大剂量补充,使孕妇血钾浓度峰值过高,导致胎儿一过性高钾血症。也应避免孕妇低钾血症导致胎儿低钾性心律失常。

5. **二氧化碳分压($PaCO_2$)**　$PaCO_2$ 改变可以影响子宫胎盘血流灌注,低 $PaCO_2$ 可以导致子宫胎盘血管收缩,高 $PaCO_2$ 可以增加子宫胎盘血流灌注。妊娠孕妇体外循环中采用 α 稳态管理可能比采用 pH 稳态管理更具有优势,其能更好地维持 $PaCO_2$,以及子宫胎盘血流灌注。

（四）术前及术后抗凝药物的使用

部分孕妇术前合并有瓣膜病心力衰竭、心房颤动、心房血栓、下肢动脉血栓、深静脉血栓以及机械瓣置换术后，术前一般需要服用抗凝药物。华法林是最常用的口服抗凝药，但由于分子量小，能自由透过胎盘屏障及血脑屏障，且具有致畸性，孕13周之内应尽量避免使用。低分子量肝素及普通肝素不能透过胎盘屏障，理论上没有致畸性，可以作为华法林抗凝的替代药物，但需要密切监测凝血功能。华法林在孕14~36周期间可以使用。遵循原则如下：

1. 低分子量肝素　抗凝时不能单纯依靠孕妇体重用药，应根据血清抗Xa因子水平相应调整剂量，应于用药4小时后检测血清抗Xa因子水平，之后应每2~4周检测一次，并调节低分子量肝素剂量，使抗Xa因子维持在1.0~1.2IU/ml左右。使用普通肝素抗凝时，其剂量一般为17 500~20 000U皮下注射，每天2次，使APTT比基础值升高2~3倍。

2. 华法林抗凝需要使国际标准化比值（INR）维持在2.0~3.0左右，并同时口服小剂量阿司匹林协同抗凝。

3. 孕妇在心脏手术之前或剖宫产之前一般需要停用抗凝药，以免增加手术出血及椎管内阻滞时出血风险。华法林一般在术前1周停用，换用低分子量肝素抗凝。低分子量肝素一般在手术前24小时停药，换用普通肝素抗凝。普通肝素一般在手术前6小时停用。单纯使用阿司匹林，如果凝血功能检查正常，一般不增加手术出血，但临床上阿司匹林一般在心脏手术之前及剖宫产之前1周停用。

4. 正在服用华法林的孕妇紧急分娩时应注意避免使用产钳及阴道分娩方式，最好行剖宫产娩出胎儿，以免胎儿发生颅脑挤压导致颅内出血并发症发生。

5. 术后第一天等待胸腔引流量减少后应尽早使用低分子量肝素恢复抗凝，于术后第3天改用华法林抗凝或继续使用低分子量肝素抗凝。

（五）心脏手术期间预防宫缩

体外循环期间，由于孕期各种激素水平被体外循环预冲液稀释，尤其是孕激素的水平降低，导致子宫平滑肌的兴奋性增强，持续的子宫收缩是导致死胎及早产的重要原因。黄体酮具有抑制子宫平滑肌兴奋性，抑制子宫平滑肌收缩作用，可在手术当日及术后每天肌内注射20mg，持续1周左右，以避免胎儿早产或流产发生。此外还可以采用硝酸甘油、硫酸镁、β_2受体激动剂等进行预防和处理。

（董秀华　赵丽云）

参考文献

[1] JHA N,JHA AK,CHANDCHAUHAN R,et al. Maternal and fetal outcome after cardiac operations during pregnancy：a meta-analysis［J］. Ann Thorac Surg,2018,106（2）：618-626.

[2] PO'G,OLIVIERI C,ROSE CH,et al. Intraoperative fetal heart monitoring for non-obstetric surgery：a systematic review［J］. Eur J Obstet Gynecol Reprod Biol,2019,238：12-19.

[3] HALPERN DG,WEINBERG CR,PINNELAS R,et al. Use of medication for cardiovascular disease during pregnancy［J］. J Am Coll Cardiol,2019,73（4）：457-476.

[4] YATES MT,SOPPA G,SMELT J,et al. Perioperative management and outcomes of aortic surgery during pregnancy［J］. J Thorac Cardiovasc Surg,2015,149（2）：607-610.

[5] JAHANGIRI M,CLARKE J,PREFUMO F,et al. Cardiac surgery during pregnancy：pulsatile or nonpulsatile perfusion［J］. J Thorac Cardiovasc Surg,2003,126（3）：894-895.

[6] MAHLI A,IZDES S,COSKUN D. Cardiac operations during pregnancy：review of factors influencing fetal

outcome［J］. Ann Thorac Surg, 2000, 69（5）:1622-1626.

［7］DAVIES GA, HERBERT WN. Congenital heart disease in pregnancy［J］. J Obstet Gynaecol Can, 2007, 29（5）: 409-414.

［8］董秀华, 袁芬, 卿恩明, 等. 孕妇心肺转流下二尖瓣成形术成功保胎麻醉一例［J］. 临床麻醉学杂志, 2013, 29（7）:723-724.

［9］董秀华, 卢家凯, 程卫平, 等. 孕产妇行心肺转流下心血管手术的麻醉管理［J］. 临床麻醉学杂志, 2016, 32（1）:90-92.

［10］邢琪, 王辉, 任发成, 等. 感染性心内膜炎患者心脏瓣膜置换术麻醉管理体会［J］. 心肺血管病杂志, 2007, 26（3）:175.

第四十二章 剖宫产术中突发羊水栓塞麻醉管理

引言：羊水栓塞(amniotic fluid embolization，AFE)是指在分娩过程中羊水突然进入母体血液循环引起急性肺栓塞、过敏性休克、弥散性血管内凝血、肾功能衰竭或猝死的严重的分娩期并发症，病情凶险，进展快，若处理不能及时到位，会即刻危及产妇生命，并且后期多脏器并发症的处理仍然极为棘手。产妇突发羊水栓塞，是对整体团队能力的考验，尽早诊断、快速复苏并尽早预防各种并发症是保证产妇预后的重要保障。

一、病例概要

患者，年龄 29 岁，身高 159cm，体重 88kg。宫内孕 38$^+$ 周，孕 3 产 1，LOA。入院诊断为：宫内孕 38$^+$ 周，孕 3 产 1，LOA，瘢痕子宫，妊娠糖尿病 A1 型，肥胖症。

既往孕 2 产 1，2009 年人工流产 1 次，2016 年因巨大儿行子宫下段横切口剖宫产术分娩一足月女活婴。无其他慢性病史，既往体健。择期椎管内麻醉下行子宫下段剖宫产术。

术前心电图正常，未行超声心动图检查，余化验结果基本正常。

二、麻醉和手术管理过程

(一)麻醉实施

患者入室，神清合作，连接五导联心电图、无创血压、血氧饱和度探头。不吸氧时血氧饱和度(SpO_2)99%，血压 135/97mmHg，心率 95 次/min。建立外周静脉通路。麻醉方式选择单次腰麻，于 L_{2-3} 间隙行蛛网膜下腔穿刺，给予布比卡因 12.5mg，麻醉阻滞平面 T_6~S_2。麻醉后间断分次给予小剂量去氧肾上腺素纠正外周血管阻力降低及仰卧位综合征引起的血压降低。

(二)术中麻醉管理及意外处理

麻醉效果好，剖宫产胎儿娩出顺利，Apgar 评分 9-10-10，胎儿娩出后给予缩宫素 10U 子宫体注射。大约胎盘娩出 10 分钟后，患者心率突然降低至 35 次/min，室性异搏心率，立即静脉推注 2mg 多巴胺，患者心率升高到 110 次/min，袖带血压 152/102mmHg。患者主诉剧烈头痛、呕吐胃液，遂给予 5μg 舒芬太尼，无明显好转。

2 分钟后患者血氧饱和度逐渐降低至 95%，面罩给氧不能纠正，手控呼吸后血氧进行性降低至 89%。考虑患者可能发生羊水栓塞，立即给予依托咪酯 8mg、罗库溴铵 50mg，舒芬太尼 30μg 快速气管插管。气管插管后给予潮气量 400ml/次，频率 12 次/min，PEEP 10cmH$_2$O，气道压(Pmax)22cmH$_2$O。血氧饱和度逐渐提升，保持在 98% 左右。

气管插管同时袖带血压无法测出，心率 104 次/min，肢端红润，脉搏不清。立即给予甲泼尼龙160mg静脉推注,给予肾上腺素0.2mg,同时行桡动脉、右颈内静脉穿刺。动脉穿刺三次成功,其中两次退针时带出长血栓,直接动脉血压显示95/83mmHg,并通过右颈内静脉泵注肾上腺素0.15μg/(kg·min),多巴酚丁胺5μg/(kg·min),去甲肾上腺素0.15μg/(kg·min),再次给予甲泼尼龙160mg静脉推注。即刻进行动脉血气监测,结果显示:血气分析:PCO_2 32.2mmHg,PO_2 262.7mmHg,SaO_2 100%,Hb 146g/L,Lac 4.30mmol/L,BE-B −8.7mmol/L。给予5%碳酸氢钠100ml。同时采血进行凝血功能及血栓弹力图检测。

患者血流动力学平稳,血压110/82mmHg,心率98次/min,经胸床旁超声心动图提示:容量不足,三尖瓣轻度反流,肺动脉主干及右肺动脉增宽,未见明显肺动脉高压。遂给予快速补液,患者血流动力学平稳,血管活性药剂量减至肾上腺素0.03μg/(kg·min),多巴酚丁胺5μg/(kg·min),去甲肾上腺素0.08μg/(kg·min)。

再次血气分析:PCO_2 39.5mmHg,PO_2 96.2mmHg,PaO_2/FiO_2≤200,Hb 132g/L,Lac 3.7mmol/L,BE-B −3.9mmol/L。未输血。

术毕发现下腹壁切口渗血明显,按压子宫挤压出大量不凝血,酱油色血尿,考虑羊水栓塞超敏反应导致的DIC。凝血五项结果提示:PT 12.6s,PT% 86%,APTT 29.4s,纤维蛋白原定量(FBG)2.63g/L,D-Dimer 13 985ng/ml,FDP 105.01μg/ml。再次血气提示Hb 102g/L,立即给予4U少白红细胞悬液、400ml血浆、4g纤维蛋白原,800IU凝血酶原复合物。产科给予宫腔水囊和纱布压迫止血。观察引流情况,患者血流动力学平稳,首选保留子宫治疗。

再次凝血五项回报:PT 12.9s,PT% 83%,APTT 36.90s,FBG 1.95g/L,D-Dimer 58 973ng/ml,FDP 347.64μg/ml。血气回报,Hb 119g/L,Lac 3.6mmol/L,余同前。继续观察宫腔引流180ml/h。继续给予4U少白红细胞悬液、400ml血浆、4g纤维蛋白原,800IU凝血酶原复合物。

1小时后凝血五项:PT 13.8s,APTT 45.3%,FBG 1.07g/L,D-Dimer 56 852ng/ml,FDP 365.72μg/ml。血栓弹力图提示:由于凝血因子活性低,凝血酶原和血小板等结果检测不到。再次血气分析:Hb 93g/L,HCT 28.0%,Lac 6.9mmol/L,BE-B −6.06mmol/L。患者血流动力学平稳,血压100/74mmHg,心率91次/min,SPO_2 97%,呼吸参数同前,气道峰压(Pmax)显示26cmH₂O。

血流动力学稳定,血管活性药剂量减至肾上腺素0.03μg/(kg·min),多巴酚丁胺5μg/(kg·min),去甲肾上腺素0.02μg/(kg·min)。宫腔引流少于100ml/h,经讨论决定返回监护室继续治疗。

整个过程入液量1 500ml,红细胞悬液16U,血浆1 600ml,血小板2IU,纤维蛋白原24g,凝血酶原复合物1 600IU,氨甲环酸4g。尿量1 000ml(酱油色)。

返回监护室前血气结果:Hb 95g/L,HCT 28.0%,Lac 5.4mmol/L,BE-B −3.5mmol/L;凝血五项:PT 14.0s,APTT 74.0%,FBG 1.13g/L,D-Dimer 95 710ng/ml,FDP 341.43μg/ml。

三、监护室治疗情况

返回监护室转运途中使用呼吸囊外接氧气瓶时血氧饱和度迅速下降至88%,立即更换转运呼吸机给予PEEP 10cmH₂O,SpO_2保持在98%,安全返回监护室。

入监护室行床旁超声心动图提示:三尖瓣反流轻度,肺动脉高压轻度,TI法估测肺动脉收缩压(SPAP)39mmHg,肺动脉主干及右肺动脉增宽(图42-1)。

返回监护室2小时后宫腔引流突然增多,大于200ml/h,立即给予持续子宫底按压2小时,并给于纤维蛋白原50g,凝血酶原复合物4 000IU,并根据出血量及血气结果,继续补充红细胞悬液共12U,血浆1 200ml、血小板2U纠正凝血功能,次日4时宫腔引流好转。

主动脉根部	31	mm	室	厚度		mm	左心收缩功能			左心舒张功能		
升主动脉内径	34	mm	间	运动幅度		mm	射血分数	62	%	E 波最大流速	115	cm/s
二	瓣口面积		cm²	隔	与左心室后壁向运动			缩短分数	33	%	A 波最大流速	58	cm/s
尖	瓣环径		mm	左	舒末内径	44					E/A		
瓣	压力减半时间		ms	心	收末内径	28		主动脉最大流速	109	cm/s			
肺	主干径	30	mm	室	后壁厚度			左心室流出道流速		cm/s	肺动脉最大流速		cm/s
动	右肺动脉径	22	mm		后壁运动幅度		mm	压 力 阶 差					
脉	左肺动脉径	15	mm	右	前后径		mm	收缩期			舒张期		
左心房	36	mm	心	流出道		mm	取样部位	流速	cm/s	取样部位	流速	cm/s
右心房	40×59	mm	室	前壁左右径		mm	压差		mmHg	压差		mmHg

超声描述：
床旁图像欠清，测值仅供参考
1. 右心房增大，余心腔内径正常范围
2. 各心室室壁厚度及运动正常
3. 各瓣膜形态及运动未见异常，CDFI：收缩期三尖瓣心房侧见少量反流信号，TRVmax：272cm/s，PG：29mmHg，TI 法估测 SPAP：39mmHg
4. 主动脉未见异常，肺动脉主干及右肺动脉增宽
5. 心包腔未见明确液性暗区

超声提示：
肺动脉主干及右肺动脉增宽
三尖瓣反流（轻度）
肺动脉高压（轻度）
右心房增大

图 42-1　术后超声心动图

　　次日患者完全清醒，呼吸及血气参数满意，遂拔除气管插管。经评估无神经系统损伤。第四日拔除宫腔引流，凝血功能逐渐恢复正常。

　　患者回监护室第 2 天出现少尿，肾功能不全，即刻给予连续性肾脏替代（CRRT）治疗。术后第 12 天出现无功能尿，肾功能逐渐恢复正常，第 19 天拔除 CRRT。患者于第 24 天出院。出院时肌酐 357.9μmol/L，尿酸 371.8μmol/L，尿素 17.4mmol/L。超声心动图回报：肺动脉压力 28mmHg，三尖瓣轻度反流，肺动脉主干轻宽，余正常。

　　出院诊断：羊水栓塞；DIC；产后出血；急性肾功能衰竭；急性胰腺炎；低蛋白血症；妊娠糖尿病。

　　患者术前至出院前国际化标准比值（INR）纤维蛋白原（FBG）、纤维蛋白降解产物（FDP）及 D-Dimer 的变化趋势分别见图 42-2~ 图 42-4。

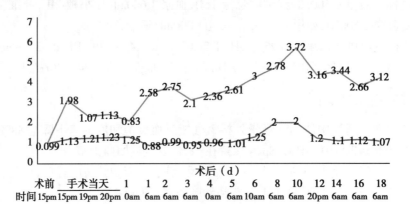

图 42-2　国际化标准比值（INR）及纤维蛋白原（FBG）变化趋势

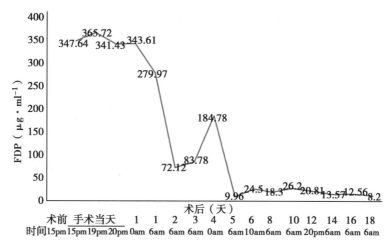

图 42-3　纤维蛋白降解产物（FDP）变化趋势图

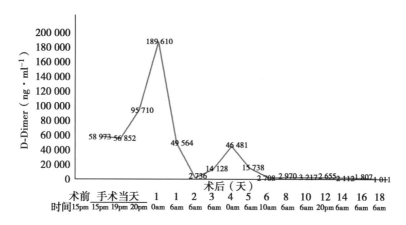

图 42-4　D-Dimer 变化趋势图

四、术中突发羊水栓塞麻醉管理要点

术中羊水栓塞的早期识别、积极心肺复苏、防治并发症是提高救治成功率的关键。发生在手术室内的抢救,麻醉科医师的决策与抢救成功与否直接相关,与产科医师密切配合,同时后续的重症监护治疗也至关重要。遵循原则如下:

(一) 呼叫协助抢救

可疑羊水栓塞,呼叫支持,有低氧血症者即刻气管插管,心脏停搏者行高质量的心肺脑复苏(CPR),抢救同时即刻建立直接动脉测压,开放外周粗大静脉,并进行中心静脉置管。

(二) 氧合和呼吸支持

通过气管插管、100% 氧气机械通气纠正缺氧,至少保持 $PaO_2 \geq 60mmHg$。可给予大于 $5cmH_2O$ 的 PEEP 预防非心源性肺水肿的发生。维持 $PaCO_2$ 在 28~32mmHg,预防低通气引起的呼吸性酸中毒。

(三) 液体复苏

以晶体液为主,结合血管活性药维持循环,防止液体过量及之后严重的左心衰竭,必要时输注白蛋白。估计出血量,必要时启动大量输血程序(见后)。及时进行血气监测,纠正内环境紊乱。注意输注液体必须加温,因低温会加重出血及 DIC,目标温度保证在 36℃左右。

(四)血流动力学维护

采用去甲肾上腺素和 / 或血管升压素逆转低血压状态。针对肺动脉高压右心衰竭选择多巴酚丁胺、米力农、瑞莫杜林、罂粟碱,针对左心衰竭选择多巴胺 / 肾上腺素。考虑采用经食管超声或经胸超声心动图进行病情判断,以早期发现肺动脉高压及心功能状态、容量状态,指导精准治疗。

(五)抗过敏治疗

AFE 患者应在复苏早期给予足量糖皮质激素,以阻滞或减少过敏反应。氢化可的松 200mg 或甲泼尼龙 15~30mg/kg 静脉注射,并加用氯化钙、苯海拉明等抗过敏药物。

(六)凝血功能维护

1. 不常规推荐肝素,除非有早期高凝状态依据,首次 25~50mg,但很难精准掌握时机。

2. 处理 DIC 需要输入大量的新鲜冰冻血浆、红细胞、血小板和冷沉淀(包含纤维蛋白原、凝血酶原复合物),早期进行凝血功能及血栓弹力图检查,补充血液制品,部分需要大量补充纤维蛋白原,如本例。出血期考虑氨甲环酸抗纤溶治疗。避免输血期间的低钙血症及高钾血症。

3. 出血患者血小板 $<50\times10^9$/L 考虑输注血小板,纤维蛋白原 <1g/L 输入冷沉淀或直接输注纤维蛋白原。采用公式计算输注纤维蛋白原剂量:纤维蛋白原需要量(g)=[目标纤维蛋白含量(g/L) – 目前测定的纤维蛋白含量(g/L)]× 体重(kg)×0.07。

4. 经过积极处理仍持续存在凝血障碍者,考虑使用Ⅶa 预防致命性出血,但注意预防重要器官血栓形成。

(七)体外膜氧合(ECMO)支持

难以复苏者,考虑 ECMO 支持,以挽救生命。

(八)硬膜外导管管理

对于已经放置硬膜外导管的患者如果发生了 AFE,因有出血和 DIC,在拔除硬膜外导管之前应该确认凝血障碍已经纠正。拔除硬膜外导管后应该进行严密监护,密切评估神经功能,以便于早发现蛛网膜下出血或者硬膜外血肿情况。

注意,若 AFE 发生在分娩前,快速娩出胎儿对改善心脏静脉回流和心输出量非常关键,而且有利于心肺复苏及产妇存活,减少胎儿缺氧。在 AFE 发生 5~15 分钟内娩出可使 67% 的新生儿完好存活。在紧急心肺复苏时如果胎儿尚未娩出,应垫高身体右侧保持子宫能左侧移位,并即刻进行剖宫产。

五、相关知识延伸

(一)羊水栓塞(amniotic fluid embolism,AFE)

目前认为,AFE 是羊水及胎儿细胞碎片进入母体血液导致的危及生命的过敏及过敏样反应,严重者可即刻致呼吸循环系统衰竭甚至心脏停搏死亡。诊断 AFE,需以下 5 项指征全部符合:

1. 急性发生的低血压或心脏停搏;

2. 急性低氧血症:呼吸困难、发绀或呼吸停止;

3. 凝血功能障碍:有血管内凝血因子消耗或纤溶亢进的实验室证据,或临床上表现为严重的出血,但无其他可以解释的原因;

4. 上述症状发生在分娩、剖宫产术中(20%)、刮宫术或是产后短时间内(多数发生在胎盘娩出后 30 分钟内);

5. 对于上述出现的症状和体征不能用其他疾病来解释。

目前一致的观点认为,AFE 是以临床表现为基本诊断依据的,与母体血液中是否存在羊水有形成分无关。同时需要与急性心肌梗死、肺栓塞、空气栓塞、过敏性休克、麻醉意外等鉴别。

(二)羊水栓塞切除子宫指征

子宫切除不是治疗 AFE 的必要措施,是处理严重出血的最后措施,不应实施预防性子宫切除术。缩宫素剂量不宜过多,以免影响血流动力学及增高肺动脉压力,并且可导致冠脉痉挛。保守的手术处理包括髂内动脉或子宫动脉结扎、子宫动脉介入栓塞或球囊填塞,用于需要保留生育功能的患者。但是对于病情危重危及产妇生命的产妇,果断、快速切除子宫是必要的。

(三)是否应用重组凝血因子Ⅶa(rFⅦa)

rFⅦa 是 1999 年由美国 FDA 批准上市,用于治疗血友病,未推荐用于产科出血。是一种依赖维生素 K 的凝血因子,通过凝血的组织因子(TF)途径,形成 TF-FⅦa 复合物,激活一系列的凝血因子,最终产生大量的凝血酶。TF-FⅦa 还与活化的血小板直接结合,致血小板表面 FXa 产生凝血酶暴发效应,从而促进稳定的纤维蛋白血栓形成。

ASA 指南建议,对于凝血障碍患者输入了足够的血液制品及凝血相关药物,仍然表现持续凝血障碍者,方使用 rFⅦa,以防致命性出血。同时建议,在使用 FⅦa 时,必须保持合适的体温(36℃左右),纠正酸中毒,并且保证纤维蛋白原浓度、血钙浓度及血小板数量在一定范围,这些因素均是 FⅦa 发挥作用的必需条件。

对于 AFE 患者,当出现 DIC 并且大量补充血液成分和手术都无法止血的情况下,才考虑使用 rFⅦa。有学者认为羊水栓塞患者不宜应用,因羊水栓塞的病理过程有大量的组织因子参与,容易出现血栓事件,并且动脉血栓(心肌梗死、脑血栓)较静脉血栓多见。有学者建议,当出血量达到产妇整体血量的 1.5 倍时,考虑 FⅦa 的使用,但需要结合具体临床情况。注意 FⅦa 具有封顶效应,以不超过 90~100μg/kg 为宜。

(四)AFE 心力衰竭的特点及治疗

羊水栓塞多呈现出全心衰竭的表现。羊水栓塞早期(30 分钟以内)因肺小血管痉挛肺动脉高压,以急性右心衰竭为主,可应用多巴酚丁胺 3~8μg/(kg·min),酌情加减剂量,米力农 50μg/kg 负荷量(10~60 分钟内给予),之后以 0.25~0.75μg/(kg·min)持续泵注,兼具强心和扩张肺动脉的作用。之后数分钟或数小时,因心肌缺血、缺氧及右心功能波及,伴随肺水肿会出现左心室舒张末容积增加,引发左心室功能衰竭。此时需要优化前负荷的同时,选用多巴胺、肾上腺激素等强心药物,支持左心功能。此外,选择缩血管药物去甲肾上腺素 0.05~0.3μg/(kg·min)维持血压,酌情调整剂量,对于保证心肌灌注,维护左、右心室功能均具有积极作用。

羊水栓塞早期,积极使用降低肺血管阻力的药物,包括静脉应用依前列醇,从 1~2ng/(kg·min)开始,逐渐滴定剂量,或使用曲前列尼尔,从 1ng/(kg·min)开始。也可采用依前列醇吸入治疗 10~50ng/(kg·min),或伊洛前列素 10~20μg/次吸入,6~9 次/d。可给予罂粟碱、阿托品、氨茶碱、酚妥拉明等药物。后期巩固治疗可结合西地那非、内皮素受体拮抗剂等口服治疗。

（五）产科大出血麻醉处理流程

1. 术前准备　若术前已知可能产科大出血，麻醉前进行有创动脉监测，开放外周两条粗大的外周静脉（16G 粗针），并考虑中心静脉穿刺置管，以持续监测中心静脉压及准备血管活性药物通路。术前动脉血气分析，监测术前血红蛋白含量。产科手术出血量容易被低估，出血速度快，应与产科医师共同商议，酌情取血备用。提前准备温热液体及加温毯，防止大量输血、输液后低体温。建议单次腰麻，胎儿娩出后进行气管插管全身麻醉。

若为术中突发大出血，抢救的同时，即刻完善有创动脉、中心静脉监测，临时开放外周粗大静脉，加温液体。

2. 术中输血指征及措施

（1）失血 500ml 高度关注，失血量 >1 000ml 并存在持续出血，或存在临床休克症状时开始输血。根据需要及时监测动脉血气，监测 Hb，并进行血常规、凝血五项监测，大量出血时，监测血栓弹力图。

（2）大量输血方案启动：启动大量输血方案指征：①2 小时内可能将替换 ≥50% 血容量；②短期内（1~2 小时）已输注 ≥4U 红细胞但出血尚未控制；③出血尚未控制且收缩压 <90mmHg、心率 >120 次 /min。

（3）推荐输注血液制品比例：红细胞 6U：血浆 6U（600ml）：血小板 1U（有洗涤红细胞，酌情减量异体红细胞）。晶体液输注量尽可能 <3 000ml。可考虑白蛋白输注。

（4）辅助措施：选用血液输注专用管路（外周粗大静脉），使用液体加温措施，避免低体温。酌情补充钙剂，及时补充纤维蛋白原，酌情输注氨甲环酸。需要输血时，给予甲泼尼龙 1~2mg/kg，5 分钟内静脉注射，大出血抢救时，甲泼尼龙推荐剂量为 15~20mg/kg，30 分钟内静脉输注。与产科医师共同商议是否使用 Cell-Saver，但输注洗涤红细胞要加用白细胞滤器。经中心静脉合理匹配相应的血管活性药物，保证重要脏器供血。

3. 治疗目标　最低目标 Hb>80g/L，血流动力学状态稳定；PT<1.5 倍的正常值，APTT<1.5 倍的正常值；血小板（PLT）>50×10^9/L；纤维蛋白原定量 2~4g/L；体温基本正常范围；血气值基本满意，电解质正常范围。

（六）孕产妇心肺复苏要点

产妇心跳停搏的原因一般为产科出血（44.7%）、心力衰竭（13.3%）、羊水栓塞（13.3%）、脓毒症（11.2%）及麻醉并发症（7.8%），其他包括吸入性肺炎、静脉栓塞、子痫、产后脑血管障碍、过敏反应、主动脉夹层或破裂等。若产妇出现心跳停搏（除去主动脉夹层破裂），复苏要点如下：

1. 循环支持　孕妇复苏胸外按压的频率深度均与普通成人一样，100 次 /min，但因膨隆子宫的影响，按压位置较普通成人位置稍上。孕 20 周后增大的子宫底超过脐水平线时会压迫下腔静脉和腹主动脉，影响回心血量及心输出量，所以对孕妇应采取左侧子宫转位术（left lateral uterine displacement，LUD），产妇为左侧倾斜位（27°~30°）会降低胸外按压的质量，2015 年 AHA 指南建议仰卧位行单手或双手左侧子宫转位技术。

心室颤动者尽快除颤，孕妇除颤能量与普通成人类似，即单相波 360J，双相波 200J。电除颤有导致胎儿死亡及流产可能。除颤时连接胎心监护有可能会产生电弧，因此，除颤期间移除已连接的胎心监护，复苏期间不建议对胎儿进行评估，抢救产妇为主。

2. 呼吸支持　产妇容易存在困难气道，AHA 建议及早请专业医务人员建立高级气道，及时提供氧疗，建立高级气道前使用球囊面罩给予纯氧吸入或置入喉罩通气。

3. 紧急剖宫产　对于不能恢复自主循环的疾病,或不能立即复苏成功且子宫基底部达到或超过脐水平的患者,或 >23 周的孕产妇,应在复苏 4 分钟时及时做出紧急剖宫产即濒死剖宫产(perimortem cesarean delivery,PMCD)的决定,并在 5 分钟内娩出胎儿,胎儿存活率最高,或选择在助产下经阴道快熟娩出。及时娩出胎儿可以解除巨大子宫压迫下腔静脉,血液回流增加,利于产妇抢救成功。

4. 药物支持　对于不可除颤心律,应早使用肾上腺素,也可考虑辅助使用利多卡因、胺碘酮、异丙肾上腺素、去甲肾上腺素、阿托品等,不推荐使用大剂量肾上腺素,注意采用上肢静脉及颈内静脉、锁骨下静脉等入路给予药物,防止因子宫压迫下腔静脉导致静脉血回流受阻而使药物无法起到作用。

(侯宇希　车　昊　赵丽云)

参考文献

[1] KANAYAMA N,TAMURA N. Amniotic fluid embolism:pathophysiology and new strategies for management [J]. J Obstet Gynaecol Res,2014,40(6):1507-1517.

[2] 连岩,王谢桐. 羊水栓塞的诊断标准[J]. 中国实用妇科与产科杂志,2019,35(7):742-746.

[3] SOCIETY FOR MATERNAL-FETAL MEDICINE(SMFM),PACHECO LD,SAADE G,et al. Amniotic fluid embolism:diagnosis and management [J]. Am J ObstetGynecol,2016,215(2):B16-24.

[4] FONG A,CHAU CT,PAN D,et al. Amniotic fluid embolism:antepartum,intrapartum and demographic factors [J]. J Matern Fetal Neonatal Med,2019,28(7):793-798.

[5] TINCRÈS F,CONIL JM,CROGNIER L,et al. Veno-arterial extracorporeal membrane oxygenation in a case of amniotic fluid embolism with coexisting hemorrhagic shock:lessons learned [J]. Int JObstet Anesth,2018,33:99-100.

[6] LIPMAN S,COHEN S,EINAV S,et al. The Society for Obstetric Anesthesia and Perinatology consensus statement on the management of cardiac arrest in pregnancy [J]. AnesthAnalg,2014,118(5):1003-1016.

[7] PACHECO LD,CLARK SL,KLASSEN M,et al. Amnioticfluidembolism:principles of early clinical management [J]. Am J Obstet Gynecol,2020,222(1):48-52.

[8] OSOTI AO,VOGEL JP,OLADAPO OT,et al. Tranexamic acid for treatment of postpartumhaemorrhage [J]. Obstet Gynaecol Reproduct Med,2019,29(5):146-147.

第四十三章 合并心血管疾病患者日间手术及无痛诊疗性操作麻醉管理

引言: 随着加速康复外科(ERAS)及舒适化医疗的日益普及,接受日间手术及无痛诊疗的患者逐年快速上升,但由于心血管疾病的年轻化,部分患者往往合并不同程度的心血管疾病,如高血压、冠心病、糖尿病等,并且常常未经系统治疗,甚至患者对自身病情并不知情,存在潜在隐患。因此,对于接受日间手术及无痛诊疗检查的患者,尤其高龄、存在心血管病史的患者,麻醉科医师要进行仔细的术前评估,对病情做出合理分级,保障该类患者的安全。

一、冠心病患者接受胃肠镜检查麻醉管理

(一)病史

患者,男,53 岁,体重 96kg,身高 186cm。主因"大便习惯改变并胃部不适"要求门诊行胃肠镜检查。患者既往高血压、冠心病病史,并于 1 年前于前降支置入支架 1 枚,规律服用双联抗血小板(阿司匹林、氯吡格雷)治疗,否认糖尿病病史。自述活动耐量尚可,有活动后心前区不适感。

体格检查:血压 178/92mmHg,心率 95 次/min,律齐,无双下肢水肿。

实验室检查:血常规、肝功、肾功检查均在正常范围。

(二)术前评估及建议

1. 建议术前行心电图、超声心动图检查,并补充检查心肌酶、肌钙蛋白指标,根据检查结果决定是否近期接受胃肠镜检查。

2. 因支架置入已经 1 年,因接受胃肠镜闭腔手术,有可能术中取活检或息肉等切除,属于高危出血类,建议术前停用氯吡格雷、阿司匹林 5~7 天后进行胃肠镜检查,术前行凝血五项检查。

3. 建议加用 β 受体拮抗剂,并密切监测血压及心率,尽可能将心率降至 70~80 次/min;

4. 连续监测血压在稳定状态,口服抗高血压药物硝苯地平至术晨。

术前检查结果:

心电图:窦性心律,心率 85 次/min,ST 段改变,偶发室性期前收缩。

超声心动图:左心室、左心房轻大,二尖瓣轻度反流,节段性室壁运动异常,LVEF 67%,左心室舒张功能障碍。

实验室检查:心肌酶、肌钙蛋白、凝血功能指标基本正常。

根据上述检查指标,嘱患者停用双联抗血小板治疗,5 天后住消化内科病房,术前行肠道准备,次日进行无痛胃肠镜检查,术中酌情进行活检或治疗。嘱术前禁食水。

(三)麻醉管理

所有麻醉前准备同常规手术,患者入室前备好急救药品(去氧肾上腺素、去甲肾上腺素、山莨菪碱、尼卡地平等)及全麻药品。入室后常规监测多导联心电图、指脉搏血氧饱和度、呼吸末二氧化碳(ETCO$_2$),心率 86 次/min,SpO$_2$ 95%,吸氧,并进行直接桡动脉测压,血压为176/84mmHg。开放外周静脉,予舒芬太尼 5μg 入壶。

胃肠镜及器械准备就绪,置入胃镜操作前给予止吐药物托烷司琼 5mg 静滴,预防恶心呕吐,给予丙泊酚 1mg/kg,之后以 2~4mg/(kg·h)持续泵注,酌情追加 30~50mg 丙泊酚,患者面罩吸氧,操作中患者无呛咳,曾有一过性血压下降,辅助小剂量去氧肾上腺素好转。术中血压心率维持平稳,稳定在 140~150/60~70mmHg 水平,心率 80~85 次/min,SpO$_2$ 100%。患者胃镜检查发现胃壁黏膜异常、表浅性胃炎、轻度溃疡。操作持续时间 8 分钟。之后行肠镜检查,发现 3~4 处息肉样病变,遂取活检。术者告知检查近结束,停止丙泊酚输注,术者止血后肠镜退出,持续时间 10 分钟。

(四)术后管理

操作结束 5 分钟患者完全清醒,考虑到患者存在高血压、冠心病等,转入 PACU 恢复,30 分钟后恢复至术前状态,自诉无不适,血压 162/80mmHg,心率 81 次/min,遂拔除桡动脉留置管,按压 5 分钟后贴膜保护,顺利转回病房。回病房后生命体征平稳,次日出院。考虑到双联抗血小板治疗 1 年,因此术后未再服用氯吡格雷,24 小时后恢复口服阿司匹林,并继续服用 β 受体拮抗剂及硝苯地平降压。

二、先天性心脏病、肺动脉高压患者接受人工流产麻醉管理

(一)病史

患者,女,31 岁,体重 56kg,身高 161cm。主诉"停经 8$^+$ 周,要求终止妊娠"。患者平素月经规律,停经 30 天自测尿 hCG(+),无明显早孕反应,1 周前外院 B 超提示"宫内早孕,宫内液性暗区 1.5cm×0.8cm",无腹痛及阴道出血,感憋气,无心慌胸闷等不适,夜间可平卧。门诊首诊病史:自幼发现先天性心脏病,未治疗,门诊超声心动图提示"先天性心脏病,房间隔缺损,肺动脉高压重度",考虑到尽管手术简单,但患者合并严重心脏病,不符合日间手术要求,随即收住入院。

辅助检查:

超声心动图:左心室舒张末期内径 41mm,射血分数 70%,TI 法估计肺动脉收缩压106mmHg,三尖瓣中度反流。

心电图:完全性右束支传导阻滞。

胸部 X 线:心影大,肺动脉增宽,右中叶陈旧病变。

实验室检查:心肌酶正常范围。BNP 375pg/ml。肝肾功能及凝血功能正常。

血气分析:pH 7.418,PO$_2$ 55.6mmHg,SpO$_2$ 88.4%,PCO$_2$ 38.4mmHg。血红蛋白 173g/L,余基本正常。

查体:神清,重病容,坐位,呼吸急促,发绀,杵状指(趾)。血压 90/50mmHg,心率 90 次/min,呼吸 36 次/min,SpO$_2$ 85%(吸氧下)。

(二)术前评估及建议

1. 安抚情绪。术前进行强心、利尿治疗,术前尽可能降低心力衰竭指标如 BNP 的水平。

由于血压偏低,暂时不建议口服降低肺动脉压力的药物(西地那非)。

2. 术前吸纯氧提高氧分压解除肺血管痉挛,降低肺血管阻力。

3. 维护血气电解质平衡,防止酸中毒使肺血管收缩,防止利尿期间低钾、低镁等发生。

经过2~3天的准备,术前复查BNP 201pg/ml,余基本同前。

(三)麻醉管理

患者入手术室,神清合作,面罩吸氧血气结果:PO_2 60.7mmHg,SpO_2 92%。连接五导联心电图,心率92次/min。局部麻醉下行有创动脉压穿刺置管,血压100/56mmHg,开放两条外周静脉,分别用于泵注麻醉药及可能急救药品的应用。

术中管理原则为:保证麻醉深度,防止应激反应。避免缺氧及二氧化碳蓄积,避免低血压,避免心率增快,避免刺激宫颈导致的迷走反射。采取措施如下:

1. 入室后经外周静脉缓慢给予舒芬太尼2.5μg;

2. 手术开始前给予止吐药托烷司琼2~5mg预防恶心呕吐;

3. 采用丙泊酚背景输注2~4mg/(kg·h),避免单次推注导致血压下降;

4. 随时加深麻醉时,给予依托咪酯(0.1~0.2mg/kg),采用分次推注方式,代替单次给予丙泊酚,以减小对血压的影响。

5. 适当给予小剂量去甲肾上腺素对抗麻醉药物导致的低血压,即采用低浓度去甲肾上腺素泵注方式(去甲肾上腺素200μg/生理盐水50ml),防止血压降低,同时防止血压增高及可能导致的肺动脉压力增高。

6. 扩宫操作前,采用1%的利多卡因10ml进行宫颈局部浸润麻醉,以降低迷走反射的发生率。

(四)术后管理

术毕患者清醒,主诉无不适,继续面罩吸氧,完全清醒后进入PACU继续观察,1小时后安全送回病房。术后继续口服地高辛、利尿剂抗心力衰竭治疗,并加用抗凝治疗(低分子量肝素),心内科随诊,酌情加用降肺压治疗延缓病情。

三、心血管疾病患者接受日间手术及诊疗操作麻醉管理

(一)术前评估

对于需要接受日间手术及门诊诊疗操作的患者,除常规评估外,需要格外关注心血管问题,防止术中及当日出院后心血管事件的发生。该类患者术前评估的主要目的是确定患者是否适合接受日间手术及门诊无痛诊疗操作。

1. 对于ASA I~II级患者,且手术本身对患者生理功能干扰相对较小者,可以常规进行日间手术及诊疗操作。

2. 对于ASA III级患者,要求其并存疾病稳定在3个月以上,且经过严格评估及优化,方可接受该类操作及手术,所遵循的循证标准与住院常规手术患者一致。

3. 对于合并心血管疾病的患者,需要仔细评估(后述)的主要步骤包括:手术的紧急性与风险、心血管疾病的严重程度、患者的体能状态、目前用药情况以及临床风险预测,遵循以下评估要点:

(1)遵循住院患者伴发心血管疾病患者术前评估流程,即心脏疾病活动期(见第1章)禁忌所有非急诊类手术及诊断性检查,包括日间短小手术。

(2)凡存在心血管疾病病史的患者,均需要进行血压、心率(律)、心电图常规检查,评价

活动耐量,特殊患者需要进行超声心动图、冠脉 CTA 及相关的实验室检查,了解患者心血管疾病的严重程度。

(3) 未进行理想控制的高血压、糖尿病患者,建议先行规律服药,待血压、血糖及糖化血红蛋白值稳定且符合择期手术标准时,再考虑接受日间手术及无痛诊疗操作。

4. 若患者有明确的心血管疾患,并且无法通过短期术前治疗改善者,尽管接受符合日间手术的术式或接受简单的诊断性检查(无痛胃肠镜、气管镜等)及限期人工流产手术等,均建议常规住院并进行相关科室会诊及术前准备。包括以下类型心血管疾病:

(1) 冠心病患者尤其近期有心肌梗死及支架置入者;

(2) 未经控制好心室率的心房颤动、不明原因的心律失常及起搏器置入患者,如果患者有置入性心脏起搏器,需要就起搏模式和电池电量进行评估。

(3) 肺动脉高压患者;

(4) 术前接受抗凝及双联抗血小板治疗的患者;

(5) 有心血管手术病史并且恢复不良者;

(6) 有充血性心力衰竭病史者;

(7) 合并先天性心脏病、瓣膜病、心肌病、大血管病等,均需要按照各类疾病的术前评估,做出正确选择,一般不建议接受日间手术。

(二) 麻醉管理

对于不符合接受日间及门诊无痛诊疗的心血管疾病患者,要严格按照住院患者标准进行围手术期管理,并需要在严密监测下完成手术及麻醉,包括可能需要有创动脉监测,术后酌情进入监护室进行后续治疗等。

1. 麻醉方式及麻醉药品　选择能够快速恢复的麻醉药物与麻醉方式(监测下麻醉、静脉麻醉、区域阻滞、全身麻醉),选择对循环干扰小及短效麻醉药物,如丙泊酚、依托咪酯、舒芬太尼、瑞芬太尼等。椎管内麻醉由于需要恢复时间,日间手术应慎重选择。

2. 术中监测　需要血压、心电图、指脉搏氧饱和度等常规监测,全麻时监测呼吸末二氧化碳($ETCO_2$),条件允许时还可进行神经肌肉功能及麻醉深度的监测,部分心血管疾病患者考虑有创动脉监测。

3. 血流动力学维护　所有患者开放静脉输液通道,对于老年患者,推荐使用目标导向的液体管理策略,避免因液体负荷或灌注不足引起的器官功能障碍,推荐适当使用 α_1 肾上腺素能受体激动剂。

4. 镇痛并预防恶心呕吐　保温可减少恶心呕吐发生率。推荐多模式镇痛,以口服、局部镇痛为主,包括切口局部浸润和区域阻滞,无禁忌证者联合使用非甾体类抗炎药,防止因疼痛和恶心呕吐刺激诱发心血管事件。

(三) 术后恢复

伴发心血管疾病的患者建议转入 PACU 进一步恢复,若患者存在恢复时间长,并且有血流动力学不稳定状况,建议转入相应监护室进一步观察治疗。

四、日间手术相关知识延伸

(一) 日间手术概念

日间手术(ambulatory surgery,也有文献称为 day case surgery)是指患者在 1 天(24 小时)内完成入、出院的手术或操作(不含门诊手术),对于特殊病例由于病情需要延期住院的患者,住院最长时间不超过 48 小时。我国不同地区、不同医院医疗水平的差异,各地区、医院制定的日间手术流程与管理略有区别。加速康复外科理念在临床实践中的日渐普及为日间手术安全、舒适和高效运转奠定了基础。

开展日间手术的手术室环境、设备、设施等条件应与住院手术室一致。必须配备各类常规麻醉与围手术期管理用药、抢救药品及设备,并具备成熟的抢救流程。手术医师、麻醉科医师、手术室护士及相关人员应具备相应资质,获得医院及相关部门授权。

(二)日间手术患者的选择

随着可视化和微创医疗技术进步以及医疗管理模式、质量改进措施的不断完善,越来越多的手术和患者被认为能够接受日间手术。努力缩短住院时间、加速患者术后康复、改善就医体验和降低医疗成本也成为发展日间手术的社会需求。欧美已经有超过 70% 的择期手术进入了日间手术管理模式。但部分患者及手术种类并不一定适合接受日间手术,需要高度关注。

1. **手术选择**   选择对机体生理功能干扰小、手术风险相对较小、手术时间短(一般不超过 3 小时)、术后并发症少的手术,下列手术不建议进入日间手术流程:

(1)预计出血量较多的手术;

(2)预计术后重度疼痛和恶心呕吐,必须通过口服药物联合局部麻醉技术来控制的手术;

(3)术后数小时内不能恢复进食的手术;

(4)术后数小时内不能恢复活动的手术。

2. **患者选择**   适合日间手术及麻醉的患者一般应符合以下条件:

(1)一般选择 ASA Ⅰ~Ⅱ级的患者,ASA Ⅲ级患者并存疾病稳定在 3 个月以上,经过严格评估及准备,亦可接受日间手术。

(2)一般建议选择 1 岁以上至 65 岁以下的患者。但年龄本身不单纯作为日间手术的限定因素,65 岁以上的高龄患者能否进行日间手术,应结合手术种类、患者自身情况、麻醉方式、合并症严重程度和控制情况综合判断。

(3)预计患者术中及麻醉状态下生理机能变化小、术后呼吸道梗阻、疼痛程度及严重恶心呕吐等并发症发生率低的患者。

(4)格外关注肥胖及困难气道患者。

此外,患者及家庭陪护人员必须了解手术方案及围手术期相关事项,对日间手术及麻醉风险知情同意,并能够提供术后 24 小时基本护理,有联系电话并保持通畅。建议术后 72 小时内居住场所距离医院不超过 1 小时车程,便于随访和应急事件的处理。

(三)日间手术的管理流程

1. **术前准备**

(1)术前宣教:对患者和陪护人员进行日间手术路径宣教,告知相关手术计划和术后护理信息,重要信息应以书面形式提供。宣教可以线上和线下相结合。

(2)术前评估:所有接受日间手术患者也都需要进行术前的评估与优化,建议开展日间手术的医院建立专门的术前麻醉评估门诊,有利于保证患者的安全,也可避免因评估及准备不足导致手术延期或取消,同时还能减轻患者对手术麻醉的焦虑。在术前线上评估与宣教的前提下,少部分患者会在手术当天进行麻醉评估。评估方法以及是否需要术前优化治疗均需遵循现行的专家共识或指南。

术前评估的最大时效为 30 天,即对于需要接受日间手术麻醉(也包括无痛检查及无痛人流手术等)的患者,可以在麻醉实施前 1~30 天预约并完成麻醉科门诊流程。如果麻醉前评估已经超过 30 天,需要重新进行麻醉前评估。

2. 入院流程

(1)患者完成术前麻醉及手术评估后,近手术日时预约入住日间手术部。

(2)日间手术专职医务人员复核患者信息,以确保相关专业资料和医疗文书齐全。

(3)成人和儿童在择期手术前 6~8 小时内禁止摄入固体食物,鼓励成人在择期手术前 2 小时内饮用清饮。

(4)术前适当时间更换手术衣,自行走到手术室等候区,注意尽可能减少等候时间。

3. 麻醉管理

日间手术麻醉管理应遵循相关专业规范和医疗政策,实施主治麻醉科医师负责制。麻醉关注要点如下:

(1)选择能够快速恢复的麻醉药物与麻醉方式。可选择区域麻醉及全身麻醉,并选择短时效麻醉药物。日间手术患者所需的监测项目应与住院手术患者基本一致。

(2)实施合理完善的镇痛,并预防恶心呕吐,将术后恶心呕吐(PONV)发生率降至最低,因此避免大剂量使用阿片类药物(特别是吗啡)。对于有 PONV 病史、晕动症和某些手术如腹腔镜绝育、胆囊切除术或扁桃体切除术的患者,建议预防性使用止吐药。常规给予静脉输液和保温可以增强患者的舒适度,并进一步降低 PONV 的发生率。

4. 术后恢复

(1)恢复早期:麻醉结束至患者从麻醉中苏醒。这一阶段是麻醉后并发症的高发期,患者需平卧并严密监护,一般需要在麻醉后恢复室(PACU)进行。大多数接受局部或区域阻滞麻醉的手术患者可以快速恢复。

(2)恢复中期:清醒后至达到出院标准。应在日间手术室附近的区域(可以是日间病房)进行,并应配备合适的医务人员,处理常见的术后问题(如 PONV、疼痛)和紧急情况(出血、心血管事件)。

(3)恢复晚期:出院后至完全恢复至术前生理状态,可能需要几周或几个月的时间。

5. 出院流程　可以根据麻醉后出院评分系统(post-anesthesia discharge system,PADS)来判断患者是否达到出院标准(见表 43-1),如果其分值大于 9 分,则认为患者可以安全地离开医院回家。

表 43-1　麻醉后患者出院评分系统

离开医院标准	评分
生命体征:生命体征稳定,与患者年龄及术前水平一致	
血压和脉搏变化在术前水平 20% 以内	2
血压和脉搏变化在术前水平 20%~40%	1
血压和脉搏变化超过在术前水平 40%	0
活动能力:活动能力达到术前水平	
步态稳,无眩晕或达到术前水平	2
行走需要帮助	1
不能行走	0

续表

离开医院标准	评分
恶心和呕吐：离院前无或轻微可控的恶心呕吐	
轻度：可以控制	2
中度：肌内注射止吐药可以控制	1
重度：重复用药也不能控制	0
疼痛：离院前仅有轻微疼痛或不痛，疼痛程度可以忍受或口服止痛药物可以控制，疼痛部位和强度应该是意料之中	
可忍受疼痛	2
不可忍受疼痛	1
外科伤口渗 / 出血：术后伤口出 / 渗血应该是预料之中的	
轻微：不需要更换敷料	2
中度：最多需要更换 2 块敷料	1
严重：更换 3 块以上敷料	0

尽可能在患者陪护人在场情况下给出离院口头和书面指导。建议在全身麻醉后至少24 小时内不饮酒，不操作机器或开车。除非禁忌，建议患者使用预防性口服长效非甾体类抗炎药进行镇痛。对任何可能出现的并发症提出警示，并告知患者在出现术后并发症时如何寻求专业支持。至少在出院后最初 24 小时提供帮助，并在术后第 2 天安排电话随访。

（朱　斌　张析哲　赵丽云）

参考文献

[1] BAILEY CR，AHUJA M，BARTHOLOMEW K，et al. Guidelines for day-case surgery 2019：Guidelines from the Association of Anaesthetists and the British Association of Day Surgery［J］. Anaesthesia，2019，74（6）：778-792.

[2] 欧阳文，李天佐，周星光，等 . 日间手术麻醉专家共识［J］. 床麻醉学杂志，2016，32（10）：1017-1022.

[3] 马正良，黄宇光，顾小萍，等 . 成人日间手术加速康复外科麻醉管理专家共识［J］. 协和医学杂志，2019，10（6）：562-569.

[4] RATTENBERRY W，HERTLING A，ERSKINE R. Spinal anaesthesia for ambulatory surgery［J］. BJA Educ，2019，19（10）：321-328.

[5] ANDERSON T，WALLS M，CANELO R. Day case surgery guidelines［J］. Surgery（Oxford），2017，35（2）：85-91.

第十一篇

心脏机械辅助装置

第四十四章 体外膜氧合技术

引言:体外膜氧合(extracorporeal membrane oxygenation,ECMO)是借助体外机械设备,引流患者静脉血至体外,进行气体交换(氧合和排除二氧化碳)后再回输患者体内,为病变心肺功能恢复赢得时间。常常用于常规传统治疗方法效果较差的呼吸和/或循环衰竭的辅助治疗,是挽救生命的一项重要技术。

一、体外膜氧合的发展历程

ECMO 技术理念源于心脏外科手术术中使用的体外循环,生物医学工程技术的进步使得 ECMO 技术诞生,并应用于临床。但 1975 年美国国立卫生研究院(National Institutes of Health,NIHI)进行的一项有关成人急性呼吸窘迫综合征(acute respiratory distress syndrome,ARDS)患者 ECMO 辅助效果的研究,结果并不理想,并总结了并发症发生的原因以及适应证范围。体外生命支持组织(extracorporeal life support organization,ELSO)统计数据显示 1981 年至 1991 年世界范围体外心肺辅助的治疗结果,发现新生儿 ECMO 治疗成活率较高(82%),成人的效果不及新生儿及儿童。目前 ELSO 组织接受来自 60 余个国家的 400 多个 ECMO 救治中心接受 ECMO 辅助患者临床数据,以改善危重症患者接受 ECMO 辅助治疗效果。

自 2009 年受 CESAR 试验研究阳性结果的公布,再加上世界范围内广泛流行的 H1N1 导致的严重急性呼吸窘迫综合征患者接受 ECMO 辅助治疗能够取得较好临床预后。另外,2009 年以后聚甲基戊烯(polymethypentene,PMP)膜式氧合器、生物相容性较高涂层管路和相关插管的出现,ECMO 辅助期间并发症明显降低,其临床应用迅速增加。危重症循环衰竭患者接受 ECMO 辅助,目的有等待心脏功能恢复、等待接受心脏移植(bridge to heart transplantation,BTT)、等待接受长时间机械循环辅助装置(left ventricular assist device,LVAD)辅助等。ECMO 循环辅助临床适应证也扩展到各种原因导致的急性循环衰竭,如急性心肌梗死(acute myocardial infarction,AMI)、终末期扩张型心肌病、难治性室性心律失常、急性暴发性心肌炎、心脏外科手术脱离 CPB 困难和难治性心脏停搏等。由于 ECMO 能够快速经皮穿刺建立,且不受地点限制,价格相对低廉,可同时提供双心室联合呼吸辅助的技术优势等原因,近年来临床应用不断增加,其临床适应证逐渐扩展。

我国 ECMO 技术开展相对较晚,近年来发展迅猛,并与国际同步建立了中国的 ECMO 病例注册数据库。近年来,随着生物医学工程技术的不断进步,新型 ECMO 相关设备相继出现,ECMO 技术也在不断进步和完善,ECMO 用于成人呼吸、循环衰竭的辅助治疗迅速增加,其临床应用适应证也不断扩展,加上危重患者接受 ECMO 辅助临床经验的不断积累,使得 ECMO 技术逐渐成为急性可逆性循环和/或呼吸衰竭患者的重要生命支持辅助治疗方式,具有广阔的发展前景。

二、体外膜氧合的类型及特点

ECMO 通过使用一套体外机械设备,引流患者血液的动力装置为体外人工泵,进行气体交换的设备为膜式氧合器。ECMO 的基本构成包括:插管(血液引流管和回输管)、连接管、动力泵(人工心脏)、氧合器(人工肺)、空气氧气混合仪和相关监测设备。临床上常将可抛弃部分组成套包,不可抛弃部分绑定存放,并设计成可移动式设备,以提高应急能力。

ECMO 辅助按照血液引流和回输路径的不同,主要有静脉 - 静脉 ECMO(veno-venous extracorporeal membrane oxygenation,VV-ECMO)和静脉 - 动脉 ECMO(veno-arterial extracorporeal membrane oxygenation,VA-ECMO)两种类型。前者仅具有呼吸辅助作用,后者同时可提供呼吸和循环辅助(表 44-1)。

表 44-1　VA-ECMO 与 VV-ECMO 比较

	VA-ECMO	VV-ECMO
血液供应特点	持续平流灌注(无"再循环"现象)	持续平流灌注(有"再循环"现象)
循环辅助作用	有	−
肺血流量	明显减少	−
左心室前负荷	降低	−
左心室后负荷	增加	−
右心室前负荷	降低	−
右心室后负荷	降低	−

注:"−"表示无直接作用。

(一)静脉 - 动脉 ECMO

成人 VA-ECMO 根据插管位置不同,主要有外周 VA-ECMO 辅助(以股静脉 - 股动脉插管为主,见图 44-1,少数可选择股静脉 - 腋动脉插管)和中心 VA-ECMO 辅助(右心房 - 升主动脉插管,见图 44-2,多见于心脏外科手术脱离体外循环机困难患者)。婴幼儿 VA-ECMO 辅助通常选用右颈内静脉 - 颈动脉插管或中心插管辅助。

股部插管 VA-ECMO 辅助时,患者全身组织与器官得到稳定血流动力学供应,平均动脉压明显提高。少部分患者心脏功能极差,衰竭的左心室后负荷增加,导致左心室舒张末期压力升高、冠脉血流减少、左心室扩张或血流瘀滞、肺淤血等严重并发症。床旁超声心动检查结果提示主动脉瓣瓣叶开放困难,应根据患者病情进行必要的左心减压,促进主动脉瓣开放,左心室有一定收缩功能,促进衰竭的左心功能恢复。股部插管 VA-ECMO 辅助患者,心脏功能极差同时合并肺脏

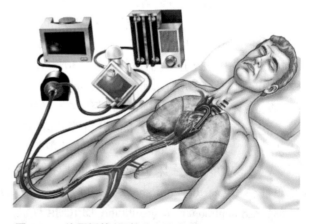

图 44-1　外周插管(股静脉 - 股动脉)VA-ECMO 示意图

功能较差时,需注意差异性缺氧,即 Harlequin 综合征,也称为"南 - 北"综合征现象,必要时转为 VAV-ECMO 辅助模式。

危重症患者接受 ECMO 辅助时,应根据患者病情和心肺功能状况,选择合适的 ECMO 辅助模式。再根据患者体重,预计需要的辅助流量,来选取合适的插管部位。对于非心脏外科手术患者,如急性心肌梗死、急性暴发性心肌病或终末期扩张型心肌病患者合并急性循环衰竭时,通常选取股静脉 - 股动脉插管建立 VA-ECMO 辅助。少部分患者可考虑股静脉 - 腋动脉途径建立 VA-ECMO 辅助。插管方式主要有超声引导下经皮穿刺法和外科切开直视法两种。心脏外科手术术中脱离体外循环机困难患者,可考虑选择中心插管 VA-ECMO 辅助。经股静脉 - 股动脉插管建立 VA-ECMO 辅助时,注意观察插管侧下肢血供情况,必要时放置远端灌注管,增加下肢血供,避免插管侧下肢严重缺血并发症发生。

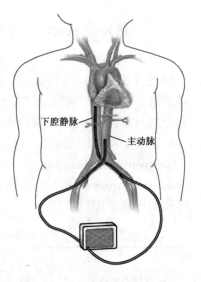

图 44-2　右心房 - 升主动脉插管 VA-ECMO 示意图

(二) 静脉 - 静脉 ECMO

仅具有呼吸辅助作用,适用于心脏功能较好,肺部病变严重,仅需要呼吸辅助患者。VV-ECMO 辅助期间患者气体交换主要由 ECMO 来进行,呼吸机机械通气参数调整至安全范围,实施保护性肺通气,积极避免呼吸机相关肺损伤,等待病变肺脏功能逐渐恢复。插管位置一般采取右颈内静脉 - 右股静脉或左股静脉 - 右股静脉。也可选用单根双腔插管,仅经右颈内静脉插管行 VV-ECMO 辅助,患者 VV-ECMO 辅助期间可进行康复锻炼,实施清醒 ECMO 辅助,适用于部分等待肺移植的患者。

三、体外膜氧合临床适应证与禁忌证

ECMO 是一项高消耗性、高创伤性医疗技术,通常救治危重症患者生命,常规传统治疗方法效果较差,预期死亡率较高(>80%)时可考虑接受 ECMO 辅助。ECMO 团队对患者实施 ECMO 辅助时,应个体化对待,严格把握其临床适应证和禁忌证。

(一) VA-ECMO 循环辅助临床适应证与禁忌证

近年来随着 ECMO 临床应用范围扩大和经验的不断积累,其临床适应证不断扩展,其临床禁忌证也处于变化之中。ELSO 组织统计数据显示成人循环辅助总体出院存活率为 41%,不同 ECMO 中心报道出院存活率约为 30%~45%。呼吸衰竭患者接受 ECMO 辅助相关大规模多中心前瞻性随机临床研究较多,而循环衰竭患者接受 ECMO 辅助相关高质量的随机对照研究较少。ECMO 循环辅助临床有效性和安全性主要来自于回顾性临床队列观察研究、个案报道、临床经验报道或 Meta 分析等,其证据等级较低。ECMO 循环辅助临床适应证和禁忌证主要参考是相关专家建议或专家共识。

VA-ECMO 辅助临床适应证:各种原因导致的急性常规治疗(药物和 IABP)失败的心源性休克(cardiogenic shock,CS);心脏停搏(cardiac arrest,CA)经常规胸外按压心肺复苏(cardiopulmonary resuscitation,CPR)抢救仍然难以恢复自主循环,即体外心肺复苏(extracorporeal cardiopulmonary resuscitation,ECPR);难治性室性心律失常;肺血管疾病(如肺动脉高压或肺栓塞)导致的急性或失代偿性右心衰竭(表 44-2)。

表 44-2 VA-ECMO 循环临床辅助适应证和禁忌证

适应证	禁忌证
心肌梗死致心源性休克	**绝对禁忌证**
急性暴发性心肌病	合并严重不可逆性其他器官功能衰竭
严重感染或脓毒血症致心源性休克	主动脉夹层
慢性心脏功能衰竭、急性失代偿性心脏功能衰竭	严重不可逆性神经系统损伤
心脏术后心源性休克	主动脉瓣反流(重度)
左心室辅助装置辅助期间右心衰竭	**相对禁忌证**
等待接受心脏移植或心室辅助装置	高龄(年龄 >75 岁)
心脏或肺脏移植术后移植物功能衰竭	重度外周血管疾病
体外心肺复苏(ECPR)	合并晚期肿瘤或其他严重疾病(预期寿命 <1 年)
心肺复苏后心源性休克	合并活动性出血、严重凝血功能障碍或存在抗凝禁忌证
难治性室性心律失常	
肺动脉高压致右心衰竭	
急性大面积肺栓塞	
辅助高危患者操作,如冠脉介入、射频消融、冠脉搭桥手术和气道外科手术等	

(二) VV-ECMO 呼吸辅助临床适应证

ECMO 用于严重呼吸衰竭患者的辅助治疗已有超过 40 年历史,且有多项大规模多中心前瞻性随机对照临床试验研究结果表明 ECMO 能够挽救部分常规呼吸机辅助通气效果较差的严重呼吸衰竭患者生命。呼吸衰竭 ECMO 辅助适应证见表 44-3。

表 44-3 成人呼吸衰竭 ECMO 辅助临床适应证

适应证	辅助模式	证据水平
严重急性呼吸窘迫综合征(ARDS)	VV-ECMO(单部位或双部位插管均可)	多项 RCT 研究
急性高碳酸血症性呼吸衰竭	$ECCO_2R$	前瞻性临床观察研究
等待肺移植	ECMO 或 $ECCO_2R$	临床观察队列研究
肺移植术后移植物功能衰竭	VV-ECMO	临床观察队列研究
肺高压导致右心衰竭	VA-ECMO	临床观察研究

注:$ECCO_2R$. extracorporeal carbon dioxide removal,体外二氧化碳去除。

(三) 体外心肺复苏(extracorporeal cardiopulmonary resuscititaion,ECPR)

ELSO 组织数据显示 ECPR 患者出院存活率为 29%,不同的中心差异较大,院外心脏停搏患者 ECPR 出院存活率约为 15%~22%。

ECPR 临床实施标准主要有:有目击证人见证的心脏停搏;心脏停搏者受到旁观者进行常规 CPR 复苏较及时(<5 分钟);患者年龄 <70 岁;积极有效常规 CPR 抢救仍然难以恢复自主循环(<15 分钟);患者心律为心室颤动或室性心动过速。

ECPR 排除标准有：无旁观者见证的心脏停搏；心跳停止时间较长（>60 分钟）；初始心律为心脏停搏；已知患者合并存在严重神经系统功能障碍或其他严重疾病（如脑卒中、重度痴呆、恶性肿瘤晚期、慢性神经肌肉营养不良、严重精神病或缺氧性脑病等）；抗凝禁忌证；主动脉夹层；导致心脏停搏的原因可能是出血或其他非心血管疾病等。

四、体外膜氧合辅助的建立

对危重症患者实施 ECMO 辅助时需个体化考虑，充分评估患者的心肺功能状况，选择合适的 ECMO 类型和血管入路，其中快速、安全进行 ECMO 插管最为重要，其间需严格遵守无菌操作原则。

ECMO 建立需 ECMO 团队相关人员（重症科医师、心血管内科或外科医师、急诊科医师和麻醉科医师等）密切配合进行，尤其是在抢救难治性心脏停搏患者时。行 ECMO 插管操作者需具有一定的经皮穿刺置管或外科切开直视下进行插管相应基础。

插管时须严格进行手卫生，并戴帽子、口罩，穿无菌手术衣，戴无菌手套。患有疖肿、湿疹等皮肤病，患感冒等呼吸道疾病，感染或携带有 MRSA 的工作人员，在未治愈前不应进行插管操作。应控制救治现场人数，无关人员远离操作区域，减少手术围观人员。

置管时应有相应的预防控制措施。严格执行手卫生。使用了消毒措施后不要再进行置管部位的触诊，除非会再次消毒。置管过程中手套意外破损应立即更换，使用手套不能代替洗手或手消毒，无条件手消毒的情况下应佩戴双层手套进行操作。

置管过程中坚持无菌技术。置管时使用帽子、口罩、无菌衣、无菌手套，无菌布单，以保证最大的无菌防护屏障。首选氯己定进行皮肤消毒，消毒 2 次，消毒范围自插管切开处周围 15cm 及固定插管周围。股动静脉插管时，消毒范围自脐水平至双侧膝上，双侧到腋中线水平。ECMO 置管前可选择预防性应用抗生素：术前 1~2 小时预防应用万古霉素 1g 溶于 250ml 溶剂中持续缓慢静脉滴注至少 1 小时或根据体重计算剂量（15~20mg/kg）。下面以外科切开法行股静脉 - 股动脉插管为例介绍具体操作步骤。

（一）物品准备

消毒用物：无菌换药盘、无菌纱布 4 块、氯己定（碘伏）；头灯、无菌手术衣两包、无菌口单、无菌纱布适量；电刀、负极板预先贴好位置、负压吸引装置；北京安贞医院专用 ECMO 安装器械包；500ml 生理盐水、肝素、20ml 注射器；针线（11 号、15 号、23 号刀片；1 号、7 号慕丝线 ×1；Prolene 5-0（小针）×3；大圆针 ×2、角针 ×2）。

（二）操作步骤

患者处于平躺位，臀部适当垫起，大腿外展 30°，消毒切开处皮肤，上平脐部下肢至膝盖处，两侧腹股沟均消毒，静脉插管首选右侧。铺单，一侧直接覆盖，另一侧暴露切开处皮肤。腹股沟中点上 2/3 下 1/3 纵行切口，依次切开皮肤、皮下、剪开血管鞘分离血管，游离至血管前壁即可，根据血管情况决定插管型号。根据患者体重与预期所需辅助流量，选择合适型号插管（股静脉 Fr19 或 21；股动脉 Fr15 或 17）。

暴露血管合适长度，于动静脉分别预置荷包线。

穿刺针穿刺血管，经过皮下进入穿刺荷包线中点刺入血管内，穿刺针与血管的穿刺角度越小越好。

插管时，插管后方的保护套和导引导丝需有一人固定，插管顺着导引导丝进入血管，置入过程中时刻保持导丝进出通畅，防止导丝打折。

动脉选择股总动脉插管,以避免下肢缺血,导管深度插入 10cm 即可,插好后收紧预置荷包线打结。插管插好后连接 ECMO 管路,开始运转,局部固定插管。

在 VA-ECMO 完成运转之后,检测动脉插管远端的压力。如果压力在 50mmHg 以上,可以不放置远端灌注管。若要置放远端灌注管,于动脉插管以远动脉壁预置荷包线。将穿刺针直视下经荷包线中间刺入动脉远端,角度尽量与股动脉平行,经穿刺针将导丝放入远端动脉。退出穿刺针,将预充好的动脉鞘沿着导丝插入股动脉中,收紧荷包线。利用连接管连接远端灌注与 ECMO 动脉管路侧孔。利用 ECMO 动脉管路的血排气,排完气后开始远端灌注。

检查有无出血,确切止血,清洗伤口,缝合伤口,并妥善固定 ECMO 插管。注意观察下肢的血运情况,注意下肢缺血的发生。

五、体外膜氧合辅助期间患者的管理

危重症患者接受 ECMO 辅助期间,全身器官和组织血液供应和气体交换主要由 ECMO 来进行,病变器官能够得以休息,才有机会得以恢复。因此,ECMO 辅助开始时应注意相关参数的设定并及时调整(表 44-4),辅助期间应加强相关监测(表 44-5),实施保护性肺通气策略(表 44-6),预防和处理相关并发症(表 44-7),取得较好辅助效果。

表 44-4　ECMO 辅助开始时相关参数设定(辅助期间根据需要适当调整)

参数	推荐参考
辅助流量	50~80ml/(kg·min)
空氧混合仪气流量	50~80ml/(kg·min)
空氧混合仪氧浓度	100%(呼吸辅助);循环辅助根据血气结果调整
离心泵出口端压力	>100mmHg
氧饱和度(血液回输管路)	100%
氧饱和度(血液引流管路)	>65%
动脉血氧饱和度	VA-ECMO:>95%;VV-ECMO:85%~92%
混合静脉血氧饱和度	>65%
动脉血二氧化碳分压	35~45mmHg
pH 值	7.35~7.45
平均动脉压	60~90mmHg
血细胞比容(hematocrit,HCT)	30%~40%
血小板水平	$>100\times10^9$/L

表 44-5　ECMO 辅助期间相关监测

ECMO 辅助前	ECMO 辅助期间持续监测	每天至少一次监测
超声心动	患者血流动力学指标	凝血功能
股部血管超声	右手手指氧饱和度	肝肾功能
血常规	插管侧下肢血供情况	ECMO 环路是否存在血栓;ECMO 插管固定是否牢固

ECMO 辅助前	ECMO 辅助期间持续监测	每天至少一次监测
肝肾功能	尿量	患者插管处（出血、感染等）
凝血功能	ECMO 环路流量和压力	超声心动
血气分析	血气分析（4 小时一次）	胸部 X 线
胸部 X 线		心肺功能恢复情况（是否可以撤机）

表 44-6   ECMO 辅助期间保护性肺通气参数

呼吸机指标	推荐参考
最大吸气压力	20~25cmH$_2$O
呼气末正压	10~15cmH$_2$O
吸氧浓度	<0.5
呼吸频率	4~8 次 /min
潮气量	4~6ml/kg

表 44-7   成人 ECMO 辅助相关并发症及其发生率

名称	VV-ECMO 发生率（%）	VA-ECMO 发生率（%）
泵失灵	1.5	0.8
氧合器功能衰竭	9.1	6.6
插管部位出血	13.2	18.5
外科切口部位出血	10.5	20.2
颅内出血	6.1	3.1
中枢神经系统出血	3.9	2.2
脑梗死	2.0	3.8
肾脏功能衰竭	9.3	12.3
高胆红素血症	8.7	12.2
感染	17.5	13.0

患者接受 ECMO 辅助期间管理要点：

1. 流量管理   ECMO 开始后应逐渐提升流量，并注意观察整个系统运行情况。ECMO 开始阶段，在允许的情况下尽可能维持高流量辅助，使机体尽快改善缺氧状况，维持 SvO$_2$ 65% 以上。此后根据心、肺功能恢复情况适当的流量。

2. 血流动力学   ECMO 初期血压常常偏低，血压低是由多方面原因所致，如外周血管麻痹、心功能低下、血液稀释、平流灌注、炎症介质释放等。由于严重的内环境紊乱尚未纠正，心功能未改善、血流动力学波动较大，血压很难维持在理想状态。ECMO 中平均动脉压不宜太高，维持在 50~80mmHg 即可。在血流动力学参数基本趋于稳定，可逐渐减低正性肌力药物和血管活性药物的用量，使患者的心肺得到充分的休息。应结合中心静脉压和静脉管路是否存在摆动或摆动幅度来综合判断患者是否需要接受液体治疗。

3. 温度管理　ECMO 期间温度过高,机体氧耗增加,不利于内环境紊乱的纠正;温度太低,又容易发生凝血机制和血流动力学的紊乱,应据患者具体病情维持合适的温度,一般保持体温在 35~37℃。ECMO 支持早期可温度稍低,降低机体的代谢,以利于偿还氧债,缩短纠正内环境紊乱的时间。为防止 ECMO 期间体温下降,可在病床放置变温毯,也可利用膜式氧合器中的血液变温装置保持体温。ECPR 的患者往往需要行亚低温治疗。

4. 血气和电解质管理　维持酸碱平衡的正常,保持水、电解质的平衡,维持内环境的稳定是 ECMO 管理的关键工作。维持正常的酸碱平衡和血气有利于保持机体内环境的相对稳定,提供良好的组织氧供。ECMO 期间要注意监测水、电解质,尽量保持其在正常范围。进行 ECMO 支持的患者一般开始辅助时血气结果差,往往表现严重的代谢性酸中毒和水、电解质失衡。此时应尽量避免使用大量碳酸氢钠纠正酸中毒,大量碳酸氢钠的使用并不能从根本上缓解酸中毒,却会使机体产生高钠血症。严重内环境紊乱的纠正需要一个较长期的过程逐步改善。一般情况下,血流动力学的改善常先于内环境的改善。

5. 抗凝管理　ECMO 期间如抗凝不足,ECMO 系统有血栓形成的风险,而抗凝过度又常引起致命的出血并发症,因此维持机体合适的抗凝状态尤为重要。常规应用鱼精蛋白全量中和肝素,根据患者有无活动性出血以及 ECMO 环路血栓情况决定抗凝程度。患者有出血倾向,开始辅助后的 12~24 小时内可不予抗凝;患者引流量减少,且无活动性出血时开始持续静脉泵入肝素,每 4 小时监测一次激活全血凝固时间(ACT),一般维持在 180~220 秒,APTT 维持在 50~70 秒为宜。必要时检查 TEG、SINOCLOT。脱机时,随着 ECMO 辅助流速减低,可适当增加肝素用量。ECMO 期间血小板消耗较为严重,辅助时间过长时,注意补充新鲜血浆、凝血因子及血小板,血小板应维持在大于 $50×10^9/L$,低于该水平应视患者出血情况补充血小板和新鲜血浆。

6. 肝、肾功能及血糖监测　ECMO 支持期间,由于存在严重的代谢性酸中毒以及大量血管活性药物的应用,肝、肾等脏器也存在一定程度的缺血和功能不全状况。应注意监测肝肾功能的变化,出现异常时,应采取有效措施积极处理,避免多器官功能衰竭的发生。还应注意对血糖的监测,ECMO 支持的患者一般多存在强烈的应激反应,机体常存在严重的胰岛素抵抗,糖异生增强,糖利用减少,血糖常显著升高。过高的血糖可使血渗透压增加,引起细胞脱水,增加神经系统及其他脏器并发症的发生,胰岛素泵入是降低血糖最为有效的方法之一。

7. 呼吸机管理　应积极采取保护性肺通气策略,潮气量为 4~6ml/kg,平台压限制在 25cmH₂O 以下,吸入氧浓度设置为 30%~40%,应用 6~10cmH₂O 的呼气末正压(PEEP)以维持肺泡开放,呼吸频率设置 12 次/min 以下,定期膨肺,以防止发生肺不张或肺炎。

8. 营养支持　ECMO 期间,由于该患者处于高分解代谢状态,热量消耗极度增加,因此营养支持必不可少。营养包括蛋白质、脂肪、糖类、维生素、电解质、微量元素和水,它们对补充其物质消耗,增强机体对疾病的抵抗力起着重要的作用。ECMO 中患者营养管理方式同大多数危重患者,应重视能量的补充,早期阶段尽量通过肠外营养进行营养支持。可通过 CO₂ 的产生量计算出能量的消耗,通过计算总氮的丢失计算出补充蛋白质的量,及时补充每天所需的热量,在 ECMO 期间,应维持正氮平衡。

9. ECMO 系统与环路监测管理　静脉管路的负压监测反映引流是否通畅,要注意及时监测。监测氧合器前、后压力,当跨膜压差显著增高时,应怀疑其血栓形成的可能。离心泵长时间使用会使底座会发热,易出现血栓,当转数与流量不相符和/或出现血红蛋白尿等情况时,提示可能有血栓产生,此时可用听诊器听到泵的异常声音。氧合器发生血浆渗漏可导致氧合功能下降,血浆渗漏量大时,可造成低蛋白血症而增加肺水肿的可能。股动脉插管常不同程度地影响下肢血流,应定期检查下肢的脉搏。当 ECMO 期间出现特殊情况(如需更换氧合器和管道等),需停止循环紧急处理。此时首先应钳夹动、静脉管路,开放管路桥;接着将呼吸机设置增加到全支持;排除或更换故障部位;快速评估是否需要重新开始 ECMO 支持。更换膜式氧合器和管道的操作流程应事先设计好方案,循环管道上预留有排气的循环通路,以便在最短的时间内安全完成氧合器的更换。

六、撤机

危重症患者接受 ECMO 辅助期间,自身心肺功能有所恢复,能够满足机体代谢需求时,应尽快考虑撤除 ECMO 辅助。肺功能恢复通常需要较长时间,一般几周或更长时间,心脏功能恢复时间相对较短。

呼吸衰竭 VV-ECMO 辅助期间自身肺脏功能有所恢复,具有以下表现:肺顺应性有所改善;胸部 X 线片好转;SaO_2 呈现进行性升高趋势;降低 ECMO 辅助流量也能够达到目标 SaO_2。当 ECMO 辅助流量较低(<2.0L/min),同时 ECMO 环路供氧浓度较低(<30%)情况下,患者呼吸机通气条件不高(如呼吸频率 <25 次 /min 和 PEEP<15cmH$_2$O)即可维持全身较好氧供时,可考虑开始进行 ECMO 撤机试验(停止向 ECMO 环路供气,观察患者情况)。

循环衰竭 VA-ECMO 辅助期间自身心脏功能有所恢复时,连续有创血压监测显示出现脉压波形(联合 IABP 辅助时,可暂停 IABP 辅助观察),脉压≥20mmHg;右桡动脉血气分析结果显示氧分压呈现先降低后升高的变化趋势,表明患者心脏功能逐渐恢复,自身心肺循环血量逐渐增多;超声心动检查结果提示心脏结构正常,解剖畸形矫正满意,无心脏压塞等现象,左心收缩和舒张功能较好,右心功能较好,中心静脉压适中,肺脏功能良好时,可考虑逐渐降低 VA-ECMO 辅助流量。在较低剂量正性肌力和血管活性药物作用下,患者血流动力学可维持平稳,即可开始进行 VA-ECMO 循环辅助撤机试验。撤机试验期间,患者全身组织和器官灌注良好,左心功能较好(射血分数≥35%),肺功能正常,血气结果满意,可拔除 VA-ECMO 插管,停止 VA-ECMO 辅助。

下面以外科切开法建立成人股静脉 - 股动脉 VA-ECMO 辅助的撤机为例,详细介绍撤机时操作步骤。

1. 物品准备　消毒用物:无菌换药盘、无菌纱布 4 块、氯己定、碘伏;头灯、无菌手术衣两包、无菌口单、无菌纱布适量;电刀,负极板预先贴好位置,负压吸引装置;北京安贞医院 ECMO 专用器械包;500ml 生理盐水、肝素、血管阻断带、20ml 注射器;针线(1 号、7 号慕丝线 ×1;Prolene 5-0(小针)×1;Prolene 4-0(大针)×1;大圆针 ×2 和角针 ×2)。

2. 撤除步骤　患者平躺,大腿外展 30°,导尿管从腿下穿过,拆除皮肤固定导管的丝线,只保留最靠近导管进入皮下切口的固定线。上平脐部下至膝盖水平,消毒皮肤及管路。切口周围铺无菌治疗巾,切口周围 5cm,下面至大腿中点,方便动静脉管路移除。用剪刀剪开切口缝线,使用牵开器撑开切口,连接吸引器,充分清洗伤口移除血块。插管移除顺序:远端灌注管、静脉插管、动脉插管。远端灌注管周围缝荷包线,关闭灌注管三通后拔除灌注管,动脉返血后收紧荷包线。暴露静脉插管进入股静脉的入口,用 4-0 Prolene 大针沿着插管在静脉或周围软组织上缝制新的荷包线,将之前的荷包移除,剪开静脉插管与皮肤的固定线。

夹毕 ECMO 动静脉管路,先用预置的荷包线打一个松的结,助手用双手迅速将静脉插管拔出,然后收紧荷包线,吸引器吸尽伤口处血液。

暴露股动脉及动脉导管入口。将导管入口近远端的动脉游离,分别于近远端缠绕阻断带以控制出血。

剪开动脉插管与皮肤的固定线,先将远端的动脉使用阻断钳夹闭,术者再将另一支阻断钳预置在动脉近端的两侧。助手将动脉插管拔除,术者见喷血后将股动脉近端夹闭。

分别放开远近端阻断钳,检查动脉通畅情况,如果血流速度与血压情况不符,应仔细探查,将动脉内血栓或卷入血管内的外膜组织清除,直到恢复动脉通畅。

缝合修补动脉的伤口,修补时因近端的动脉内膜可能被插管撕裂并往上推送,所以尽可能将血管内膜边缘暴露,确切全层缝合血管。打结前先开放远端阻断钳排气,收紧缝合线,开放近端阻断钳,缝线打结。观察远端动脉搏动情况,并检查足背胫后动脉的脉搏强度,若缝合造成狭窄,考虑重新修补缝合动脉。

检查有无出血,确切止血,清洗伤口,依次缝合深筋膜、皮下、皮肤。并根据情况决定伤口加压,若有少量伤口渗血沙袋加压 6 小时。

观察伤口有无出血,观察下肢血运情况。

七、体外膜氧合辅助在重症产科手术中的应用

孕产妇如合并存在基础心脏或 / 或肺脏疾病,再加上围产期这一特殊过程,多种原因可能导致严重呼吸或 / 和心脏功能衰竭,常规药物与传统治疗方式效果较差,预期孕产妇和胎儿死亡率较高时,可考虑行 ECMO 辅助治疗,挽救部分危重孕产妇和胎儿生命。

目前危重症孕产妇接受 ECMO 辅助主要是个案报道和例数较少的单中心临床经验报道。北京安贞医院除对 H1N1 致严重 ARDS 孕产妇行 ECMO 辅助,取得较好的临床效果以外,对于部分合并先天性心脏病、肺动脉高压孕产妇,围产期出现常规药物难以处理的心源性休克(CS)患者,进行 ECMO 辅助,为下一步心肺联合移植赢得时间,取得较好的临床效果。孕产妇接受 ECMO 辅助期间关注点如下:

(一)抗凝标准

目前仍然没有统一的抗凝标准,其抗凝强于其他患者接受 ECMO 辅助时相同(辅助期间维持 ACT 处于 180~220 秒或 APTT 处于 50~70 秒)。

(二)出血并发症

孕产妇接受 ECMO 辅助期间,出血并发症发生率较高,但危及生命的大出血并不多见,最常见气管切开部位或 ECMO 插管部位出血。注意羊水栓塞孕产妇接受 ECMO 辅助时,发生凝血功能紊乱、出血并发症相对更高。因此,ECMO 辅助期间需要严密监测抗凝强度,积极控制出血,按需输入悬浮红细胞、血小板和血浆。

(三)适应证

临床应用的适应证主要是常规传统治疗手段无效,并且预计死亡率较高的孕产妇。主要包括严重 ARDS、重症肺炎、哮喘持续状态、羊水栓塞、严重心脏病等。当孕产妇合并严重心肺功能衰竭,如较高 PEEP 条件下氧合指数(PaO_2/FiO_2)低于 100mmHg 或者大剂量血管活性药物难以维持循环稳定的休克状态,并且无明显 ECMO 辅助禁忌证(如持续活动性出血、弥散性血管内凝血等),可考虑开始实施 ECMO 辅助。

国外报道 29 例严重 ADRS 孕产妇接受 VV-ECMO 辅助相关资料,其中 H1N1 导致 ARDS 占 79%。由于孕产妇平均年龄 26 岁,相对较低,各种原因导致 ARDS 之前通常并未

合并其他器官功能障碍。因此,孕产妇 ARDS 接受 ECMO 辅助能够取得较好的临床效果。国外有学者分析体外生命支持(ELSO)组织数据,结果提示 1997 年至 2017 年间,共计 280 例孕产妇接受 ECMO 辅助治疗,出院存活率为 70%。其中 ECPR 患者、辅助期间肾脏功能衰竭需接受持续性血液透析治疗患者临床预后较差。

目前相关 ECMO 用于孕产妇严重 ARDS、心源性休克的辅助治疗,相关研究报道均为回顾性临床经验总结与分析,并没有较大规模的 RCT 研究来证实 ECMO 用于孕产妇严重呼吸或 / 和循环衰竭的辅助治疗的临床有效性。因此,目前欧美国家的相关指南针对这部分特殊患者,并没有提出指导性意见可供临床参考。各 ECMO 中心根据自己临床经验来判断,权衡患者接受 ECMO 辅助的风险和受益来考虑是否对孕产妇进行 ECMO 辅助。

八、体外膜氧合技术未来发展

随着医学生物工程技术的进步,ECMO 的未来将依靠设备的改进、环路更加简单化并具有自我反馈调节功能。第二代 ECMO 装置的出现,许多技术进步都将扩展 ECMO 辅助患者的适应证,目前认为不适合辅助的患者可以安全地实施辅助,如抗血栓处理生产的表面材料技术出现后,辅助期间不需要抗凝,此技术使早产儿也可以进行辅助治疗。目前便携式、微型化的 ECMO 设备已用于临床危重症患者的抢救性治疗和转运,可用于成人 VV-ECMO 辅助单根双腔插管也在国外广泛应用,其安装简便、安全性较高,辅助效果也大大提高。ECMO 设备的不断进步,临床治疗经验不断积累,患者进行辅助的入选标准不断放宽。新的 ECMO 技术尽可能利用患者自身的心脏驱动血液经过膜式人工肺来完成氧合,简化辅助管路,适合更长时间呼吸辅助。

总之,ECMO 技术开展情况已成为反映一个地区或国家对各种急危重症患者救治能力的代表,也是医疗水平的重要体现,尤其是应对急性突发公共卫生事件能力。以 ECMO 技术为平台和纽带,各种急危重症(如 ARDS、AMI 合并 CS、脓毒血症合并 CS、难治性心脏停搏的抢救性辅助治疗等)多学科交叉合作诊疗模式也是现代医学重要发展方向。目前我国已普遍开展 ECMO 技术,但 ECMO 技术复杂,救治对象病情危重,尤其是 ECPR 的开展对 ECMO 从业人员提出了更高的要求,需要更加标准化和规范化开展 ECMO 技术,以挽救更多危重症患者的生命。

(杨　峰　侯晓彤)

参考文献

[1] RAMANATHAN K, ANTOGNINI D, COMBES A. Planning and provision of ECMO services for severe ARDS during the COVID-19 pandemic and other outbreaks of emerging infectious disease [J]. Lancet Respir Med, 2020, 8(5): 518-526.

[2] MUNSHI L, WALKEY A, GOLIGHER E, et al. Venovenous extracorporeal membrane oxygenation for acute respiratory distress syndrome: a systematic review and meta-analysis [J]. Lancet Respir Med, 2019, 7(2): 163-172.

[3] ABRAMS D, COMBES A, BRODIE D. Extracorporeal membrane oxygenation in cardiopulmonary disease in adults [J]. J Am Coll Cardiol, 2014, 63(25): 2769-2778.

[4] MIGDADY I, RICE C, DESHPANDE A, et al. Brain injury neurologic outcome in patients undergoing extracorporeal cardiopulmonary resuscitation: a systematic review and meta-analysis [J]. Crit Care Med, 2020, 48(7): e611-e619.

［5］BOHMAN JK,RATZLAFF RA,DEMARTINO ES,et al. Approach to adult extracorporeal membrane oxygenation patient selection［J］. Crit Care Med,2020,48(5):618-622.

［6］WANG L,YANG F,WANG X,et al. Predicting mortality in patients undergoing VA-ECMO after coronary artery bypass grafting:The REMEMBER score［J］. Crit Care,2019,23(1):11.

［7］ABRAMS D,GARAN AR,ABDELBARY A,et al. Position paper for the organization of ECMO program for cardiac failure in adults［J］. Intensive Care Med,2018,44(8):717-729.

［8］QUINTEL M,BARTLETT RH,GROCOTT MPW,et al. Extracorporeal membrane oxygenation for respiratory failure［J］. Anesthesiology,2020,132(5):1257-1276.

［9］COMBES A,BRODIE D,CHEN Y-S,et al. The ICM research agenda on extracorporeal life support［J］. Intensive Care Med,2017,43(9):1306-1318.

［10］BOUGOUIN W,DUMAS F,LAMHAUT L,et al. Extracorporeal cardiopulmonary resuscitation in out-of-hospital cardiac arrest:a registry study［J］. Eur Heart J,2020,41(21):1961-1971.

［11］BRODIE D,SLUTSKY AS,COMBES A. Extracorporeal Life Support for adults with respiratory failure and related indications:a review［J］. JAMA,2019,322(6):557-568.

［12］SCHMIDT M,PHAM T,ARCADIPANE A,et al. Mechanical ventilation management during extracorporeal membrane oxygenation for acute respiratory distress syndrome. An international multicenter prospective cohort ［J］. Am J Respir Crit Care Med,2019,200(8):1002-1012.

［13］GUGLIN M,ZUCKER MJ,BAZAN VW,et al. Venoarterial ECMO for adults:JACC scientific expert panel［J］. J Am Coll Cardiol,2019,73(6):698-716.

［14］HAN JJ,SWAIN JD. The perfect ECMO candidate［J］. J Am Coll Cardiol,2018,71(10):1178-1182.

［15］COMBES A,HAKAGE D,CAPELLIER G,et al. Extracorporeal membrane oxygenation for severe acute respiratory distress syndrome［J］. N Engl J Med,2018,378(21):1965-1975.

［16］BARTOS JA,GRUNAU B,CARLSON C,et al. Improved survival with extracorporeal cardiopulmonary resuscitation despite progressive metabolic derangement associated with prolonged resuscitation［J］. Circullation,2020,141(11):877-886.

［17］FOONG TW,RAMANATHAN K,CHAN KKM,et al. Extracorporeal membrane oxygenation during adult noncardiac surgery and perioperative emergencies:a narrative review［J］. J Cardiothorac Vasc Anesth,2020,35(1):281-297.

［18］RAMANATHAN K,TAN CS,RYCUS P,et al. Extracorporeal membrane oxygenation in pregnancy:An analysis of the Extracorporeal Life Support Organization registry［J］. Crit Care Med,2020,48(5):696-703.

第四十五章　主动脉内球囊反搏技术

引言：主动脉内球囊反搏（intra-aortic balloon pump，IABP）作为一种最简单、使用最广泛的机械循环辅助形式，应用于临床已有超过50年历史。目前冠心病患者逐年增加，因而接受冠脉搭桥手术及冠心病患者接受非心脏手术者也在增加，尤其癌症等限期手术，部分患者已经合并非常严重的冠心病，仍需接受非心脏类手术。因此，目前IABP对患者围手术期的保驾不仅仅局限于心脏手术，非心脏手术的部分患者同样需要IABP围手术期进行血流动力学的辅助。因此，对IABP的进一步了解，将有助于提高高危心脏疾病患者，尤其是冠心病患者围手术期的安全性。

一、主动脉内球囊反搏的发展及原理

Kantrowitz于1952年首次在动物实验模型上提出IABP技术的最初设想，随后1962年Moulopoulos等利用气囊的充气与排气，取得了较好的反搏效果，并成功用于临床。1967年Kantrowitz首次成功运用IABP治疗心源性休克（cardiogenic shock，CS），患者血流动力学指标明显改善，尿量增加。随后陆续有学者报道急性心肌梗死（acute myocardial infarction，AMI）合并CS患者接受IABP辅助的临床经验。1980年Bregman及其同事首次采用经皮穿刺置入IABP辅助装置，大大降低IABP置入操作难度，自此IABP广泛用于临床。

IABP的工作原理：IABP主要是通过体外的控制装置与放置于患者降主动脉内的一根双腔气囊，在心脏舒张期和收缩期的快速充气与放气来实现对衰竭的心脏提供辅助作用（图45-1）。IABP在球囊充气时增加舒张期主动脉根部压力，增加冠脉血供和氧供，左心室收缩期时球囊快速放气，可减轻左心室后负荷，降低心肌氧耗。即IABP能有效增加心肌血供，并减少耗氧量，改善心肌氧供需平衡，冠心病患者更加受益（表45-1）。另外，IABP辅助可提高平均动脉压，增加搏动血液灌注成分，有助于改善外周组织和器官灌注。同时，IABP在改善衰竭的左心室功能同时，可通过促使室间隔移位和增加右心室心肌血供，间接改善右心功能。

表 45-1　IABP 辅助的生理作用

球囊充气	球囊放气
心脏舒张期开始，球囊快速充气	心脏舒张期末，收缩期前，球囊快速放气
增加冠脉血流灌注	降低左心室后负荷
	减轻心脏做功
	降低心肌氧耗
	增加心排量

二、主动脉内球囊反搏技术的实施方法

对患者进行 IABP 辅助之前需了解是否合并存在 IABP 临床应用的禁忌证,如主动脉瓣关闭不全(重度)、主动脉夹层动脉瘤、主动脉瘤、窦瘤破裂及主动脉、大动脉有病理改变或大动脉有损伤者;双侧股动脉严重狭窄者。患者合并存在以上疾病时,不适合接受 IABP 辅助。行 IABP 辅助时,最好在有造影条件的情况下置入 IABP。置入 IABP 前需了解患者双侧股动脉超声

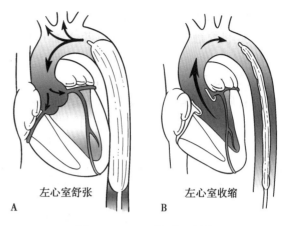

左心室舒张　　　　　　　左心室收缩

A　　　　　　　　　　B

图 45-1　IABP 原理示意图

检查结果,通常选取狭窄病变较轻(触及股动脉搏动较强)的一侧作为入路置入 IABP。IABP 的置入操作主要包括:股动脉穿刺、导丝置入和球囊置入三个步骤。

(一)安装 IABP 常采用以下三种方法

1. 经皮穿刺股动脉法　最为常用,适用于绝大部分患者,超声引导下行股动脉穿刺具有降低相关并发症发生率,提高置入成功率等优势,条件许可情况下积极推荐在超声引导下进行。但对于合并股动脉粥样斑块病变严重导致股动脉重度狭窄患者需谨慎。对于严重肥胖或腹股沟有瘢痕患者,应采取带鞘穿刺和置入球囊的方法。

2. 股动脉切开法　用于成人穿刺置入失败或用于儿童,也适用于紧急抢救时。

3. 经胸升主动脉置入法　较少遇到这种情况,可见于患者双侧股动脉重度狭窄,无法经股动脉置入的患者,常于开胸心脏手术术中使用。

(二)IABP 球囊位置的判定

IABP 球囊应位于左锁骨下动脉远端、肾动脉以上。患者进行 IABP 辅助后,应及时明确 IABP 球囊位置是否合适,必要时及时调整位置。心内科导管室患者进行 IABP 辅助时,置入 IABP 同时即可明确气囊位置。于手术室放置 IABP 的心脏外科患者,回监护室后应立刻行床旁 X 线胸片检查,明确 IABP 球囊位置。IABP 导管的头端应位于左锁骨下动脉开口以远约 1~2cm 处或 IABP 球囊头端标记物处于 2~4 肋间为宜。如无造影条件,置入 IABP 球囊前可将 IABP 导管的头端置于胸骨角,导管到脐部,再斜向股动脉穿刺部位,测量所需置入的长度,以 IABP 球囊尾端到腹股沟韧带下方 1cm 处皮肤穿刺点为宜。患者接受 IABP 辅助期间需转运时(手术室、监护室和病房之间移动),应注意轻柔操作,避免球囊位置发生变化。

(三)选择合适的触发模式

合适的触发模式是 IABP 发挥较好辅助作用的前提。

1. 心电触发模式　是临床最常用且首选的触发模式。IABP 辅助期间需注意贴紧电极片,避免接触不良或脱落而影响 IABP 机器心电图信号稳定。目前较新的 IABP 机器均能够自动捕捉心电图信号,自动调整反搏时相及合适的 IABP 充气和放气时机。IABP 辅助期间需要严密监测患者心律和心率,及时发现并纠正心动过速或过缓以及严重心律失常现象。患者手术期间使用电刀可能对心电产生干扰,此时需注意应转为压力触发模式。

2. 压力波形触发　当心电图不能触发时,可改成压力波形触发,但主动脉收缩压应在 50mmHg 以上,脉压应超过 2kPa。球囊充气应处于主动脉压力波形的重搏波形切迹上,球囊

放气处于主动脉波形起始之前。

3. 机内触发模式　危重患者，当血压低于 50mmHg，无理想动脉波形时，可选用机内触发模式。

(四)正确的充气和放气时间

正确的反搏时相直接决定 IABP 辅助效果。

IABP 球囊应在主动脉瓣关闭瞬间充气，而在主动脉瓣开放瞬间放气，才能发挥有效辅助作用。充气过早或过晚、放气过早或过晚均严重影响辅助效果(如表 45-2 所示)。

表 45-2　不正确的 IABP 反搏时相(充气和放气时间)

事件	定义	效果
充气过早	主动脉瓣处于开放状态时充气	增加左心室后负荷，增加心肌氧耗
放气过晚	主动脉瓣开放以后才放气	心脏需克服扩张的球囊射血，增加心肌耗氧量
放气过早	主动脉瓣关闭状态下放气	降低舒张压，增加冠脉血流量效果不明显
充气过晚	主动脉瓣关闭后才充气	增加舒张压不明显，增加冠脉血流量作用较小

三、主动脉内球囊反搏临床应用适应证与禁忌证

当对患者考虑进行 IABP 辅助时，需先认真个体化评估，充分考虑患者接受 IABP 可能面临的风险和受益，综合考虑。

(一)IABP 临床应用禁忌证

首先，应明确患者是否合并存在 IABP 辅助临床应用禁忌证，如表 45-3 所示。IABP 的临床禁忌证分为绝对禁忌证和相对禁忌证。

表 45-3　IABP 临床应用禁忌证

绝对禁忌证	相对禁忌证
双侧股动脉严重狭窄	严重外周血管疾病
胸主动脉瘤或腹主动脉瘤	胸主动脉或腹主动脉人工血管移植术后
急性主动脉夹层	主动脉瓣关闭不全(中度)
主动脉瓣关闭不全(重度)	合并存在抗凝禁忌证
	严重持续性快速心律失常(室性心律 >160 次 /min)

(二)IABP 临床应用适应证

患者无 IABP 临床应用绝对禁忌证，适合接受 IABP 辅助时，应尽早开始 IABP 辅助(表 45-4)。

表 45-4　ACC/AHA 临床指南推荐临床使用 IABP 的级别与等级

	ACC/AHA 推荐级别	证据等级
严重或难以缓解的不稳定型心绞痛	Ⅱa	C
难治性心脏功能衰竭	Ⅱb	C
心源性休克	Ⅱa	B
难治性室性心动过速	Ⅱa	B

1. 心内科应用适应证

(1) 缺血性心脏病、急性心肌梗死(acute myocardial infarction,AMI)合并心源性休克(cardiogenic shock,CS),并发室间隔穿孔、二尖瓣反流,血压难以维持;

(2) 不稳定型或变异型心绞痛持续 24 小时。

(3) 急诊行心导管检查及介入治疗心功能差,血流动力学不稳定患者。

(4) 顽固性心绞痛,常规药物治疗仍然难以缓解,效果较差。

(5) 顽固性严重心律失常,药物治疗无效患者。

(6) 难治性左心衰竭或弥漫性冠状动脉病变不适合接受搭桥手术的患者。

2. 心脏外科围手术期应用适应证

(1) 高危冠心病接受搭桥手术患者:随着心内科冠脉介入技术水平的不断提高,接受外科冠脉搭桥手术患者中危重症所占的比例有所升高。危重症冠心病患者围手术期相对较易出现血流动力学不稳定,甚至低心排综合征等情况。具有以下一条以上情况时,即可将患者视为危重症患者,如:左心室功能严重低下(术前超声心动检查结果提示左心室射血分数 <40%);急性心肌梗死(发病 2 周内);左主干病变(狭窄超过 70%);多支严重狭窄伴钙化病变等。

(2) 晚期风湿病心脏病血流动力学不稳定,手术危险性较大的患者。

(3) 体外循环手术中产生搏动血流(常规体外循环阻断升主动脉期间使用滚压泵时,机体各组织与器官血液为平流灌注。当有 IABP 辅助时,IABP 可以通过气囊的充气与放气,为机体提供搏动血流灌注)。

(4) 心脏直视术后脱机困难和 / 或心脏术后药物难以控制的低心排综合征患者。

(5) 心脏移植手术的辅助治疗,术前、术后心功能差需进一步辅助。

3. 高危心脏病患者接受非心脏手术应用 IABP 考虑　目前高危心脏病(缺血性心脏病、心脏功能衰竭、心血管手术史、心脏移植术后、终末期心脏疾病等待心脏移植、高龄合并心血管疾病者)患者接受限期或急诊非心脏手术逐渐增加。欧美国家指南中提出:对于合并不稳定型心绞痛、心脏瓣膜严重狭窄、陈旧性心肌梗死合并严重左心功能障碍、常规药物无法缓解的心绞痛症状、血流动力学不稳定的心脏病患者,视为行择期非心脏手术的禁忌证。如考虑行非心脏手术时,最好能够术前先行冠脉血管再血管化(PCI 或 CABG)或瓣膜置换或成形手术治疗。

有部分高危冠心病患者,需要行急诊中危至高危非心脏手术时,无法在非心脏手术前行冠脉再血管化或合并存在冠脉再血管化的禁忌证(如抗凝),这部分高危患者术中或术后可能出现心肌缺血加重、心律紊乱、急性心脏功能衰竭、血流动力学不平稳等现象,多数患者可以通过常规药物治疗得到缓解,但少部分患者常规药物治疗效果较差时,可行 IABP 辅助。

目前,欧美国家的相关指南针对这部分高危患者行非心脏手术时,对于使用 IABP 辅助并没有直接的推荐意见。有学者积极推荐针对这些高危患者非心脏手术时,术前可预防性使用 IABP 辅助。但有关术前使用 IABP 辅助相关研究主要是临床特殊病例报道或单中心经验报道。相关临床有效性和安全性有待于进一步临床研究。考虑到越来越多的高危心脏病患者接受急诊非心脏手术治疗,对于围手术期出现药物难以维持血流动力学稳定者,当患者无使用 IABP 辅助禁忌证时,可积极考虑开始 IABP 辅助。

北京安贞医院对冠心病患者行非心脏手术患者的临床管理经验是:针对合并高危冠心病术中麻醉诱导后,可行股动脉穿刺,留置股动脉鞘管。如术中或术后出现血流动力学不稳定或低心排时,可经股动脉鞘管置入导丝,快速置入 IABP 气囊,开始启动 IABP 辅助,维持血流动力学稳定。但高危心脏病患者术前需要预防性置入鞘管目前没有明确指征,根据我院经验,冠脉多支(三支以上)病变严重、主干病变(左主干或右主干)、陈旧性心肌梗死合并室壁瘤左心室功能严重障碍(射血分数低于 35%)、不稳定型心绞痛及活动耐量差的患者等接受中 - 高危手术时,建议预防性进行股动脉穿刺置管备用。术中根据循环状况决定是否应用。如术后循环稳定、血管活性药物应用较少,则可尽早拔除。

4. 心肺复苏患者 IABP 的应用　心脏停搏(CA)患者心肺复苏成功后部分患者可能出现不同程度心脏功能障碍,同时伴有外周血管阻力增加,导致器官组织血流灌注较少,出现多器官功能障碍,严重影响临床预后。这些患者中,冠心病是导致患者出现心脏停搏的最常见原因。国外有心血管中心,对于院内或院外 CA 患者,CPR 复苏成功后及时送达医院,对于高度怀疑冠心病引起的心脏停搏时,应积极行冠脉造影,必要时处理存在严重狭窄的冠脉血管。如出现循环不稳定,可积极考虑使用 IABP 辅助。

院外心脏停搏患者出院存活率可达 32%。但部分心脏停搏患者 CPR 成功后,可能存在不同程度的心脏功能障碍,影响机体其他组织和器官的血液供应。使用正性肌力药物和血管活性药物,能够改善部分患者的循环状态。但剂量较高时也存在增加心率、增加心肌耗氧量,导致严重恶性心律失常、影响外周组织和器官血液灌注等缺陷,而高剂量血管活性药物与这些患者的住院死亡率存在正相关。IABP 能够减轻衰竭的左心室后负荷、增加冠脉血供和大脑血供,可能改善 CPR 复苏成功后患者的临床预后,并且不存在常规传统药物的副作用。有研究证实:院外心脏停搏患者,CPR 恢复自主循环后行 IABP 辅助者与未行 IABP 辅助者相比较,IABP 能够改善出院存活者出院时生存状态,但并不能降低这些患者的住院死亡率。

因此,对于心脏停搏患者而言,CPR 抢救成功恢复自主循环后,仍然存在持续心肌缺血、严重心律失常、需要使用较高血管活性药物才能维持循环的危重患者,可考虑行 IABP 辅助,为患者的进一步治疗(如 PCI 或 CABG 等)争取时间。

四、主动脉内球囊反搏辅助期间的管理

患者接受 IABP 辅助期间,需定期观察 IABP 工作是否有效,早期发现可能出现的并发症并给予正确处理,确保 IABP 辅助发挥应有的作用。患者心脏功能有所恢复,应尽早撤离 IABP 辅助。

(一) IABP 辅助有效的临床表现

IABP 辅助并不能明显升高患者的平均动脉压,对衰竭的心脏辅助力度也有限,仅能增加心排量约为 $0.5L/(kg \cdot min)$。患者接受 IABP 辅助后,其辅助有效有以下表现:

(1) 主动脉收缩压力波形降低而舒张压力波形明显上升。

(2) 正性肌力药等血管活性药物的用量逐渐减少。

(3) 血流动力学逐渐趋向稳定,心排量上升。

(4) 肾脏血液灌注增加,尿量增加。

(5) 末梢循环改善。

(6) 心率、心律逐渐恢复正常。

注意 IABP 辅助发挥作用受到许多因素影响,如:患者心律、心脏功能衰竭程度、容量状态、内环境是否紊乱、IABP 球囊大小和位置等。

(二) IABP 常见报警及其处理

IABP 辅助期间,需仔细阅读 IABP 的使用说明书。熟悉 IABP 机器的报警系统,其中包

括触发、漏气、导管位置、驱动装置、低反搏压、气源不足及系统报警等。IABP 辅助期间可能出现多种因素引起 IABP 机器发出报警,影响 IABP 辅助效果(表 45-5),应积极寻找原因,并给予正确处理。

表 45-5　IABP 常见报警及其处理

报警原因	处理与对策
无触发信号	核实 IABP 机器心电图、压力连接线是否连接
机器显示屏无压力波形	测压管路是否通畅;压力袋压力是否充足;IABP 球囊中心腔是否堵塞
氦气快速泄漏	检查 IABP 机器气体管路是否脱落或打折
机器停搏,IABP 管路出现血液	提示 IABP 球囊破裂,血液进入 IABP 管路。此时需拔除 IABP 球囊,必要时重新放置

(三) IABP 相关并发症及其防治

临床使用 IABP 期间可能出现以下并发症,需尽早发现并处理。

1. 置入部位血管损伤　经皮穿刺股动脉置管过程中,穿刺部位血管存在粥样斑块伴严重钙化或操作不当,导管可能损伤动脉,导致穿刺部位出血、局部血肿或夹层动脉瘤形成。如穿刺部位过高,且穿刺时穿刺针穿透血管后壁,有可能出现腹膜后出血,引起严重后果。预防方法是:穿刺点应在腹股沟韧带下方 1~2cm 处进针,穿刺过程中动脉血喷出,则停止进针,妥善固定,再放置导丝。放置导丝时,应顺畅无阻,动作应轻柔,遇到阻力时,切不可用力通过,可退出导丝少许,再次轻柔送入导丝。

2. 动脉栓塞与出血　血栓或粥样硬化斑块脱落,随血流阻塞相应组织或器官的动脉,出现相应的临床症状。动脉栓塞多见于导管置入侧肢体,可能的原因是血栓栓塞、IABP 导管置入狭窄血管导致其闭塞。另外,撤除 IABP 气囊导管时,动脉粥样硬化斑块或气囊附壁血栓脱落均可能导致动脉末梢栓塞。所以,拔除 IABP 气囊后,应注意观察下肢血运及动脉搏动情况。临床可见患者一侧下肢(与对侧下肢相比较观察)皮肤花斑、皮温低,进而颜色变深,肌肉张力逐渐升高,可快速进展为骨筋膜室综合征。出现上述症状,积极保守治疗无明显好转情况下,应视患者的循环情况,尽快停止 IABP 辅助。暂停 IABP 循环可维持的患者,应尽快拔除 IABP 气囊。如暂停 IABP 患者循环难以维持,应拔出 IABP,并按压穿刺点,更换穿刺对侧股动脉,经对侧股动脉置入 IABP,重新开始 IABP 辅助。

IABP 球囊置入后,结合患者临床情况,决定合适的抗凝时机。心脏外科手术术后患者,胸腔引流量明显减少并超过 6 小时,才可以开始抗凝。肝素仍然是 IABP 辅助期间最常用的抗凝药物,首剂量 20mg 静脉推注,其后缓慢静脉泵入肝素,维持激活全血凝固时间(ACT)在 150~180 秒(正常生理值的 1.5 倍)。IABP 辅助期间,患者出现皮下出血点、瘀斑等抗凝过度现象时,应及时调整肝素剂量,必要时暂停肝素。

3. 感染　经皮穿刺置入期间,严格无菌操作,较少发生感染。相对而言,切开置入法感染发生率较高。感染发生的主要原因可能有:紧急情况下安装,消毒不严格;病情较重,需要长时间 IABP 辅助,机体抵抗力下降。感染可表现为穿刺处局部或全身反应(发热、菌血症)。预防措施为安装时严格无菌操作,积极预防性使用抗生素。另外,IABP 辅助期间加强插管部位的无菌管理也很重要。

4. 气囊破裂　气囊壁被尖锐物或动脉粥样斑块刺破。临床表现为 IABP 气路管腔内突然出现血液,IABP 机器发出报警音并停止反搏。一旦确认气囊破裂,应立刻停止反搏,拔除 IABP 导管。拔除 IABP 导管时,动作应轻柔,有时可能遇到 IABP 气囊末端出现血栓块,切忌使用暴力拔出,积极联系血管外科,必要时外科切开股动脉,手术取出。

5. 血小板减少症   较多出现在 IABP 连续辅助 5~7 天后。IABP 辅助期间,每日复查血常规,注意血小板数量,必要时输入外源性血小板。

(四)IABP 的撤除

患者心脏功能有所恢复,在较低剂量血管活性药物作用下即可维持血流动力学指标平稳,如心指数 >2.5L/(m²·min),收缩压 >100mmHg,平均动脉压 >65mmHg,肺动脉楔压 <20mmHg。神志清醒、外周循环良好、尿量 >1ml/(kg·h)、心电图无心律失常及心肌缺血表现,且手足暖、末梢组织血液循环良好时,可考虑撤除 IABP。对于心脏功能较差患者,可以缓慢降低 IABP 反搏辅助频率(1∶1 减为 1∶2 再减为 1∶3)观察患者循环情况,上述指标均稳定,即可撤除 IABP。

总之,IABP 作为一种创伤最小、置入最为简便的机械循环辅助装置,已广泛用于心脏外科手术、心脏内科高危冠心病和高危心脏疾病患者行其他有创干预治疗时的辅助装置。熟悉 IABP 的工作原理、临床应用适应证和辅助期间管理有利于更好地为合并心脏疾病的高危患者提供围手术期安全保障。

(杨 峰 侯晓彤)

参考文献

[1] THIELE H,ZEYMER U,THELEMANN N,et al. Intraaortic balloon pump in cardiogenic shock complicating acute myocardial infarction:long-term 6-year outcome of the randomized IABP-SHOCK II trial [J]. Circulation, 2018:118.

[2] TICKOO M,BARDIA A. Anesthesia at the edge of life:mechanical circulatory support [J]. Anesthesiol Clin, 2020,38(1):19-33.

[3] FRYER ML,BALSAM LB. Mechanical circulatory support for cardiogenic shock in the critically ill [J]. Chest,2019,156(5):1008-1021.

[4] IBANEZ B,JAMES S,AGEWALL S,et al. 2017 ESC guidelines for the management of acute myocardial infarction in patients presenting with ST-segment elevation [J]. Eur Heart J,2018,39(2):119-177.

[5] BERG DD,BARNETT CF,KENIGSBERG BB,et al. Clinical practice patterns in temporary mechanical circulatory support for shock in the critical care cardiology trials network (CCCTN) registry [J]. Circ Heart Fail,2019,12(11):e006635.

[6] AKODAD M,DELMAS C,BONELLO L,et al. Intra-aortic balloon pump:is the technique really outdated?[J]. ESC Heart Fail,2020,7(3):1025-1030.

[7] DHRUVA SS,ROSS JS,MORTAZAVI BJ,et al.Association of use of an intravascular microaxial left ventricular asisst devices vs intra-aortic balloon pump with in-hospital mortality and major bleeding among patients with acute myocardial infarction complicated by cardiogenic shock [J].JAMA,2020,323(8):734-745.

[8] BHIMARAJ A,AGRAWAL T,DURAN A,et al. Percutaneous left axillary artery placement of intra-aortic balloon pump in advanced heart failure patients [J]. JACC Heart Fail,2020,8(4):313-323.

[9] KITAI T,XANTHOPOULOS A. Contemporary management of acute decompensated heart failure and cardiogenic shock [J]. Heart Fail Clin,2020,16(2):221-230.

[10] FRYER ML,BALSAM LB. Mechanical circulatory support for cardiogenic shock in the critically ill [J]. Chest, 2019,156(5):1008-1021.

第四十六章 左心室辅助

引言：心脏泵功能衰竭不能维持机体血液循环需求时，采用人工机械循环辅助装置来部分或全部承担心脏泵功能，称为机械辅助循环。机械循环辅助能减轻心脏做功负荷，改善心肌血液供应，使心肌能量代谢呈正平衡，为受损伤的心肌功能恢复创造条件。

目前临床上辅助循环主要用于大面积心肌梗死引起的心源性休克、心脏停搏抢救、心脏手术后严重的低心排量综合征与心脏移植前的过渡，其中经皮心室辅助装置应用最为广泛，主要有主动脉内球囊反搏（IABP）、Impella 装置、TandemHeart 装置及体外膜氧合（ECMO）技术等。IABP 和 ECMO 部分内容详见前面章节。

一、心室辅助循环装置的分类

心室辅助循环装置目前有很多，分类不一。按用途分类有左心室辅助装置、右心室辅助装置及全心辅助装置。单纯的左或右心室辅助应用的比较早，特别在左心室辅助已经积累了许多临床经验，对其应用指征的选择和辅助循环中的管理已经有了较为详细的临床资料。

左心室辅助装置主要有：ABIOMED 泵、Berlin 泵、Thoratec 泵、HeartMate 泵、Novacor 泵、Hemopump 泵和 DeBakey 泵等。

右心室辅助装置主要有：ABIOMED 泵、Berlin 泵和 Thoratec 泵等。

全心辅助装置主要有：ABIOMED 泵、Berlin 泵、Thoratec 泵、CardioWest 泵和 AbilCor 泵。

按置入路径分类可分为经血管辅助装置和经胸辅助装置。经血管辅助循环装置主要采用经皮穿刺的套管技术，将管道置入血管内。其操作简单，但辅助的能力有限，辅助时间较短。经胸辅助循环装置要进行外科开胸，将辅助循环装置的管道缝制在心脏或大血管上，其操作复杂，但辅助能力强，可进行较长时间的辅助。临床上应用较多且成熟的心室辅助装置为左心辅助。

二、左心辅助装置

（一）Impella 装置

Impella 装置为放置于左心室腔内跨主动脉瓣的持续性轴流泵，通过高速旋转的轴流泵，将左心室血液泵至升主动脉内，减轻左心室负荷。临床常用的主要有 Impella 2.5、Impella CP（如图 46-1）和 Impella 5.0 三种。另外，还有可以提供右心辅助的 Impella 装置。Impella CP 装置可以提供 3.0~4.0L/min 的辅助，目前已得到美国 FDA 批准。Impella 装置可以经皮穿刺，经股动脉放置，少数情况下，也可经腋动脉途径放置。但

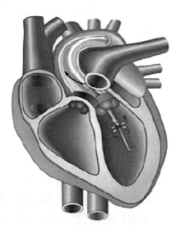

图 46-1　Impella CP 示意图

Impella 5.0 需要外科切开放置。

Impella 装置可直接将左心室血液泵至升主动脉，能够减轻左心室后负荷和心肌耗氧量，其结果时降低左心室压力和容积，并减轻左心室心肌做功。由于 Impella 装置需要跨主动脉瓣放置，对于合并严重主动脉瓣疾病、主动脉瓣人工机械瓣膜置换术后和存在左心室血栓患者、严重外周血管病变、存在抗凝禁忌等，应视为 Impella 装置临床应用禁忌证。

（二）TandemHeart 装置

TandemHeart 装置是一种持续体外离心辅助泵，经股静脉插管，并进行房间隔造瘘后引流左心房血液至体外，再回输至股动脉（如图 46-2）。该装置的安装需要在导管室进行，并由需要具有一定临床经验、可熟练进行经皮房间隔造瘘的医师来操作。TandemHeart 装置辅助流量为 3.5~5.0L/min，主要由所选择插管的型号来决定。尽管 TandemHeart 装置也可以提供右心辅助，即引流管放置于右心房，回输管置于主肺动脉，但 TandemHeart 装置作为右心辅助的临床应用，并未得到美国 FDA 的获批。

TandemHeart 装置能够提高平均动脉压，降低肺动脉压，也能够降低左心室压力和容积，减轻左心室做功。有研究显示 TandemHeart 的循环辅助作用介入 Impella 2.5 与 Impella 5.0 之间。该装置的主要临床应用禁忌证为有心室内血栓和合并存在室间隔缺损。

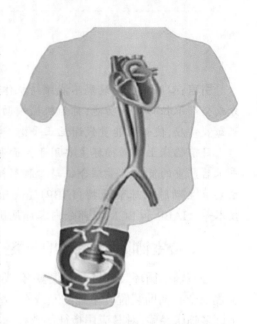

图 46-2 TandemHeart 示意图

三、心脏辅助循环的指征及方式的选择

（一）心脏辅助循环的指征

临床上辅助循环的使用指征为常规传统药物治疗效果较差，仍然难以维持血流动力学平稳时，可考虑使用合适的机械循环辅助装置来挽救患者生命。具体指标包括心指数小于 $1.8L/(m^2 \cdot min)$、平均动脉压低于 50mmHg、左心房压大于 20mmHg 或右心房压大于 $25cmH_2O$、外周组织器官出现低灌注现象（如谵妄或神志淡漠、皮肤湿冷、无尿或少尿量等）。但这些指标不能反映个体差异，且对病情进展缺乏预见性。中国医学科学院阜外医院总结的评分法较适于心血管手术的临床使用。该方法的评分标准为：术前心功能差，心肌肥厚或扩张严重（1~2 分）；术中升主动脉阻断时间 >120min（1 分）；先天性心脏病术中左心房压 >20mmHg（1 分）、心脏瓣膜病术中左心房压 >25mmHg（1 分）、术中右心房压 >25cmH_2O（1 分）、恶性室性心律失常（2 分）、术中难以脱离体外循环机（3~5 分）。评分 >5 分时，应立即建立辅助循环。该评分系统对临床有一定指导意义，可参考使用。

心脏外科体外循环术后出现难治性低心排时，患者衰竭的心脏前、后负荷的增加均是有害的，肌丝对 Ca^{2+} 敏感性降低，大量的正性肌力药只能增加心肌 ATP 的耗竭，不利于 ATP 的储存，易使心肌的损伤向不可逆的方向发展。所以体外循环后，在较大剂量正性肌力药和 / 或血管加压药［如多巴胺 >10μg/(kg·min) 或多巴酚丁胺 >10μg/(kg·min)，肾上腺素 >0.1μg/(kg·min)，去甲肾上腺素 >0.2μg/(kg·min)］作用下患者血流动力学仍然难以维持平稳时,应考虑进行心室辅助治疗。

(二) 心脏辅助循环方式的选择

辅助循环方式的选择应考虑泵功能衰竭的病理生理特点、患者年龄、预计的辅助循环时间以及合适的机械循环辅助装置建立途径等因素。

1. 循环功能衰竭常规采用药物治疗来改善心脏收缩舒张功能、调整心率、减轻心脏前后负荷、提高心输出量。

2. 药物治疗无效的循环功能不全常采用 IABP 进行循环功能支持,但 IABP 在主动脉瓣关闭不全与主动脉瘤患者不能使用,IABP 对心脏射血能力差、伴严重心律失常的患者支持效果差,婴幼儿无合适的导管可用,况且 IABP 对改善右心衰竭的作用有限。药物治疗与IABP 不适用的情况下应考虑其他的辅助循环方式。

3. 辅助循环多针对左心,术后左心衰竭在试用大量血管活性药或 IABP 无效后应立即开胸建立左心室辅助(LVAD)。术后右心衰竭在试用扩大容量及扩张肺动脉药物及强心药物失败后应立即考虑右心室辅助(RVAD)或肺动脉内球囊反搏。在右心衰竭或全心衰竭的情况下可使用双心室辅助或体外膜氧合(ECMO)支持疗法进行循环功能支持。ECMO 可进行右心辅助、左心辅助与全心辅助。成人一般选用心室辅助,小儿多采用 ECMO。

4. 左心室辅助可减轻肺血管负荷,但肺内病变明显时应使用全心辅助。估计心脏功能可短期内恢复者应采用离心泵辅助,泵衰竭严重或存在多脏器功能不全时应考虑心室辅助或全人工心脏。泵功能损伤轻而肺内病变严重者应采用 ECMO。

四、左心辅助相关并发症及防治

各种心脏装置需依赖较大口径插管,且辅助期间需要一定强度抗凝。因此,辅助期间可能出现相关并发症,主要分为两大类,即装置相关并发症和患者相关并发症。几种循环辅助装置的特征见表 46-1。

表 46-1　几种循环辅助装置比较

	IABP	Impella 2.5	Impella CP	Impella 5.0	ECMO
流量	0.5~1.0	2.5	4.0	5.0	>6.0
插管型号 /F	7.0~8.0	12	14	21	17~29(静脉)
					15~21(动脉)
置入方式	经皮	经皮	经皮	外科切开	经皮 / 外科切开
安装耗时	+	2+	2+	4+	2+
双心室辅助	-	-	-	-	可以
需要抗凝	+/-	+	+	+	+
溶血	1+	2+	2+	2+	2+
下肢缺血	1+	2+	2+	2+	3+
出血风险	1+	1+	2+	2+	3+
血管损伤	1+	2+	2+	2+	2+
脑卒中	1+	2+	2+	2+	2+
管理复杂程度	+	2+	2+	2+	3+

（一）下肢缺血、出血和血管损伤

TandemHeart 和 ECMO 辅助均依赖较大口径的插管，常见相关并发症主要有下肢缺血、出血和血管损伤。有研究显示患者接受 TandemHeart 辅助超过 2 天者，几乎均存在弥散性血管内凝血（disseminated intravascular coagulation，DIC）现象。另外，撤离 TandemHeart 辅助后，患者可能遗留房间隔缺损。TandemHeart 装置移位到右心房，可能引起严重血液分流，出现大量静脉血进入动脉系统现象。出血是经皮机械循环支持（PMCS）辅助期间常见并发症，可能出现多个部位，如插管部位、大脑和肺部等。其中脑出血后果较严重，一旦出现提示患者预后较差。

（二）血栓栓塞

患者接受机械循环辅助装置辅助期间均需要使用一定剂量肝素来进行抗凝，抗凝不足时可能出现血栓，引起血栓栓塞现象。撤机期间辅助流量较低，应补充肝素以防止血栓形成。

（三）溶血

Impella 装置最常见并发症是引起溶血，导致急性肾脏功能损伤，严重时需被迫撤离 Impella 辅助。如患者病情不允许撤离，可降低 Impella 轴流泵转速，减轻溶血。

（四）多器官功能不全（MOF）

左心辅助循环可以造成静脉瘀血而导致多器官功能不全（MOF），双心室辅助循环可以改善这一缺陷，它为自身心脏功能恢复也提供了机会，可以延长辅助循环的时间。目前置入性全心辅助循环装置临床已用于临床，并积累了一定的临床经验。

（五）右心衰竭

左心衰竭患者接受左心机械循环辅助期间可能出现右心衰竭，发生率约为是 20%~30%，严重影响患者临床预后。

左、右心室间依据其密切的解剖和功能上的关系，可分为两个方面。一方面是血流动力学上的相互作用（亦称为间接相互作用），是指左、右心室呈串联关系，一心室的输出则为另一心室的输入。另一方面是机械性相互作用（亦称为解剖间作用或直接作用），是指左右心室共同拥有一个室间隔和心包腔，而且左、右心室间存在着压力差，通过它们可以有压力上的传递和依赖，这种解剖和功能上的相互作用是维持左、右心室正常几何结构及功能的基础。由于机械性辅助改变了心室内的压力和血流动力学，影响左、右心室间的相互作用。左心辅助引起右心衰竭的机制包括：

1. 心肌氧供需失衡 右冠状动脉是右心室心肌的主要血液供应来源。有研究证实，左心辅助对正常心脏的右冠脉血流无不良影响，但靠近右冠脉的右心室心肌的血液供应情况明显优于右心室游离壁和间隔部位。

左心辅助中右冠脉血流量降低可引起心肌氧供减少，导致右心室心肌缺血并引起右心室游离壁运动异常和后室间隔收缩力降低，从而严重地影响了右心输出量。据统计行左心辅助的患者中 42%~51% 为冠心病患者，因此，受粥样硬化病变而狭窄的右冠状动脉因血流量的减少可部分影响右心功能；左心辅助中左心负荷减少，引起心室间隔的向左偏移，同时如患者的肺动脉压没有因左心负荷减少而降低，则右心室腔内容积将增大，右心室壁张力增加，从而使氧需求量进一步增加。左心辅助中氧供的减少和氧需的增加均会严重地影响到右心功能。

2. 左心辅助对左、右心室间血流动力学的影响 左心辅助的主要目的是增加左心输出量，以供机体代谢需要，使右心室负荷减轻以利于左心室功能的恢复。由于左、右心室间的串联关系,任何使左心室输出量增加的手段都将导致静脉回流的增加,从而使右心前负荷增加。有研究表明,当左心负荷降低时,右心室游离壁与室间隔的容积增大并同时伴有左心室游离壁与室间隔之间容积的缩小,室间隔因左心室腔径变小而移向左侧,以利于左心室功能的恢复。但如静脉回流量过大,将会引起右心功能的不全,随之影响到右心输出的减少,左心室充盈压减少,最终导致全身循环血量的减少。

右心室的功能与其后负荷的变化有重要关系。左心辅助中右心室的功能主要依赖于肺血管阻力的变化。左心衰竭的患者,由于左心室压升高,都存在着不同程度的肺瘀血,从而导致肺循环阻力增高;加之肺瘀血所致缺氧,内皮细胞的损伤等因素使肺动脉痉挛,肺动脉壁纤维增生弹力下降,最终导致肺动脉高压,右心室后负荷过重。左心辅助可使左心室、左心房压明显下降,进而降低了肺动脉压,减轻了右心室后负荷,对右心室功能十分有利。上述情况在急性心功能不全所致急性肺动脉高压者中较为明显;而对慢性心功能不全,尤其是慢性肺动脉高压者,其肺血管发生明显器质性改变,肺循环阻力明显增加,左心辅助不仅不能使肺动脉压降低,反而因静脉回流增加使肺动脉压升高。这对右心室功能是极为不利的。

3. 左心辅助对心室间机械性相互作用的影响 由于左、右心室解剖上的密切关系,压力可以从一侧心室通过室间隔传递到另一侧心室,这种压力上的传递发生在收缩期则可使室间隔凸向右心室,舒张期凸向左心室,这种压力上的相互作用受心包腔和胸膜腔内压的调节。左心辅助可以改变这种压力及心室容积的变化。左心辅助期间,左心室腔内压力和左心室容积明显降低,这可使室间隔明显左移位。有人认为这种室间隔的向左移位增加了右心室舒张期顺应性而对右心室有利,但同时因右心室容积和内径的增大,将引起右心室壁张力和心肌氧耗的增加。原已存在的右心衰竭是左心辅助中右心室功能不全的主要原因。

五、心室辅助循环中的注意事项

为最大程度发挥心室辅助的作用,需要关注以下问题:

1. 心脏辅助左心房插管引流的效果不如左心室引流,左心房引流量较大才能有效减轻左心室负荷。因此辅助循环开始时应采用较高流量辅助,减轻衰竭心脏负荷,并利于维持良好的外周组织灌注。待循环稳定,组织灌注良好,血气指标正常后酌情减低流量。

2. 采用非搏动灌注会增加组织间隙水分,应适量利尿剂。

3. 辅助期间可使用血管扩张药降低血管阻力,改善组织灌注。

4. 患者心功能有所恢复,可逐渐降低辅助流量,并定期评估心脏功能恢复情况。为保证心肌充分恢复,建立辅助循环后应维持一段时间,切忌急于脱机。

5. Impella 辅助期间,准确定位是关键。如 Impella 装置发生移位,应立刻关闭其监测装置。当 Impella 装置的负压发出报警时,可能提示 Impella 装置轴流泵血量不足,常见的主要原因有:Impella 装置移位(较为靠近心尖部)、急性有效血容量严重不足(严重出血、脱水)或急性右心衰竭等。如此现象出现,应立刻判断患者是否存在血容量不足,行超声心动或者 X 线胸片检查,明确是否出现 Impella 装置位置异常等情况。而 Impella 装置的独特设计有持续泵入肝素的特殊装置,以防止血液进入泵的马达系统。如该部分发出报警,则可能提示系统出现漏血、气栓、血液进入马达系统或者管道出现扭结等现象,需尽快处理。

（杨 峰 侯晓彤）

参考文献

[1] COOK JL,COLVIN M,FRANCIS GS,et al. Recommendations for the use of mechanical circulatory support: ambulatory and community patient care:A scientific statement from the American Heart Association [J]. Circulation,2017,135(25):e1145-e1158.

[2] TICKOO M,BARDIA A. Anesthesia at the edge of life:mechanical circulatory support [J]. Anesthesiol Clin, 2020,38(1):19-33.

[3] AKIN S,SOLIMAN O,DE BY TMMH,et al. Causes and predictors of early mortality in patients treated with left ventricular assist device implantation in the European Registry of mechanical circulatory support(EUROMACS) [J]. Intensive Care Med,2020,46(7):1349-1360.

[4] FRYER ML,BALSAM LB. Mechanical circulatory support for cardiogenic shock in the critically ill [J]. Chest,2019,156(5):1008-1021.

[5] SAXENA A,GARAN RA,KAPUR NK,et al. Value of hemodynamic monitoring in patients with cardiogenic shock undergoing mechanical circulatory support [J]. Circulation,2020,141(14):1184-1197.

[6] RAO P,KATZ D,HIEDA M,et al. How to manage temporary mechanical circulatory support devices in the critical care setting:translating physiology to the bedside [J]. Heart Failure Clin,2020,16(3):283-293.

[7] HAJJAR LA,TEBOUL J-L. Mechanical circulatory support devices for cardiogenic shock:state of the art [J]. Crit Care,2019,23(1):76.

[8] VANDENBRIELE C,VANASSCHE T,PRICE S. Why we need safer anticoagulant strategies for patients on short-term percutaneous mechanical circulatory support [J]. Intensive Care Med,2020,46(4):771-774.

第十二篇

非心脏手术常用血管
活性药物应用理念

第四十七章 围手术期常用血管活性药物

引言：重症及高龄患者手术例数逐年增多，该类患者围手术期常常需要借助血管活性药物进行血流动力学的精准调控。常用血管活性药物主要通过改善外周血管阻力、优化心脏做功及微循环等发挥作用，临床医师需要根据不同血管活性药物的药理学特点，结合具体患者血流动力学要求进行合理选择，尤其对于合并心脏病接受非心脏手术的重症患者，血管活性药物应用恰当与否直接与患者预后相关。

一、血管活性药物的分类及作用机制

根据血管活性药物作用的临床效应，可分为四类，即强心缩血管药、强心扩血管药、血管收缩药和血管舒张药，该分类法利于对血管活性药物的临床选择做出区分。

1. 增加心肌收缩力并增加外周血管阻力的药物（强心缩血管药）

（1）儿茶酚胺类：多巴胺、肾上腺素；

（2）麻黄碱；

（3）强心苷类药（洋地黄类）：主要药物有地高辛、毛花苷 C。注意强心苷类药对血管收缩的影响不固定。

2. 增加心肌收缩力并降低外周血管阻力的药物（强心扩血管药）

（1）儿茶酚胺类：多巴酚丁胺、异丙肾上腺素；

（2）磷酸二酯酶 3 抑制剂：米力农、氨力农；

（3）钙增敏剂：左西孟旦。

3. 增加外周血管阻力的药物（血管收缩药）

（1）去氧肾上腺素、甲氧明、去甲肾上腺素；

（2）血管升压素。

4. 血管舒张药

（1）硝酸酯类；

（2）硝普钠；

（3）钙通道阻滞剂；

（4）酚妥拉明；

（5）冻干重组人脑利钠肽；

（6）前列环素类。

血管活性药主要是通过作用于两大类受体产生药理效应，分别为肾上腺素受体和非肾上腺素受体。与血管活性相关的肾上腺素受体分为 α_1、β_1、β_2 受体和多巴胺受体,非肾上腺素受体包括血管升压素 V_1 受体激动剂、磷酸二酯酶Ⅲ抑制剂、钙离子增敏剂等。

1. α_1 肾上腺素受体　主要分布于血管壁平滑肌细胞,通过激动 α_1 受体增加细胞内钙离子浓度,使血管收缩。激活 α_1 受体最重要的心血管效应是引起血管收缩,从而增加外周阻力,导致左心室后负荷和动脉血压升高。α_1 肾上腺素能受体亚型分为 α_1A、α_1B 和 α_1D 三种,α_1A、α_1B 主要分布在外周血管,而冠状动脉则主要为 α_1D,因此注意部分缩血管药物会导致冠脉收缩。

2. β 受体　与血流动力学相关的主要是 β_1 和 β_2 受体。β_1 受体主要分布于心脏,激动 β_1 受体通过增加细胞内 cAMP 和钙离子浓度,使心肌收缩。β_2 受体主要分布于血管平滑肌和支气管平滑肌,激动后使血管舒张、支气管扩张。注意,β_2 受体激动剂还可激活钠钾离子泵,促使钾离子流入细胞,引起低钾血症和心律失常。

3. 多巴胺受体　多巴胺(DA)受体是一组由多巴胺激活的肾上腺素能受体,存在于肾、胃肠道(肠系膜)、冠状动脉和脑部的血管床;刺激这些受体可引起肾、肠和心脏的血管舒张作用。对动脉血压影响不大,但有利尿作用。多巴胺受体的另一种亚型,通过诱导去甲肾上腺素释放而引起血管收缩。

4. 血管升压素 V_1 受体　V_1 受体主要分布在血管平滑肌,激活后收缩血管,增加外周阻力,可以升高血压,减少内脏血流,提高有效循环血容量和心输出量。

5. 钙增敏剂　如左西孟旦可增加心肌收缩器对钙的敏感性,从而增加肌丝张力产生和心肌收缩力。还有其他药理学特性,例如,磷酸二酯酶抑制作用,可增强收缩力和血管扩张并显著促进其临床作用。

6. 磷酸二酯酶Ⅲ抑制剂　通过增加细胞内 cAMP 浓度,增强 β_1、β_2 受体下游信号,发挥类似 β_1、β_2 受体激动效应。

二、增加心肌收缩力并增加外周血管阻力的药物

主要有儿茶酚胺类、强心苷类药两大类。儿茶酚胺类强心缩血管药可直接显著地收缩外周血管,并有正性肌力作用。强心苷类药对血管收缩的影响不固定,在无心力衰竭的患者中,洋地黄可致血管收缩,但可降低晚期失代偿性心力衰竭患者的血浆肾素浓度,引起周围血管舒张。

(一)儿茶酚胺类

1. 多巴胺

(1)作用特点:多巴胺是一种内源性和非选择性的直接和间接肾上腺素能和多巴胺受体的激动剂。当剂量为 $1\sim3\mu g/(kg\cdot min)$ 时,激活多巴胺受体,特别是 DA_1,可以扩张肾血管,促进利尿和尿钠排泄。中等剂量 $3\sim8/(kg\cdot min)$ 时激活 β_1 受体,提高心肌收缩力、心率、收缩压和心输出量。大于 $8\mu g/(kg\cdot min)$ 突出表现为激活 α_1 受体,可引起外周血管阻力增加,肾血流量下降。大剂量如 $10\sim20\mu g/(kg\cdot min)$ 时,α_1 受体激动占主要地位,可增加外周血管阻力使平均动脉压增加,但不增加心输出量。多巴胺的间接作用是通过突触前交感神经节释放去甲肾上腺素产生的。

(2)临床应用:临床上多巴胺主要用于低心排患者。临床上常常用于心脏手术后低心排,非心脏手术围手术期的低心排,尤其对于血压低心率相对较慢状态时,可选用多巴胺。目前不推荐采用小剂量多巴胺保护肾功能。在感染性休克中,指南推荐仅在绝对或相对心动过缓的患者中使用多巴胺,并提倡与去甲肾上腺素联合用药。

2. 肾上腺素

(1) 作用特点:肾上腺素是一种内源性儿茶酚胺,由肾上腺髓质合成。肾上腺素具有兴奋 α_1、β_1、β_2 受体的作用。直接兴奋 β_1 受体,通过增强心肌收缩和加快心率等途径使心输出量和心肌需氧量增高。α_1 受体激活减少内脏和肾血流量,但通过提高主动脉舒张压使冠脉灌注压升高。β_2 受体兴奋后还可以松弛支气管。肾上腺激素还是治疗过敏反应的首选药物,并且可以用于抢救心室纤颤、心脏停搏。并发症包括脑出血、冠状动脉缺血、室性心律失常。

(2) 临床应用:给药途径包括静脉注射、心内注射和气管内给药。抢救情况下,可给予肾上腺素 0.05~1mg 单次静脉推注。泵注方法:总量为体重(kg)×0.03mg,采用生理盐水配制于 50ml 注射器,从 0.01~0.2μg/(kg·min) 开始泵注。0.01~0.1μg/(kg·min) 剂量可激动 β_1、β_2 受体,增加心输出量和 / 或心率。心脏术后,小剂量 0.03~0.04μg/(kg·min) 肾上腺素可有效增加每搏量、心输出量和平均动脉压,较多巴胺 5μg/(kg·min) 更少引起心动过速。大剂量肾上腺素使 α1 受体相关血管收缩,效果与去甲肾上腺素联合多巴酚丁胺相似。与去甲肾上腺素相比,感染性休克时肾上腺素降低动脉血 pH 值、增高血乳酸和血糖值,可能是细胞代谢增加所致。肾上腺素是治疗严重感染中毒性休克的二线血管活性药。

注意大剂量肾上腺素应用后的低血钾,尤其在抢救患者时,要注意监测血气电解质,及时纠正电解质紊乱。

(二) 麻黄碱

麻黄碱为间接 α 及 β 肾上腺素能受体激动剂,但作用较肾上腺素弱。麻黄碱还通过引起内源性去甲肾上腺素的释放而发挥其他作用。麻黄碱升高血压的同时增加心率和心室收缩力,显著增加心肌耗氧。常用在麻醉诱导后或者椎管内麻醉后低血压处理。一般为静脉单次使用,3~10mg/ 次,可视血压状况追加剂量。

(三) 强心苷类药(洋地黄类)

是一类具选择性强心作用的药物。临床上主要用以治疗慢性心功能不全,此外又可治疗某些心律失常,尤其是室上性心律失常。

1. 作用特点

(1) 正性肌力作用:强心苷具有直接加强心肌收缩力作用,主要抑制细胞膜结合的 Na^+-K^+-ATP 酶,致使心肌细胞内 Na^+ 增多,通过 Na^+-Ca^{2+} 双向交换机制,细胞内 Ca^{2+} 浓度上升,从而增强心肌收缩力。这种强心作用与交感神经递质及其受体无关,不被 β 受体拮抗药所拮抗。强心苷对衰竭且已扩大的心脏,在增强心肌收缩力时,不增加甚至可减少心肌的耗氧量。

(2) 减慢心率:强心苷的负性频率作用与迷走神经活性增强和交感神经活性抑制有关,对心力衰竭患者有利。在正性肌力作用出现之前即可减慢心率。其电生理效应如表 47-1。注意中毒量剂量的强心苷直接抑制浦肯野纤维细胞膜 Na^+-K^+-ATP 酶,使细胞内失 K^+,自律性增高而致室性期前收缩,且容易诱发心律失常如心动过缓、室性期前收缩甚至二联律、传导阻滞、阵发性室上性心动过速、心房颤动等。

表 47-1　强心苷类的心肌电生理效应

电生理特性	窦房结	心房	房室结	浦肯野纤维
自律性	降低			增高
传导性		加快	减慢	
有效不应期		缩短		缩短

（3）利尿作用：由于强心苷使心输出量增加，致肾脏血流量增加，还可抑制肾小管 Na$^+$-K$^+$-ATP 酶的活性，减少肾小管对 Na$^+$ 重吸收，促进钠水的排出。

2. 临床应用

（1）心功能不全：强心苷尤其对伴有心房扑动、颤动的心功能不全疗效最好，对心脏瓣膜病、先天性心脏病、扩张型心肌病、高血压引起的心功能不全也有一定作用。这些患者多通过口服地高辛来达到改善心功能的作用，常用于术前准备。此外产妇先天性心脏病肺动脉高压、围生期心肌病、妊娠高血压性心脏病等导致的心力衰竭，术前往往口服地高辛缓解症状。对急性心力衰竭或伴有肺水肿的患者，宜选用作用迅速的毒毛花苷 K 或毛花苷 C 静脉注射，临床常用毛花苷 C（成人：首剂 0.4~0.6mg，以后每 2~4 小时注射 0.2~0.4mg，总剂量 1~1.6mg。2 周 ~3 岁，0.025mg/kg，分 2~3 次间隔 3~4 小时给药）。

（2）心律失常：强心苷可用于治疗心房颤动、心房扑动和阵发性室上性心动过速，降低心室率，改善心室泵血功能，治疗左心衰竭

3. 禁忌证　禁用于室性心动过速、心室颤动、梗阻性肥厚型心肌病、预激综综合征伴心房颤动或心房扑动者。慎用于缺血性心肌病、急性心肌梗死或心肌炎活动期。

4. 药物毒性反应　强心苷的安全范围很窄，治疗量接近中毒量的 60%，很容易产生毒性反应，主要表现为各种心律失常，其次有胃肠道反应及中枢神经系统反应如头痛、视物模糊。

三、增加心肌收缩力并降低外周血管阻力的药物

（一）儿茶酚胺类

1. 多巴酚丁胺

（1）作用特点：多巴酚丁胺为人工合成，能够激活 β_1 和 β_2 受体，但对 β_1 具有较高的选择性。主要的心血管效应是增加心肌收缩力，增加心排量。同时 β_2 受体兴奋使外周血管阻力轻度下降，肺动脉压轻度降低，因而避免了动脉血压的过度升高，左心室充盈压下降，冠状动脉血流量增加。临床多用于改善患者右心功能，提高左、右心协调性，在瓣膜置换或瓣膜疾病患者中与多巴胺配伍使用。因有降低血压作用，慎用于心肌缺血患者。

大剂量 >10~15μg/（kg·min）时，剂量依赖的 α_1 受体可能占主导。因平均动脉压的变化由心输出量和血管阻力的基础值共同决定，故无法预测剂量增加时多巴酚丁胺对平均动脉压的总效应。可表现为心输出量明显增加而外周血管阻力适当下降，使平均动脉压增加，也可呈现心输出量升高不明显，而周围血管阻力明显下降使平均动脉压下降的情况。

多巴酚丁胺对心率的影响呈剂量依赖性，低剂量 <5μg/（kg·min）时通过正性肌力增加每搏量，无明显心动过速；>10μg/（kg·min）时，心率增快明显，左心室舒张充盈时间缩短、每搏量下降，此时心输出量增加有限

（2）临床应用：与多巴胺相比，多巴酚丁胺 5~10μg/（kg·min）时，心输出量更高，心室充盈压更低，但多巴胺的平均动脉压和外周血管阻力更高。心源性休克时两种药物联合使用，剂量分别为 7.5μg/（kg·min），比单一药物剂量为 15μg/（kg·min）时的血流动力学改善更为明显，提示联合治疗可以发挥各自优势，避免单一大剂量应用时的不良作用。多巴酚丁胺与肾上腺素合用时效果较差，可能是二者竞争激动 β_1 受体的相似部分所致。长期使用可因 β_1 受体下调而耐受，需增加剂量。β 受体拮抗剂可显著减弱多巴酚丁胺的效应，故需更大剂量实现正性肌力效应。多巴酚丁胺是脓毒症伴心功能受损时的一线强心药物。

2. 异丙肾上腺素

（1）作用特点：异丙肾上腺素是一种主要具有正性肌力和正性频率作用的药物，作用于 β_1 肾上腺素受体，而且与多巴酚丁胺不同，它具有显著的正性频率作用。该药对 β_2 肾上腺素受体的亲和力较高，会引起血管扩张和血压降低，对支气管平滑肌起舒张作用。

（2）临床应用：临床主要用于房室传导阻滞、心脏停搏和支气管哮喘的治疗。副作用主要有心律失常并伴有心动过速，心绞痛、冠状动脉供血不足和甲亢患者慎用。

（二）非儿茶酚胺类

1. 磷酸二酯酶Ⅲ抑制剂

（1）作用特点：磷酸二酯酶（phosphodiesterase，PDE）Ⅲ抑制剂，如氨力农和米力农。可抑制 PDE Ⅲ活性，提高心肌细胞内 cAMP 的浓度，升高细胞内 Ca^{2+} 浓度，从而充分发挥正性肌力作用。同时，可直接作用于血管平滑肌细胞，具有良好的扩张血管作用，增加心肌收缩力，降低肺动脉压力。

（2）临床应用：多用于急性心力衰竭治疗。PDEⅢ抑制剂治疗急性心力衰竭的基础是强心作用和舒张外周血管的作用，在降低后负荷的同时，增加心肌收缩力，增加心排量。对于急性心力衰竭造成的心源性休克、低血压、血流灌注不足、肺水肿具有良好的治疗作用。但是长期应用造成心肌损害，不宜用于慢性心功能不全的患者。由于 PDEⅢ抑制剂有较强的血管扩张作用，特别在体外循环后体循环阻力受麻醉、血液稀释和低温等因素影响降低时，常常需与缩血管药物合用，维持循环稳定。

与多巴酚丁胺相比，米力农明显降低肺血管阻力，更适于右心衰竭和肺动脉高压患者，多巴酚丁胺更易发生心动过速、心律失常、高血压、心肌缺血，米力农则易引起低血压。

米力农是第二代 PDEⅢ抑制剂，正性肌力作用作用强于氨力农，且副作用较少，在临床上已取代氨力农。米力农临床多采用负荷剂量静脉注射后维持泵注，推荐剂量为：$50\mu g/kg$，10 分钟之内缓慢静脉注射，维持量 $0.375\sim0.75\mu g/(kg\cdot min)$ 泵注。

2. 钙增敏剂

（1）作用特点：目前钙增敏剂的代表药物为左西孟旦。通过与肌钙蛋白 C（TnC）结合，增强了任何 Ca^{2+} 浓度下肌动蛋白 - 肌球蛋白的相互作用，促进肌肉收缩。它可在不增加细胞内钙浓度的情况增加心肌收缩力，所以不会引起耗氧量增加。此外，还可通过刺激 ATP 敏感和电压敏感的钾通道开放，产生扩血管作用。较大剂量时，左西孟旦具有部分 PDEⅢ抑制作用。左西孟旦能够使左心室心搏指数明显增加、体循环血管阻力明显降低。

左西孟旦相比传统强心药，优势在于不会因细胞内钙超载而诱发心律失常，导致细胞损伤和凋亡。在酸中毒和心肌顿抑等情况下仍有逆转心肌收缩功能紊乱的作用，且治疗剂量范围大，无耐药现象，理论上可长期使用。

（2）临床应用：目前主要用于充血性心力衰竭的患者，可改善心功能和运动耐量。还可用于冠状动脉旁路移植手术或介入手术后心肌顿抑的治疗。高危心脏外科患者术前应用左西孟旦，可降低术后低心排发生风险，减少术后心脏辅助装置的应用。

用法：负荷量 $12\sim24\mu g/kg$，大于 10 分钟缓慢注射，之后以 $0.05\sim0.1\mu g/(kg\cdot min)$ 泵注维持，可以根据患者情况加大剂量。

左西孟旦的安全性优于多巴酚丁胺及其他 PDEⅢ抑制剂。头痛和低血压是常见不良反应，且发生在大剂量应用时。对心率影响小，很少发生心律失常。

四、增加外周血管阻力的药物

（一）儿茶酚胺类

1. 去甲肾上腺素

（1）作用特点：去甲肾上腺素是强效 α_1 受体激动剂，弱到中效 β_1 受体激动，基本不影响 β_2 受体，因此可引起强有力的外周血管收缩及轻度 CO 增加的作用，伴随外周血官收缩，导致动脉压升高，而后负荷增加和反射性的心动过缓又可能影响心输出量的增加。同时，肾动脉和其他内脏血流量减少。

（2）临床应用：去甲肾上腺素是所有类型休克伴低血压时的一线用药，包括原因不明的休克，更加常用于高排低阻型休克，如去甲肾上腺素是治疗脓毒性休克的首选血管加压药。

此外，随着加速康复外科（ERAS）策略在临床日渐普及，国内多个外科专业学会以及麻醉学会颁布的相关专家共识建议，术中以目标导向液体治疗（goal-directed fluid therapy，GDFT）要尽量减少体液量的改变。容量不足可导致机体灌注不足和器官功能障碍，而水钠潴留则是术后肠麻痹及相关并发症发生的主要原因。因此，术中应用平衡液维持出入量平衡，避免输液过度及不足，辅助应用血管收缩药物以防止术中低血压，避免肠道低灌注对吻合口漏的潜在影响，并降低低血压相关急性心肌损伤、急性肾损伤及术后肠梗阻的发生率。推荐适当使用 α_1 肾上腺素能受体激动剂，如低剂量去甲肾上腺素等缩血管药物，维持术中血压不低于术前基线血压的 20%。

用量和用法：从小剂量开始，单次静脉注射建议剂量为 0.05~0.1μg/kg。泵注方法：总量为体重（kg）×0.03mg，生理盐水配置到 50ml 注射器，从 0.01~0.2μg/（kg·min）泵注，根据血压调整。

用于 ERAS 策略指导下的术中 GDFT，去甲肾上腺素用量一般为：0.01~0.05μg/（kg·min），根据血压调整。

（二）非儿茶酚胺类

1. 去氧肾上腺素

（1）作用特点：去氧肾上腺素是一种非儿茶酚胺类药物，主要选择性激动 α_1 受体。去氧肾上腺素的主要作用是外周血管收缩，导致全身血管阻力和动脉血压升高，由迷走神经介导的反射性心动过缓可使心输出量下降，但可用来控制心房颤动、心室率和终止阵发性室上性心动过速。

（2）临床应用：可迅速扭转外周血管扩张引起的血压下降。如椎管内麻醉或全身麻醉药物作用导致的低血压，尤其适合冠心病、梗阻性肥厚型心肌病、紫绀型心脏病患者的低血压处理。

用法用量：去氧肾上腺素每支 10mg，稀释至 100ml 0.9%NaCl，小剂量静脉推注 20~100μg，但去氧肾上腺素作用持续时间短，持续输注采用 100μg/ml 溶液，剂量为 0.1~2μg/（kg·min），但维持动脉压同时患者常发生肾灌注不足，且长时间输注易产生耐受。

2. 甲氧明

（1）作用特点：为 α 受体激动剂，有明显的血管收缩作用，通过提高外周阻力，使收缩压和舒张压均升高，而对心脏无兴奋作用。甲氧明与去氧肾上腺素的不同在于对 α_1 肾上腺素能受体亚型的选择性作用，即对 α_1A、α_1B 有作用，而对引起冠脉收缩的 α_1D 无兴奋作用，因而不收缩冠状动脉，可能更适合于冠心病患者的低血压处理。

(2)临床应用:同去氧肾上腺素,适用于外周血管扩张引起的血压下降,也适用于大出血、创伤、外科手术所引起的低血压及椎管内麻醉导致的低血压。也可用于手术后的循环衰竭和因周围循环衰竭所引起的低血压休克。

用法用量:用于急症病例或收缩压降至 60mmHg 甚至以下的病例,每次静脉缓慢注射 2~5mg,极量 10mg/次,持续输注剂量 1.0~4.0μg/(kg·min)。

3. 血管升压素

(1)作用特点:血管升压素是由下丘脑合成的九肽物质。目前得到证实的血管升压素受体包括 5 个亚型,分别是 V_1 受体、V_2 受体、V_3 受体、缩宫素受体和 purinergic 受体。血管升压素 V_1 受体的激动,能使皮肤、骨骼肌、肠系膜血管收缩,使血流从非重要器官向重要器官转移,这是血管升压素维持灌注压的主要受体机制。

国内目前没有针对 V_1 受体的血管升压素(vasopressin),所以有用垂体后叶素来替代。垂体后叶素内含两种不同的激素,即缩宫素(催产素)和血管升压素,前者能刺激子宫平滑肌收缩,压迫子宫肌层血管,起止血作用。后者能直接收缩小动脉及毛细血管,尤其对内脏血管,可降低门静脉压和肺循环压力,有利于血管破裂处血栓形成而止血。此外还能增加肾小管和集合管对水分的重吸收,具有抗利尿作用。

(2)临床应用:2016 年美国"拯救脓毒症运动"(Surviving Sepsis Campaign,SSC)指南中推荐,0.01~0.03u/min 血管升压素可用于减少感染性休克患者的去甲肾上腺素用量。国内有将垂体后叶素与去甲肾上腺素配伍使用,用于治疗高排低阻的休克患者。因其含有缩宫素,所以快速大剂量推注会造成血压骤降后升高,故推荐泵注逐渐增加用量的方法。常用方法为垂体后叶素 24IU 稀释到 50ml 0.9%NaCl,以 2~5U/h 速度泵注,酌情加减剂量。

总结上述血管活性药的受体作用特点如表 47-2。

表 47-2　上述常用血管活性药物的受体作用强度

药物	心脏 β_1 受体	血管 α_1 受体	血管 β_2 受体
多巴胺	0~3+	0~3+	0~2+
肾上腺素	4+	4+	+
多巴酚丁胺	4+	+	2+
去甲肾上腺素	2+	4+	+
去氧肾上腺素	-	4+	
异丙肾上腺素	4+	-	2+
米力农	类似 4+	-	类似 3+
血管升压素	-	类似 4+	-

五、血管舒张药

(一)硝酸酯类

1. 作用特点　硝酸酯类降压药物是硝酸的有机化合物制剂,此外还有亚硝酸异戊酯,习惯上统称亚硝酸类,静脉制剂主要为硝酸甘油。临床上最初作为心绞痛的治疗,后又用于心功能不全的治疗和控制性降压。

硝酸甘油在平滑肌细胞及血管内皮细胞中被降解产生一氧化氮(NO),NO 激活鸟苷酸环化酶,使平滑肌和其他组织内的环鸟苷酸(cGMP)增多,导致肌球蛋白轻链去磷酸化,调节平滑肌收缩状态,引起血管扩张。硝酸甘油扩张动静脉血管床,以扩张静脉为主,其作用强度呈剂量相关性。

硝酸甘油抗心绞痛作用一方面是药物引起的冠状动脉扩张,另一方面还与该药减低心肌耗氧量、恢复心肌氧供需平衡有关。硝酸甘油扩张静脉,减少回心血量,降低了心肌前负荷和舒张末容积,从而降低氧耗量。同时心脏前负荷降低,有利于血液从心外膜和侧支向缺血的心内膜流动,改善心绞痛患者心内血流分布。

急性或慢性心功能不全患者用药后,通过扩张血管,减轻心室前负荷,使左心室充盈压下降,能有效提高心输出量,改善呼吸困难和肺水肿症状,对心率影像小或轻度增加。对于无心功能不全的患者,硝酸甘油由于降低了心室充盈使心输出量降低,同时血压下降可反射性引起心率增快,心肌氧耗反而增加。

2. 临床应用

(1) 控制性降压:硝酸甘油用于手术期间控制性降压,起始可静脉注射 0.2~0.4μg/kg,后以 0.5~5μg/(kg·min)维持。硝酸甘油与硝普钠降低收缩压基本相同,但硝普钠降低舒张压较硝酸甘油明显,提示硝酸甘油提高冠脉血供能力较强。

(2) 心功能不全、心肌梗死:通常以 0.25~1μg/(kg·min)维持,可达到良好效果。

注意,目前对于冠心病接受非心脏手术患者,若未出现明显的心肌缺血,不主张预防性应用硝酸甘油。

(二)硝普钠

1. 作用特点　为一种速效和短时作用的血管扩张药。通过血管内皮细胞产生 NO,对动脉和静脉平滑肌均有直接扩张作用,使心脏前、后负荷均减低,心输出量改善,故对心力衰竭有益。后负荷减低可减少瓣膜关闭不全时主动脉和左心室的阻抗而减轻反流。

2. 临床应用

(1) 控制性降压和高血压急症患者的降压:静脉开始按 0.5μg/(kg·min)速度泵注,为不影响冠状动脉灌注,应密切监测动脉压,使舒张压保持在 8kPa(60mmHg)以上。临床用于高血压急症时注意降压速度及停药后的反跳作用。

(2) 治疗心功能不全:用于心脏直视手术后减轻心脏后负荷。由于术中阻断循环,手术创伤及再灌注损伤等原因使心脏功能和心肌收缩力下降,导致低心排综合征,应用硝普钠后可降低心脏后负荷,使心输出量增加,同时降低心肌耗氧量。硝普钠开始用量为 0.2μg/(kg·min),需与多巴胺等正性肌力药物并用。

3. 硝普钠中毒　硝普钠会代谢为氰化物,可能造成致命的氰化物(偶尔为硫氰酸盐)中毒,最快可在 4 小时出现,患者表现为神志改变和乳酸酸中毒。硝普钠诱发氰化物中毒的危险因素包括:疗程较长(>24~48 小时)、有基础肾功能损伤以及剂量超过了机体对氰化物的解毒能力。尽量降低中毒风险的方法包括:尽可能使用最低剂量、避免长时间使用(即不超过 2~3 天),密切监测患者(特别注意不明原因的酸血症或血清碳酸氢盐浓度降低)。此外,禁忌 10μg/(kg·min)剂量使用超过 10 分钟。对中毒者可输注硫代硫酸钠,以提供硫供体将氰化物转化为硫氰酸盐、从而解毒。

(三)钙通道阻滞剂

1. 二氢吡啶类　二氢吡啶类包括硝苯地平、尼卡地平、伊拉地平、非洛地平、尼索地平、拉西地平和氨氯地平,是强效血管扩张剂,对心脏收缩力或传导几乎没有负性作用,通常用于治疗高血压和慢性稳定型心绞痛。不同药物和制剂的作用持续时间不同。

(1) 尼卡地平:临床常用,与硝普钠相比,尼卡地平的安全性更好,两者的降压效果相近。尼卡地平类似于硝苯地平。临床上常用于术中降压,对脑血管具有扩张作用,

静脉连续使用时,起始剂量为5mg/h,可增至最大剂量15mg/h,在达到目标血压后,剂量可减至3mg/h。尼卡地平也可以单次静脉注射处理高血压状态,剂量2~10μg/kg,可以获得满意降压效果,但需要注意有时可增快心率。0.5~10μg/(kg·min)。

(2) 氯维地平:氯维地平是超短效的二氢吡啶类钙通道阻滞剂,获准静脉给药治疗重度高血压。该药可被血清酯酶水解,其血清消除半衰期为5~15分钟。该药能够降压而不影响心脏充盈压,但可引起反射性心动过速。氯维地平的禁忌证包括:重度主动脉瓣狭窄(因为该药会增加重度低血压风险)、脂代谢紊乱(因为该药通过富含脂质的乳剂给药),或者已知对大豆或蛋类过敏(因为使用这些成分生产乳剂)。

氯维地平的起始剂量为1mg/h,可根据需要增至最大剂量20mg/h。手术中较少使用。

2. 非二氢吡啶类　非二氢吡啶类包括维拉帕米和地尔硫䓬,用于治疗高血压、慢性稳定型心绞痛、心律失常和减轻蛋白尿。其扩血管作用比二氢吡啶类稍弱,但对心脏传导和收缩力的抑制作用比二氢吡啶类更强。

维拉帕米有较强的负性频率和负性肌力作用,其静脉制剂临床多用来用于治疗窄QRS波型阵发性室上性心动过速,不与β肾上腺素受体拮抗药联合使用。剂量为2.5~5mg静脉注射,必要时重复给予。

地尔硫䓬的作用介于二氢吡啶类药物和维拉帕米之间,也能抑制窦房结自律性和减少房室结传导时间,但该作用比维拉帕米弱。是一种强效的冠状血管扩张剂,但对动脉仅有轻度扩张作用,因此能够改善心外膜冠状血管、侧支循环以及正常和缺血心肌的血流,并降低平均动脉压。地尔硫䓬更多时候是用于冠状动脉旁路移植术患者,有减慢心率、扩张冠脉改善心肌缺血作用。

术中静脉连续使用时,成人剂量以1~15μg/(kg·min)速度静脉持续输注,根据血压监测调节速度。

(四) 酚妥拉明

1. 作用特点　酚妥拉明为竞争性 α_1 和弱 α_2 受体拮抗剂,通过阻断 α_1 和 α_2 受体,而引起血管扩张和血压降低,亦能对去甲肾上腺素和肾上腺素引起的血管收缩反应产生拮抗作用。临床常用于控制嗜铬细胞瘤患者可能出现的高血压危象,可预防静脉或静脉外注射去甲肾上腺素后出现的皮肤坏死。

酚妥拉明对血管有直接扩张作用,为减少反射性心动过速和心脏神经末梢 α_2 受体阻断促进儿茶酚胺释放引起的心脏兴奋作用,可同时运用β受体拮抗剂艾司洛尔。

2. 临床应用　嗜铬细胞瘤患者切除术中降压,切除瘤体前根据血压持续泵注酚妥拉明3~5μg/(kg.min),配合间断静脉推注酚妥拉明1~2mg,酌情辅助艾司洛尔10~20mg维护心率稳定,结扎瘤体血管前10分钟逐渐减少泵注酚妥拉明剂量直至停药。

不良反应常见体位性低血压和心动过速,偶见急性或长时间的低血压。注意必须在有创动脉监测下用药。

(五) 冻干重组人脑利钠肽(新活素)

1. 作用特点　冻干重组人脑利钠肽能够改善心力衰竭患者血流动力学参数。

（1）扩张血管,降低心脏前后负荷,改善心力衰竭相关症状;

（2）能利尿排钠,降低容量负荷,增加尿量而不影响血钾;

（3）无正性肌力和正性频率作用,使心肌氧耗降低;

（4）拮抗心力衰竭患者神经内分泌系统的过度激活,延缓心脏重塑、避免心肌增生肥厚和间质纤维化。

2. 临床应用　该药用于休息或轻微活动时有呼吸困难心力衰竭患者的治疗,特别是血流动力学稳定（无低血压和心源性休克）、常规治疗后仍有症状的患者,还用于心脏外科手术中及术后顽固性心力衰竭的患者。

用法:首先以 1.5μg/kg 缓慢静脉用药冲击,注意血压下降,之后以 0.007 5~0.01μg/(kg·min)的速度连续静脉泵注,建议 24 小时连续用药,给药期间密切监视血压变化。如果在给药期间发生低血压,则应降低给药剂量或停止给药并处理。由于冻干重组人脑利钠肽引起的低血压作用的持续时间可能较长（平均 2.2 小时）,所以在重新给药开始前,必须设置一个观察期。

注意冻干重组人脑利钠肽会增加低血压发生率,一般不用于急性心力衰竭患者的治疗。

（六）前列环素信号通路激动剂

1. 依前列醇　FDA 批准用于治疗肺动脉高压,欧美国家多用,是第 1 个合成的前列环素（PGI2）类似物,但性质不稳定,半衰期为 3~5 分钟,室温下只能保存 8 小时,需要通过输注泵或永久置入的中心静脉导管持续给药,输注时需保持冷却。代表药物 Veletri 和 Flolan,目前此类药物尚未进入中国市场。

2. 曲前列环素　曲前列环素是依前列醇的三环联苯胺类似物,室温下化学性质稳定,可改善肺动脉高压（PAH）患者症状、运动耐量和血流动力学。该类药物皮下、静脉、吸入、口服制剂已相继被美国 FDA 批准应用于 PAH 患者。

曲前列尼尔主要通过直接舒张肺和全身动脉血管床并抑制血小板聚集发挥作用,减少右心室和左心室后负荷,增加心输出量和心搏出量。

曲前列尼尔只能连续皮下或静脉输注。也可经中心静脉导管给药。初始输注速率为 1.25ng/(kg·min)。如果由于全身效应不能耐受初始剂量,应将注射速率降低至 0.625ng/(kg·min)。

3. 伊洛前列素　伊洛前列素（iloprost）是性质相对稳定的前列腺素类似物,可口服、静脉吸入应用。研究证实吸入伊洛前列素,可改善和慢性血栓栓塞性肺动脉高压（CTEPH）患者症状、运动耐量和血流动力学。患者对该药有很好的耐受性,副作用主要为颜面潮红及下颌痛。吸入伊洛前列素在很多国家（包括中国）已被批准用于肺动脉高压的治疗。此外,中国已证实伊洛前列素可以替代一氧化氮（NO）用于急性肺血管扩张试验。

用法:伊洛前列素 2.5~5μg/ 次雾化吸入,吸入时间 4~10 分钟。每天最多用药 5~6 次。常常用于妊娠合并肺动脉高压孕产妇围手术期的辅助治疗。

六、使用血管活性药物注意问题

血管活性药物是围手术期尤其是术中经常使用的药物,首先对各类血管活性药物要有清晰的认知,同时对临床各类血流动力学情形有充分的理解,这样才能正确应用血管活性药,从而达到治疗效果。若应用不当,不仅起不到应有的效果,反而适得其反,甚至会引发严重的临床后果,需要高度重视,特别关注以下问题。

（一）了解肾上腺素能受体分布特点

如表47-3,冠状动脉及肺动脉均有 α_1 受体分布,因此,血管活性药物如去甲肾上腺素、去氧肾上腺素、肾上腺素等在提升血压的同时,可能会导致冠脉痉挛及肺动脉压力的增高。甲氧明可能由于 α_1 受体的高选择性,可能利于冠心病患者的血压维护。

内脏血管及下腔静脉存在 α 及 β 受体分布情况不同,即下腔静脉同时存在 α 受体及 β 受体,用药时需要考虑。尤其对于出血性休克的患者,为了保证患者重要脏器供血,增加回心血量,需要优先考虑应用同时具有 α 受体及 β 受体效应的升压药物如去甲肾上腺素,但当患者出现血压增高心率增快时,也可考虑使用去氧肾上腺或甲氧明。

表 47-3　动脉血管床肾上腺素能受体分布特点

动脉血管床	α_1	α_2	α_3	β_1	β_2	β_3
主动脉	+	+	+	+	+	+
冠状动脉	++,大动脉	+,大动脉	+	+++,小动脉和大动脉	+++,小动脉和大动脉	+
肺动脉	++			++	++	+
脑动脉	+,小血管表达下降	–		+	+	–

（二）容量合适的基础上应用血管活性药物

尽管使用缩血管药可以增加外周血管阻力,提升血压,但是临床上避免一味应用升压药物达到预期血压目标,要综合判断患者血流动力学波动的原因。首先要判断患者血容量状况,优先补充血容量,同时有针对性地选择血管活性药,即正性肌力药的适应证是低心排,纠正患者心功能不全状态;血管收缩药主要改善外周血管阻力降低状态,如麻醉后由于血管扩张导致的低血压。图47-1是国内专家共识以 α_1 受体激动剂为例,梳理术中使用缩血管药的一般流程。

（三）低心排患者血管活性药的合理应用

围手术期对于心力衰竭的治疗原则是减少充血、维持正常血压、改善心功能。因此对于低心排患者的治疗,首先优化前负荷、适当增加心肌收缩力,仍有低血压的患者可使用缩血管药物升高血压,以同时满足冠脉的灌注。临床上多采用同时具有 β_1 受体效应的去甲肾上腺素。

注意,对心力衰竭患者使用正性肌力药,要采用能发挥作用的最低剂量,因大剂量正性肌力药会增加心脏做功,加重心肌耗氧,损害心肌细胞功能,使 β 受体数量及功能下调,增加心律失常的发生,增加低心排患者的死亡率。尤其对于合并肺动脉高压的心力衰竭患者,增加做功会进一步增加肺动脉压力,因肺血管阻力(PVR) $=80 \times$ (平均肺动脉压 – 肺动脉楔压)/ 心排量(CO),那么,平均肺动脉压(MPAP) $=$ PVR $\times$ CO/80+ 肺动脉楔压(PAOP),即心排量越高,肺动脉压力越高,因此该类患者需要避免过度强心带来的不利影响。

（四）预防特殊患者的低血压

对于老年患者,由于血管弹性差,麻醉状态下对全身血管的调节能力明显减退,一旦出

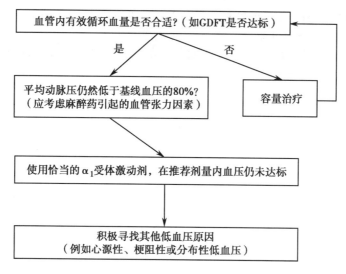

图 47-1　术中使用 α_1 受体激动剂流程图

现血压下降,容易出现严重及顽固性低血压,并且老年患者往往存在高血压及冠心病,对低血压的耐受程度差,因此围手术期对于该类患者要进行预防性处理,预知低血压,预防性使用血管收缩药,如去甲肾上腺素、去氧肾上腺素或甲氧明,使其不出现低血压过程。同时尽可能避免过度补液。

　　对于合并心脏病如冠心病、肥厚性梗阻型心肌病、发绀类先天性心脏病患者、肺动脉高压等患者接受非心脏手术时,均需要预知并预防低血压,防止血压下降带来的严重后果,该类患者优先考虑缩血管药物的使用,无低心排时尽可能避免应用正性肌力药。

(侯宇希　朱　斌　赵丽云)

参考文献

［1］DE BACKER D,FOULON P. Minimizing catecholamines and optimizing perfusion［J］.Crit Care,2019,23（Suppl 1）:149-153.

［2］JENTZER JC,COONS JC,LINK CB,et al. Pharmacotherapy update on the use of vasopressors and inotropes in the intensive care unit［J］.J Cardiovasc Pharmacol Ther,2015,20（3）:249-246.

［3］DE BACKER D,BISTON P,DEVRIENDT J,et al. Comparison of dopamine and norepinephrine in the treatment of shock［J］.N Engl J Med,2010,362（9）:779-789.

［4］HAMZAOUI O,JOZWIAK M,GEFFRIAUD T,et al. Norepinephrine exerts an inotropic effect at the early phase of human septic shock［J］.Br J Anaesth,2018,120（3）:517-524.

［5］DE BACKER D,PINSKY M. Norepinephrine improves cardiac function during septic shock,but why？［J］.Br J Anaesth,2018,120（3）:421-424.

［6］TRESCHAN TA,PETERS J. The vasopressin system: physiology and clinical strategies［J］.Anesthesiology,2006,105（3）:599-612.

［7］LIU ZM,CHEN J,KOU QY,et al. Terlipressin versus norepinephrine as infusion in patients with septic shock: a multicentre,randomised,double-blinded trial［J］.Intensive Care Med,2018,44（11）:1816-1825.

［8］SCHEEREN TWL,BAKKER J,DE BACKER D,et al. Current use of vasopressors in septic shock［J］.Ann Intensive Care,2019,9（1）:20.

［9］HALL A,BUSSE LW,OSTERMANN M. Angiotensin in critical care［J］.Crit Care,2018,22（1）:69.

［10］KHANNA A，ENGLISH SW，WANG XS，et al. Angiotensin Ⅱ for the treatment of vasodilatory shock［J］. N Engl J Med，2017，377（5）：419-430.

［11］俞卫锋，王天龙，郭向阳，等. α₁肾上腺素能受体激动剂围手术期应用专家共识（2017 版）［J］. 临床麻醉学杂志，2017，33（2）：186-192.

第十三篇

常用抗心律失常药物
的围手术期应用

第四十八章 常用抗心律失常药物的围手术期应用

引言：围手术期心律失常十分常见，多为一过性，且不造成严重的临床后果，但却提示可能存在潜在的病理状态，如心肌缺血、电解质紊乱等。部分围手术期心律失常也会引起严重的血流动力学不稳定，甚至猝死。因此，麻醉科医师需要对围手术期常见心律失常有全面的认识，熟知各类抗心律失常药物的应用原则，以应对紧急状况。

一、围手术期常见心律失常的诱因

各种房性和室性心律失常，以及心脏停搏，常常是在具有潜在诱因的情况下发生。常见原因如下：

（一）患者自身因素

如冠心病、心肌病、先天性心脏病、高血压、糖尿病、甲状腺功能异常等均可导致心律失常。患者长期治疗性用药如抗高血压药物、洋地黄、茶碱类药物、喹诺酮类药物等可诱发不同类型的心律失常。围手术期引起新发心律失常或使原心律失常恶化的常见因素包括：心肌缺血、心外原因引起的心脏泵功能衰竭（心脏压塞、气胸、肺栓塞）、低氧血症、肺通气不足、酸中毒、贫血、容量不足等。此外，电解质紊乱常常是重要因素。

（二）围手术期电解质紊乱

电解质紊乱引起的心律失常较为常见，尤其血钾、血镁浓度与各种类型的心律失常密切相关。

1. **血钾**　低钾血症可以导致房性期前收缩、室性期前收缩、室性心动过速甚至心室颤动等。高钾血症可以导致各种形式的传导异常（如左束支传导阻滞、右束支传导阻滞、双分支阻滞及高度房室传导阻滞等）、窦性心动过缓、窦性停搏、室性心动过速、心室颤动及心脏停搏等。

2. **血镁**　低镁血症可使 QRS 时限增宽，增加尖端扭转型室性心动过速、持续性心房颤动、频发房性期前收缩及室性期前收缩和其他室性心律失常的发生风险。高镁血症可以导致各种类型的传导障碍、心动过缓和低血压，其临床症状一般在停止应用镁剂后即可缓解（多见于产科应用硫酸镁治疗子痫或先兆子痫的患者）。对于合并有肾功能不全的高镁血症患者，除了停用一切镁剂外，还可以输注等张液体并应用袢利尿剂。个别患者术后可能需要透析治疗。

3. **血钙**　低钙血症也会导致 QT 间期延长，但与低钾血症和低镁血症相比，较少引起尖端扭转型室性心动过速。对于临床症状明显的严重低钙血症，可以静脉应用钙剂，同时纠正合并存在的低钾血症。

（三）麻醉药物

部分麻醉药物可导致心动过缓及心动过速。

（四）术中术后血流动力学不稳定

低血容量可导致患者心动过速甚至诱发心房颤动发生。低血压等导致的心肌缺血往往会导致室性心律失常。围手术期血管活性药物应用不当也会导致快速或缓慢型心律失常。术中及术后缺氧、疼痛、自主神经反射、术中电凝等也可诱发各类心律失常。

（五）低体温

低温会导致心动过缓或传导阻滞。

因此，当患者出现心律失常时，积极寻找、识别并纠正潜在诱因是心律失常治疗的基础。肢体 Ⅱ 导联及胸前 V_5 导联最常用于心肌缺血和心律失常的监测。术前有明确心律失常的患者，术中提前做好多导联监测准备。如果监护期间心律失常发生但难以做出诊断时，应尽快显示监护仪所有可用的导联，以利于做出正确的诊断。术中电凝刀或起搏器产生的人工干扰电信号可能会模拟出室性心动过速或心室颤动的心电图表现，此时血氧仪、有创动脉血压监测和中心静脉导管所显示的稳定波形有助于鉴别人工干扰与心律失常。

二、围手术期常用抗心律失常药物

（一）抗心律失常药物分类

目前，临床上抗心律失常药物按照各自电生理作用不同主要分为以下四大类：Ⅰ类为钠通道阻滞剂；Ⅱ类为 β 受体拮抗剂；Ⅲ类为钾通道阻滞剂；Ⅳ类为钙通道阻滞剂。此外，临床上常用的抗心律失常药物还包括未纳入以上四大类的腺苷、地高辛、毛花苷 C 等（表 48-1）。近年来导管消融及置入器械在心律失常的治疗中取得了极大的进展，抗心律失常药物的临床应用却因为长期使用的有效性和安全性受到质疑，进展缓慢。

表 48-1　抗心律失常药物分类

类别		作用机制	代表药物
Ⅰ类	Ⅰa	适度钠通道阻滞剂	奎尼丁、普鲁卡因胺、丙吡胺
	Ⅰb	轻度钠通道阻滞剂	利多卡因、美西律、苯妥英钠
	Ⅰc	重度钠通道阻滞剂	普罗帕酮、氟卡尼
Ⅱ类		β 受体拮抗剂	美托洛尔、比索洛尔、艾司洛尔
Ⅲ类		钾通道阻滞剂	胺碘酮、索他洛尔、伊布利特、决奈达隆、多菲利特、维纳卡兰
Ⅳ类		钙通道阻滞剂	维拉帕米、地尔硫草
其他类			腺苷、地高辛、毛花苷 C

目前国内临床上使用的主要抗心律失常药物有普罗帕酮、利多卡因、β 受体拮抗剂、胺碘酮、地尔硫草、索他洛尔、伊布利特、腺苷（包括三磷酸腺苷）和洋地黄类。近年来涌现出来的新型抗心律失常药物有维纳卡兰、伊伐布雷定、雷诺嗪等，但国内尚无药物可用。

三、抗心律失常药物的作用机制及用药选择

快速性心律失常的发生机制有自律性增高、触发活动和折返激动三种。现有的抗心律

失常药物主要针对以上机制减少心律失常的发生。

（一）抑制增强的自律性

心肌细胞在没有外来刺激的情况下，自动产生节律性兴奋的特性，称为心肌细胞的自律性。心肌细胞动作电位4期自动去极化是自律性产生的基础。心脏自律性细胞及组织分布于窦房结、房室结、房室束-蒲肯野纤维，其中窦房结细胞的自律性最高（60~100次/min），房室结（50次/min）次之，蒲肯野纤维最低（20~40次/min）。正常情况下，窦房结由于自律性更高，可通过超速抑制低位自律组织的自律性，控制整个心脏的兴奋和收缩，因此称为窦性节律。窦房结以外的自律细胞和组织称为潜在起搏点。各种原因导致潜在起搏点自律性升高时，可取代窦房结成为异位起搏点。

1. 正常自律性细胞和组织受神经体液因素的影响。当交感神经活性增强，儿茶酚胺分泌增加时，可导致自律性增加，表现为窦性心动过速、某些交界性心律和部分特发性室性自主心律。此时，可应用 β 受体拮抗剂，抑制交感神经活性。

2. 对于窦性心动过速，可应用窦房结特异性起搏电流抑制剂伊伐布雷定来减慢心率。不同于 β 受体拮抗剂和钙通道阻滞剂，伊伐布雷定在显著减慢窦性心律的同时，对心脏传导系统和心肌收缩力均无影响。

3. 原本无自律性的心肌细胞，如心房肌细胞、心室肌细胞，在低氧血症、心肌缺血、电解质紊乱及药物影响等各种病理状态下可以出现异常的自律性，从而发生各种快速性心律失常，可以表现为房性心动过速、非阵发性交界性心动过速及加速性室性自主节律等。对于此类心律失常有症状的患者，可选择 β 受体拮抗剂和钙通道阻滞剂。

（二）抑制触发活动

触发活动是指心肌细胞在一次正常动作电位后出现的振荡性除极活动，又称后除极。当后除极使膜电位达到一定程度（阈电位）时，即可产生一次异位激动，如异位激动之后也形成一次后除极，则可再次产生异位激动，周而复始，引起反复激动，形成触发性心动过速。根据后除极活动在动作电位时相的不同，分为早期后除极（early after depolarization，EAD）及延迟后除极（delayed after depolarization，DAD）。各自特点如下：

1. EAD 发生在动作电位复极早期（2时相和3时相），主要与细胞内正离子内流增加或外流减少有关。临床上多见于缺血再灌注性心律失常、尖端扭转型室性心动过速及左心室特发性室性心动过速等。治疗上应以补充钾、镁离子，提升基础心率，缩短复极时间为主，避免应用胺碘酮、索他洛尔等可延长复极时间的Ⅲ类抗心律失常药物，可应用利多卡因、美西律等轻度钠通道阻滞剂。钙通道阻滞剂往往有效。

2. DAD 发生在动作电位复极终末（4时相内），目前认为主要与细胞内钙超载有关，临床上常多见于洋地黄中毒、儿茶酚胺介导的多形性室性心动过速和右心室流出道室性心动过速等。减少细胞内钙负荷是重要的治疗目的，可应用钙通道阻滞剂、β 受体拮抗剂、腺苷及钠通道阻滞剂等。

（三）阻断折返激动

1. 折返激动是指心脏激动沿一条传导途径传出（前传），沿另一条传导途径折返回原处（逆传），使局部心肌组织再次激动，如连续折返激动则形成折返性心动过速。要形成折返激动必须具备3个基本条件：

（1）存在至少两条解剖或功能上纵向分离的传导路径，两者通过共同传导通路形成环状。

（2）一条径路发生单向传导阻滞，单向传导阻滞的机制与心肌细胞静息膜电位水平有关，当静息膜电位负值降低到一定程度时，可使动作电位 0 期去极化幅度显著下降，传导性下降，甚至发生阻滞。

（3）另一条径路传导缓慢，当激动沿该径路缓慢传导折返至原处时，心肌组织已脱离不应期而恢复应激性，得以再次除极。

2. 临床上，折返性心律失常最为常见。用药选择依据如下原则：

（1）对于其中的典型心房扑动、持续性单型室性心动过速，选用 I c 类抗心律失常药物（普罗帕酮、氟卡尼等）抑制传导性和应激性。

（2）对于不典型心房扑动、心房颤动、束支折返性室性心动过速、心室颤动等，选用Ⅲ类抗心律失常药物（胺碘酮、索他洛尔）或 I c 类抗心律失常药物（普罗帕酮、氟卡尼等）延长不应期。

（3）对于房室结折返性心动过速、房室折返性行动过速、维拉帕米敏感性室性心动过速，则优先选用Ⅳ类抗心律失常药物（维拉帕米、地尔硫䓬）降低传导性和应激性。

四、围手术期常见快速性心律失常及处理

快速性心律失常占围手术期心律失常的大多数。对围手术期快速性心律失常的处理，主要根据心律失常的性质（室性或室上性；一过性或持续性等），评估其潜在风险，在保持机体内环境稳定的基础上，进行针对性的治疗。对于血流动力学不稳定的快速性心律失常（如预激伴旁路前传、尖端扭转型室性心动过速、多形性室性心动过速、心室颤动等）首选电复律或电除颤治疗，而对于血流动力学稳定的持续性快速心律失常一般选择静脉应用抗心律失常药物。对于偶发的房性期前收缩、短阵房性心动过速及不影响血流动力学的室性期前收缩等，一般不需要特殊治疗。

根据心律失常起源位置的不同，常见的心动过速可分为室上性及室性心动过速。前者广义上包括窦性心动过速、房性期前收缩、房性心动过速、心房颤动、心房扑动、阵发性室上性心动过速（房室折返性心动过速、房室结折返性心动过速）和房室交界区心动过速等。后者包括室性期前收缩、室性自主心律、单形或多形室性心动过速、心室扑动和心室颤动等。根据心电图上 QRS 波时限，心动过速又可区分为窄 QRS 波心动过速（QRS 波时限≤120ms）和宽 QRS 波心动过速（QRS 波时限 >120ms）。前者 95% 为室上性心动过速，约 5% 为室性心动过速（多见于儿童的分支型室性心动过速）。而宽 QRS 波心动过速，约 70%~80% 为室性心动过速，其他还可见于室上性心动过速伴室内差异性传导或束支阻滞、旁路前传的房室折返性心动过速及起搏器介导的心动过速等。

（一）窦性心动过速

围手术期窦性心动过速最常见的原因是麻醉深度和 / 或止痛不足引起的肾上腺素能刺激、失血过多等引起的低容量反射等。一般情况下，针对潜在原因的治疗（如加深麻醉或液体复苏等）多可逆转。但如果患者伴有心肌缺血或心率 >100~120 次 /min，可以给予静脉 β受体拮抗剂（艾司洛尔 10~25mg 静脉推注或美托洛尔 1~5mg 静脉推注）控制心率，用药期间需注意血压的变化。

（二）心房颤动、心房扑动及多源性房性心动过速

围手术期心房颤动在接受心胸外科手术的患者中尤为常见，它会延长患者住院时间，增加不良事件的发生。对于心脏外科术后患者，围手术期可以考虑应用 β 受体拮抗剂或胺碘

酮预防术后心房颤动的发生。而对于围手术期发生的心房颤动,处理上包括室率控制、节律控制和血栓预防三个方面。

1. 室率控制

(1) 对于血流动力学稳定伴快速心室率(>120 次 /min) 的患者,应用药物降低心率至 100 次 /min 以下。如患者不合并有左心室收缩功能不全(左心室射血分数 <40%),首先考虑静脉使用钙通道阻滞剂 [静脉应用负荷量地尔硫䓬 0.25mg/kg(10 分钟以上)+5~15mg/h 静脉滴注维持,或维拉帕米负荷量 0.075~0.15mg/kg +0.005mg/(kg·min) 静脉滴注维持],或 β 受体拮抗剂 [静脉推注艾司洛尔 0.5mg/kg(1 分钟)+0.05~0.25mg/(kg·min) 静脉滴注维持,或静脉注射美托洛尔 2.5~10mg(2 分钟以上)] 控制心室率。对于左心室收缩功能不全(左心室射血分数 <40%) 的患者,应用胺碘酮(300mg 溶于 5% 葡萄糖溶液中 30~60 分钟内静脉滴注),必要时加用毛花苷 C 控制心室率(首剂 0.4mg,以后每 2~4 小时可再给 0.2~0.4mg,总量不超过 1.6mg)。

(2) 如患者心室率 <120 次 /min,但存在心肌缺血或血流动力学恶化风险,则仍需要控制心室率,可以考虑 β 受体拮抗剂、钙通道阻滞剂或胺碘酮。

2. 节律控制

(1) 血流动力学不稳定的心房颤动,应紧急行直流电复律治疗。

(2) 特别注意要识别预激合并心房颤动的患者,其心电图上表现为:P 波消失、QRS 波宽大且形态不一、RR 间期绝对不等,往往心室率过快,甚至演变成心室颤动,因此首选电复律治疗。

(3) 对于围手术期初发的心房颤动,如心房颤动持续时间明确不超过 48 小时,可以直接电复律或药物复律治疗。而对于反复发作的心房颤动,或心房颤动持续时间超过 48 小时,在没有除外心房血栓前,不宜接受复律治疗,除非血流动力学不稳定。

(4) 可用于心房颤动转复的静脉应用抗心律失常药物有氟卡尼、普罗帕酮、胺碘酮、伊布利特、维纳卡兰(具体用法及注意事项见表 48-2)。既往无缺血性心脏病和结构性心脏病的

表 48-2　心房颤动转复应用的静脉抗心律失常药物

药物名称	首剂剂量	维持剂量	不良反应	注意事项
氟卡尼	1.5~2mg/kg 缓慢静脉推注(≥10 分钟)	无	低血压、心房扑动1:1传导、QT 间期延长	避免用于缺血性及显著结构性心脏病患者
胺碘酮	5~7mg/kg 缓慢静脉滴注(1~2 小时)	50mg/h 静脉滴注,不超过 48 小时	静脉炎、低血压、心动过缓、房室传导阻滞	主要发挥Ⅰ、Ⅱ、Ⅳ类抗心律失常作用,极少发生尖端扭转型室性心动过速
普罗帕酮	1.5~2mg/kg 缓慢静脉推注(≥10 分钟)	无	低血压、心房扑动1:1传导、QRS 时限延长	避免用于缺血性及显著结构性心脏病患者
伊布利特	1mg 缓慢静脉推注(≥10 分钟)	观察 10 分钟,未转复可再给予 1mg 静脉推注(不低于 10 分钟)	QT 间期延长、多形性室性心动过速、尖端扭转型室性心动过速	避免用于 QT 间期延长、低钾、严重左心室肥厚或射血分数低的患者
维纳卡兰	3mg/kg 缓慢静脉推注(≥10 分钟)	观察 15 分钟,未转复可再给予 2mg/kg 静脉推注(不低于 10 分钟)	低血压、非持续性室性心动过速、QT 间期及 QRS 时限延长	避免用于收缩压 <100mmHg、30 天内急性冠脉综合征、心功能Ⅲ~Ⅳ级、QT>440ms 及严重主动脉狭窄

患者,推荐应用氟卡尼、普罗帕酮、维纳卡兰,也可应用伊布利特。而对于合并器质性心脏病的患者,推荐应用胺碘酮。成功转复心房颤动后,可口服氟卡尼、普罗帕酮、索他洛尔、决奈达隆、胺碘酮等维持窦性心律。

抗心律失常药物的选择需要综合考虑患者的合并症、心血管病风险、药物毒副作用及患者的意愿。与其他抗心律失常药物相比,胺碘酮减少心房颤动发作的作用最强,但由于心脏外毒副作用较常见且随着使用时间的延长而增加,因此除非是在合并心力衰竭患者,否则不作为首选。

3. 血栓预防　围手术期心房颤动会增加血栓栓塞的风险,口服抗凝药物治疗能够降低此类患者的远期死亡率。复律治疗存在导致血栓脱落的可能,因此对于药物复律或电复律的患者,无论有无血栓栓塞危险因素,术后均需应用抗凝药物至少 4 周。而其他心房颤动患者应根据患者血栓栓塞的危险程度及围手术期出血风险,决定启用抗凝治疗的时机。目前,国内外指南均推荐应用 $CHA_2DS_2\text{-}VASc$ 积分系统对非瓣膜病心房颤动患者卒中风险进行危险分层。其计分方式是心力衰竭(C)、高血压(H)、糖尿病(D)、血管疾病(V)、年龄 65~74 岁(A)、女性(Sc)各记 1 分;年龄≥75 岁(A2)和卒中 / 短暂性脑缺血发作病史(S2)记 2 分;满分 9 分。

$CHA_2DS_2\text{-}VASc$ 积分≥2 分的患者即属于卒中的高危患者,建议接受抗凝治疗。可供选用的抗凝药物包括静脉或皮下肝素 / 低分子量肝素、华法林等。近年来,新型口服抗凝药物(如达比加群酯、利伐沙班、阿哌沙班等)被应用于非瓣膜性心房颤动患者血栓栓塞的预防,显示了良好的有效性及安全性。与华法林相比,新型口服抗凝药物固定剂量给药、较少发生食物 / 药物相互作用、不需要常规监测凝血功能,有助于提高心房颤动患者的抗凝治疗水平。

心房扑动及多源性房性心动过速的治疗处理与心房颤动类似。

(三)阵发性室上性心动过速

阵发性室上性心动过速多由折返引起,主要包括房室结折返性心动过速(AVNRT)、房室折返性心动过速(AVRT),治疗的目的在于中止折返。首先还是评估血流动力学状态,若出现血流动力学障碍,立即采用同步电复律。

1. 绝大多数的室上性心动过速,表现为窄 QRS 波室上性心动过速。对于此类心律失常,首先使用迷走神经刺激法(压迫颈动脉窦,图 48-1 示位置),注意有颈动脉斑块者慎用此方法。如果无效可以给予静脉腺苷(6mg 快速静脉注射,无效数分钟内可给予 12mg 静脉推注)或三磷酸腺苷(10~20mg 快速静脉注射,无效数分钟内可再次给药)。也可考虑静脉应用 β 受体拮抗剂或钙通道阻滞剂。伴有血流动力学不稳定,考虑电复律。

2. 少数阵发性室上性心动过速,其心电图表现为宽 QRS 波心动过速,主要是室上性心动过速伴室内差异性传导或束支阻滞以及经旁路前传的房室折返性心动过速。在围手术期出现此类宽 QRS 心动过速,首先需要与室性心动过速进行鉴别。除非病史及心电图能明确为阵发性室上性心动过速,否则一律按室性心动过速处理。对于明确为室上性心动过速伴室内差异性传导或束支阻滞的患者,其处理等同于窄 QRS 波室上性心动过速。

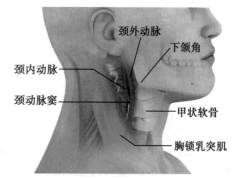

图 48-1　迷走神经刺激法(颈动脉窦位置图)

而对于经旁路前传的房室折返性心动过速则不能使用房室结阻断剂(包括腺苷、β受体拮抗剂、钙通道阻滞剂及毛花苷C),因为其阻断房室结可以加快旁路传导,有可能进一步加快心室率,引起血流动力学恶化。如果患者血流动力学稳定,可以静脉给予普罗帕酮(1.5~2mg/kg缓慢静脉推注,10分钟以上),并请心脏电生理医师会诊。如果患者血流动力学不稳定,则直接行同步直流电复律。

(四)室性心动过速

1. 室性期前收缩　室性期前收缩是围手术期常见的心律失常,常见诱因包括心肌缺血和电解质紊乱,处理上首先应纠正诱因,不影响血流动力学者一般不需特殊处理。新发室性期前收缩者,首先优化血流动力学状态,避免低血压。可选的药物有利多卡因、胺碘酮。

2. 非持续性室性心动过速(NSVT)　非持续性室性心动过速是指连续出现的3个及以上的室性心律,频率>100次/min,在30秒内自行终止。往往提示存在潜在器质性心脏疾病。围手术期出现NSVT,首先需评估是否存在心肌缺血、电解质紊乱等诱因并纠正。由于不伴有血流动力学障碍的NSVT可蜕变成心室颤动或无脉性室性心动过速,因此对NSVT患者术中及术后均需要严密监测。如患者不存在低血压及严重心功能受损,可以考虑使用β受体拮抗剂或钙通道阻滞剂减慢心室率,也可以应用胺碘酮或利多卡因等Ib类药物维持窦律。

3. 持续性室性心动过速　持续性室性心动过速是指室性心动过速持续时间超过30秒或由于血流动力学障碍需要早期干预的室性心动过速,可表现为单形性室性心动过速,也可表现为多形性室性心动过速。多数持续性室性心动过速发生于结构性心脏病患者,如缺血性心脏病、肥厚型心肌病、扩张型心肌病和瓣膜病等。少数单形性持续性室性心动过速无明确心脏基础疾病,称为特发性室性心动过速(右心室流出道室性心动过速、左心室分支型室性心动过速)。不合并结构性心脏病的多形性室性心动过速十分少见,通常发生于遗传性心律失常综合征的患者,如长QT间期综合征、短QT间期综合征、Brugada综合征等。

持续性室性心动过速的急性期治疗根据患者症状及血流动力学状态决定。对于血流动力障碍(无脉或低血压)的持续性室性心动过速患者,应立即行同步直流电复律治疗。即便血流动力学稳定,直流电复律仍然是持续性室性心动过速的一线治疗手段。对于血流动力学稳定患者,如果不合并有严重心力衰竭或急性心肌梗死,可以静脉应用普鲁卡因胺或氟卡尼,如合并有心功能不全及可疑心肌缺血,则静脉应用胺碘酮(150mg稀释于5%葡萄糖溶液,静脉推注10分钟,间隔10~15分钟追加150mg,3~4次不终止则行电复律,复律后1mg/min静脉滴注6小时,之后0.5mg/min静脉滴注18小时)或利多卡因(1~1.5mg/kg静脉推注2~3分钟,必要时5分钟后可重复静脉推注1~2次,之后以每分钟0.015~0.03mg/kg静脉滴注,1小时内总量不超过300mg)。

利多卡因曾广泛应用于急性心肌梗死后室性心动过速/心室颤动的预防及心脏停搏的抢救,但由于不改善预后,近年来已较少应用。但对于应用β受体拮抗剂及胺碘酮后,仍然反复发作室性心动过速、心室颤动甚至电风暴的患者可以加用利多卡因,尤其是在急性心肌缺血的患者。对于左心室分支型室性心动过速,最为有效的治疗是静脉应用维拉帕米或β受体拮抗剂。

4. 尖端扭转型室性心动过速　尖端扭转型室性心动过速(TdP)是一种特殊类型的多形性室性心动过速,因发作时QRS波群的振幅和波峰围绕基线呈周期性扭转而得名。TdP均伴有QT间期显著延长(>500毫秒),分为获得性QT间期延长的TdP和先天性QT间期延长

(长 QT 间期综合征,LQTs)的 TdP,以前者多见。心肌缺血缺氧、电解质紊乱(尤其是低钾、低镁)及应用某些药物(包括 Ia 类和Ⅲ类抗心律失常药物、大环内酯类抗生素、胃肠动力药、三环类抗抑郁药等)等都是导致获得性 QT 间期延长的危险因素。而在外科手术围手术期,上述危险因素往往合并存在。

对于手术前存在 QT 间期延长的患者,首先应纠正低钾低镁等危险因素,并尽可能避免使用延长 QT 间期的药物,预防 TdP 的发生。一旦发生 TdP,对血流动力学稳定的患者立刻静脉推注硫酸镁 2g,如 TdP 不终止,可再重复应用硫酸镁 2g。若无效,可静脉滴注异丙肾上腺素或临时心脏起搏提高心率。若 TdP 恶化为心室颤动或出现血流动力学障碍,应紧急电除颤。对于择期外科手术,术前可疑先天性长 QT 综合征的患者,应请心电生理医师会诊,应积极寻找原因,判断 QT 间期延长的类型,评价有无置入埋藏式心脏转复除颤器(ICD)的指征,决定是否术前服用 β 受体拮抗剂。LQTs 患者外科围手术期一旦发生 TdP,如血流动力学稳定,静脉 β 受体拮抗剂可作为首选药物。

5. 心室扑动/心室颤动　当心室扑动/心室颤动导致心脏停搏时,最有效的处理是紧急非同步直流电除颤,并启动高级生命支持(ACLS)。当除颤未成功或心室颤动复发时,可加大能量重复除颤。如患者经常规心肺复苏、应用肾上腺素和电击治疗无效,则在不间断心脏按压的情况下,静脉或骨髓腔内应用胺碘酮(300mg 稀释于 5% 葡萄糖溶液,快速推注),再次除颤。如仍无效,可于间隔 10~15 分钟再追加 150mg,并积极启动相关心肺复苏流程。

五、围手术期常见缓慢性心律失常及处理

在接受各种类型全麻手术的患者中,围手术期发生需要治疗的严重心动过缓的比例约为 0.1%~0.4%。但在接受心脏外科手术(尤其是心脏瓣膜置换)的患者,围手术期心动过缓较为常见,且多发生于术后早期,其发生原因部分与外科手术直接损伤或局部组织水肿导致的迷走神经张力波动有关。多数围手术期心动过缓对短期静脉药物治疗(阿托品、山莨菪碱、异丙肾上素等)反应较好,部分患者需要进行临时起搏治疗,包括经皮、静脉、食管等多种途径起搏等。少数严重症状性心动过缓患者需要置入永久起搏器。如严重心动过缓恶化为心脏停搏,应紧急行心肺复苏并启动高级生命支持。

(一)窦性心动过缓

窦性心动过缓是指窦性心律小于 60 次/min,新指南认为窦性心律小于 50 次/min 为窦性心动过缓。无症状的轻度窦性心动过缓(40~60 次/min),如保持稳定状态则无需特殊治疗。严重的症状性窦性心动过缓则需要应用阿托品、山莨菪碱、异丙肾上腺素等药物提升心率,极少起搏治疗。

围手术期的窦性心动过缓很可能由迷走神经反射、椎管内麻醉或药物引起。外科手术操作可诱发迷走反射导致心动过缓,如眼科术中牵拉眼外肌时可通过三叉神经眼支激活副交感神经,引起严重的心动过缓甚至心脏停搏,腹腔手术中牵拉腹膜导致副交感神经介导的心动过缓等。此类情况一旦发生,首先应马上停止外科手术操作,如心率没有回升,可应用抗胆碱能药物。但对于缺血性心脏病的患者,提升心率应适度。

T_1~T_4 节段的椎管内麻醉由于阻断了从 T_1~T_4 发出的心脏加速纤维,可以导致明显的心动过缓和低血压。尽管也可以应用阿托品,但这种心动过缓对 β 肾上腺素能激动剂反应最好,也可静脉应用麻黄碱处理。

围手术期应用的很多药物也会诱发窦性心动过缓,常见的有以下三类:

1. 具有负性变时作用的药物（β 受体拮抗剂、胺碘酮、地高辛等），对于此类药物导致的心动过缓，只有在严重心动过缓（<40 次 /min）或出现灌注不足时才需要治疗。

2. 抗胆碱酯酶药物（新斯的明、依酚氯胺等），在外科手术临近结束时，常应用此类药物解除肌肉松弛药的作用，往往出现心动过缓。在给予胆碱酯酶抑制剂的同时应该给予充足的抗胆碱能药物（阿托品）。如怀疑抗胆碱能药物相对不足，可额外静脉给予阿托品 0.4mg，必要时还可再次给药。

3. 阿片类药物，严重的心动过缓可以发生在大剂量负荷应用舒芬太尼、芬太尼、瑞芬太尼等阿片类药物时，此时给予 β 肾上腺素能激动剂或抗胆碱能药物（阿托品 0.2~0.5mg），通常会很快恢复正常心率。

（二）病态窦房结综合征

病态窦房结综合征以窦房结功能不良为特征，表现为显著的窦性心动过缓、窦性停搏、窦房传导阻滞等。对于围手术期可疑病态窦房结的患者，首先应消除诱因，如迷走神经亢进、低氧血症、药物（麻醉性镇痛药、β 受体拮抗剂等）影响等。对一过性窦性心动过缓或窦房阻滞可暂不处理。对于心率 <40 次 /min 或伴有血流动力学障碍的患者，应静脉注射阿托品（0.5mg/ 次，每 3~5 分钟重复，最大剂量 2mg）；若心动过缓不缓解，可给予其他正性频率药物（异丙肾上腺素 0.5~1mg 加入 5% 葡萄糖溶液缓慢静脉滴注或采用多巴胺等）。若有必要，可采用临时心脏起搏治疗。

特别需要注意，对于术前可疑病态窦房结综合征患者，要识别是否为临时或永久起搏器指征，术前做好准备。

（三）传导阻滞

房室传导阻滞是指心房激动向心室传导过程中出现延迟或中断。根据阻滞程度可分为一度（时间延迟）、二度（部分传导中断）和三度（全部传导中断）。

围手术期新发生的房室传导阻滞通常发生在合并基础心脏疾病、心肌缺血、电解质紊乱、迷走张力过高或医源性损伤（外科或经皮主动脉瓣置换）等。一度和二度房室传导阻滞但血流动力学稳定者可暂不予处理，密切监测。二度伴血流动力学障碍或三度房室传导阻滞，可先用异丙肾上腺素或阿托品（房室束以下阻滞无效）处理，无效时给予临时心脏起搏治疗。因此术前需要仔细辨别是否需要起搏器辅助。

左束支传导阻滞、右束支传导阻滞以及双分支阻滞在麻醉期间均可发生。新发的左束支阻滞往往提示合并有器质性心脏疾病或心肌缺血，需要引起重视。无论是原有或新发生的完全性右束支或左束支（左前或左后分支）传导阻滞，只要心率在正常范围，且无血流动力学变化，应积极纠正原发病，对束支阻滞并无特殊处理。一旦出现双束支、三分支传导阻滞时，应尽快安装临时起搏器。同样关注各类束支传导阻滞术前安装起搏器指征。

六、围手术期心律失常心脏专科评估

心脏电生理科医师的评估对于以下情况的患者尤为重要：新发心房颤动、二度及三度房室传导阻滞、室性心动过速以及需要进行抗心律失常治疗者（包括复律、起搏器、除颤和应用抗心律失常药物）。而对于自限性的心律失常，如窦性心动过速、窦性心动过缓、一度房室传导阻滞、房室结折返性心动过速和室性期前收缩等，一般不需要心脏专科医师会诊，尤其是血流动力学稳定无需治疗时。

对于麻醉及外科手术期间发生心律失常的患者，术后麻醉复苏期间需要进行持续的心电监测。由于可能存在潜在的心脏疾病,对于复发性或持续性心律失常患者应及时请心内科医师会诊。

此外,术前复杂性心律失常患者,应该请心内科医师明确诊断,提出治疗意见及建议,尤其对于是否术前需要起搏器或 ICD 干预的患者,专业的心脏电生理医师会诊会起到重要作用,麻醉科医师要充分重视会诊意见,并要熟知各类心律失常的严重程度及可能围手术期的发生事件,提前做好预防。

（李松南）

参考文献

[1] WRITING COMMITTEE MEMBERS,KUSUMOTO FM,SCHOENFELD MH,et al. 2018 ACC/AHA/HRS guideline on the evaluation and management of patients with bradycardia and cardiac conduction delay:areport of the American College of Cardiology/American Heart Association Task Force on clinical practice guidelines and the Heart Rhythm Society writing committee members [J].Heart Rhythm,2019,16(9):e128-e226.

[2] LIP GYH,BANERJEE A,BORIANI G,et al.Antithrombotic therapy for atrial fibrillation:CHEST guideline and expert panel report [J].CHEST,2018,154(5):1121-1201.

[3] ELBANHAWY N,CHALIL S,ABOZGUIA K.Bradyarrhythmias for the internist [J]. Med Clin N Am,2019,103(5):897-912.

[4] 中华医学会心电生理和起搏分会,中国医师协会心律学专业委员会.室性心律失常中国专家共识[J].中国心脏起搏与心电生理杂志,2016,20(4):283-325.

[5] DALIA AA,KUO A,VANNEMAN M,et al.Anesthesiologists guide to the 2019 AHA/ACC/HRS focused update for the management of patients with atrial fibrillation [J]. J Cardiothorac Vasc Anesth,2020,34(7):1925-1932.

第十四篇

围手术期常用血流动
力学监测及参数解读

第四十九章　中心静脉置管及压力监测

引言:中心静脉压(central venous pressure,CVP)是测定位于胸腔内的上、下腔静脉或右心房内的压力。CVP值的高低与静脉回心血量、肺血管阻力及右心功能等有关,是衡量右心室前负荷及对回心血量排出能力的指标。尽管目前对中心静脉压反应容量的准确性存在质疑,但在心脏手术、合并心脏病的非心脏手术及重症孕产妇的剖宫产手术中,中心静脉置管及测压仍然是临床常用监测手段,临床医师需要结合患者具体病情进行合理解读。并且中心静脉提供了安全的液体通路,可用于快速用药急救。

一、中心静脉压波形组成

正常中心静脉压波有 a、c、v 三个正波和 x、y 二个负波(图 49-1)。波形与心脏活动和心电图之间有恒定的关系(表 49-1)。换能器测压装置需要有灵敏的低压换能器和监测仪。在测量过程中任何环节的微小干扰均可使测出的压力数值与实际数值发生显著偏差,因此目前 CVP 波形分析仅限于一些研究,临床应用相对较少。

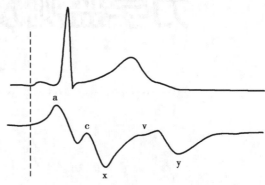

图 49-1　中心静脉压波形组成

表 49-1　中心静脉压波形组成

波形组成	心动周期	机械因素
a 波	舒张末期	心房收缩
c 波	收缩早期	心室等容收缩,三尖瓣凸向右心房
x 波	收缩中期	心房舒张,基线下降,收缩期衰退
v 波	收缩晚期	心房的收缩充盈
y 波	舒张早期	早期心室充盈,舒张期衰退

二、接受非心脏手术中心静脉置管指征

心脏手术需要常规进行深静脉置管及中心静脉压测定,非心脏手术部分患者常常需要建立深静脉,以便于围手术期监测及血管活性药的应用,建议指征如下:

1. 严重创伤、休克以及急性循环机能衰竭等危重患者接受手术。

2. 较大手术、手术复杂或时间长的手术。

3. 预计术中血液大量丢失,需接受大量快速输血、补液的手术。

4. 拟麻醉后进行等容血液稀释的手术。

5. 危险性较大的手术或手术本身会引起血流动力学显著的变化,如合并心脏病接受非心脏手术、危重产科剖宫产手术、肝移植、肺移植、嗜铬细胞瘤及胸腹主动脉瘤手术,胸外科创伤较大的开胸手术等。

6. 需要急救的所有患者,可能的情况下尽快开通中心静脉。

7. 外周血管条件差无法开通,或患者需要迅速补充血容量而外周静脉通路不能满足补液需要,或术后需长期输液、化疗、全胃肠外营养等。

注意,穿刺部位存在感染及凝血功能障碍患者为相对禁忌。患有上腔静脉综合征、近期安装过起搏器的患者,若不能通过上肢静脉或颈内静脉穿刺置管测定压力,应选择股静脉。

三、中心静脉置管方法

中心静脉穿刺径路包括:颈内静脉、锁骨下静脉、颈外静脉、股静脉等,其中以右颈内静脉和锁骨下静脉最为常用。临床实践中,因右侧颈内静脉解剖位置固定,变异少,容易确认,离上腔静脉距离短,置管成功率高,位于头侧术中便于管理,被麻醉科医师广泛应用于临床。

(一)颈内静脉径路

颈内静脉位于颈总动脉外侧、胸锁乳突肌深面(图49-2)。由于左侧进针易损伤胸导管或胸膜顶,故临床上绝大多数情况选择右侧颈内静脉作为穿刺点。穿刺可采用前路、中路或后路三种方法:①前路:胸锁乳突肌前缘中点颈动脉外侧;②中路:胸锁乳突肌胸骨头与锁骨头交汇点即颈动脉三角顶点,将颈动脉推向内侧,针轴与皮肤呈30°~45°,针尖指向同侧乳头;③后路:乳突与锁骨中线内1/3交点连线与胸锁乳突肌外缘之交点,相当于环状软骨水平,针尖向锁骨切迹—同侧胸锁关节方向。

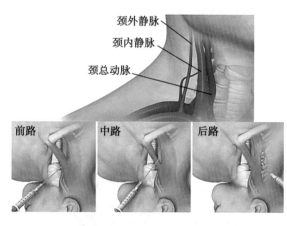

图49-2 颈内静脉穿刺解剖及穿刺入路示意图

以穿刺右侧颈内静脉为例,步骤如下:

1. 患者取头低15°~30°屈氏位,若患者存在肺动脉高压或充血性心力衰竭,则需要保持水平卧位或头高位穿刺。

2. 肩背部略垫高,头略转向对侧,使颈部伸展,但避免头过度后仰和偏向对侧。

3. 戴消毒手套,消毒皮肤、铺巾。

4. 确定穿刺点后,皮肤定位处用细针注射器作皮下浸润麻醉(全麻后穿刺除外)。然后接5ml注射器的22G、1.5英寸(3.8cm)探针穿刺,边进针边回抽,一般1~2cm即可见回血,进针3cm仍未见回血,则保持负压将穿刺针缓慢回抽至皮下,在进针处呈小扇形探查,成功进入后应确认方向、角度(与皮肤呈30°~45°)和进针深度,然后拔出试探针,也可将针留在原位置。之后成人用18G穿刺针,按试探针穿刺方向刺入颈内静脉,进针过程中保持注射器内轻度持续负压,直至见回血,回抽通畅,即为穿刺成功。

5. 注意如穿入较深，针尖可能已穿破颈内静脉，则可慢慢退出，边退针边回抽，抽到静脉血后，减少穿刺针与额面的角度，当血液回抽和注入十分通畅时，注意固定好穿刺针位置，不可移动，否则极易滑出颈内静脉。

6. 从针腔内放入导丝，插入导丝过程中应密切注意心律变化，避免导丝过深引起心律失常。插入钢丝有阻力时应调整穿刺针位置，包括角度、斜面方向和深浅等；或再接注射器回抽血液直至通畅为止，然后重新置入导引钢丝。固定导丝退出穿刺针，压迫穿刺点，同时擦净钢丝上的血迹。

7. 顺导丝放入扩张管，扩张皮肤、皮下和静脉后，撤回扩张器。

8. 扩张成功后再置入深静脉导管，成人置管深度为12~15cm。退出钢丝，回抽深静脉导管各个管腔血液通畅并用肝素生理盐水封管，缝合固定，覆盖可透气药胶膜，之后接中心静脉测压管测压。

（二）锁骨下静脉径路

常采用右侧锁骨下静脉，临床上多采用锁骨下进路（图49-3）。患者仰卧，肩部垫高，上肢垂于体侧并略外展，使锁骨间隙张开便于进针。穿刺点在锁骨中、内1/3交界处锁骨下1cm处，针尖向内轻度向头端指向锁骨胸骨端的后上缘前进，穿刺针尽与皮肤角度为10°~20°，经过锁骨与第一肋骨间隙即穿入锁骨下静脉，注射器内始终保持负压，缓慢进针，见回血通畅后，按颈内静脉所述置管步骤操作。若未刺得静脉，可退针至皮下，使针尖指向甲状软骨方向进针。

（三）股静脉径路

股静脉是下肢的主要静脉干，其上段位于股三角内。股三角内有股神经、股动脉及其分支、股静脉及其属支和腹股沟淋巴结等。股动脉居中，外侧为股神经，内侧为股静脉（图49-4）。寻找股静脉时应以搏动的股动脉为标志。

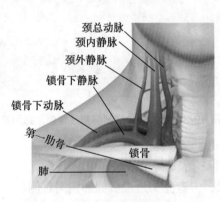

图49-3　锁骨下静脉解剖位置图

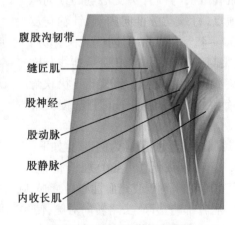

图49-4　股静脉解剖位置图

穿刺方法及步骤如下：

1. 患者体位及穿刺点：仰卧位，膝关节微屈，臂部稍垫高，髋关节伸直并稍外展外旋。穿刺点在髂前上棘与耻骨结节连线的中、内段交界点下方2~3cm处，股动脉搏动处的内侧0.5~1.0cm。

2. 触摸股动脉搏动，确定股动脉走行。方法是左手食、中、无名指并拢，成一直线，置于股动脉上方。手指感觉摸实动脉的走行线,以股动脉内侧 0.5cm 与腹股沟皮折线交点为穿刺点,肥胖者穿刺点酌情下移 1~2cm。临床上经常因过度肥胖或高度水肿的患者,致股动脉搏动摸不到时,依靠解剖定位,穿刺点不可过低,以免穿透大隐静脉根部。

3. 右手持穿刺针,针尖朝脐侧,斜面向上(很重要),针体与皮肤成 30°~45° 角。胖人角度宜偏大。沿股动脉走行进针,持续负压,一般进针深度 2~5cm,见到回血后再作微调,回血畅通,同时下压针柄 10°~20°,确保导丝顺利进入。之后按照上述颈内静脉穿刺后续步骤完成。

(四)颈外静脉

颈外静脉能够观察静脉充盈程度,在颈外静脉插入粗针测量压力,可粗略估计中心静脉压。由于颈外静脉属于周围静脉,在入锁骨下静脉处呈锐角,且有静脉瓣,患者呼吸和头颈位置的改变均可使测值不准。但颈外静脉位置表钱,容易穿刺定位,如果颈内静脉或锁骨下静脉穿刺有困难,可选择颈外静脉穿刺。一般采用套管针,穿刺后成功后置入导引钢丝,然后沿钢丝导入导管。

四、中心静脉压的测定及意义

(一)中心静脉压力的测定

包括水柱法和换能器法。换能器连续测压较为准确直观,现常用于临床。测定之前准备肝素盐水袋(100mg/500ml 生理盐水)并将其放入压力袋,连接输液管路,对接传感器及相连的延长管,压力袋充气加压排气待用。

患者摆好体位后,先进行传感器零点设置,使传感器位置与腋中线第四肋间水平(右心房三尖瓣位置水平)一致。将传感器与相应监测仪导线连接,并将排气后传感器延长管端与患者中心静脉导管连接,打开传感器三通与大气相通,以一个大气压为零点调零。调整零点后旋转三通,使中心静脉与传感器直接相通,即可读取中心静脉压数值。

(二)监测 CVP 的临床意义

CVP 并不能直接反映患者的血容量,它所反映的是心脏对回心血量的泵出能力并提示静脉回心血量是否充足。CVP 正常值是 6~12cmH_2O。传统的中心静脉压的临床意义如下:

1. CVP 下降,血压低下,提示有效血容量不足;

2. CVP 升高,血压低下,提示心功能不全;

3. CVP 升高,血压正常,提示容量负荷过重;

4. CVP 进行性升高,血压进行性降低,提示严重心功能不全或心脏压塞;

5. CVP 正常,血压低下,提示心功能不全或血容量不足,可予补液试验(将等渗盐水 250ml 于 5~10 分钟静脉注入,若血压升高而 CVP 不变,提示血容量不足,若血压不变而 CVP 升高 3~5cmH_2O,提示心功能不全);

6. CVP>15~20cmH_2O(1.5~2kPa),提示补液量过多或过快、右心衰竭、心脏压塞、急性或慢性肺动脉高压、机械通气和高呼气末正压;

7. CVP<2.4cmH_2O(0.24kPa),提示血容量不足、血管收缩扩张功能失常、败血症等。

(三)解读中心静脉压注意问题:

中心静脉压的高低取决于心功能、血容量、心率、静脉血管张力、胸膜腔内压、静脉血回流量和肺循环阻力等因素,其中尤以静脉回流与右心室排血量之间的平衡关系最为重要。中心静脉压影响因素较多,临床上不能单一依靠中心静脉压数值做出判断。

1. 注意心功能状态对中心静脉压的影响。心输出量和中心静脉压二者之间的关系可描绘成心功能曲线。在一定限度内,心输出量随中心静脉压升高而增加,形成心功能曲线的上升支,超过一定限度,进一步增加中心静脉压就引起心输出量不变或下降,形成心功能曲线的下降支(图49-5)。因此临床上需要根据患者术前心功能状态、术前基础心率、术中失血量并结合血压、尿量进行综合判断。正常或大多数病理情况下,心脏是在曲线的上升支工作。

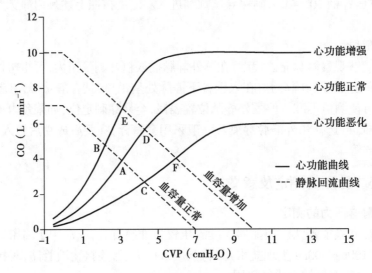

图 49-5　中心静脉压与心功能关系图

2. 中心静脉压与动脉压不同,不强调正常值,更不要强求以输液维持正常值而引起输液过荷。在容量输注过程中,中心静脉压不高或偏低,输血、补液是安全的,表明右心室能排出回心脏的血量,可作为判断心脏对液体负荷的安全指标;输注液体过程中 CVP 没有发生变化,表明液体是不足的,需要调整前负荷。

3. CVP 的动态变化比单次绝对值更有指导意义。在液体治疗时,CVP 的变化应结合心输出量的变化进行分析:CVP 大幅度增加而心输出量的变化微小,表明对液体的耐受性差,而 CVP 较小的变化加上心输出量的增加表明有液体反应性。由于心输出量不能常规测定,临床工作中常依据临床症状、体征、动脉压、脉压大小、心率、尿量等指标,结合 CVP 的变化指导治疗。

4. 中心静脉压可反映右心室的功能情况,在较小程度上也反映左心室前负荷。当心脏疾病引起左心室功能不全为主时,患者出现肺水肿而中心静脉压可仍正常甚或偏低,切不可盲目输液,需要借助肺毛细血管楔压进行判断。

五、影响中心静脉压测定的因素

影响 CVP 的因素除了上述心功能、血容量及血管张力外,还有以下因素影响 CVP 的测定值:

(一) 导管位置

遇有导管扭曲或进入了异位血管,管端无法达到上、下腔静脉内,可引起测压不准确。因此穿刺置管时注意留管深度(12~15cm)并回抽血液畅通,超声引导下穿刺更为精准,必要时床旁 X 线检查有助于判断导管的位置。

(二) 标准零点

一般均以右心房中部水平线作为理想的标准零点,即患者平卧位时的腋中线(图49-6,

A 线和 B 线交汇处)。零点发生偏差将显著影响测定值。理想的标准零点应不受体位的影响,在临床实际中常难完全达到。因此在患者体位有变化,应对零点作相应调整。同时注意测定 CVP 的换能器及整个管路无气泡存在。

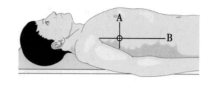

图 49-6 测定中心静脉压的标准零点位置

(三) 胸膜腔内压

右心室的有效充盈压常可由中心静脉压与心包腔的心室外壁压之差表示,正常的心室外壁压即是胸膜腔内压,在任何情况下当胸膜腔内压增加时,心室外壁压随之增高,压差就此减小而影响心脏的有效充盈。患者咳嗽、屏气、伤口疼痛、呼吸受限以及麻醉和手术等因素均可通过影响胸膜腔内压而改变 CVP 的测量数值。机械通气时常会使胸腔内平均压升高,因此测压时可暂停机械通气。正压通气及 PEEP 均可使 CVP 测定值升高。

六、中心静脉置管的并发症及预防

中心静脉穿刺置管术是麻醉科医师在临床工作中常用到的监测和治疗手段,因此,要对中心静脉穿刺及监测过程中可能出现的并发症及预防措施有全面的认识。近年来随着穿刺技术的提高及超声技术的应用,使得各种并发症明显减少,但仍要引起高度的重视。相关并发症主要包括以下几方面:

(一) 心脏压塞

急性心脏压塞是中心静脉置管致命性并发症的主要原因。导致急性心脏压塞的原因包括心包内上腔静脉、右心房或右心室穿孔引起的心包积血,或静脉液体误滴入心包内。

清醒患者会突然出现发绀、面颈部静脉怒张、恶心和呼吸困难,继而低血压、脉压变窄、心动过速,提示有心脏压塞的可能。因此,遇有上述紧急情况时处理措施如下:①立即中断中心静脉输注;②降低输液容器的高度,使之低于患者的心脏水平,利用重力尽量吸出心包腔或纵隔内积血或液体,然后慢慢地拔出导管;③如病情未改善,考虑做心包穿刺减压。

由于心脏压塞确诊、抢救难以及时,死亡率又高,因此预防就显得特别重要。其措施如下:①选用硬度适当尖端柔软的导管,送导丝及导管有阻力时,不可强行置入;②导管插入不要过深,不触碰心脏;③检查中心静脉导管,保证回血畅通。

(二) 穿刺部位血肿

颈内静脉穿刺插管可出现误穿动脉导致血肿,严重者可压迫气道,导致呼吸困难及窒息。股静脉穿刺位置过高过深可导致针尖进入后腹膜,可能刺破血管造成出血,形成后腹膜血肿。尤其对于体外循环下心内直视手术全身肝素化和进行抗凝治疗的患者,处理不当会引起致命性后果。因此,若有误穿动脉,首先压迫时间足够(5 分钟以上),全麻气管插管患者加压固定,非全麻尤其术中需要抗凝的患者(如血管外科),适当延长压迫止血时间,并术中密切观察穿刺部位。

(三) 气胸、血胸或血气胸

主要由于操作过程中刺破胸膜或穿透静脉或动脉与胸膜所致。当穿刺时难度较大、穿刺过程中患者出现剧烈咳嗽以及穿刺后患者出现呼吸困难、同侧呼吸音降低,应考虑发生气胸的可能,必要时可通过胸片明确诊断,并及早行胸腔闭式引流。穿刺时损伤肺尖,发生局限性气胸,患者可无临床症状,肺上小破口可自行闭合。但穿刺后患者进行机械通气,则有可能引起张力性气胸,导致严重后果。

（四）血栓性静脉炎、感染

手术后需长时间留置导管治疗的患者,可能出现血栓性静脉炎;此外,由于操作中反复穿刺,或未严格执行无菌操作,可发生感染。当患者临床上出现原有疾病无法解释的寒战、发热、血象增高、穿刺部位压痛或红肿等炎症反应时,应拔除导管并留取导管标本送细菌培养,并更换中心静脉管。

（五）空气栓塞

在更换接头、注射器以及检测导管是否在位时,可能会有空气经针孔或导管进入血管。尤其是颈内静脉及锁骨下静脉穿刺后,如果静脉压偏低,吸气时可为负压,容易发生空气栓塞。因此,穿刺成功置入导丝时,嘱患者屏气,全麻患者可适当头低位,或未置入导丝时采用手指堵塞穿刺针出口。

（六）其他并发症

穿刺时置入导丝及留置导管过深导致的心律失常,对于合并传导阻滞的患者,尤其合并左束支传导阻滞时,甚至会诱发心脏停搏。

若发生上述损伤及并发症,麻醉科医师积极处理,必要时请相关科室会诊,并与手术医师权衡利弊,决定是否暂缓择期手术。

七、超声引导下的中心静脉穿刺置管

常用的中心静脉穿刺置管操作可产生上述各种不良并发症。与经验性盲法相比,超声引导下深静脉穿刺置管可明显提高成功率,大大减少穿刺时间与次数,并减少相关并发症的发生。但要求穿刺者能够正确识别超声下穿刺部位的解剖关系。

进行超声引导下深静脉穿刺时,首先需对探头进行消毒,在探头上涂耦合剂,用无菌套将探头及其连线包裹。在患者的穿刺部位涂抹无菌石蜡油和耦合剂,保持皮肤和探头之间随时有液体存在。

（一）颈内静脉穿刺置管

临床常用的超声引导下颈内静脉穿刺置管主要为右侧颈内静脉穿刺。在颈动脉三角的上端处将探头与颈部纵轴垂直放置,即可获得颈内静脉横截面超声图像(图 49-7)。颈内静脉呈圆形或椭圆形,加压探头时管径显著缩小甚至闭锁,其浅部为胸锁乳突肌,内下方为颈动脉。在颈动脉三角的上端稍向下处将探头与颈部纵轴平行放置,即可获得颈内静脉纵切面超声图像(图 49-8)。确定探头标记侧后,距探头 0.5~1.0cm,穿刺针与皮肤呈 30°~45°。

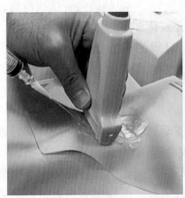
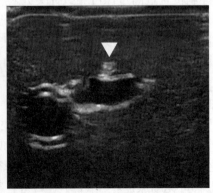

图 49-7　颈动脉、颈内静脉横截面二维超声图像

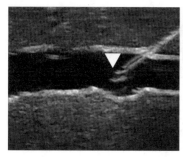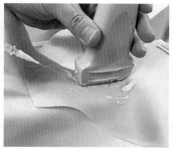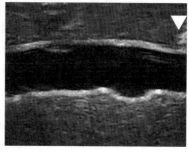

图 49-8　颈内静脉纵切面二维超声穿刺前及置管后图像

根据操作者熟练程度,自行选择短轴平面内技术或平面外技术、长轴平面内技术。针尖进入血管后,回抽注射器,回血顺畅则表明穿刺成功,再常规置管固定。

（二）锁骨下静脉穿刺置管

超声引导锁骨下深静脉穿刺置管临床使用较少。具体方法参照传统经验性穿刺置管方法。利用探头横向或纵向扫查血管走向,找到血管横截面（锁骨下静脉短轴）或纵切面（锁骨下静脉长轴）,如图 49-9 所示,可显示清楚探查到的锁骨下静脉和动脉。仍需保证探头与穿刺针在同一平面,穿刺针在超声视野范围内。

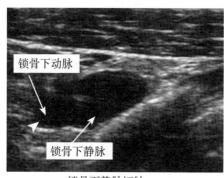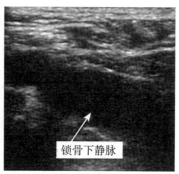

锁骨下静脉短轴　　　　　　　　　　锁骨下静脉长轴

图 49-9　锁骨下静脉超声横截面及纵切面二维图像

（三）股静脉穿刺置管

超声用于股静脉置管可显示深层的解剖结构,并可以参考邻近结构,如股神经和腹股沟韧带来确认定位。在股静脉插管过程中使用超声引导,误穿股动脉的机会降低,血管相关并发症减少,首次成功率提高（图 49-10）。

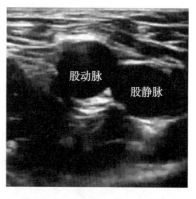

图 49-10　股静脉超声横截面二维图像

（张　亮　赵丽云　马　骏）

参考文献

[1] AMERICAN SOCIETY OF ANESTHESIOLOGISTS TASK FORCE ON CENTRAL VENOUS ACCESS, RUPP SM, APFELBAUM JL, et al. Practice guidelines for central venous access: a report by the American Society of Anesthesiologists Task Force on central venous access [J]. Anesthesiology, 2012, 116(3): 539-573.

[2] RONALD D.MILLER. 米勒麻醉学[M]. 邓小明, 曾因明, 黄宇光, 译. 北京: 北京大学医学出版社, 2016.

[3] Hutchinson KM, Shaw SP. A review of central venous pressure and its reliability as a hemodynamic monitoring tool in veterinary medicine [J]. Top Companion Anim Med, 2016, 31(3): 109-121.

[4] KIM JH, PARK JH, CHO J, et al. Simulated internal jugular vein cannulation using a needle-guiding device [J]. Am J Emerg Med, 2018, 36(11): 1931-1936.

[5] KASATKIN AA, URAKOV AL, NIGMATULLINA AR. Using ultrasonography to determine optimal head-down tilt position angle in patients before catheterization of the internal jugular vein [J]. Indian J Crit Care Med, 2017, 21(3): 160-162.

[6] Sondergaard S, Parkin G, Aneman A. Central venous pressure: we need to bring clinical use into physiological context [J]. Acta Anaesthesiol Scand, 2015, 59(5): 552-560.

[7] TAKESHITA J, NISHIYAMA K, BEPPU S, et al. Combined short-axis and long-axis ultrasound-guided central venous catheterization is superior to conventional techniques: across-over randomized controlled manikin trial [J]. Plos One, 2017, 12(12): e0189258.

[8] 谭冠先. 经皮中心静脉置管术基础与临床[M]. 北京: 人民卫生出版社, 2007.

第五十章 血流导向气囊导管技术

引言：血流导向气囊导管技术一直被认为是血流动力学监测的金标准，其准确性尤其是对肺动脉压力的直接测定，至今无可取代。血流导向气囊导管监测可迅速在床旁进行多个血流动力学参数的监测，了解左右心室功能，鉴别休克的病因，并评估疾病的进程及治疗效果，是临床医师治疗危重症患者的重要依据手段。但该技术需要正确解读参数，并且对放置血流导向气囊导管有一定的技术要求。

一、血流导向气囊导管发展简介

血流导向气囊导管（又称 Swan-Ganz 导管）自 1970 年引入临床后，已成为心脏手术患者和危重症非心脏手术患者围手术期左心功能及肺动脉压力监测的金标准，帮助临床医师深入了解心脏与全身血液循环的生理和病理生理状况，目前仍然没有能够替代 Swan-Ganz 导管实现心脏内部压力监测和氧供需平衡监测的技术。

1970 年，Jeremy Swan 和 William Ganz 在 *The New England Journal of Medicine* 共同发表了题为"使用定向流动的球囊端导管对人类心脏进行导管检查"的文章，同年于爱德华实验室研制出第一个两腔漂浮导管，从此肺动脉漂浮导管以 Swan 和 Ganz 命名。这一导管技术的发明是血流动力学床边监测技术的突破性进展，使血流动力学从生理学、病理生理学进入临床医学领域，很快在美欧诸多国家被应用。1977 年又研制出四腔热稀释肺动脉漂浮导管。Swan 与 Ganz1979 年再次共同发表了题为"血流动力学监测个人和历史性的展望"，肯定了漂浮导管的作用和地位，并认为其代表了真正的血流动力学监测时代的到来。

20 世纪 80 至 90 年代，爱德华实验室相继研制出热稀释氧饱和度导管、连续心排量和混合静脉氧饱和度监测导管。2000 年研制出第一个连续心排量 / 混合静脉氧饱和度 / 右心容量监测导管，2004 年第二代连续心排量设备问世。目前临床多用四腔或六腔漂浮导管，其中六腔漂浮导管可连续监测心排量与混合静脉氧饱和度，同时监测右心室舒张末容积（EDV）、右心室射血分数（RVEF）、右心室收缩末容积（ESV），对右心功能有了进一步的精确测定，而且无需打冰水，直接利用加热导丝的连续热稀释法从监护仪上获取心输出量（CO），操作快速便捷。

二、血流导向气囊导管参数测定原理

将尖端带有气囊的多腔导管（即六腔漂浮导管，如图 50-1 所示）经中心静脉插入，利用气囊的漂浮导向，使导管随血流漂至右心房、右心室、肺动脉，达肺动脉主干远端，从而可直接监测中心静脉压（CVP）、右心房压（RAP）、右心室压（RVP）、肺动脉压（PAP），将气囊充气

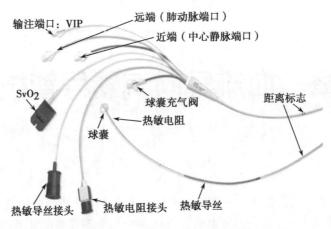

图 50-1　六腔 Swan-Ganz 导管结构

嵌顿肺小动脉时可监测肺小动脉楔嵌压（PAWP）（图 50-2）。利用热稀释原理可测定心输出量，还可间接监测外周血管阻力、肺血管阻力、每搏功等指标。之后又将分光光度反射技术应用于该检测技术中，即利用一定波长的光线通过导管内的一根光导纤维传到导管末端，反射光经由另一根纤维返回到光电探测仪，由于血红蛋白和氧合血红蛋白吸收不同波长的光线，通过反射光即可计算出混合静脉血氧饱和度（SvO_2）。老型号六腔漂浮导管的热敏频响为 300ms，能支持监测连续心输出量（CCO）/SvO_2 等指标，新型六腔漂浮导管前部设有若干心内电极，热敏频响为 50ms，能在原来基础上增加右心室射血分数（RVEF）右心室舒张末容积（EDV）、右心室收缩末容积（ESV）等新的指标。

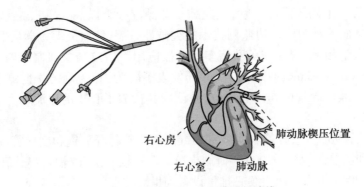

图 50-2　Swan-Ganz 导管途径路线

三、血流导向气囊导管使用指征

任何原因引起的血流动力学不稳定，或存在可能引起这些改变的危险因素的情况，都有应用漂浮导管的指征。

（一）心血管疾病

1. 充血性心力衰竭需要强心药物、血管收缩和血管扩张剂治疗的患者；

2. 心肌梗死合并低血压，尤其右心肌梗死；

3. 潜在性的心肌收缩型心力衰竭，如暴发性心肌炎；

4. 肺动脉高压血流动力学的鉴别诊断,重度肺动脉高压需要静脉用药治疗者;

5. 心源性休克。

（二）鉴别心源性和非心源性肺水肿

（三）围手术期

1. 高危心脏手术

（1）冠状动脉旁路移植术（CABG）:若患者存在以下指征,建议放置 Swan-Ganz 导管:EF<40%;近期内发生心肌梗死或不稳定型心绞痛;左心室室壁运动异常;左心室舒张末压力（LVEDP）>18mmHg;合并室间隔穿孔、左心室室壁瘤、二尖瓣反流或充血性心力衰竭;急症手术;同时进行复杂的其他手术;再次搭桥手术;

（2）合并中重度肺动脉的先天性心脏病患者;复杂先天性心脏病手术,Swan-Ganz 可提供术后监测并判断手术效果;

（3）合并肺动脉高压和 / 或心力衰竭的瓣膜置换手术或联合瓣膜病。

2. 术中可能血流动力学不稳定的非心脏手术　非心脏手术中的应用包括肝移植、肺移植、合并重症心脏病接受中高危非心脏手术,还包括合并心脏病孕产妇,如合并中 - 重度肺动脉高压、围产期心肌病心功能不全等接受剖宫产手术时。但目前尚无指南或共识支持,临床上视具体情况而定。

（四）怀疑"高动力型休克败血症"或全身炎症反应综合征（SIRS）

（五）不推荐中低风险的心脏手术和非心脏手术常规使用

四、血流导向气囊导管置管方法及并发症预防

（一）Swan-Ganz 导管置管方法

目前临床上多选经皮由颈内静脉穿刺置管,置入过程中依据压力和波形的变化,判断导管前进所到达的位置。

1. 穿刺置管前准备　放置 Swan-Ganz 导管需要在心电监护下进行,术前 Swan-Ganz 导管放置多数是在有创脉监测及全麻插管后进行,个别如肺动脉高压产妇手术,可在局麻下行 Swan-Ganz 导管置入。同时开放可靠的外周静脉通路,床旁备除颤器及急救药品如利多卡因、肾上腺素、多巴胺等。

2. 穿刺物品准备　深静脉穿刺前前首先连接好压力冲洗装置、压力传感器、监护仪和各种连接导管,并对换能器进行测试、调整零点和较正。选择合适大小的导管（成人一般选择 7 号导管,小儿选择 5 号导管）,以准备相应漂浮导管穿刺包（包含穿刺针、导丝、扩张器、3ml 气囊注射器、外套管、Swan-Ganz 导管）。

将导管鞘套在静脉扩张器外待用,Swan-Ganz 导管各管路采用肝素盐水充满,外套塑料套保护。将导管的肺动脉腔及 CVP 腔用盐水冲注,将肺动脉管腔与标定好的换能器相连,注 1.5ml 气体检查 Swan-Ganz 导管前端气囊是否漏气。

3. 穿刺区域消毒　临床上以右颈内静脉穿刺插管最为常用,保持严格的无菌操作,消毒铺巾的范围适当扩大,以减少插入长而盘曲的 Swan-Ganz 导管时发生污染的机会。

4. 深静脉穿刺　一般首选右颈内静脉,清醒患者皮肤穿刺点局麻后,成人一般用 18G 穿刺右颈内静脉,成功后经针腔内插入导引钢丝,当钢丝插入静脉,达到预计的深度后,即拔除穿刺针。

5. 导丝置入　用尖头刀切开导引钢丝周围的皮肤,并直达浅筋膜,以形成一个较大的

戳口。沿导引钢丝插入实现备好的套有导管鞘的扩张器,捻转推进扩张器,使扩张器及导管鞘沿着钢丝进入静脉。整个操作过程要小心控制好导引钢丝在血管外部分,防止钢丝全部滑入血管腔内,或导引钢丝过深导致心律失常。将导丝及扩张器一同拔出,保留导管鞘在静脉内,并用肝素盐水冲洗导管鞘侧管,三通密封。缝针固定导管鞘。

6. Swan-Ganz 导管置入

(1) 取管腔内充满稀释肝素液的气囊导管经导管鞘插入,连接测压装置排气,并监测压力,推进导管。一般插入 20cm 时,管端可达右心房,可记录到低平的静脉压波形,压力波动幅度大约在 0~8mmHg;

(2) 注入 1.25~1.5ml 空气使气囊膨胀,继续慢慢地推进导管,每次约 2~3cm。当导管通过三尖瓣进入右心室时,可记录到收缩压突然升高、舒张时压力迅速降至零点的压力波形,此时深度为 30~35cm,右心室收缩压为达 20~30mmHg,舒张压为 0~8mmHg;

(3) 导管再前进,就可进入肺动脉,此时收缩压高度保持与右心室相同,而舒张压高于右心室压力,此时深度为 40~45cm,常可出现室性期前收缩,肺动脉收缩压为 20~30mmHg,舒张压为 8~15mmHg;

(4) PAC 继续推进直至出现肺动脉楔压(PAWP,深度约为 50~55cm),当气囊放气后再显示肺动脉压波形,PAWP 为 8~12mmHg。导管继续前进达到肺动脉的分支,肺血管腔由气囊阻塞,肺血流受阻,出现接近于肺动脉舒张压的小振幅波,即为肺毛细血管楔压。气囊排气,立即又可呈现肺动脉压力波形。导管达到了楔压部位,交替作气囊充气及放气,使导管端留置于合适的位置。

7. 固定导管　记录导管留于体内的长度并锁扣固定,延长塑料套保护,预防污染,随时按需进退导管调整位置。固定后注意排空气囊。

注意,在严重心力衰竭、心动过速、肺动脉高压、右心房、右心室扩大和存在三尖瓣反流以及带有心内起搏导线的患者,导管常难以达到右心室或肺动脉。置管过程中如未获得预期的压力波形,首先用肝素液冲洗导管腔,并检查测压系统,包括所选择的压力放大倍数是否恰当,然后把导管在放气状态下慢慢撤回到右心房水平重行试插。由于导管柔软,在体内受温度影响会更加柔软,可适当于操作台用冷盐水冷却,或向导管腔内注入冷盐水使导管壁硬度增加,以便于插入。

插入 Swan-Ganz 导管过程中可记录到连续压力变化曲线,见图 50-3,成人导管尖端到达肺动脉的深度范围见表 50-1。

表 50-1　成人导管尖端到达肺动脉的深度范围　　　　　　　　　　　　单位:cm

位置	距上腔静脉 - 右心房交界处的距离	距肺动脉距离
颈内静脉	15~20	40~55
锁骨下静脉	10~15	35~50
股静脉	30	60
右肘窝	40	70
左肘窝	50	80

(二) 插入 Swan-Ganz 导管的并发症及预防

插入中心静脉导管所引起的并发症,均可在肺动脉导管置入时发生。常见的并发症还

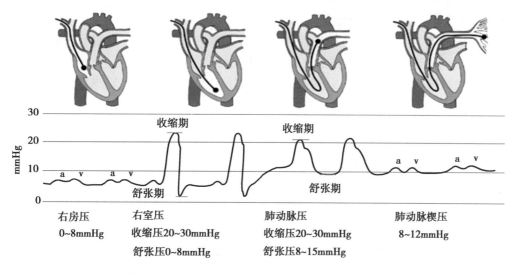

图 50-3 Swan-Ganz 导管置入过程中正常压力变化

包括以下方面：

1. 心律失常 Swan-Ganz 导管远端有气囊保护,插管时心律失常的发生率较常规心导管插入时少见,发生率约 10%。一般以室性期前收缩最多见,严重的心律失常有室性及室上性心动过速、心房颤动和心室颤动等。

当导管插入右心室后,若出现持续的心律失常,可将导管放气后退回至右心房,心律失常多可立即消失,然后把气囊足量充气后再行插管。若出现频发室性期前收缩,可经导管或静脉通路注射利多卡因 1mg/kg(非全麻患者慎用)。若出现室性心动过速、心房颤动和心室颤动等应紧急处理。尤其特别注意,由于插入 Swan-Ganz 导管过程中会引起右束支传导阻滞,若患者预先存在左束支传导阻滞,插管过程中会发展成完全性房室传导阻滞,因此对此类患者应先安置好临时起搏后再置入,或选用带有起搏功能的改良型的 Swan-Ganz 导管,或尽可能放弃 Swan-Ganz 导管监测,采用其他监测手段替代。

2. 气囊破裂 血液中的脂蛋白会附着于乳胶膜气囊表面,使气囊逐渐丧失弹性。导管多次使用、留管时间长或频繁地过量充气囊,就会引起破裂。如向气囊内注气阻力感消失,放松时注射器内栓也不再弹回,常提示气囊已破裂。此时应移去注射器开放连接气囊开口的活塞开关,在注气孔如出现数滴血液,便可证实气囊破裂,不应再向气囊注气。

正常情况下向右侧心腔或肺动脉内注入 0.8~1.0ml 循环空气,不会引起有害的结果。存在右至左分流的患者,应该用二氧化碳充气囊,以避免发生气栓。

3. 肺栓塞 通常是小范围且无症状,仅在对比插管前后的胸片才可能诊断。

深静脉血栓形成、原有附壁血栓脱落、导管对肺动脉的直接损伤和导管长时间在肺动脉内嵌顿都易造成肺动脉栓塞。气囊没有及时排空,就会像栓子一样阻塞在肺动脉内也可导致肺栓塞。此外,由于保留导管期间心脏有节律的收缩和血流的推动力,促使导管袢倾向延伸,导管尖端向远侧肺动脉移位,造成对肺动脉的阻塞,时间过久就可引起肺梗死。

避免方法包括:每次气囊充气时间不能持续超过 30 秒;Swan-Ganz 导管的气囊内不能注入液体;插入 Swan-Ganz 导管后应持续监测肺动脉压力波形,及时调整导管位置,如若自动出现了楔压,表示导管尖端移到了嵌入位,此时应立即拔出导管 2~3cm,防止导管嵌顿于肺动脉的远端,Swan-Ganz 导管在体外部分应牢靠固定;持续或间断用肝素盐水冲洗导管,有助于减少深静脉炎和血栓形成的发生。

此外,对于存在右向左分流的患者,拔除漂浮导管的时嘱患者屏气,并且拔除即刻即按压穿刺部位,防止患者吸气时气体通过颈内静脉进入。

4. 肺动脉破裂和出血　原因可为导管的尖端位于肺动脉的小分支,气囊充气膨胀直接损伤肺血管引起破裂出血,多见于有肺动脉高压的患者。临床表现为突然发生咳嗽、大量咯鲜红色血液。

临床操作中若注意导管插入的深度,且避免快速、高压向气囊内注气,此种并发症就可避免。此外测定 PCWP 时,应慢慢地向气囊内注入限量的气体,当肺动脉压力波形变成楔压波形时,即终止注气。若注入的气量较先前注入的量小就得到楔压波形,常表示导管已经移位、过深,应适当拔出导管。有怀疑时,可经 X 线胸片了解导管的确切位置。

5. 导管打结　导管在心腔内成袢,进一步打结。导管越细软,卷曲打结的机会越多。导管可自身打结,也可和心内结构(如乳头肌、腱索)或是同心脏起搏器等打结,也可能进入肾静脉或腔静脉的其他分支发生嵌顿。

插管时应注意避免一次将导管插入过多,注意压力波形变化,如果已经超过预计深度 10cm 以上,仍未记录到右心室或肺动脉的压力波形,常提示导管在右心房或右心室可能成袢,应将导管退回至原位重新置入。一旦发生导管打结,而又无法松开时,可注入冷盐水 10ml,或把导管从静脉内慢慢拉出直至插管处(退管时必须将气囊排空),导管的韧性较好,能将打结拉紧,然后轻轻退出,如若失败,需要时作一小切口取出打结导管。在超声或 X 线直视下进行操作可以有效防止导管打结。

6. 深静脉血栓形成　如出现血栓性静脉炎或有栓塞时应拔除导管。导管留置的最佳时间为 48~72 小时。

7. 导管嵌顿、导管折断　导管也可能在血流的作用下嵌顿于肺动脉的远端或发生折断,故插入 Swan-Ganz 导管后应持续监测肺动脉压力波形,及时调整导管位置。特别注意 Swan-Ganz 导管在体外部分应固定可靠。罕见外科医师不慎将导管尖端缝扎于肺动脉或右心房处,需要开胸再次处理。

8. 心脏损伤　Swan-Ganz 导管放置及留置期间,还可发生心内膜炎及心内损伤,心脏瓣膜损伤。

9. 对 Swan-Ganz 导管材料过敏　偶有报道,需要临床注意。遇到在放置 Swan-Ganz 导管过程及留置期间不明原因的低血压及血流动力学不平稳状态时,应该考虑到过敏因素。

10. 注意放置 Swan-Ganz 导管的禁忌证　导管经过的通道上有严重的解剖畸形,如右心室流出道梗阻、肺动脉瓣或三尖瓣狭窄、肺动脉严重畸形等,绝对禁忌使用。Swan-Ganz 导管的相对禁忌征包括急性感染性疾病、细菌性心内膜炎、心脏传导阻滞(尤其是 LBBB)、近期频发心律失常(尤其是室性心律失常)、严重的出血倾向、心脏及大血管内有附壁血栓、疑有室壁瘤且不具备手术条件者。

五、血流导向气囊导管测定参数及临床应用

Swan-Ganz 导管基础热稀释法至今仍然是心输出量(CO)监测的金标准,也是测量肺动脉压力(PAP)的金标准。在测量 CO/PAP 等血流动力学参数同时能够获得氧供需平衡指标,如 SvO_2,并且随着新型导管及监护设备的更新,能够连续测量右心功能参数,对右心衰竭的患者进行精准治疗。

通过漂浮导管监测,可得到如表 50-2 所示血流动力学参数。包括:

表 50-2　Swan-Ganz 导管测得的血流动力学参数

常用的血流动力学参数			
参数	简写	计算方法	正常参考值
中心静脉压	CVP	直接测量	2~6mmHg
肺动脉嵌顿压	PAPW	直接测量	6~12mmHg
平均肺动脉压	MPAP	直接测量	11~16mmHg
心输出量	CO	直接测量	5~6L/min
右心室射血分数	RVEF	直接测量	40%~60%
右心室舒张末容积	REDV	直接测量	100~160ml
右心室收缩末容积	ESV	直接测量	50~100ml
混合静脉血氧饱和度	SvO_2	直接测量	60%~80%
心排指数	CI	CO/BSA	2.8~3.6L/$(min \cdot m^2)$
每搏输出量	SV	CO/HR	60~90ml/beat
每搏输出指数	SVI	SV/BSA	30~50ml/$(beat \cdot m^2)$
体循环阻力指数	SVRI	79.92·(MAP−CVP)/CI	1 760~2 600dyn·s/cm^5/m^2
肺循环阻力指数	PVRI	79.92·(MPAP−PAWP)/CI	45~225dyn·s/cm^5/m^2
右心室做功指数	RVSWI	SVI·(MPAP−CVP)·0.013 6	4~8g/$(m \cdot m^2)$
左心室做功指数	LVSWI	SVI·(MPAP−PAWP)·0.013 6	44~68g/$(m \cdot m^2)$
氧输送	DO_2	CI·CaO_2·10	520~720ml/$(min \cdot m^2)$
氧耗量	VO_2	CI·(CaO_2-CvO_2)·10	200~250ml/$(min \cdot m^2)$
氧摄取	O_2ER	$(CaO_2-CvO_2)/CaO_2$	25%~30%

直接测定指标:右心室舒张末容量(RVEDV)、右心室射血分数(RVEF)、右心室收缩末容积(ESV)、右心房压力(RAP)、PAP、肺动脉楔压(PAWP 或 PAOP)、CO、心指数(CI)、混合静脉血氧饱和度(SvO_2)。

间接计算指标:心排指数(CI)、每搏输出量(SV)、每搏指数(SVI)、外周血管阻力指数(SVRI)、肺血管阻力指数(PVRI)、左心室每搏功(LVSWI)、右心室每搏功(RVSWI)。

(一)压力监测

1. 肺动脉压力(PAC)及肺毛细血管楔压(PCWP)

(1)数据测定:漂浮导管进入肺动脉后直接读取到的数值即肺动脉压力值,当气囊阻塞肺动脉分支,从导管尖端所测得的压力即肺毛细血管楔压(PCWP)。正常肺动脉收缩压 15~30mmHg,舒张压 6~12mmHg,平均压 11~16mmHg,PCWP 正常值为 6~12mmHg。

(2)临床应用:直接读取肺动脉压力值可以协助临床医师判断患者肺动脉压力的变化,是否有肺动脉高压等情况。

左心房与肺循环之间不存在瓣膜,当导管的气囊充气后所形成直径约 11~13mm 的球囊随血流嵌闭肺动脉分支阻断血流,管端所测得的压力是从左心房逆流经肺静脉和肺毛细血管所传递的压力。当左心室和二尖瓣功能正常时,肺毛细血管楔压力仅较左心房压高 1~2mmHg,因此肺毛细血管楔压能间接准确测量肺静脉压(PVP)和左心房压,可用于估计肺循环状态和左心室功能,特别对左心室的前负荷,可提供有价值的指标。目前认为当 PCWP 超过 20~24mmHg 时,表明左心室功能欠佳。

PAC 尖端可起到测量肺循环静脉端血流压力的作用,正常情况下,肺血流阻力很低,肺动脉舒张压与下游肺静脉和左心房压相当。在无肺血管病变时,肺动脉舒张末期压仅较肺毛细血管楔压高 1~3mmHg,且与左心室舒张末期压(LVEDP)和左心房压有很好的一致性,故可以用肺动脉舒张末期压表示上述各部位的压力。即 PAWP-PVP-LAP-LVEDP 之间具有关联性。

需要注意,使用上述压力指标时应结合临床进行鉴别和判断,影响 PAWP 判断左心房压及左心室前负荷的因素包括(图 50-4):①肺部疾病:肺栓塞、慢性弥散性肺纤维化、肺切除患者及其他任何原因引起肺血管阻力增加时,肺动脉的收缩压和舒张压均增高,而 PCWP 可正常或反降低;②心脏疾病:左心室功能不全,心室壁的顺应性降低和心室舒张时心房的收缩作用,均可引起左心室舒张末期压显著升高,常超过 PCWP 和肺动脉舒张末期压,此时 PCWP 或肺动脉舒张末期压不能代表左心室舒张期末压。二尖瓣狭窄、梗阻或反流及心内有左向右分流的患者,所测得的 PCWP 数值高于实际 LVEDP。主动脉瓣反流测得的 PCWP 数值低于实际 LVEDP;③导管位置:导管端在肺野的位置和胸膜腔内压的改变均会影响 PCWP 的测值。当肺泡压低于左心房压时,PCWP 才能准确地反映左心房压,如呼气末正压超过 10cmH$_2$O,可能造成肺泡压大于左心房压,PCWP 仅反映肺泡内压。因此,若患者情况允许,测量 PCWP 时,最好暂时停用呼气末正压,呼气末进行测量。

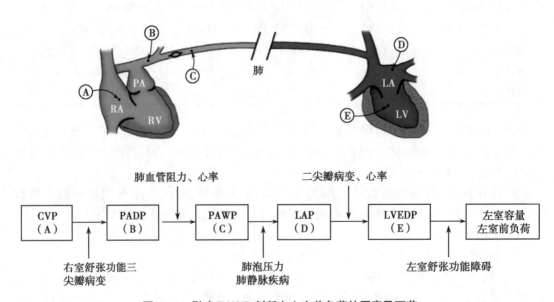

图 50-4　影响 PAWP 判断左心室前负荷的因素及环节

注:PA. 肺动脉;RA. 右心房;RV. 右心室;LA. 左心房;LV. 左心室;PADP. 肺动脉舒张压;PAWP. 肺动脉楔压;LAP. 左心房压;LVEDP. 左心室舒张末期压。

2. 左心房压

(1) 数据测定:如心功能正常,左心房压(LAP)与 LVEDP 基本一致,因此左心房压是左心室前负荷的可靠指标。临床上除用 PCWP 间接代表左心房压外,心脏手术可以直接插导管入左心房测压。二尖瓣、主动脉瓣、冠状动脉病变患者若左心室功能差,经手术纠治后停止体外循环机器有困难时,即有指征行左心房插管测压,为手术后处理提供帮助。常用内径为 1.0~1.2mm、30cm 长的塑料导管由术者经右上肺静脉或左心房手术切口处插入,保留导管端在左心房,尾端经由切口下端引出,连接水柱测压计或换能器测压。小儿心脏手术需要测定左心房压时,可于术前经右颈内静脉或锁骨下静脉注入足够长(10~15cm)的右心房管(18G 或 20G),体外循环结束缝合右心房前,经房间隔将右心房管放入左心房。放置左心房压测压管特别需要注意采用肝素水冲洗,并防止气体进入。

(2)临床应用:依据左心房压值的高低可较准确地估计左心室功能状况,并指导容量治疗和预防肺水肿的发生。左心房压高,代表左心衰竭,可能出现肺水肿,左心房压低,代表左心室容量不足。但临床上需要与 PCWP、LVEDP 及临床表现结合进行综合判断。

(二)容量指标

新型 6 腔漂浮导管可以直接测定右心室舒张末容积(RVEDV)、右心室收缩末容积(RVESV)等反应右心室容量的新指标。临床常用的指标是 RVEDV。RVEDV 可由最新肺动脉导管通过测量右心室射血分数后计算得出,即 RVEDV= 每搏量(SV)/RVEF。RVEDV 与传统标准的前负荷指标(如 CVP 或 PCWP 等)相比,与心排出量的关系更加紧密,且有更好的相关性。若 RVEDV>170ml,提示容量超负荷,需要寻找原因,可能同时存在右心衰竭,需要结合临床进行处理。

RVESV 反映右心室收缩末期容量的剩余,若超过正常值,提示后负荷增加或心肌收缩力下降,泵出的血减少,更多的血剩余其中。如临床上肺血管阻力增加的疾病尤其肺动脉高压患者,会存在 RVESV 增加。

(三)心功能测定

1. 心输出量(CO)

(1)数据测定:最早漂浮导管测定 CO 是以温度这一物理因素作为指示剂,通过记录温度 - 时间稀释曲线获得。一般用比血液温度低的溶液作为指示剂,以位于右心房水平离导管端 30cm 处导管腔的开口注入,通过导管开口 4cm 处的热敏电阻感知温度稀释的过程。目前临床测心输出量大多采用此法。六腔漂浮导管已发展到可连续作心输出量测定,不需要额外注入冷盐水。

(2)临床应用:通过 Swan-Ganz 导管测定 CO 结合其他参数,可以鉴别诊断低心排状态。若患者存在低心排,患者表现为低血压和组织灌注不良。若 BP 和 CO 低于正常,同时伴随低 PAWP,提示患者存在低血容量;若 BP 和 CO 同时降低,但 PAWP 高,提示心源性休克;若患者表现为低 BP 和低 CO 状态,右心室充盈压即 RAP 升高,则提示右心衰竭,可能存在右心室梗死。

注意患者的不同病理状态可影响 CO 的准确性。伴有三尖瓣反流或心内双向分流的患者,心输出量的测定值通常偏低,而心房颤动患者因每搏心输出量的变化很大,应在一段时间内需反复多次测定,取其平均值。

2. 右心室射血分数(RVEF) 临床上右心功能问题往往被忽略,血流动力学监测大多数关注左心功能。六腔漂浮导管可直接提供 RVEF。

(1)数据测定:PAC 导管前端放置一个快速的热敏电阻,可以感知心脏每次搏动中非常微小的肺动脉血温的变化,从而测得右心室功能指标。由公式 EF=SV/RVEDV 计算而来。临床上由心室造影、超声心动等方法获得的 EF,是一个静态的数值,但通过漂浮导管得到的 RVEF 是一个动态数值,与 SV、RVEDV 相关,随着 SV/RVEDV 的改变而改变,能反映患者实时的血流动力学状态。

（2）临床应用：患有慢性疾病如慢性阻塞性肺疾病、成人呼吸窘迫综合征、肺动脉高压、右心室缺血或梗死等，往往右心衰竭导致的循环抑制更加严重。术中 RVEF 的测定对于右心衰竭的发现具有重要意义。若冠心病进行血管再造手术患者在心肺转流后 RVEF 明显降低，特别是在原先有右冠状动脉梗阻的患者，当 RVEF 突然较正常值降低 40%，可以早期提示右心室缺血。非心脏手术中如果短期 RVEF 变化幅度大，要积极寻找原因对症处理。

注意继发于肺动脉高压存在三尖瓣反流者，RVEF 数值不可靠。

（四）氧代谢测定

漂浮导管测定的氧代谢指标主要有混合静脉血氧饱和度（SVO_2）、氧供（DO_2）、氧耗（VO_2）及氧摄取率（O_2ER）。

1. 混合静脉血氧饱和度（SVO_2）

（1）数据测定：SVO_2 的测定是基于分光光度反射技术。一定波长的光线通过导管内的一根光导纤维传到导管末端即肺动脉端，分别由红细胞内的氧合血红蛋白（HbO_2）和还原血红蛋白（Hb）吸收，反射光经由另一根纤维返回到光电探测仪。由于血红蛋白和氧合血红蛋白吸收不同波长的光线，通过反射光计算，最终显示出 SvO_2。

从肺动脉内采血也可获真正的混合静脉血标本，但当导管位于肺动脉的较远端，又快速从导管内采血时，则可混合有从毛细血管床内经过氧合的反流血液，从而引起混合静脉血的氧张力值假性增高。因此，采血速度不宜超过 3ml/min。若同时测量上腔静脉、右心房、右心室和肺动脉之间的血氧差，可对心内左至右分流情况作出判断。心腔内各部分正常压力及血氧值见图 50-5。

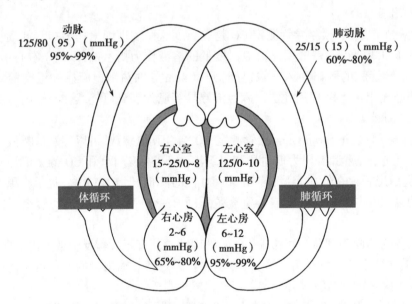

图 50-5　心脏各部位正常压力及氧饱和度

根据 Fick 方程式：$SvO_2=VO_2/(CO \times 1.36 \times Hb)$，氧耗（$VO_2$）=$CO \times$ [动脉血氧含量（CaO_2）- 静脉血氧含量（CVO_2）] × 10，而 $CaO_2=Hb \times 1.38 \times SaO_2$，因此，决定 SvO_2 的 4 个因素为 VO_2、心排出量、血红蛋白浓度、动脉血红蛋白饱和度。

（2）临床应用：一般情况下，患者的血红蛋白浓度、氧耗相对变化范围小，SvO_2 可以作为间接表示心排出量的指标。连续 SvO_2 监测比其他参数更早预警患者的状态改变，可以更早进行针对性干预。当 SvO_2 改变发生时，尤其 3~5 分钟内 SvO_2 变化幅度在 ±5~10%，要尽快检查氧运输（CO、Hb、SaO_2）和氧消耗的每一个组成，即刻进行纠正。

SvO_2 的正常范围是 60%~80%。当 SvO_2 下降时，可能的原因包括氧供降低（血红蛋白浓度降低、动脉氧饱和度降低、心排量降低）及氧消耗增加。SvO_2 升高与氧供增加（高浓度吸氧、正性肌力药等）及氧耗降低有关。临床中，监测 SvO_2、结合 DO_2 及 VO_2，可以了解组织灌流和氧合情况，指导临床治疗及评价疗效。

临床上，SvO_2 变化时要积极寻找原因并处理，从对 SvO_2 影响的四个因素中逐一排查原因，排除贫血、低心排（心肌收缩力、低血容量、外周血管阻力）、动脉血氧饱和度等因素，并关注麻醉深度导致的 SvO_2 变化。

2. DO_2 和 VO_2　漂浮导管依据 Fick 原理，可以直接测定 DO_2 和 VO_2。$DO_2=CaO_2 \times CI$，$VO_2=(CaO_2-CvO_2) \times CI$。二者的比值称为氧摄取率（$O_2ER$）。

正常生理状态下，DO_2 和 VO_2 是互相匹配的。VO_2 增加时，机体通过增加心指数提高 DO_2，同时周围组织还能通过增加氧摄取以满足代谢需求。而当 DO_2 降至临界水平以下时，DO_2 的减少引起 VO_2 的明显减少，出现无氧代谢，SvO_2 迅速降低，乳酸增高。当 DO_2 正常或高于正常时，VO_2 已表现为氧供依赖，即 DO_2 下降或上升时，O_2ER 均保持不变，VO_2 和 DO_2 呈线性关系，称为病理性氧供需依赖（图 50-6），主要存在于 ARDS、脓毒性休克、心力衰竭、COPD、肺动脉高压及急性肝功能衰竭的患者。

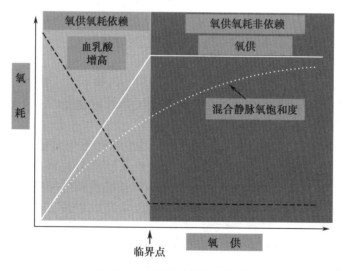

图 50-6　病理性氧供氧耗依赖

（五）漂浮导管演算参数

1. 心指数（CI）　CI=CO/BAS（体表面积），正常值为 2.5~4.0L/（min·m²）。

心输出量主要与机体氧消耗或代谢率有关，已知代谢率与体表面积存在很好的相关，故临床上也用 CI 代替 CO。

2. 每搏量（SV）和每搏指数（SI）　SV=CO/HR（心率），正常值：60~90ml/beat。SI=SV/BAS，正常值：40~60ml/m²。

3. 心脏做功　心脏活动时做功可以用心室内压强和从心室排出的血量乘积表示。临床上一般用主动脉或肺动脉平均压代替心室内压强计算左、右心室每搏功(SW)或每搏功指数(SWI)。包括左心室每搏功指数(LVSWI)及右心室每搏功指数(RVSWI),计算公式分别为:LVSWI=SVI(MAP–PCWP)×0.013 6,正常值:44-68g/(m·m^2),RVSWI=SVI(PAP–PCWP)×0.013 6,正常值:4~8g/(m·m^2)。上述计算式中将每搏指数改为每搏量即获得左、右心室每搏功。

4. 血管阻力　临床上,体循环阻力(SVR)及肺循环阻力(PVR)为常用指标,对于临床病情判断及处理具有重要意义。通过漂浮导管监测数据,可以间接计算得到 SVR 及 PVR,进一步经过体表面积标准化处理后可得到体循环阻力指数(SVRI)及肺循环阻力指数(PVRI)。计算公式如下:

SVR=(MAP–MRAP)/CO×80,正常值为:800~1 200dyn·s/cm^5,SVRI=(MAP–MRAP)/CI×80,正常值为:1 760~2 600dyn·s/cm^5/m^2。PVR=(MPAP–PCWP)/CO×80,正常值为:PVR<250dyn·s/cm^5,PVRI=(MPAP–PCWP)/CI×80,正常值为:45~225dyn·s/cm^5/m^2。

5. 三重指数(triple index,TI)　是用于估计心肌氧耗量的指标,是以收缩压心率乘积再乘以肺毛细血管楔压。一般认为较收缩压 × 心率更能反映心肌耗氧情况,三者中任何一项增加,均引起心肌耗氧增加。正常一般不超过 150 000。

6. 收缩时间指数(tension time index,TTI)　TTI 是通过计算左心室收缩时压力曲线下面所包含的面积,一般与主动脉收缩压曲线下方面积相仿。因此 TTI= 主动脉收缩压均值 × 收缩时间,表示心肌收缩时的需氧量。

7. 舒张压时间指数(diastolic pressure time index,DPTI)　临床计算时,DPTI=(主动脉舒张期均压 – 左心房或肺毛细血管均压)× 舒张时间。它代表心肌的供氧情况,当舒张压降低、左心室充盈压增高或舒张时间缩短时,均使心肌的氧供降低。

8. 心内膜存活率(endocardial viability ratio,EVR)　心脏收缩时,心肌内膜部位承受的压力高于心外膜部位,容易引起缺血、缺氧。ERV 反映心内膜下部位氧供是否充足,采用舒张压时间指数与收缩压时间指数的比值表示,也表达心肌灌注梯度。正常值应大于 1,当小于 0.7 时,表示心内膜下缺血。

9. 氧摄取率(oxygen extraction ratio,O$_2$ER)　是组织在毛细血管从动脉血中摄取氧的百分比,反应组织氧利用的指标,可用下述公式计算:VO$_2$/DO$_2$ 即 1–SvO$_2$/SaO$_2$,正常值为 25%~30%。与微循环状况、血液黏度、氧弥散距离和细胞线粒体呼吸功能有关。可以通过减轻组织水肿、纠正氧离曲线左移和调控全身炎症反应等方式提高组织的氧摄取率。

六、血流导向气囊导管应用的局限性

肺动脉导管虽然已广泛应用,但仍未能提供有力的证据证实 Swan-Ganz 导管可改善患者的预后,欧洲心脏病学会及美国心脏病学会均在急、慢性心力衰竭的诊断和治疗指南中降低了漂浮导管在血流动力学不稳定且对传统治疗没有反应患者中的推荐度。漂浮导管属于有创监测,需要使用者能够熟料操作及具备解读血流动力学参数的能力,并能结合临床状况灵活应用。但对于重症患者,尤其接受心血管手术、肝移植、肺移植等,漂浮导管的使用对临床有很好的指导作用,尤其对于合并肺动脉高压的患者,始终是测定肺动脉压力的金标准。目前认为,漂浮导管监测存在以下不足:

1. 采用压力指标指导容量治疗具有一定的局限性。目前食管超声直视下监测容量以及采用动态监测容量反应性如 SVV 等,可能对容量的评估较漂浮导管测得的数据更具优势。

并且漂浮导管尖端位置不一定完全精准,会使 PCWP 的测定值与肺静脉压及左心房压产生误差,从而影响容量判断。

2. 有心内分流及瓣膜反流的患者,漂浮导管数据会出现偏移,其临床意义需要结合具体病例进行分析。

3. 放置漂浮导管及留置期间,均可能出现并发症,并且部分并发症较为严重,也是限制漂浮导管使用的一个因素。同时对操作者要求高,也使该技术不容易普及。

尽管漂浮导管的应用存在一定的局限性,但仍为临床血流动力学监测的经典方法,并且随着监测手段的改进,增加了对氧动力学的实时监测,实现了在细胞代谢水平的监测,能早期发现病情恶化,从而早期诊断,早期干预,这些都是超声等可视化技术无法实现的。

(张　亮　赵丽云)

参考文献

[1] SWAN HJ,GANZ W,FORRESTER J,et al. Catheterization of the heart in man with use of a flow-directed balloon-tipped catheter [J]. N Engl J Med,1970,283(9):447-451.

[2] GIDWANI UK,GOEL S. The pulmonary artery catheter in 2015:the Swan and the Phoenix [J]. Cardiol Rev,2016,24(1):1-13.

[3] NELLAIYAPPAN M,OMAR HR,JUSTIZ R,et al. Pulmonary artery pseudoaneurysm after Swan-Ganz catheterization:a case presentation and review of literature[J]. Eur Heart J Acute Cardiovasc Care,2014,3(3):281-288.

[4] ROSENKRANZ S,PRESTON IR. Right heart catheterisation:best practice and pitfalls in pulmonary hypertension [J]. Eur Respir Rev,2015,24(138):642-652.

[5] ASGHAR MU,MEHTA SS,CHEEMA HA,et al. Swan-Ganz catheter causing anaphylactic shock:a rare case report [J]. Int J Crit Illn Inj Sci,2019,9(4):203-205.

[6] ESPINA I,VARON J,LIN PH. Thrombolytic therapy of acute massive pulmonary embolism using Swan-Ganz pulmonary artery catheter [J]. Ann VascSurg,2017,43:e9-315.e12.

[7] LEE M,CURLEY GF,MUSTARD M,et al. The Swan-Ganz catheter remains a critically important component of monitoring in cardiovascular critical care [J]. Can J Cardiol,2017,33(1):142-147.

[8] RAUT MS,MAHESHWARI A,GARG V. Resistance to withdraw a Swan-Ganz catheter:a word of caution [J]. Ann Card Anaesth,2012,15(3):254-255.

[9] BAER J,WYATT MM,KREISLER KR. Utilizing transesophageal echocardiography for placement of pulmonary artery catheters [J]. Echocardiography,2018,35(4):467-473.

[10] CRONIN B,ROBBINS R,MAUS T. Pulmonary artery catheter placement using transesophageal echocardiography [J]. J CardiothoracVascAnesth,2017,31(1):178-183.

[11] SATOH H,MIYATA Y,HAYASAKA T,et al. An analysis of the factors producing multiple ventricular arrhythmias during pulmonary artery catheterization [J]. Ann Card Anaesth,2017,20(2):141-144.

第五十一章 Flotrac/Vigileo 系统

Flotrac/Vigileo FV 系统是 2005 年诞生的血流动力学监测方法,是基于动脉压力监测心输出量(APCO)的一种微创方法,由 Flotrac 传感器和 Vigileo 监测仪两部分组成。该监测方法通过 Flotrac 传感器采集患者外周动脉压力波形,结合患者年龄、性别、身高、体重、体表面积所得到的每搏量(SV)进行运算分析,从而得到心输出量/心排指数(CO/CI)、每搏量/每搏指数(SV/SVI)、外周血管阻力/外周血管阻力指数(SVR/SVRI)、每搏量变异度(SVV)等血流动力学指标。

一、Flotrac/Vigileo 监测原理

APCO 监测原理依然是以 CO= 脉率(PR)×SV 公式为基础。其中,PR 为 Flotrac 传感器经患者外周动脉采集的脉率。在运算中,SV 是 σAP 与 χ 的乘积,其中,σAP 代表动脉压力在 20 秒区间的标准差,是评估脉搏压的指标。χ 是通过对动脉波形分析得出的函数,是动脉顺应性和血管阻力的定量因子,与患者的年龄、性别、体表面积及血管顺应性等相关,是评估患者个体不同情况下血管张力的指标。σAP 与每搏输出量成正比,与主动脉顺应性成反比。因此,APCO 监测技术是通过血流动力学模型,将血流与动脉压力联系起来。基于以上理论,通过 Flotrac 公式,即 APCO=PR×(σAP×χ)计算瞬时的 CO。监测过程中,SV 值每 20 秒自动更新一次,因此 Flotrac 监测所得的数值具有动态和及时的特点。

二、Flotrac/Vigileo 监测的微创性和准确性

Flotrac/Vigileo 最大的优点是微创性,直接通过一个动脉导管便可得到患者的血流动力学参数,并可计算代谢参数,而且系统无需人工校准,操作方法简单,得到参数方式便捷。由于多数危重患者手术需要建立动脉通路,所以只需将 Flotrac 传感器连接到已有的动脉通路上就可以自动计算,得到血流动力学数据。

传统容量的监测参数多为静态参数,如平均动脉压、中心静脉压(CVP)和肺动脉楔压(PAOP)等,只反应压力指标。而压力参数受容量、心室顺应性以及胸腔压力等影响大,不能很好地反应容量状态。Flotrac/Vigileo 系统提供的动态参数如 SVV 和动脉脉搏压力变异度(pulse pressure variation,PPV)等,可以很好地反应血流动力学和容量状态。尽管肺动脉导管一直被认为是测量心输出量的金标准,但由于 Flotrac/Vigileo 的微创及实时,临床医师容易掌握,应用更为普遍。多项研究表明,由 Flotrac/Vigileo 监测的血流动力学参数与传统肺动脉漂浮导管(PAC)方法相比,监测结果体现出很好的相关性。

三、Flotrac/Vigileo 监测参数及临床提示

APCO 以 CO=PR × SV 公式为基础,可以提供多个血流动力学参数。通过放置特殊设计的 Precep 导管可以连续监测中心静脉氧饱和度($ScvO_2$)和外周血管阻力(SVR),而且在获得血红蛋白数值的基础上可计算氧供。FloTrac/Vigileo 系统不能提供混合静脉氧饱和度、心脏充盈压如 CVP、肺动脉压及肺动脉楔压(PAOP)。Flotrac/Vigileo 提供参数的临床提示如表 51-1。

表 51-1　Flotrac/Vigileo 监测参数

标签	参数	正常范围 / 单位
CO	心排量	4.8~8L/min
$ScvO_2$	中心静脉血氧饱和度	60%~80%
CI	心指数	2.5~4.0L/(min·m²)
SV	每搏量	60~100ml/beat
SVI	每搏指数	33~47ml/(beat·m²)
SVV	每搏量变异度	<13%
SVR	全身血管阻力	800~1 200dyn·s/cm⁵
SVRI	全身血管阻力指数	1 970~2 390dyn·s/cm⁵/m²

(一)容量指标

1. SVV　SVV 是应用 Flotrac/Vigileo 系统监测循环相关指标中的一项重要指标。可动态反应患者的血容量状态。在机械通气情况下,由于呼吸机的作用引起肺血管内血容量发生规律性的波动,导致左心室 SV 发生相应的波动。SV 随呼吸波动的差值百分比越大(SVV 大),说明血容量不足,通过补液能够明显提高 CO,SV 波动的差值百分比越小(SVV 小),说明血容量充足,通过补液不能明显提高 CO。

以心肺交互作用为基本原理,自主呼吸产生的负压导致胸腔内压力发生变化,引起吸气时动脉压下降,呼气时上升。但是机械通气时则相反,即正压通气时,吸气时胸膜腔内压增高,肺静脉毛细血管内大量血液被挤压入左心室,左心室血量增多,导致 SV 立刻上升,动脉压升高,呼气时相反,SV 下降,动脉压下降。SVV 是 20 秒内最大 SV 与最小 SV 差与每搏量平均值的比值,即通过(SV_{max}–SV_{min}/SV_{mean})计算得到(如图 51-1),SV_{max} 是指吸气时产生的最大 SV,SV_{min} 是指呼气时产生的最小 SV。

SVV 并不能代表真实的前负荷,而是前负荷的反应性指标,不是在某一时间点得到的静态参数,而是某一时间段内容量、压力等静态参数的变化率,具有动态性,体现了患者即刻的容量状态,直接反映循环前负荷,并且在反映患者前负荷状态的同时,还可通过及时、准确地反映心脏对液体治疗的敏感性,可预测液体治疗的效果,成为功能性血流动力学监测的重要指标之一。

机械通气导致患者左心前负荷发生振荡变化,如果患者的前负荷处于心功能曲线的左端,则左心前负荷的变化(ΔP)会导致较大的 SV 变化,SVV 就大,需要补液。如果患者的前负荷处于心功能曲线右端,则左心前负荷变化导致较小的 SV 变化,SVV 小,不需要补液。也是目前目标导向液体治疗的主要依据(图 51-2)。

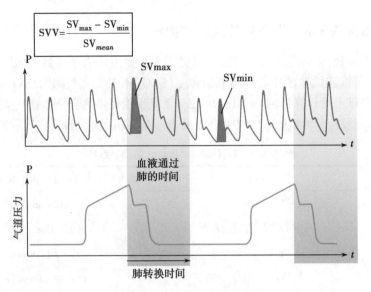

图 51-1　SVV 的计算原理

SVV 大于 13% 认为具有容量反应性。但 SVV 测定需要一定的条件,需要机械通气模式并且潮气量≥8ml/kg 且≤12ml/kg,并且心律规整,若伴随有心房颤动、室上性心动过速、频发室性期前收缩等心律失常情况时不宜采用 SVV 监测。当潮气量≤5ml/kg 或者≥15ml/kg 时,无法准确反映前负荷的变化情况,面罩吸氧患者对液体治疗的反应性方面稍显不足。呼气末正压(PEEP)在10cmH_2O 时,SVV 与 PEEP 呈正相关,当超出此范围后,SVV 变得异常敏感,影响其对液体复苏疗效评估的准确度。

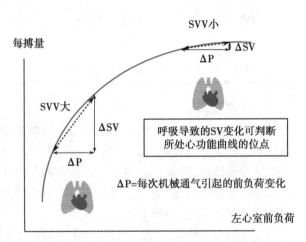

图 51-2　正常心功能状态下 SVV 与 ΔP 变化的关系

2. 脉压变异度(pulse pressure variation,PPV)　PPV 是指在机械通气每个呼吸周期中,脉压的最大值(PPmax)和最小值(PPmin)之差来对 PPV 进行定量,公式为:PPV(%)=(PPmax−PPmin)/ [(PPmax+PPmin)/2] × 100%。在潮气量大于 8ml/kg 的情况下,PPV 大于 13%~15% 可以认为具有容量反应性。由于收缩压(SP)不仅受每搏量和动脉顺应性的影响,还受到舒张压的影响(收缩压 = 舒张压 + 脉压),后者直接受到主动脉外压力(如胸膜内压力)的影响。因此在正常情况下,收缩压和舒张压在每个呼吸周期中可能都会有变化,而脉压(pulse pressure,PP)和 SV 则没有明显的变化,收缩压受 SV 影响的程度不如脉压,所以 PPV 比 SPV 更能反映容量状态。

由于单纯依靠 SVV 或 PPV 判断容量各自的局限性,近年来,动态动脉弹性(dynamic arterial elastance,Eadyn)即单个正压呼吸间期 PPV 与 SVV 的比值对动脉张力进行评估的方法受到重视。研究认为,当 PPV/SVV<0.89 时,即使有容量反应性的存在,通过液体治疗增加心输量并不能相应地升高血压,复苏时应选择液体治疗联合血管活性药物,而单一的扩容治

疗可能导致容量过负荷的风险。当 PPV/SVV>0.89 时，单纯通过液体治疗可增加心输出量，能达到较好地升高血压、稳定血流动力学状态的目的。

在左右心衰竭的情况下，SVV 及 PPV 等基于每搏输出量随呼吸周期变化的指标可能造成容量反应性的假阳性与假阴性，但这些指标的变化恰恰反映了心功能不全时的心肺相互关系。因此要将血流动力学指标与其内在病理生理特点相结合，结合血管活性药物，正确处理临床状况。

(二) 氧动力学指标

1. 中心静脉血氧饱和度（$ScvO_2$）　$ScvO_2$ 是上腔静脉血氧饱和度，代表在组织水平上氧供和氧耗平衡的结果，正常值：60%~80%，一般略低于混合静脉氧饱和度（SvO_2），但与 SvO_2 有很好的相关性。$ScvO_2$ 测定需要置入 8.5F，20cm 4 腔中心静脉导管（PreSEP 导管），其中带有血氧饱和度监测腔，可以单独使用或与 FloTrac 传感器连接。$ScvO_2$ 可提供关于氧输送和氧需求平衡的重要信息。

2. 组织氧供（DO_2）　通过直接测定 CO，通过公式 CO × 动脉血氧含量（CaO_2）运算得到 DO_2。DO_2 取决于血液在肺内的氧合程度、血液携氧能力、心排量和组织利用氧的能力。患者氧耗增高可通过增加和降低氧耗改善氧供耗平衡。当 DO_2 或氧供指数（DO_2I）减少到临界值以下时，可发生氧供需失衡和组织缺氧。以往测定 DO_2 需置入肺动脉导管，通过测定 CO 后计算得出结果，准确度高，但肺动脉导管不容易普及。

3. 动静脉二氧化碳分压差（Pcv-aCO_2）　指混合静脉或中心静脉血二氧化碳分压（$PvCO_2$）与动脉血中二氧化碳分压（$PaCO_2$）之差，即 $\Delta PCO_2=PvCO_2-PaCO_2$，是反应组织是否有充足血流量将 CO_2 清除的一个敏感指标（流量指标）。血流动力学稳定状态时，动、静脉血 PCO_2 非常接近，ΔPCO_2 正常范围为 2~5mmHg。在细胞水平，CO_2 是正常氧代谢的最终产物，正常情况下静脉血中的 CO_2 比动脉血中 CO_2 含量高。ΔPCO_2 是反映全身系统血流量的指标，ΔPCO_2 与 CO（心输出量）呈反比关系，即 ΔPCO_2 升高，反映患者低 CO 状态。ΔPCO_2 的绝对值受到个体患者代谢及灌注状态的影响，组织灌注不足时，血流不足以将组织产生的 CO_2 带走，组织中 CO_2 清除能力下降，产生 CO_2 淤滞现象，导致 ΔPCO_2 升高。ΔPCO_2 值越大，组织灌注越差，并认为即使在 $ScvO_2$ 达标时（>70%），ΔPCO_2>6mmHg 仍可作为判断患者容量复苏不充分的指标之一，尤其早期液体复苏，ΔPCO_2 的动态变化可作为反映组织血流量变化及复苏效果的指标。

四、Flotrac/Vigileo 系统监测下的目标导向治疗

(一) SVV 目标导向治疗

正常心功能曲线上，SVV 切线越长，角度越大，说明 SVV 值越大，越需要补液（图 51-3）。

1. 当 CI≥2.5L/（min·m²），MAP<65mmHg，SVI40-50ml/m² 时，提示低血压原因可能为外周血管阻力降低，可给予去甲肾上腺素，5min 后评估，若未达到标准，增加去甲肾上腺素用量直到达到正常范围。

2. 当 CI<2.5/（min·m²），MAP<65mmHg 且 SVI<40ml/m² 时，观察 SVV，如果 SVV<13%，提示低血压是由于心功能不全而导致，应使用多巴胺进行强心治疗，如果 SVV>13%，则提示低血压是由于容量不足导致，应快速输入 1.5 ml/（kg·h）晶体，5min 后评估，若 SVV 仍然大于 13%，给予 250ml 胶体，如此循环评估至达到正常范围。

3. 当 CI<2.5/（min·m²），MAP<65mmHg，SVV<13% 且 SVI>50ml/m² 时，常提示容量超负荷，

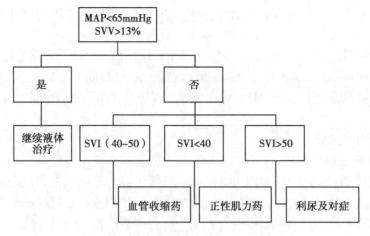

图 51-3　SVV 目标导向治疗流程图

应给予利尿剂治疗。

（二）ScvO$_2$

临床上，在以 ScvO$_2$ 目标导向治疗中，始终保证平均动脉压（MAP）65mmHg 以上，血乳酸浓度 <2mmol/L，兼顾容量、通气（氧饱和度）、心排量、血红蛋白浓度，结合不同种类血管活性药物进行综合调整。

五、Flotrac/Vigileo 监测的局限性

与传统血流动力学监测手段相比，Flotrac/Vigileo 监测存在一定局限性。

1. 评价患者右心功能有限制；

2. 体重在 18kg 以下的患者缺乏文献报道；

3. 只适用于控制性机械通气的患者；

4. 不适用于严重的心律失常；

5. 不适用于主动脉内球囊反搏（IABP）的患者；

6. 不适用于使用左心辅助装置或人工心脏患者；

7. 某些因素导致外周动脉持续收缩或痉挛，推荐大动脉采集波形数据；

8. 高度依赖于胸膜腔内压周期性变化的规律，并且要能足够引起 CVP 的改变，受潮气量影响较大。

总之，Flotrac 是一种新型的血流动力学监测方法，它以其自身的创伤小、操作简单、数据准确等优势已逐渐被临床医师和患者接受。尽管临床实践中还有其自身的局限性，但是由于这种监测方法与传统 PAC 监测方法相比较，微创是其明显优势，因而 Flotrac 监测可以成为临床工作中常用的血流动力学监测方法。

（张　亮　马　骏　赵丽云）

参考文献

[1] SUEHIRO K, TANAKA K, MATSUURA T, et al. The Vigileo-FloTrac^{TM} system: arterial waveform analysis for measuring cardiac output and predicting fluid responsiveness: a clinical review [J]. J Cardiothorac Vasc Anesth, 2014, 28(5):1361-1374.

[2] TSAI YF,LIU FC,YU HP.FloTrac/Vigileo system monitoring in acute-care surgery:current and future trends [J].Expert Rev Med Devices,2013,10(6):717-728.

[3] MINTO G,STRUTHERS R. Stroke volume optimisation:is the fairy tale over ? [J]. Anaesthesia,2014,69(4):291-296.

[4] GIUSTINIANO E,MORENGHI E,RUGGIERI N,et al. Cardiac output by Flotrac/Vigileo validation trials:are there reliable conclusions ? [J]. Rev Recent Clin Trials,2015,7(6):181-186.

[5] DU W,LIU DW,WANG XT,et al. Combining central venous-to-arterial partial pressure of carbon dioxide difference and central venous oxygen saturation to guide resuscitation in septic shock [J]. J Crit Care,2013,28(6):e1-5.

[6] MALLAT J, LEMYZE M,TRONCHON L,et al. Use of venous-to-arterial carbon dioxide tension difference to guide resuscitation therapy in septic shock [J]. World J Crit Care Med,2016,5(1):47-56.

[7] MESQUIDA J,SALUDES P,GRUARTMONER G,et al. Central venous-to-arterial carbon dioxide difference combined with arterial-to-venous oxygen content difference is associated with lactate evolution in the hemodynamic resuscitation process in early septic shock [J]. Crit Care,2015,28(19):126.

第五十二章　压力记录分析法

引言：压力记录分析法（pressure recording analytical method，PRAM）是微创血流动力学监测技术的一种方法，使用方法简单，仅依靠一个动脉通路即可。该技术使用 1 000Hz 的高采样率对动脉波形进行采样，实时计算左心室每搏量（SV），进而计算一系列血流动力学参数，无需外部校准。

一、压力记录分析法的基本原理

每一次心搏的动态平衡状态是心脏大血管整体因素动态交互作用的结果。PRAM 通过监测动脉波形，分析动脉压力曲线的形状和区域，应用微扰理论，计算每搏量（SV）和全面反映心血管整体状态的量化参数。监护设备将传感器连接到患者的动脉（桡动脉、肱动脉或股动脉）上采集动脉波形，通过公式 $SV = \dfrac{A}{Z_{(t)}}$，计算出相关参数。

公式中，A 代表脉搏连续搏动的总面积（$A = P + C$，如图 52-1）。$Z_{(t)}$ 代表动态阻尼，代表收缩-舒张期相互作用，反映了心脏收缩、动脉阻力以及动脉顺应性等因素相互作用的合力，体现了不同的且不断变化的病理生理情况。$Z_{(t)} = \dfrac{P}{t} \times K$，$\dfrac{P}{t}$ 代表每个时间点的压力与时间的比值。K 的定义是 P_e（平均动脉压的预期值）与 P_m（平均动脉压的测量值）的比值，与心血管系统的弹性受力范围、压力波通过血液传播时产生的黏性阻力、振荡干扰形成的受力有关。由于每搏心跳的阻抗是连续变化的，PRAM 分析了每搏心跳的曲线形态，计算时不使用恒定或预估值，测定的是 SV 的绝对值，不需要直接或间接校准，同时测定及计算出一系列其他血流动力学参数。

压力记录分析技术只需要一个动脉通路即可工作。与其他的脉搏轮廓分析方法采用的 100Hz 的取样率相比，PRAM 法采用的 1 000Hz 采样率，理论上使代表循环的重要监测指数

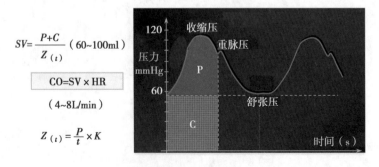

$$SV = \frac{P + C}{Z_{(t)}} \quad (60 \sim 100\text{ml})$$

$$CO = SV \times HR$$

$$(4 \sim 8\text{L/min})$$

$$Z_{(t)} = \frac{P}{t} \times K$$

图 52-1　PRAM 技术原理

418

（主动脉阻抗,收缩压,舒张压,平均动脉压和重脉压）更加精准和实时。

二、动脉压力波形的临床提示

PRAM 技术是基于对动脉压力波形的分析得出结果,所以波形的准确性及测定部位直接影响分析结果。因不同个体有不同的动脉压力波形,同一个个体在不同的生理和病理生理情况下,有不同形态的动脉压力波形,而同一个体不同部位的动脉压力波形不同。因此,每一个动脉压力波形蕴藏着不同的血流动力学信息。临床上,直接动脉压波形可提供如下血流动力学信息:

1. 不同部位测定的血压值　收缩压自主动脉 - 肱动脉 - 桡动脉 - 足背动脉逐渐升高,舒张压降低,平均压基本相似或降低。

2. 动脉波形的上升支　反映左心室收缩早期,快速射血冲击主动脉,血压迅速地上升,动脉的管壁扩张,形成了脉搏波形中的上升支。上升支的斜率、幅度受到射血速度、心输出量和射血时遇到的阻力大小的影响,射血时受到的阻力越大,心输出量越小,射血速度就越慢,脉搏波波形中上升支的斜率就越小,幅度也就越低。

3. 动脉波形的下降支　心室射血后期,射血的速度减小,主动脉流向外周的血量高于流入主动脉的血量,被扩张的动脉开始回缩,动脉血压开始逐渐降低,形成了脉搏波波形中下降支的前段。紧接着,心室开始舒张,动脉血压会继续下降,从而形成了下降支的剩余部分。下降支开始时会出现一切迹或者突起的小波,这是由于在心室射血冲击主动脉瓣和血管壁引起脉搏波由主动脉根部出发,沿着动脉分支向外周动脉传播的过程中,动脉的分支和外周阻力动脉会导致产生一个与脉搏波传播方向相反的反射波,反射波与一般在肢体上部动脉中较为常见,下肢动脉通常不会见到反射波。动脉脉搏波形中的下降支形状大致反映了外周的阻力的大小。

4. 重搏波　在记录主动脉脉搏波波形时,下降支在出现反射波之后的一段还有一切迹,称之为重搏波,重搏波发生于主动脉瓣的关闭瞬间。当外周阻力较大时,脉搏波的降支的下降速度也较慢,切迹的位置也较高。当患者外周阻力和血管弹性较好时,可以观察到十分突出的重搏波波峰,以及处于较低位置的重搏波波谷。

正常的标准桡动脉压力波形如下图（图 52-2）。

5. 异常的动脉压力波形　主动脉狭窄时,上升支扭曲,峰值延迟,也见于锁骨下动脉有狭窄时,同侧桡动脉测压也可出现类似波形（图 52-3B）。主动脉反流的压力波形表现为上升支陡直、脉压宽和舒张压低,动脉压波形可能有两个收缩期峰值（二重脉,bisferiens pulse）,前者是有左心室射血引起,后者是有外周血管内血流折返引起（图 52-3C）。肥厚型心肌病的动脉压力波形变现为特殊波

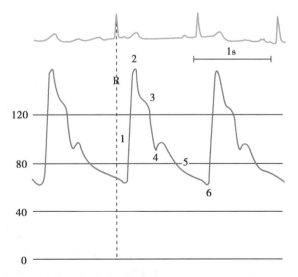

图 52-2　正常桡动脉压力波形

注:1.动脉波形上升支;2.收缩压;3.动脉波形下降支;4.重脉压;5.舒张期开始;6.舒张压。

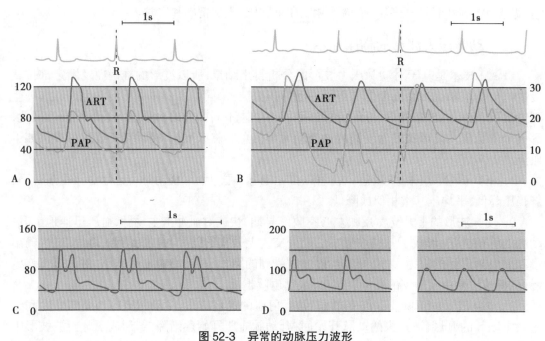

图 52-3　异常的动脉压力波形

注:A. 正常;B. 主动脉瓣狭窄;C. 主动脉瓣关闭不全;D. 肥厚型心肌病及矫正后。

形,成为"尖顶圆穹型",波形上升支最初呈现陡直,收缩中期受阻引起动脉压快速下降,然后是收缩晚期折返波使之具有双峰的特征波形(图 52-3D)。

临床上,需要对动脉波形有正确的理解及认识,并能从动脉波形解读出初步的血流动力学信息,一方面能够更正确解读 PRAM 技术参数,另一方面在不具备血流动力学监护的条件下,可以结合患者即刻的血流动力学状态,对患者的临床状况做出判断。

三、压力记录分析法技术使用方法

目前使用 PRAM 技术的监护仪为 MostCare(Vytech Health,Padova,Italy)监护仪,可通过 MostCare 监护仪的专用模块从手术室监护仪获取信号,也可将动脉换能器直接连接至MostCare 监护仪。通过模块获取信号的模式较为常用,动脉换能器与专用模块相连,信号可同时传输至两个监护仪,既保证了手术室监护仪正常显示和数据采集,又满足了 MostCare 分析的需要,且不需要其他耗材。具体操作方法如下:

1. 将 MostCare 专用模块插入手术室监护仪插槽,然后将动脉连接线接入该模块,激活该模块,将动脉传感器与两个监护仪校零,压力都显示为零则校零完成。

2. 完成连接和校零后,根据患者类型选择合适的模式,包括:标准模式、IABP 模式、儿童模式(<20kg)。根据动脉穿刺置管的位置选择桡动脉或股动脉途径。之后输入患者身高、体重,根据动脉波形重脉压切迹位置调整采样点,使采样点尽可以在重脉压切迹位置。

3. 确保动脉波形的质量,若动脉压力波形衰减过度,则收缩压被低估,舒张压被高估,重脉压切迹丢失或不明显;若动脉压力波形衰减不足,则导致收缩压被高估,舒张压被低估。这两种情况都会导致数据测量的失真。

实际测量中,首先判断衰减过度或不足(图 52-4)。一般情况下,观察左心室压力升支最大斜率(dp/dt),若 >1.6~1.7,可能衰减不足。

(1) 避免衰减不足即欠阻尼的方法:采用适当的动脉导管,避免延长管过短过硬;使用高质量压力传感器;根据具体情况,可使用增大阻尼的装置。

(2) 避免过阻尼即衰减过度的方法:选择搏动良好的动脉作为采样动脉;消除管道能到气泡;去除多余的三通接头,检

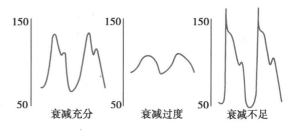

图 52-4 判断衰减程度动脉波形特点

查所有连接端口,避免松脱;避免动脉压力延长管过于柔软,管路长度不要超过 122cm;排除动脉导管尖端是否有血凝块阻塞或者与血管壁接触,排除管道扭结;避免高黏度液体进入管道。

(3) 若外部因素原因排除后,异常衰减情况仍然存在,则可能是病理生理学原因造成的。衰减不足的病理生理学原因包括:高血压、动脉粥样硬化、血管收缩、主动脉瓣关闭不全、高动力状态、心率太快等。衰减过度的病理生理学原因:主动脉瓣狭窄、血管扩张、低心排状态(如:心源性休克,败血症,严重的低血容量)。

四、压力记录分析法技术提供的血流动力学参数及其临床意义

PRAM 技术可提供的血流动力学参数如表 52-1:

表 52-1　PRAM 监护仪监测参数

参数	名称	正常值	单位
Psys	收缩压	90~140	mmHg
Pdia	舒张压	60~90	mmHg
Pdic	重脉压	70~105	mmHg
Pmean	平均动脉压	70~105	mmHg
HR	心率	60~100	次 /min
CO	心输出量	4~8	L/min
CI	心指数	2.6~4.2	L/$(min \cdot m^2)$
SV	每搏量	60~100	ml
SVI	每搏量指数	35~45	ml/m^2
SVR	外周血管阻力	800~1 400	dyn·s/cm^5
SVRI	外周血管阻力指数	1 800~2 400	dyn·s/cm^5/m^2
CCE	心脏循环效率	0~1	units
dp/dt$_{max}$	左心室最大压力梯度	0.8~1.4	mmHg/msec
SVV	每搏量变异度	<13	%
SPV	收缩压变异度	<13	%
DPV	重脉压变异度	<13	%
PPV	脉压变异度	<13	%

（一）心排量相关参数——SV、CO、CI

通过上文所描述的 PRAM 的原理可知,压力记录分析技术只依靠独立患者的动脉压力波形进行评估,能够计算出每搏量(SV)和一个量化的变异度,不需要任何校准及任何基于实验数据的调整,通过动脉波形连续测量,监护仪自动分析连续心排量(CO)并根据患者身高体重提供连续的心指数(CI)。临床多中心研究证明,PRAM 监护仪测得的心排量与热稀释法、食管超声法、电磁流量计法测得的结果有很好的一致性,在心动过速、使用缩血管药时,PRAM 测得的心排出量仍具有参考价值。

（二）血管阻力相关参数——SVR、SVRI

外周血管阻力(systemic vascular resistance,SVR),SVR= [(MAP−CVP)/CO] × 80,外周血管阻力指数(systemic vascular resistance index,SVRI),SVRI= [(MAP−CVP)/CI] × 80。MostCare 监护仪可以直接输入已经测量的 CVP 数值,亦可将 CVP 换能器直接与 MostCare 监护仪副接口相连传输 CVP 数值。临床上可以根据 SVR、SVRI 分析血流动力学不稳定的原因。

（三）容量相关参数——PPV、SVV

临床上机械通气期间,由于心脏和肺的相互影响,右心房压是影响静脉回流的主要压力,机械通气吸气期间升高,右心室的充盈量也会因此而减少,呼气相正好相反。在循环过程中,右心室充盈量的变异将会导致左心室充盈量的变异,之后会引起表现前负荷反应的左心室每搏量和脉压的变异。

脉压变异度(pulse pressure variation,PPV)定义为在一次呼吸循环中,最大脉压减去最小脉压与最大脉压和最小脉压平均值的比值,即 $PPV=(PP_{max}−PP_{min})/ [(PP_{max}+PP_{min})÷2]$。

每搏量变异度(stroke volume variation,SVV)定义为单位时间内,最大每搏量减去最小每搏量与最大每搏量和最小每搏量平均值的比值,即 $SVV=(SV_{max}−SV_{min})/ [(SV_{max}+SV_{min})÷2]$。

因此,在心跳规律且呼吸模式确定的情况下,当 SVV、PPV 等数应维持在 10%~13% 以下。但是在采用保护性肺通气策略的患者中,由于常常采用小潮气量通气或较高的呼吸频率,这些均会影响 SVV、PPV 的准确度。

（四）循环能量参数——CCE

心脏循环效率(cardiac cycle efficiency,CCE)是心血管系统在心脏收缩期消耗能量与其在整个心动周期消耗能量的比值($CCE=Wsys/Wbeat·Kt$),反映心脏、动脉系统、静脉系统、肺循环等整个循环系统的能量效率,可通过 PRAM 法分析获得。CCE 在 −1 到 +1 之间变化,−1 代表循环能量效率最低,而 +1 是理论上的最高水平。在一些特殊病理生理情况下,由于心功能较差或手术等原因,CCE 可呈 <−1 的负值,如非体外循环冠状动脉旁路移植术中,使用固定器固定心脏时,CCE 数值可 <−1,提示该状态下心脏耗能增加。

CCE 作为一个心脏在能力效率上的参数,能够从心脏做功效率角度反映患者的心脏功能。相同 SVI 水平,CCE 越高,其动脉 - 心室耦联越好,心肌能量代谢(耗氧量)水平越低。CCE 与动脉 - 心室耦联(Ea/Ees)呈负相关。CCE 变化先于心功能变化,对患者的预后有一定的预测作用。

（五）心肌收缩力参数——dp/dt$_{max}$

MostCare 监护仪直接测得左心室压力升支最大斜率——dp/dt$_{max}$ 且能够随血流动力学的连续性持续监测,可作为心脏收缩能力的指标。最大压力梯度 dp/dt$_{max}$ 为心室收缩压变化率曲线的峰值,dp/dt$_{max}$ 随年龄的增大而下降,说明随着年龄的增长左心室收缩力减弱。因此,dp/dt$_{max}$ 常被用来比较不同功能状态下心脏收缩能力。dp/dt$_{max}$ 还与动脉张力和硬度有关。

（六）重脉压——P_dic

重脉压（dictoric pressure, P_{dic}）是指在一个心动周期中，主动脉瓣关闭时的主动脉压力。通常情况下，重脉压接近于平均动脉压（mean arterial pressure, MAP）。当主动脉瓣关闭不全时，主动脉瓣会过早关闭，这种病理生理情况下，重脉压会明显高于平均动脉压。在经导管主动脉瓣置换术（transcatheter aortic valve Replacement, TAVR）中，MAP-P_{dic} 即平均动脉压和重脉压的差值能够用来区分是否存在术后残存主动脉瓣关闭不全。

对于主动脉正常的健康患者，MAP-P_{dic} 的值通常是较低的；而败血症引起休克的患者，由于动脉张力减低，MAP-P_{dic} 的数值增高。

在保护性肺通气策略，由于呼吸模式的影响，PPV 等参数不能准确反应患者的前负荷（潮气量小于 8ml/kg）时，$\triangle CCE$、$\triangle P_{sys}$-P_{dic} 的增加可反映患者对于液体冲击治疗有效的敏感性显著高于 PPV。此外，P_{dic}- 舒张压（diastolic pressure, P_{dia}）>10mmHg 也是容量不足的一个提示。

五、压力记录分析法技术的适应证和禁忌证

（一）适应证

1. 任何原因引起的血流动力学不稳定，或存在可能引起这些改变的危险因素的情况，只要进行有创动脉监测，均可进行 PRAM 监测。如冠心病、急性心肌梗死并发低血压，显著的血流动力学不稳定及心功能不全，需要进行大量容量补充的手术或非手术患者，心脏病患者接受非心脏手术等，均可以通过对 PRAM 给出的数据进行判断，并进行处理。

2. 适用于合并心房颤动等心律失常的患者，并且对于放置起搏器、主动脉内球囊反搏及左心辅助的患者，均可采用。

3. 还可用于儿童血流动力学监测。

（二）禁忌证

无明确禁忌证，对于非机械通气的患者，通过观察各参数的变化趋势，也会为临床提供参考数据。

六、压力记录分析法技术的优势及局限性

（一）优势

1. PRAM 技术直接对动脉波形进行分析，不需人口统计学数据校准，测量精确，具有个体化，而且可重复性；

2. 反应快速，连续监测(beat-to-beat)，能监测每一次心跳；能够实时评估前负荷、后负荷、心肌收缩力、心脏循环效率；

3. 不依赖于操作者的个人技术，操作简单，启动快速；

4. 节省费用（无需额外的专用耗材）；

5. 微创（操作并发症少，不会增加死亡率和并发症）；

6. 能够满足特殊病理状态需要（例如：IABP、起搏器、左心辅助）；

7. 新生儿、儿童和成人都适用；

8. PRAM 法不受心内、外分流的影响，甚至在单心室的患者也可以应用。

（二）PRAM 技术的局限性

PRAM 技术所监测参数的可信度与所记录的动脉压压力信号的质量有关。影响信号质

量的因素均可影响其测定数据。

造成信号的获取不充足的原因包括主动脉瓣反流、主动脉夹层等信号传递本身反常或传递受阻。此外技术相关性因素如阻尼不合适,可能会导致对动脉阻抗错误的评估,进而会得出不可信的 SV 及相关衍生数据。因此使用者必须注意阻尼不合适的信号可能导致的血流动力学评估上的误导。

虽然 PRAM 易于使用,但使用者需要对相关心血管病理生理学知识有足够的掌握,通过数据结合临床,才能做到处理正确。

（方英伦　赵丽云）

参考文献

[1] SCOLLETTA S,FRANCHI F,ROMAGNOLI S,et al. Comparison between Doppler-Echocardiography anduncalibrated pulse contour method for cardiac output measurement:a multicenter observational study [J]. Crit Care Med,2016,44(7):1370-1379.

[2] RISTALLI F,ROMANO SM,STOLCOVA M,et al.Hemodynamic monitoring by pulse contour analysis during trans-catheter aortic valve replacement:a fast and easy method to optimize procedure results [J].Cardiovasc Revasc Med,2019,20(4):332-337.

[3] MESSINA A,ROMANO SM,BONICOLINI E,et al. Cardiac cycle efficiency and dicrotic pressure variations: new parameters for fluid therapy:an observational study [J]. Eur J Anaesthesiol,2017,34(11):755-763.

[4] ROMAGNOLI S,RICCI Z,ROMANO SM,et al. FloTrac/Vigileo(TM)(third generation)and MostCare(®)/ PRAM versus echocardiography for cardiac output estimation in vascular surgery [J]. J Cardiothorac Vasc Anesth,2013,27(6):1114-1121.

[5] SCOLLETTA S,BODSON L,DONADELLO K,et al. Assessment of left ventricular function by pulse wave analysis in critically ill patients [J]. Intensive Care Med,2013,39(6):1025-1033.

[6] ROMAGNOLI S. Circulatory failure:exploring macro- and micro-circulation [J]. Trends Anaesth Crit Care, 2013,3(3):109-115.

[7] SCHEEREN TWL,RAMSAY MAE.Newdevelopments in hemodynamic monitoring [J].J Cardiothorac Vasc Anesth,2019,33(Suppl 1):s67-s72.

[8] ROMAGNOLI S,FRANCHI F,RICCI Z,et al.The pressure recording analytical method (PRAM):technical concepts and literature review [J].J Cardiothorac Vasc Anesth,2017,31(4):1460-1470.

第五十三章　脉搏指示连续心排量监测

引言：脉搏指示连续心排量监测（pulse indicator continous cadiac output，PiCCO）联合运用了经肺温度稀释心输出量与脉搏轮廓连续心输出量技术，是一种微创、相对简便精确及床边化的血流动力学监测手段，尤其适合于危重症患者。通过建立中心静脉和动脉通路，提供多种有临床意义的特定数据。

一、脉搏指示连续心排量监测的基本原理

临床上使用的 PiCCO 监测仪是从股动脉置入动脉导管及从颈内或锁骨下静脉置入中心静脉导管，采用热稀释方法测量单次的心输出量定标。方法为从中心静脉导管（一般为锁骨下静脉或颈内静脉）注入一定量的冷生理盐水，经上腔静脉 - 右心房 - 右心室 - 肺动脉 - 肺毛细血管 - 肺静脉 - 左心房 - 左心室 - 升主动脉 - 腹主动脉 - 股动脉。股动脉内预先置入带温度感知器的特制 PiCCO 动脉导管，动脉导管尖端的热敏电阻测量温度下降的变化曲线，即热稀释曲线，使用 Stewart-Hamilton 公式计算得出心输出量（CO），结合 PiCCO 动脉端导管压力传感器测得的脉搏压力波形，计算出连续心输出量和一系列血流动力学指标（图 53-1）。

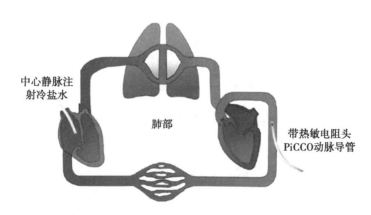

中心静脉注射冷盐水

肺部

带热敏电阻头
PiCCO动脉导管

图 53-1　PiCCO 测定血流动力学参数方法示意图

PiCCO 结合了经肺温度稀释技术和动脉脉搏波形曲线下面积分析技术，采用热稀释方法测量单次的 CO，并通过分析动脉压力波型曲线下面积来获得连续的心输出量（CCO），同时可计算胸腔内血容积（intrathoracic blood volume，ITBV）、血管外肺水（extravascular lung water，EVLW）、肺血管通透性指数（pulmonary vascular permeability index，PVPI）、全心舒张

末容积(globalenddiastolicvolume,GEDV)、每搏量变异(strokevolumevariation,SVV)、全心射血分数(globalejectionfraction,GEF)、心功能指数(cardiac function index,CFI)、外周血管阻力(systemic vascular resistance,SVR)等,为临床治疗提供一系列有意义的血流动力学参数。

二、脉搏指示连续心排量监测临床置管及使用

(一)导管位置

1. 动脉置管选择股动脉或腋动脉进行温度压力导管(带有热敏电阻的 PiCCO 动脉热稀释导管)置入,婴幼儿及儿童选择股动脉。

2. 静脉置管选择锁骨下或颈内静脉置管,外加注射液温度探头容纳管(T 型管)。

(二)具体操作步骤

1. 置入上腔静脉导管(选择颈内静脉或锁骨下静脉)和股动脉导管;经右侧中心静脉通路,通过三通将注射器及心输出量模块、接口电缆的温度探头相连。

2. 经股动脉处理动脉专用监测导管,分别与 CO 模块、接口导线,通过压力传感器与有创压力模块相连。

3. 打开机器电源开关,输入患者参数,包括中心静脉压(CVP)。

4. 换能器压力调零。

5. 适当容量的冰盐水(<8℃),4 秒内快速、均匀从中心静脉导管注入,重复三次,取平均值。冰盐水的注射容量取决于患者的体重以及血管外热容积指数(ETVI)的多少。如果 ETVI 增多,注射容量必须增加(表 53-1)。

注意,每 8 小时需要采用热稀释法定标一次,每次定标至少 3 次,首次定标前需暂停中心静脉输液 30 秒以上。

表 53-1　注射冰盐水容量与体重及 ETVI 关系

患者体重	冷注射液		患者体重	冷注射液	
	ETVI<10	ETVI≥10		ETVI<10	ETVI≥10
<3kg	2ml	2ml	25~50kg	5ml	10ml
3~10kg	2ml	3ml	50~100kg	10ml	15ml
10~25kg	3ml	5ml	≥100kg	15ml	20ml

三、脉搏指示连续心排量监测临床使用指征及禁忌证

(一)适应证

凡需要心血管功能和循环容量状态监测的患者,均可采用 PiCCO 监测血流动力学参数,如心血管外科、内科重症、心脏病患者接受非心脏手术等,该类患者往往需要中心静脉和动脉插管,连接 PiCCO 监测设备,即可取得监测数据。具体适应证包括:

1. 各种类型的休克;

2. 急、慢性心功能不全;

3. 急性呼吸窘迫综合征(ARDS);

4. 肺动脉高压;

5. 心脏及腹部、骨科大手术、脏器移植手术;

6. 严重创伤。

（二）禁忌证

除去对肝素过敏外，PiCCO血流动力学监测无绝对禁忌证，需要根据临床状况作出综合分析，权衡利弊。

1. 穿刺局部疑有感染或已有感染，酌情选择可用的大动脉（例如股动脉插管受限的可考虑腋动脉或其他大动脉）及中心静脉。

2. 严重出血性疾病、溶栓和应用大剂量肝素抗凝，建议该类患者尽可能不采用，防止穿刺置管导致严重出血性并发症。

3. 下列情况可能使测量结果不准确，不建议使用，或需要综合分析所得数据：

1）接受主动脉内球囊反搏（IABP）治疗的患者；

2）心内分流、严重瓣膜反流；

3）主动脉瘤、主动脉狭窄；

4）肺叶切除术后、严重气胸、巨大肺栓塞、胸内巨大占位性病变；

5）严重心律紊乱；

6）体外循环期间；

7）体温或血压短时间变差过大。

四、脉搏指示连续心排量监测参数变化意义及对应处理

通过 PiCCO 测量，可以得到下列热稀释参数及脉搏轮廓参数（表 53-2），正常值范围如表 53-3。

表 53-2　PiCCO 测量参数

热稀释参数	脉搏轮廓参数	热稀释参数	脉搏轮廓参数
心输出量（CO）	脉搏连续心输出量（PCCO）	心功能指数（CFI）	左心室收缩指数（dPmx）
	每搏量（SV）	全心射血分数（GEF）	
全心舒张末期容积（GEDV）	每搏量变异（SVV）	血管外肺水（EVLW）	心率（HR）
胸腔内血容积（ITBV）	脉压变异（PPV）	肺血管通透性指数（PVPI）	动脉压力（AP）
			系统血管阻力（SVR）

表 53-3　PiCCO 血流动力学正常参考范围值

指标	正常值范围	单位
心指数（CI）	3.0~5.0	L/（min·m²）
每搏量指数（SVI）	40~60	ml/m²
全心舒张末期容积指数（GEDI）	680~800	ml/m²
胸腔内血容积指数（ITBI）	850~1 000	ml/m²
血管外肺水（EVLW）	3.0~7.0	ml/kg
肺血管通透性指数（PVPI）	1.0~3.0	
每搏量变异（SVV）	≤10	%
脉压变异（PPV）	≤10	%
全心射血分数（GEF）	25~35	%
心功能指数（CFI）	4.5~6.5	L/min
外周血管阻力指数（SVRI）	1 700~2 400	dyn·s/cm⁵/m²

　　其中,有别于其他血流动力学监测的重要参数包括:GEDV、ITBV、EVLW、PVPI 等,这些参数可为临床判断血流动力学不稳定的原因提供重要参考。

（一）PiCCO 监测主要参数解读

1. 胸腔内血容积（Intrathoracic Blood Volume,ITBV）　胸腔内血容积是全心舒张末期容积（GEDV）和肺血容量（PBV）的总和,意指注入点到探测点之间胸部心肺血管腔内的血容量,是估测心脏前负荷的重要指标。GEDV 是四个心腔容量的总和,ITBV 和 GEDV 最主要的优点是不受机械通气的影响,因此能在任何情况下提供前负荷信息,比压力指标能更直接、更准确地反应血容量,甚至比肺动脉楔压（PAOP）、右心室舒张末期压力（RVEDP）和中心静脉压（CVP）等压力指标能更好反映心脏前负荷。

　　临床指导意义:胸腔内血容积指数（ITBI）或全心舒张末期容积指数（GEDI）小于低值时为前负荷不足,大于高值为前负荷过重,临床结合患者具体情况进行相应处理。

　　直接反映心脏前负荷的容量指标包括左/右心室舒张末期容积、左/右心室舒张末期面积、GEDV、ITBV,前两项指标可通过核素扫描、CT、MRI 及心脏超声检测获得,但核素、CT 及 MRI 操作复杂不能在床边进行,对危重患者的可操作性差,而 GEDV、ITBV 可直接床旁获得。

2. 血管外肺水（extravascular lung water,EVLW）　EVLW 指的是分布于肺血管外的液体,该液体由血管滤出进入组织间隙,代表肺内含有的水量,是唯一可以在床边定量测定肺通透性损伤情况的参数。任何原因引起的肺毛细血管滤出过多或液体排除受阻都会导致 EVLW 增加,由肺毛细血管内静水压、肺间质静水压、肺毛细血管内胶体渗透压和肺间质胶体渗透压所决定,计算公式如下:

EVLW=K×（肺毛细血管内静水压 – 肺间质静水压）–（肺毛细血管内胶体渗透压 – 肺间质胶体渗透压）,K 为毛细血管滤过系数。

　　临床上,左心衰竭、肺炎、败血症、中毒、烧伤等都可使肺的液体含量增加,增多的液体转到间质或肺泡腔,由于血管滤过压和血管表面积增加（左心衰竭,液体容量超荷）,或是由于肺血管对血浆蛋白通透性增加（内毒素、肺炎、败血症、中毒、烧伤等）致蛋白漏出吸引更多的水进入肺内。一般超过正常 2 倍的 EVLW 就会影响气体弥散和肺的功能,出现肺水肿的症状与体征。并且,EVLW 还能定量肺血管通透性的损伤程度,即血管外肺水与胸腔内血容积之比（EVLW/ITBV）,正常比值是 0.25,严重损伤比值可高达 1.5。

　　临床指导意义:EVLW 是反映肺渗透性损伤的定量指标,可评价疾病的严重程度,了解肺循环的生理及病理生理改变及气体弥散功能。EVLW 增加的患者需要及时给予相应治疗,包括强心、利尿、消炎以及机械通气模式的改变等,并且借助于 EVLW 的变化判断治疗效果。

　　此外,肺水肿早期,胸片检查可以无异常改变,只有在肺内含水量在 100%~300% 增长时胸片才能甄别,而 EVLW 少量增加,PiCCO 就能及时发现。因此,EVLW 评估肺水肿远较胸片敏感。

3. 肺血管通透性指数（pulmonary vascular permeability index,PVPI）　PVPI 是血管外肺水（EVLW）与肺血容积（PBV）的比值,反应肺毛细血管通透性较直接的指标,比值的大小与肺水肿的类型有关（图 53-2）。根据各自数据的不同及二者的比值,可以判断肺水肿的原因并指导相应的治疗。如二者均正常,比值正常,二者均升高,比值正常,是由于静水压过高造成的血管外肺水增加,

$$\frac{PVPI}{正常}=\frac{\dfrac{EVWV}{正常}}{\dfrac{PBV}{正常}}\quad 正常$$

$$\frac{PVPI}{正常}=\frac{\dfrac{EVWV}{升高}}{\dfrac{PBV}{升高}}\quad \begin{array}{c}静水压增高\\肺水肿\end{array}$$

$$\frac{PVPI}{升高}=\frac{\dfrac{EVWV}{升高}}{\dfrac{PBV}{正常}}\quad \begin{array}{c}通透性增加\\肺水肿\end{array}$$

图 53-2　PVPI 比值与肺水肿原因的关系

需要利尿等治疗,如 EVLW 升高,PBV 正常,二者比值升高,则代表肺血管的通过性增加,需要抗炎、调整呼吸机参数、增加胶体渗透压等治疗措施。

4. 左心室收缩指数(dPmx)　dPmx 是动脉压力波形上升支的最大斜率和速率,反映收缩期动脉压上升速度的快慢,反映了左心室压力增加的速度,代表左心室收缩力的近似值,在前负荷、后负荷以及心率稳定的前提下,直接反应左心室收缩功能的情况。正常值 $1\,000{\sim}2\,000\mathrm{mmHg/s}$。

5. 全心射血分数(GEF)　由 GEDV 和每搏量(SV)计算得到的全心射血分数(GEF),反映了心肌收缩功能。

临床上,传统反应心脏肌力情况是射血分数。射血分数是指每搏输出量占心室舒张末期容积量的百分比。可以通过心脏超声得到左心室的射血分数 LVEF 或者通过肺动脉热稀释导管得到右心室射血分数 RVEF。而 PiCCO 提供临床的是全心射血分数 GEF,GEF=4×SV/GEDV,反映左、右心室的收缩力,可以用于判断左、右心室的功能是否发生衰竭。分母是 GEDV 代表了心脏四个腔室舒张末期容量的总和,为计算 GEF,所以分子是 4 倍的每搏输出量。正常值是 25%~35%。当低于正常值时,说明患者发生心功能不全,但判断左心衰竭还是右心衰竭,需要结合左心室收缩指数(dPmx)。如果 GEF 低,dPmx 正常的话,则考虑右心衰竭。如果 GEF 低,dPmx 也低,则考虑左心衰竭,但也不除外患者同时有右心衰竭,此时建议借助心脏超声帮助临床明确诊断。

6. 心功能指数(CFI)　CFI 是评价治疗效果的一个参数,其计算公式是 CI 除以 GEDI,正常值是 4.5~6.5L/min。与 GEF 关注一次回心血量和排出血量的比值不同,CFI 是一段时间的回心血量和排出血量的比值。

心力衰竭患者经过正性肌力药物治疗前和治疗后测量值有所上升,说明强心药物选择是正确的,如果参数没有变化或者反而降低,则考虑患者可能是前负荷或外周血管阻力问题。

7. 心输出力(CPO)　心输出力计算公式是平均动脉压(MAP)乘以心排量(CO),单位是W,指数 CPI 的正常值是 $0.5{\sim}0.7\mathrm{W/m^2}$,它反映血液经由心脏排出的做功以及加上克服血管阻力的做功。如果患者血压低,心输出量也低,其乘积 CPO 数值也一定会低,心脏功率较差,患者预后也会差。所以 CPO 是预测心源性休克患者死亡率的最佳指数之一。

8. 其他　PiCCO 还可以测定其他监测设备所能提供的血流动力学参数,包括 SVV、PPV、SVI、CI 及 SVR 等,其临床意义参见相关章节。

五、脉搏指示连续心排量监测的优势及不足

(一)优势

PiCCO 技术历经 10 余年发展与修正,1996 年以来才逐渐被临床工作者认同。该项技术可见的优势如下:

1. PiCCO 是一种微创伤、低危险、简便、精确、连续、床边化,只用一根中心静脉和动脉通道就能提供多种特定数据的监测手段,并没能提供更具有临床特色的血流动力学参数,如ITBV、EVLW、CFI 等。ITBV 比 PAOP、RVEDP、CVP 更接近心脏前负荷,并具有更好的准确性,EVLW 比 PAWP 在监测肺水肿的发生与程度方面也更为准确与合理。

2. PiCCO 将单次心输出量测定发展为以脉波的每搏心输出量为基准的连续心输出量监测,其反应时间快速而直观,为临床能及时地将多种血流动力学数据进行相关比较和综合

判断,提供了很大方便。

3. PiCCO 成人及小儿均可采用,使用方便、持续时间较长。

(二)局限性

PiCCO 监测有其局限性,往往使测量出现偏差。

1. 动脉压力监测管路中有气泡,使曲线出现阻尼,影响脉波轮廓心输出量。

2. 指示剂注入量不当(量小或温度太高)影响温度稀释和容量计算(仪器会给予报警)。

3. 心律紊乱可使脉波轮廓心输出量不准。

4. 体温变化快(过高热或复温)影响血温基线。

5. 动脉温度感知器同血管壁接触可产生温度伪差,动脉有狭窄伪差更明显。

6. 心内分流及动脉导管未闭患者可出现指示剂过早再循环。

7. 血流动力学显著不稳定,动脉波形探测上有误,易造成波形分析错误。

8. 虽然该技术属于微创,但仍存在风险,包括动脉栓塞导致的肢体缺血(股动脉),穿刺过程中损伤动脉,留置时间长导致的感染等。

(张　亮　赵丽云　马　骏)

参考文献

[1] LITTON E,MORGAN M. ThePiCCOmonitor:areview [J]. Anaesth Intensive Care,2012,40(3):393-409.

[2] TAGAMI T,KUSHIMOTO S,TOSA R,et al. The precision of PiCCO measurements in hypothermic post-cardiac arrest patients [J]. Anaesthesia,2012,67(3):236-243.

[3] MENG L,YU W,WANG T,et al. Blood pressure targets in perioperative care [J]. Hypertension,2018,72(4):806-817.

[4] GASSANOV N,CAGLAYAN E,NIA A,et al. Hemodynamic monitoring in the intensive care unit:pulmonary artery catheter versus PiCCO [J]. Dtsch Med Wochenschr,2011,136(8):376-380.

[5] JOOSTEN A,DESEBBEO,SUEHIRO K,et al. Accuracy and precision of non-invasive cardiac output monitoring devices in perioperative medicine:a systematic review and meta-analysis [J]. Br J Anaesth,2017,118(3):298-310.

第五十四章 经食管超声心动图检查在非心脏手术中的应用

引言:循环监测是术中管理的基本要素。心脏手术由于外科已经纠正了心脏本身的病变,术后血流动力学会逐渐改善,而非心脏手术尤其合并心脏疾患的非心脏手术,麻醉及手术打击会给本已病变的心脏造成更大挑战,术中心血管风险更大,因此术中需要更加精细的循环监测与调控。经食管超声心动图检查(trans-esophageal echocardiography,TEE)可以直视心脏的结构、瓣膜功能和前负荷,在危重症患者手术或出现难以解释的威胁到生命的循环事件时,具有重要的应用价值。

一、经食管超声心动图检查围手术期监测发展历史

20世纪80年代早期,TEE开始用于心脏手术,临床陆续扩展了TEE在外科决策中的应用。1998年在美国超声心动图学会(ASE)和美国心血管麻醉科医师协会(SCA)的共同努力下,成立了美国国家超声心动图考试委员会(NBE),宗旨是致力于通过开展和实施考试来认证执业医师在超声心动图方面的知识和专业技能,以达到改善心血管疾病患者医疗质量的目的。1999年ASE/SCA发布了关于实施术中TEE检查指南,介绍了经食管心脏超声检查的20个TEE切面。2002年ASE和SCA又共同发布了关于TEE培训的专家共识,包括获得TEE技能认证所需要完成的操作例数。2013年出版的ASA和SCA联合专家共识,首次将TEE基本检查与全面检查进行区别,描述了初级TEE和高级TEE所需的知识结构和操作技能,初级TEE侧重基本监测,高级TEE侧重全面诊断。中国国家卫生健康委办公厅在2019年12月16日颁布的"国家卫生健康委办公厅关于印发麻醉科医疗服务能力建设指南(试行)的通知中",也明确提出了TEE技术是麻醉科医疗服务能力建设的关键技术。为此,需要麻醉科医师对TEE有进一步的规范认识。

ASE/SCA专家共识介绍了围手术期TEE基本检查在危重外科患者评估和处理中的重要作用。心脏TEE监测可能需要较高的图像捕捉能力,对于非心脏外科手术而言,围手术期TEE基本检查的核心目的是术中的心血管监测,不要求操作者使用TEE的所用功能,但需要关注血流动力学波动或者呼吸事件异常的心脏原因。实施非全面的基本TEE检查有助于了解血流动力学波动原因,因此,这种术中的TEE监测应该着重包括:心室的大小与功能、心脏瓣膜的解剖与功能、容量状态、心包是否异常以及是否存在有创操作的并发症等。此外,需注意肺功能异常的原因及其临床影响。

二、经食管超声心动图检查在非心脏手术围手术期的使用指征及禁忌证

（一）适应证

ASA 和 SCA 在 TEE 围手术期应用指南中，将 TEE 在非心脏手术应用的适应证总结为两方面：

1. 主动使用　主动使用是指非心脏手术或患者合并的心血管问题可能在术中导致严重的循环、呼吸或者中枢神经系统事件时，提前放置 TEE 探头，以便及时发现问题。从专业上讲，尽可能避免出现循环问题而被动使用。因此，如果 TEE 设备和技术允许，建议在没有禁忌证的前提下，对于循环脆弱的患者和手术，尽早使用 TEE 监测。包括：

（1）预计手术中容量波动较大的手术：巨大肿瘤压迫周围脏器、肝移植、肺移植、大血管类如胸腹主动脉直视手术。

（2）术前存在各种心脏疾患接受中高危手术的患者：如合并中 - 重度瓣膜狭窄或关闭不全、高危冠心病、心肌病、先天性心脏病、心律失常等，以及各种原因导致的心功能不全。

（3）术中可能产生气栓及肺栓塞的患者：如胸段脊柱手术、心血管合并症较多的高龄骨科手术。

（4）协助有创动脉、深静脉穿刺及漂浮导管的置入，协助判断主动脉球囊反搏置入深度及体外循环膜肺动静脉插管。

2. 被动应用　是指当患者出现难以解释的威胁到生命的心血管事件，常规处理难以纠正时，如果设备和技术允许，尽可能使用 TEE，以寻找原因，提高处理措施的针对性。如术中怀疑肺栓塞、突发心脏停搏等。

（二）禁忌证

根据我国专家共识和 ASE/SCA 指南，进行 TEE 操作的禁忌证总结如下：

1. 绝对禁忌证　先天性或获得性的上消化道疾病，如活动性上消化道出血、食管梗阻或狭窄、食管占位性病变、食管撕裂和穿孔、食管憩室、食管裂孔疝、先天性食管畸形、近期食管手术史；咽部脓肿、咽部占位性病变；严重的且未妥善固定的颈椎创伤。

2. 相对禁忌证　食管胃底静脉曲张、凝血障碍、纵隔放疗史、颈椎疾病与损伤等。

三、经食管超声心动图检查在非心脏手术应用的基本切面要求及操作要点

（一）基本切面要求

ASE/SCA 推荐的围手术期 11 个 TEE 基本检查切面，TEE 探头的多平面角度由切面图右上角的符号近似表示。包括：①食管中段四腔心（ME Four-Chamber）；②食管中段两腔心（ME Two-Chamber）；③食管中段长轴［ME Long-Axis（LAX）］；④食管中段升主动脉长轴（ME Ascending Aortic LAX）；⑤食管中段升主动脉短轴（ME Ascending Aortic SAX）；⑥食管中段主动脉瓣短轴（ME AV SAX）；⑦食管中段右心室流入流出道（ME RV Inflow-Outflow）；⑧食管中段双房腔静脉（ME Bicaval）；⑨经胃乳头肌中部左心室短轴（TG Midpapillary SAX）；⑩降主动脉长轴（Descending Aortic LAX）；⑪降主动脉短轴（Descending Aortic SAX）。ASE/SCA 建议的 11 个 TEE 切面，见图 54-1。

胸部侧面 X 线显示心脏、主动脉、食管位置相对位置见图 54-2。

1. 食管中段四腔心切面　置入 TEE 探头距门齿 30~35cm 深度，紧邻左心房后侧，探头角度调整至 0°，可获得食管中段四腔心切面图（图 54-3）。

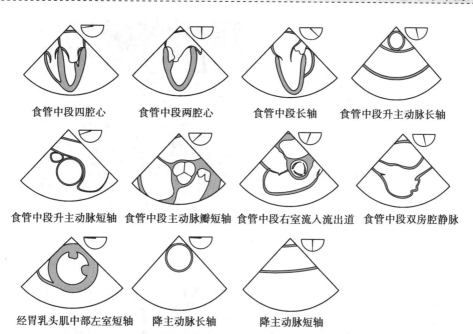

食管中段四腔心　食管中段两腔心　食管中段长轴　食管中段升主动脉长轴

食管中段升主动脉短轴　食管中段主动脉瓣短轴　食管中段右室流入流出道　食管中段双房腔静脉

经胃乳头肌中部左室短轴　降主动脉长轴　降主动脉短轴

图 54-1　ASE/SCA 推荐的围手术期 11 个 TEE 基本检查切面示意图

2. 食管中段两腔心切面　从食管中段四腔心切面旋转探头晶片角度至 90° 左右,直至右心室消失即可得到食管中段两腔心切面图像(图 54-4)。

3. 食管中段长轴切面　从食管中段两腔心切面旋转探头晶片角度至 120° 左右,直至显示左心室流出道和主动脉瓣即得到食管中段长轴切面图像(图 54-5)。

4. 食管中段双房腔静脉切面　从食管中段四腔心切面,旋转探头晶片角度至 90° 左右,右转探头即得食管中段双房腔静脉切面(图 54-6)。

5. 降主动脉短轴切面和降主动脉长轴切面　从食管中段四腔心切面,向左转动探头即得胸段降主动脉图像。短轴切面在探头晶片角度 0° 水平获得,长轴切面通常在 90° 获得(图 54-7)。

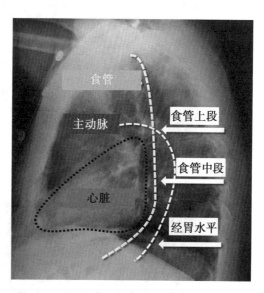

图 54-2　胸部侧面 X 线(心脏、主动脉、食管三者相对位置)

6. 食管中段主动脉瓣短轴切面　从食管中段四腔心切面,旋转探头晶片角度至 30° 左右并缓慢拔出探头 1cm 即得食管中段主动脉瓣短轴切面(图 54-8)。

7. 食管中段右心室流入流出道切面　从食管中段主动脉瓣短轴切面,旋转探头晶片角度至 60° 左右,略右转探头将三尖瓣置于视野中心,直至显示右心室流出道和肺动脉瓣,即得食管中段右心室流入流出道切面(图 54-9)。

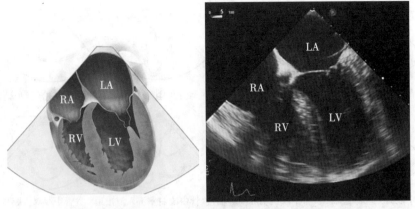

图 54-3　食管中段四腔心切面
LA. 左心房;LV. 左心室;RA. 右心房;RV. 右心室。

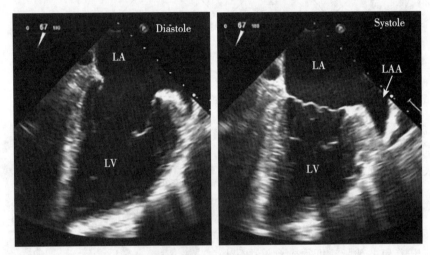

图 54-4　食管中段两腔
LA. 左心房;LAA. 左心耳;LV. 左心室。

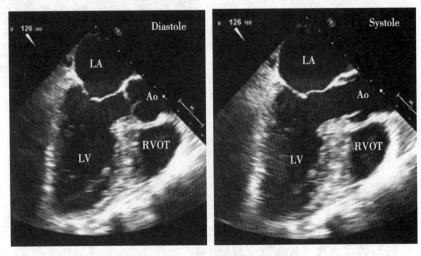

图 54-5　食管中段长轴切面
LA. 左心房;LV. 左心室;Ao. 主动脉;RVOT. 右心室流出道。

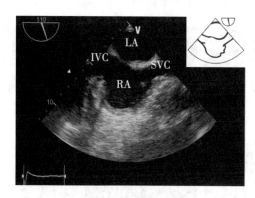

图 54-6　食管中段双房腔静脉切面

IVC. 下腔静脉;LA. 左心房;SVC. 上腔静脉;RA. 右心房。

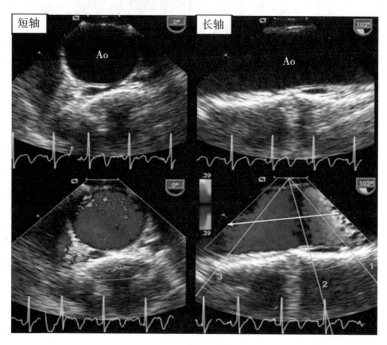

图 54-7　降主动脉短轴和长轴切面

Ao. 主动脉。

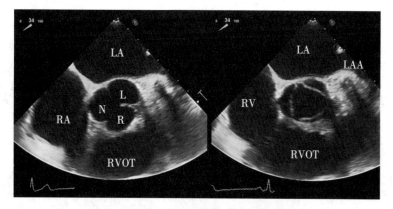

图 54-8　食管中段主动脉瓣短轴切面

LA. 左心房;RA. 右心房;L. 左冠瓣;N. 无冠瓣;R. 右冠瓣;LAA. 左心耳;ROVT. 右心室流出道。

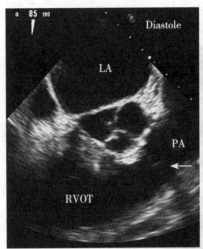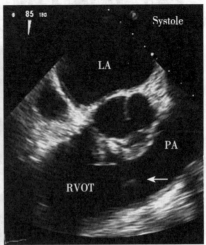

图 54-9　食管中段右心室流入流出道切面
LA. 左心房；PA. 肺动脉；RVOT. 右心室流出道。

8. 食管中段升主动脉短轴切面　从食管中段主动脉瓣短轴切面，缓慢回撤探头，直至主动脉瓣消失，此时可见升主动脉短轴图（图 54-10）。

9. 食管中段升主动脉长轴切面　从食管中段升主动脉短轴切面，旋转探头晶片角度至 90° 左右，升主动脉短轴变为升主动脉长轴（图 54-11）。

10. 经胃乳头肌中部左心室短轴切面　自食管中段四腔心切面前进探头进胃后，前屈与胃壁紧贴，保持探头晶片角度 0°，可见经胃乳头肌中部左心室短轴切面（图 54-12）。

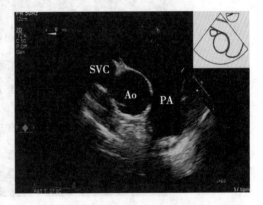

图 54-10　食管中段升主动脉短轴切面
Ao. 主动脉；SVC. 上腔静脉；PA. 肺动脉。

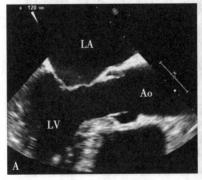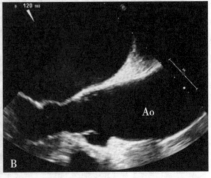

图 54-11　食管中段升主动脉长轴切面
Ao. 主动脉；LA. 左心房；LV. 左心室。

（二）使用 TEE 操作要点

1. 安全要点

（1）检查探头结构是否正常，在控制面板上找到探头驱动软件，将探头与超声主机妥善连接，选择所需检查模式。

（2）成人 TEE 探头建议最低安全体重为 30kg，儿童 TEE 探头要求最低安全体重为 5kg，新生儿 TEE 探头用于体重低于 5kg 的患儿。对血液传播性疾病的患者必须用透声性能良好的探头套隔离 TEE 探头。

（3）消毒的探头前端换能器面要涂上超声耦合剂。

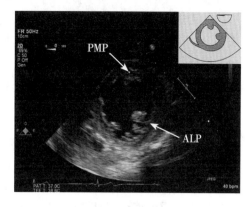

图 54-12　经胃乳头肌中部左心室短轴切面
ALP. 前侧乳头肌；PMP. 中后乳头肌。

（4）TEE 检查过程中要注意检查口咽部有无出血，及时发现和处理相关并发症。

（5）可使用牙齿护具（咬口器）来保护 TEE 探头和患者牙齿、嘴唇及牙龈。

（6）右手持探头管体前 1/3 处，左手中指、食指和大拇指轻提下颌，打开咽腔、轻柔地将探头送至咽后壁，如遇到阻力，稍前屈探头，通过咽后壁阻力点后，将探头稍向右旋转，尽量轻柔地将 TEE 探头推送过食管开口。探头置入困难时禁用暴力，必要时使用喉镜、可视喉镜辅助，或者寻求他人帮助。放置过程中发现活动性出血，应考虑放弃使用 TEE 检查。

（7）退出探头时遇到阻力，需要确认探头是否处于前端弯曲状态并被卡锁固定，先解除卡锁，将探头轻柔送入胃内，调直探头后方可重新退出。全麻患者各种保护反射受到抑制，需要高度注意。

2. TEE 检查操控

TEE 图像总的原则是：探头接触患者的位置是图像的顶点，改变探头的位置就是改变 TEE 图像在人体空间内的位置。TEE 探头呈长管状，探头运动受消化道的限制，整体运动只有 8 种，分别是：推进、后退；左转、右转；前屈、后屈；左屈、右屈。

（1）手握 TEE 探头向食管远端或胃推进称"推进"，反之为"后退"。手握探头朝向患者右侧转动称之为"右转"，逆时针转动称之为"左转"。

（2）使用操作柄的大轮将探头前端向前弯曲称之为"前屈"，向后弯曲称为"后屈"。使用操作柄的小轮将探头顶端向左方弯曲称为"左屈"，反之称为"右屈"。

（3）TEE 探头处于某一个姿态不动时，在探头保持静止的状态下，可通过手柄上的 2 个圆形按键，调节声平面角度从 0°~180°，称为"前旋"，反向调节声平面角度从 180°~0°，称之为"后旋"。

四、经食管超声心动图检查在非心脏手术应用主要监测参数及解读

稳定的血流动力学取决于循环三要素平衡稳定，即心肌状态、容量以及血管张力。TEE 在获得心排量（CO）值变化的同时，可直视心脏的结构与功能，了解前后负荷，从而了解到 CO 值变化的原因，提高循环处理措施的针对性和有效性。

（一）容量参数

用来进行容量监测最为常用的超声定量参数是在经胃乳头肌中部左心室短轴切面观察到的"左心室舒张末直径"和"左心室舒张末面积"，或者通过目测法定性评估左心室腔大

小。使用这些定性和/或定量评估监测到的左心室舒张末基础值与测定时刻实际值的变化关系,对评估左心室前负荷的急性变化非常有效,可作为动态参数来评估补液的反应性,从而为液体治疗提供指导。

术前禁食水、麻醉后血管扩张以及外科手术失血因素都可以导致术中血容量绝对和相对不足,这是围手术期血流动力学不稳定的常见因素。TEE 提示容量的图像有如下特点:

1. 低血容量　对于基线心室大小和功能正常的患者,急性低血容量表现为舒张和收缩末期左心室内径均缩小(内径和横截面积)的高动力性收缩功能,通常可通过目测法来快速识别。严重低血容量的一个经典超声征象就是在经胃乳头肌中部左心室短轴切面观察到收缩末期心腔重度缩小,前后乳头肌高动力向心性运动,甚至贴合形成"室壁亲吻征"现象(wall kissing)。需要注意,此处观察到的低血容量实际上是左心室前负荷降低,并不能反映是血容量绝对或相对不足,因此需要结合临床具体情况进行综合判断。

此外,低血容量患者可能出现下腔静脉(inferior vena cava,IVC)偏小(内径小于 1.5cm)伴吸气试验(自主用力吸气)时管腔塌陷。但全身麻醉且正压机械通气患者的 IVC 内径变化的诊断价值要结合临床分析。

2. 高血容量　正常健康心脏输液过多左心室表现为椭球形,术中输液过多即急性高血容量表现为心房较基础增大,三尖瓣反流恶化,对于原本存在充血性心力衰竭患者,其左心室重塑和扩张使其呈现球形,与心功能正常的患者表现不同,相应的处理措施也有很大不同,如容量过多所致的心脏扩张,限液是第一位的,而心力衰竭所致的心脏扩张则以强心为主。

(二) 心功能参数

1. 左心室功能　测定左心室功能首选左心室短轴切面,补充切面为食管中段四腔心切面、食管中段两腔心切面、食管中段长轴切面。

(1) 整体收缩功能评估:可以利用 Simpson 方法定量测定左心室射血分数(LVEF)。计算出左心室舒张末容积(LVEDV)和收缩末容积(LVESV),两者相减即为每搏量(SV),SV 乘以心率即得 CO, (SV/LVEDV)×100% 即为射血分数(EF)。还可测量舒张末面积(EDA)和收缩末面积(ESA),计算短轴缩短率(FAC),FAC=(EDA−ESA)/EDA,FAC 数值的大小可以反映 EF 的变化。

目测法可用以简洁定性评估左心室整体收缩功能以及估测 LVEF,不一定精确,但能够快速提供信息,以判断患者是否需要正性肌力药物支持。还可利用补充切面定性评估左心室扩大、左心室离心性肥厚、相对于左心室长度的左心室内径增加(即球形心脏),以及朝左心室心尖方向的收缩期二尖瓣环运动减少等以了解左心室功能。

(2) 局部收缩功能评估:除了左心室收缩功能的整体评估,还可利用前面提到的四个切面来半定量监测评估节段性左心室收缩功能。节段性室壁运动异常(regional wall motion abnormalities,RWMA)多见于心肌缺血或心肌梗死,非心脏手术患者常常合并冠心病,利用前面提到的四个切面可半定量监测评估节段性左心室收缩功能的变化,尤其经胃乳头肌中部左心室短轴切面,无论是对于左心室局部收缩功能还是整体功能,都可以提供重要的诊断信息,以早期判断术中可能的心肌缺血。其特征表现为内向心内膜运动减弱或消失以及收缩期心肌增厚障碍,并以此分级,见表54-1。

表 54-1　左心室节段性功能半定量评估

	运动方向	心腔半径缩短率	室壁增厚程度	分值
正常	向内	>30%	>30%	1
轻度运动减弱	向内	10%~30%	10%~30%	2
重度运动减弱	向内	0~10%	0~10%	3
无运动	无	0	0	4
反向运动	向外	反向运动	变薄	5

注:某一节段评分≥2可考虑为可疑或显著心肌缺血。

节段性室壁运动异常还可见于心肌顿抑。注意对于存在传导异常的患者,TEE 不能确定心肌收缩不协调的具体原因,并且 TEE 无法充分显影左心室心尖,可能漏诊心尖部室壁运动异常及可能存在的左心室血栓。

2. 右心室功能　测定右心室功能首选食管中段四腔心切面和经胃乳头肌中部左心室短轴切面。通常采用右心室收缩功能的目测法或者定性估测,需要与 TEE 基线情况的对比分析。

(1) 定性评估:右心室心腔大小与右心室厚度超过左心室,反映了右心室的容量负荷和压力负荷出现问题。临床上,肺栓塞、右心室心肌梗死、肺动脉高压、三尖瓣重度反流等,右心室舒张末压会升高,出现右心房右心室扩大。

(2) 定量评估:一些定量方法如三尖瓣环收缩期运动幅度(TAPSE)、右心室面积变化分数(FAC)和右心室心肌做功指数(myocardial performance index,MPI),都可以来定量评估右心功能,但是这方法均有一定局限性。

(三) 外周血管阻力监测

TEE 对于外周血管阻力却无法直接监测,但结合循环(左心室前负荷和心功能)的 TEE 基线状况及变化趋势,再兼顾麻醉与手术的影响,可以估计患者外周阻力状况。对于心功能正常的低血压,TEE 会显示左心室收缩末期容量低、左心室舒张末期容积小和高动力性心室收缩功能,若舒张末期容积正常或增加的低血压,低外周血管阻力可能性更大。

(四) 瓣膜结构与功能监测

实施 TEE 操作的麻醉科医师应该完成一个术前基线 TEE 检查,包括 4 个心脏瓣膜的二维评估和彩色血流多普勒成像,了解瓣膜反流、狭窄、心内膜炎导致的赘生物等异常。非心脏手术若非术前存在瓣膜病,术中心脏的瓣膜结构不会出现大的变化,但部分对血流动力学影响大的手术,由于负荷状态变化或发生心肌缺血,二尖瓣反流和主动脉关闭不全的严重程度可能与术前有较大差异。一般通过目测反流束面积和缩流颈宽度来区分轻度、中度和重度反流,目测瓣叶的活动度和实施连续多普勒可以快速评估瓣膜是否存在狭窄。术中紧急状况往往无法精确定量评估,但通过目测,结合术前超声提示,往往可以达到快速诊断的目的。

(五) 心肌缺血监测

TEE 主要通过观察心室壁的节段性室壁运动异常(RWMA)来反映心肌缺血,较心电图检测心肌缺血的敏感性更高。

RWMA 表现为内向心内膜运动减弱或消失以及收缩期心肌增厚障碍,并以此分级(表54-1),其主要原因为心肌的缺血和梗死。由于不同冠状动脉分支灌注的心肌区域不同,因此,通过对出现 RWMA 的定位,大致了解出现缺血的冠脉。

为标准化定位节段性室壁运动异常,将左心室分为 17 节段,不同超声心动图切面图像可显示不同冠状动脉分支灌注的心肌区域(图 54-13)。经胃乳头肌中部左心室短轴切面是唯一一个可以同时观察到左前降冠状动脉(LAD)、左回旋支冠状动脉(CX)和右冠状动脉(RCA)所灌注心肌的 TEE 切面,因此常用作监测切面来观察术中是否有新发的室壁运动异常,对监测心肌缺血有重要的提示作用。

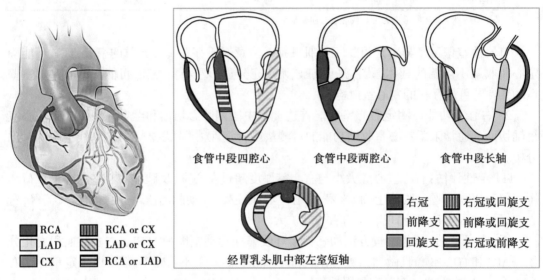

图 54-13　TEE 不同切面显示的 RCA、LAD 和 LCX 在左心室上的灌注分布

RCA. 右冠状动脉;LAD. 左前降冠状动脉;CX. 左回旋支冠状动脉。

注意,冠脉分布可能存在变异,心室节段也可能存在变异的冠脉灌注。

五、经食管超声心动图检查在非心脏手术的紧急应用

(一)急性肺栓塞

TEE 并非诊断肺栓塞的金标准,对已出现的急性大面积肺栓塞,TEE 表现与 CT 相关性非常一致。对于术中出现或者怀疑大面积肺栓塞者,往往无法进行肺动脉 CT 检查,TEE 是快捷有效的监测手段,并且不影响手术操作及同时进行的其他抢救。

通过二维 TEE 直接发现肺动脉内栓子来诊断肺栓塞的敏感性相对较低,但对于已经严重影响到血流动力学稳定的大面积肺栓塞,TEE 体现了良好的诊断敏感性,甚至可以在主肺动脉或者左右肺动脉直接见到血栓。急性肺栓塞的 TEE 发现还包括:右心室功能障碍(如右心室扩张、右心室运动减弱等)、右心室游离壁非典型局部室壁运动异常和新发的中重度三尖瓣反流等。

(二)气栓监测

临床上大量空气栓塞或穿过未闭卵圆孔(patent foramen ovale,PFO)的任何反常栓子,都可能是灾难性的。相对于经胸超声,TEE 对静脉空气栓塞的检测敏感性更高,如胸椎手术、坐位开颅手术。术中 TEE 可以对气体栓子进行实时监测。

建议术前检查心脏超声或麻醉后采用 TEE 检查,以发现是否存在 PFO 或其他心内分离,

以评估反常栓塞的风险,若存在 PFO 或心房间分流,应提醒手术医师避免这类患者采用坐位手术,或有高出血风险的患者避免采用腔镜类手术以避免二氧化碳气栓可能导致的反常气体栓塞。

此外,TEE 对于血流动力学无影响的微气泡高度敏感,可以及时提醒手术医师终止相关操作,及时处理,避免气体栓塞的进一步扩大。

(三)急性主动脉夹层

麻醉科医师在围手术期很少第一时间面对诊断不清的胸痛患者。但术中不明原因的血流动力学恶化,采用 TEE 可完全排除和发现主动脉夹层。只要是设备与技术可能,若患者疑似动脉夹层且血流动力学不稳定或临床特征提示升主动脉受累,尽量以 TEE 作为初始检查。食管中段升主动脉长轴与短轴切面、降主动脉长轴与短轴切面均与胸主动脉有关。主动脉夹层患者的 TEE 表现可能包括:内膜分层或摆动,可见血管真腔和假腔,假腔血流可能缓慢、瘀滞甚至血栓形成,彩色多普勒成像有时可以发现破口(图 54-14)。

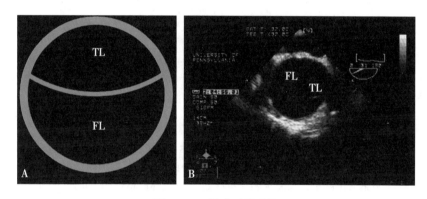

图 54-14　胸主动脉夹层
A. 示意图;B.TEE 胸主动脉短轴切面;TL. 真腔;FL. 假腔。

(四)心脏停搏

中国重症超声研究组和美国急诊医师学会都建议将 TEE 用于心脏停搏时的心肺复苏,可在心脏按压甚至除颤的时候同时进行,减少心脏按压的中断和脉搏检查的时间,同时可观察心室在按压时的充盈与射血,评估心脏按压的深度和效果,快速寻找心脏停搏的可逆病因,并指导心肺复苏与评估复苏效果。

心脏停搏时,由于抢救时效性的需求,只需检查三个 TEE 切面:经食管中段四腔心切面、经食管中段左心室长轴切面、经胃左心室短轴切面。评估内容包括:鉴别心脏活动、左心室收缩功能、左心室流出道大体评估、右心室扩大程度(右心室∶左心室比例增加,室间隔变平)、心包积液等。

六、经食管超声心动图检查在血管内置管定位的应用

(一)深静脉置管

利用食管中段双房腔静脉切面可以协助定位颈内静脉和锁骨下静脉穿刺置管,如图 54-15,在右心房可见中心静脉穿刺导丝,从而完全排除了导丝进入胸腔、颈内动脉或者锁骨下静脉的可能(图 54-15)。

(二) 其他定位

TEE 指导漂浮导管定位,协助定位主动脉内球囊反搏,协助体外膜氧合(ECMO)动脉及深静脉插管。

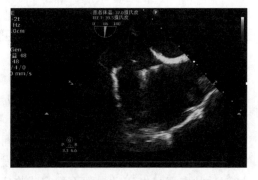

七、经食管超声心动图检查使用中的并发症

总体来说,遵循上述 TEE 的使用指征并规范操作,TEE 是一项非常安全的术中有创监测,极少出现严重致死性并发症,但有可能出现食管穿孔、消化道出血、咽部黏膜出血、咽部血肿、术后咽部疼痛或吞咽障碍等并发症等,部分并发症可能会导致严重后果,如食道穿孔。

图 54-15 食管中段双房腔静脉切面,右心房内可见穿刺导丝

(朱 斌 叶铁虎)

参考文献

[1] GELB AW, MORRISS WW, JOHNSON W, et al. World Health Organization-World Federation of Societies of Anaesthesiologists (WHO-WFSA) international standards for a safe practice of anesthesia [J]. Can J Anaesth, 2018, 65 (6): 698-708.

[2] 徐梦倩. 心脏病患者非心脏手术术中循环监测技术概述[J]. 中国胸心血管外科临床杂志, 2019, 26(10): 1026-1031.

[3] AMERICAN SOCIETY OF ANESTHESIOLOGISTS AND SOCIETY OF CARDIOVASCULAR ANESTHESIOLOGISTS TASK FORCE ON TRANSESOPHAGEAL ECHOCARDIOGRAPHY. Practice guidelines for perioperative transesophageal echocardiography. An updated report by the American Society of Anesthesiologists and the Society of Cardiovascular Anesthesiologists Task Force on Transesophageal Echocardiography [J]. Anesthesiology, 2010, 112 (5): 1084-1096.

[4] WANG S, WEI J, YUAN S, et al. Intraoperative transesophageal echocardiography during cardiovascular surgery in China [J]. J Cardiothorac Vasc Anesth, 2019, 33 (5): 1343-1350.

[5] 经食管超声心动图临床应用中国专家共识专家组. 经食管超声心动图临床应用中国专家共识[J]. 中国循环杂志, 2018, 33(1): 11-23.

[6] 尹万红, 朱然, 何伟, 等. 中国重症经食管超声临床应用专家共识(2019)[J]. 中华内科杂志, 2019, 58(12): 869-882.

[7] HAHN RT, ABRAHAM T, ADAMS MS, et al. Guidelines for performing a comprehensive transesophageal echocardiographic examination: recommendations from the American Society of Echocardiography and the Society of Cardiovascular Anesthesiologists [J]. J Am Soc Echocardiogr, 2013, 26 (9): 921-964.

[8] REEVES ST, FINLEY AC, SKUBAS NJ, et al. Basic perioperative transesophageal echocardiography examination: a consensus statement of the American Society of Echocardiography and the Society of Cardiovascular Anesthesiologists [J]. J Am Soc Echocardiogr, 2013, 26 (5): 443-456.

[9] ROSENBERGER P, SHERNAN SK, BODY SC, et al. Utility of intraoperative transesophageal echocardiography for diagnosis of pulmonary embolism [J]. Anesth Analg, 2004, 99 (1): 12-16.

[10] FABEROWSKI LW, BLACK S, MICKLE JP. Incidence of venous air embolism during craniectomy for craniosynostosis repair [J]. Anesthesiology, 2000, 92 (1): 20-23.

[11] 王甜, 朱斌. 卵圆孔未闭的围手术期危害与防治[J]. 中国医学科学院学报, 2015, 37(4): 470-474.

[12] JAMES F, MICHAEL M, HANEY M, et al. Transesophageal echocardiography: guidelines for point-of-care applications in cardiac arrest resuscitation [J]. Ann Emerg Med, 2018, 71 (2): 201-207.

索　引